Yukihiko Nosé
Die künstliche Niere

Die künstliche Niere

Ein Leitfaden für Ärzte, Krankenpflegepersonal und Patienten

Mit 182 Abbildungen

Von

Yukihiko Nosé, M.D., Ph.D.

Leiter des Forschungslabors für künstliche Organe
der Cleveland Clinic Foundation, Cleveland, Ohio

Übersetzung und Bearbeitung:
Dietrich von Herrath
Gerd Offermann
Armin Opitz
Klaus Schaefer

1974

Walter de Gruyter · Berlin · New York

Titel der Originalausgabe: „The artificial kidney“ erschienen bei The C. V. Mosby Company. St. Louis, Missouri
Copyright © 1969

Übersetzt und bearbeitet von:

Dr. med. Dietrich von Herrath
Dr. med. Gerd Offermann
Dr. med. Armin Opitz
Priv.-Doz. Dr. med. Klaus Schaefer

Freie Universität Berlin
Klinikum Steglitz
Medizinische Klinik und Poliklinik
Künstliche Niere

ISBN 3 11 003693 2

Printed in Germany
Einband: R. Hübler, Berlin 19
Satz: IBM-Composer, Walter de Gruyter & Co., Berlin 30
Druck: Mercedes-Druck, Berlin 61

Inhaltsverzeichnis

Anmerkung zur deutschen Ausgabe VII

Vorbemerkung IX

Kap. 1 Die Notwendigkeit zur Dialysebehandlung 1
Die normale Nierenfunktion 1
Versagen der Nierenfunktion – Ersatz durch Hämodialyse 6
Indikationen zur Hämodialyse 7

Kap. 2 Theoretische Grundlagen und Geschichte der Hämodialyse . . . 10
Grundlagen 10
Geschichte 24

Kap. 3 Patientenauswahl und Dialyseprogramm 27
Heimdialyse 27
Trainingsprogramm für die Heimdialyse 28
Auswahl der Patienten für die Langzeit-Hämodialyse 30

Kap. 4 Dialysatoren und Zubehör 35
Die Doppelspulenniere (Twincoil) 35
Spulen mit Einmalbehälter 45
Die Schlauchverbindungen der Spule 47
Die Kiil-Niere 59
Die Dialung-Niere 98
Die Klung-Niere 104
Die Lundia-Niere 105
Die RP Niere 108
Dialysatoren – Vorteile, Nachteile, Vergleiche 108
Blutpumpen 109

Kap. 5 Systeme für die Aufbereitung und Zufuhr des Dialysats 112
Dialysat 112
Dialysegeräte 123
Kontrolleinrichtungen 133

Kap. 6 Anschluß des Dialysators an den Patienten 144
Der arteriovenöse (A-V) Shunt 144
Anlage eines A-V-Shunts 156
Anschluß des Dialysators an den Patienten 166
Abschluß der Dialyse 177
Pflege der Shunt-Schläuche 181

Kontrolle der Durchgängigkeit des Shunts 183
Rekanalisierung des Shunts (Declotting) 185
Ursachen für ein Verstopfen des Shunts 188
Andere Zugänge zum Blut des Patienten 189

Kap. 7 Patientenbetreuung während der Hämodialyse 200
Hemmung der Blutgerinnung 200
Komplikationen während der Dialyse 206
Chirurgie und Hämodialyse 218

Kap. 8 Die Peritonealdialyse 219
Material 219
Vorbereitung 221
Komplikationen der Peritonealdialyse 227
Das Vorgehen während der Peritonealdialyse und beim Abschluß 228
Verweilkatheter nach Tenckhoff 233
Relative Kontraindikation der Peritonealdialyse 233

Kap. 9 Die Zukunft der Hämodialyse 234
Verbesserung der Hämodialysatoren 234
Neue technische Prinzipien 238

Kap. 10 Bakteriologische Probleme 242
Desinfektion und Sterilisation 242
Desinfektionsmittel 252

Anhangteil
A Dosierungshinweise für Medikamente zur Anwendung bei Hämodialysepatienten 254
B Wasseraufbereitung 259
C Diät 261
D Rechnerische Begriffe bei der Dialyse 271
E Hersteller und Betriebsfirmen von Dialysezubehör 275
F Zusammenstellung von Dialyse-Geräten 278

Literatur 293

Register 359

Anmerkung zur deutschen Ausgabe

Die wachsende Zahl von Hämodialysezentren und die damit verbundene Zunahme von Ärzten, Schwestern, Dialysetechnikern und -pflegern, hat uns bewogen, das unserer Ansicht nach besonders übersichtliche und didaktisch geglückte Buch von Y. Nosé ins Deutsche zu übertragen. Ein weiterer Grund, Nosés Leitfaden zu übersetzen, war die zunehmende Verbreitung der Heimdialyse und die daraus für Patienten und Angehörige resultierende Notwendigkeit, sich mit den die ‚Künstliche Niere' betreffenden Fragen auseinanderzusetzen, die Grundlagen des apparativen und technischen Zubehörs kennenzulernen und die medizinischen Probleme zu verstehen.

Wir sind überzeugt, daß das vorliegende Buch – nicht nur wegen seiner zahlreichen, anschaulichen Abbildungen – dazu beitragen wird, vornehmlich dem auf dem Gebiet der Hämodialyse Unerfahrenen eine rasche Einarbeitung zu ermöglichen.

Seit Erscheinen der amerikanischen Originalausgabe sind einige der darin erwähnten technischen Details schon veraltet. Um die Kontinuität und die Systematik des Buches nicht zu sehr zu beeinträchtigen, haben wir jedoch darauf verzichtet, größere Streichungen vorzunehmen, umsomehr als wir glauben, daß es auch für den Leser von Interesse sein kann, Entwicklungen der jüngsten Zeit, die besonders auf dem Dialysegebiet sehr zahlreich waren, kennenzulernen. Wir hielten es aber auf der anderen Seite für unsere Pflicht, Neuentwicklungen exemplarischen Charakters zu beschreiben und verschiedene Kapitel entsprechend dem heutigen Wissensstand zu verändern. Informationen, die nur für die USA relevant sind, wurden durch solche, die in der Bundesrepublik wichtig sind, ersetzt.

D. v. H., G. O., A. O., K. S.

Vorbemerkung

Vor 25 Jahren führte Dr. Willem J. Kolff die Künstliche Niere und Hämodialyse in die Klinik ein. Seitdem wurde die Apparatur ständig weiterentwickelt. Die Künstliche Niere ist heute nicht mehr eine schwerfällige und besonders teure Anhäufung von Geräten, deren Gebrauch ein Krankenhausteam von Ärzten, Schwestern und Technikern erfordert. Die Dialyse kann heute vielmehr mit leicht zu handhabenden und relativ preiswerten Einweggeräten betrieben werden, oft sogar vom Patienten selbst in seiner Wohnung.

Der lebenserhaltende Vorgang der Dialyse und die komplizierten Instrumente, die für ihre Durchführung benötigt werden, müssen sowohl vom Praktiker verstanden werden, der für Dialysepatienten (mit-) verantwortlich ist, als auch vom Laien. Bis heute gibt es kein Buch, das alle Aspekte der Hämodialyse beschreibt. In Kenntnis des dringenden Bedarfs für solch ein Buch wurde dieser Leitfaden geschrieben. Er stellt alle Fakten mit genauen Anweisungen und Zeichnungen dar, sodaß Ärzte und Patienten in die Lage versetzt werden, die einzelnen Schritte der Hämodialysebehandlung zu verstehen und richtig durchzuführen.

Der Leitfaden verfolgt drei Ziele: die Ausbildung von Ärzten, Schwestern, Technikern und Patienten zu erleichtern; beim Training von Heimdialysepatienten und ihren Angehörigen zu helfen; und eine Übersicht über die derzeitigen Systeme und am meisten benutzten Apparate zu geben. Vergleichbare Angaben über jeden Dialysatortyp sind in tabellarischer Form zusammengestellt. Verschiedene Gesichtspunkte und Faktoren in Bezug auf die Anwendung und das notwendige Zubehör eines jeden Dialysators werden im Anhangsteil erläutert. Hinweise auf Veröffentlichungen über die Künstliche Niere finden sich am Ende des Buches. Die Aufmachung des Buches wurde gewählt, um das Verständnis seines Inhaltes zu erleichtern; dem gleichen Ziel dient die einfache Ausdrucksweise. Da es sich um die erste eingehende Darstellung über die Künstliche Niere handelt, die veröffentlicht werden soll, muß sie in der praktischen Anwendung geprüft werden. Ich bin daher dankbar für alle Anregungen von Lesern und Benutzern dieses Buches und seiner Anweisungen.

Yukihiko Nosé, M.D., Ph.D. (1969)

Mitarbeiter
der englischen Originalfassung, alle aus der Cleveland-Klinik

Artificial Organs Research Laboratory, Division of Research

Gene L. Mrava, B.S.M.E., M.S., *Associate Staff Chief Engineer*
David C. Weber, B.S.Ch.E., *Research Engineer*
Tadamasa Kon, M.D., Ph.D., *Research Fellow*
Charles R. H. Wildevuur, M.D., Ph.D., *Research Fellow*
Paul S. Malchesky, B.S., *Research Chemist*

Department of Hemodialysis

Satoru Nakamoto, M.D., *Staff, Head*
Kathryn L. Popowniak, M.D., *Staff*
Alfons E. Hulsman, *Chief Technician*
Alma Davis, R.N., *Head Nurse*

Department of Hypertension and Renal Disease

Donald G. Vidt, M.D., *Staff*

Art Department

Robert M. Reed, *Head*

Editorial Department

Mildred Hoerr Lysle, S.M., *Head*

Central Service Department

Mary Eleanor Reilly, R.N., *Supervisor*

Kapitel 1
Die Notwendigkeit zur Dialyse-Behandlung

Die normale Nierenfunktion

Die Nieren (Abb. 1)

Es ist Aufgabe der beiden Nieren, das Blut von Stoffwechselschlacken des Körpers zu befreien. Normalerweise liegen die Nieren beidseits an einander entsprechenden Stellen im Retroperitonealraum hinter der Bauchhöhle.

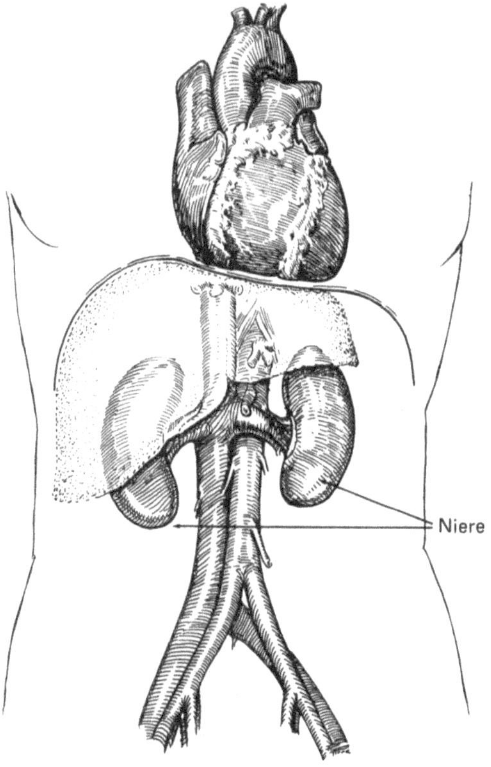

Abb. 1

Das Nephron (Abb. 2)

Das Nephron ist die kleinste funktionelle Einheit der Niere. Dieses Nephron besteht aus einem Glomerulum, einem proximalen Tubulus, der Henle'schen Schleife, dem distalen Tubulus und mündet dann in ein Sammelrohr. Jede Niere enthält etwa 1–1,25 Mio. Nephren und ist damit notfalls auch allein in der Lage, das Blut von allen Stoffwechselschlacken des Körpers zu befreien.

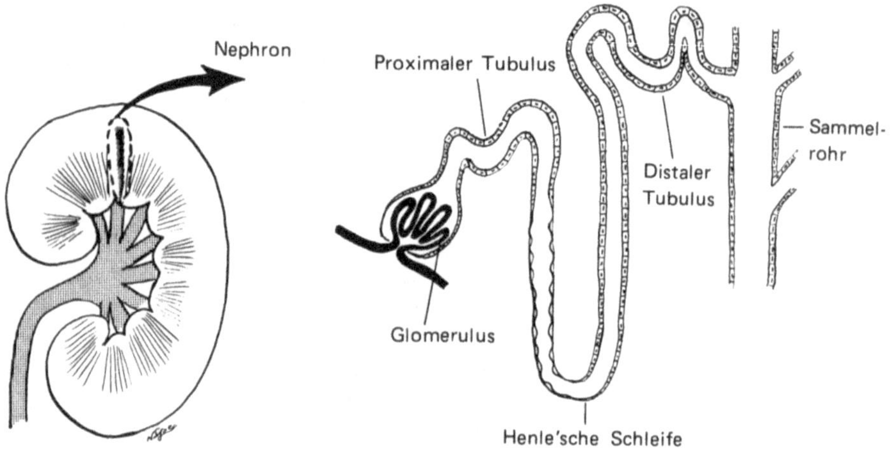

Abb. 2

Die Nierenfunktion (Abb. 3)

Die Hauptfunktionen der Nieren sind die Filtration, die Reabsorption und die Sekretion. Die Filtration findet im Glomerulum statt, das von arteriellem Blut durchströmt wird. Filtriert werden: Wasser, Glukose, Aminosäuren, Eiweiß von niedrigem Molekulargewicht, Salz, Harnstoff, Harnsäure und Kreatinin, kurz alle Substanzen mit einem Molekulargewicht von weniger als 68 000. Die Reabsorption beginnt sofort danach, am intensivsten am Beginn des proximalen Tubulus. Dort werden hauptsächlich Glukose, Aminosäuren, Eiweiß, Wasser und Salz reabsorbiert (Tab. 1, 2, 3). Die normalerweise von den Nieren ausgeschiedenen und rückresorbierten Wassermengen zeigt Tab. 2. Tab. 1 zeigt die tägliche Ausscheidung von Stoffwechselschlacken.

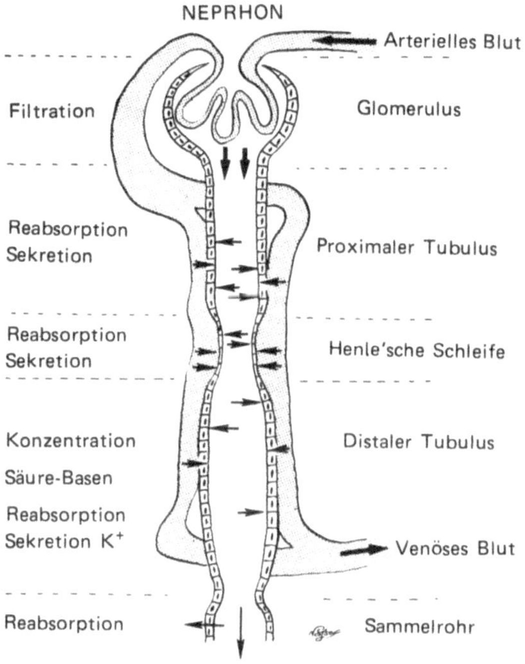

Abb. 3

Tab. 1 Stoffe, die an einem Tag von den Nieren aus dem Körper entfernt werden

Substanz	Menge/24 Stunden
Wasser	1500 ml
Harnstoff	30 g
Kreatinin	2 g
Harnsäure	0,7 g
Kochsalz (NaCl)	15 g
Sonstige	13 g

Tab. 2 Filtration und Reabsorption von Wasser in beiden Nieren

	l/24 Stunden	ml/Minute
Filtration	170,0	120
Reabsorption	168,5	119
Urinausscheidung	1,5	1

Tab. 3

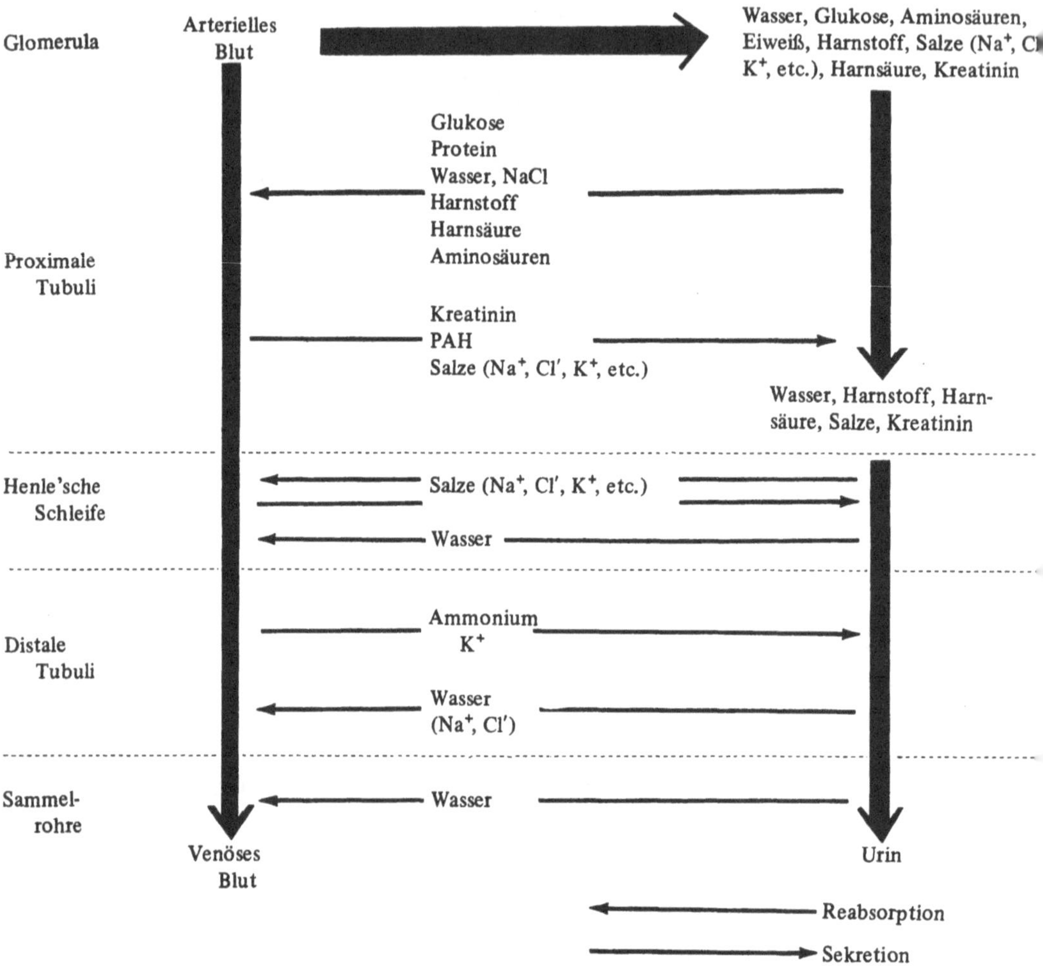

Die Gesamtausscheidung von Wasser und Harnstoff variiert mit Körpergewicht, Nahrung und Wasseraufnahme. Die Kreatininausscheidung dagegen ist mehr oder weniger konstant, solange die Muskelmasse konstant bleibt. Die normale Nierenfunktion beinhaltet die folgenden Leistungen:

1. Entfernung von Stoffwechselendprodukten, wie Harnstoff, Harnsäure, Kreatinin, Ammonium, Sulfaten und Phenolen;

2. Regulation der Körper-Chemie und der Gesamtkörper-Wassermenge (um Ödeme und Hochdruck zu vermeiden);

3. Entfernung solcher Substanzen, die weder vom Körper verwendet, noch von ihm verstoffwechselt werden können, wie z. B. viele Arzneimittel und Gifte, wodurch eine Vergiftung verhindert wird.

In der klinischen Praxis kommen der Entfernung von Substanzen und der Ausscheidung von Salz und Wasser unter allen Aufgaben der Niere die größte Bedeutung zu.

Die Ausscheidung von Stoffwechselschlacken. Die Harnstoffkonzentration im Blut ist ein ziemlich schlechtes Maß für den Grad der Nierenfunktionsminderung, während die Serum-Kreatinin-Konzentration oder die Kreatinin-Clearance zu diesem Zweck weit besser geeignet sind. Das endogene Kreatinin, ein Nebenprodukt des Muskelstoffwechsels, fällt in ziemlich gleichbleibender Menge an (1–2 g täglich), die durch Stoffwechselvorgänge, körperliche Aktivität und Nahrungszufuhr nur wenig beeinflußt wird. Größere, muskulösere, Menschen haben einen größeren Kreatininanfall als kleinere. Die Serum-Kreatinin-Konzentration ist gewöhnlich dann normal (0,5–1,5 mg%), wenn die Kreatinin-Clearance größer als 60 ml/Min. beträgt.

Die Ausscheidung von Salz und Wasser. Erkrankte Nieren können Salz und Wasser nur noch mit zunehmend kleineren Konzentrationsschwankungen ausscheiden, sie sind unfähig, stärkere Veränderungen der Aufnahme und der Ausscheidung auszugleichen. Die tägliche Urinausscheidung beträgt durchschnittlich 1500 bis 2500 ml. Diese Polyurie der chronischen Nierenerkrankung wird zur Oligurie, wenn das Nierenversagen in das Terminalstadium tritt. Die Natrium-Ausscheidung im Urin liegt ziemlich fest begrenzt bei 20 bis 40 mÄquivalent/l. Dieser als Isosthenurie bezeichnete Zustand findet sich regelmäßig bei Kreatinin-Clearances von unter 20 ml/Min. Sorgfältige Kontrolle dieser zwei Faktoren – Salz und Wasser – ist dann notwendig. Eine übermäßige Salzzufuhr führt zu Bluthochdruck und Herzinsuffizienz, während eine unzureichende Zufuhr zum Blutdruckabfall und Kreislaufschock führt. Darum sollen Gewicht und Blutdruck täglich kontrolliert werden.

Versagen der Nierenfunktion – Ersatz durch Hämodialyse

Wenn die normale Funktion der Niere sistiert oder sich als Folge eines Nierenleidens verschlechtert, so wird der Patient zunehmend krank.

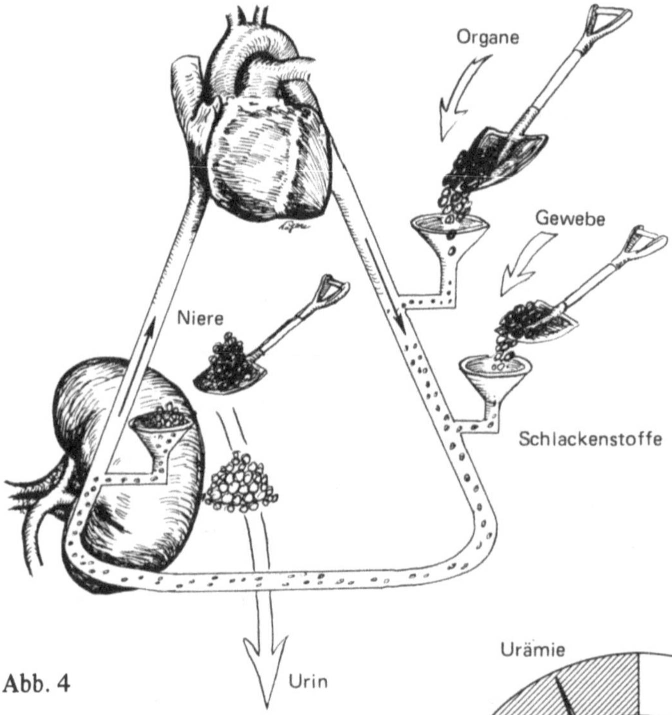

Abb. 4

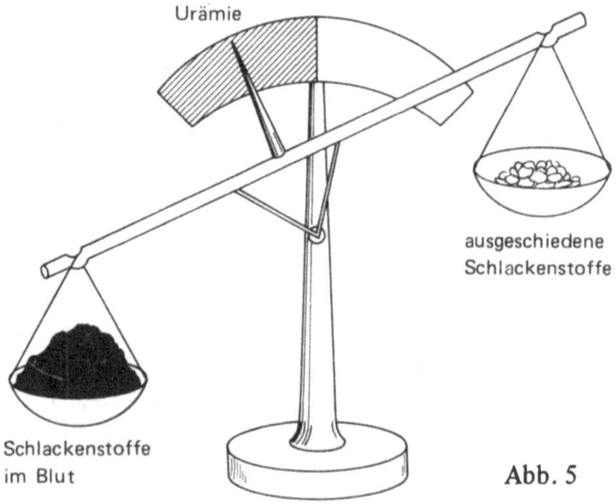

Abb. 5

Stoffwechselschlacken und Wasser sammeln sich an und die chemischen Abläufe in seinem Körper werden zunehmend gestört (Abb. 4, 5). In dieser Situation kann durch intermittierende Behandlung mit einem Gerät, wie der künstlichen Niere, die Anhäufung von Stoffwechselschlacken und Wasser vermindert werden und somit der Gehalt des Blutes an diesen Substanzen nahezu normalisiert werden (Abb. 6).

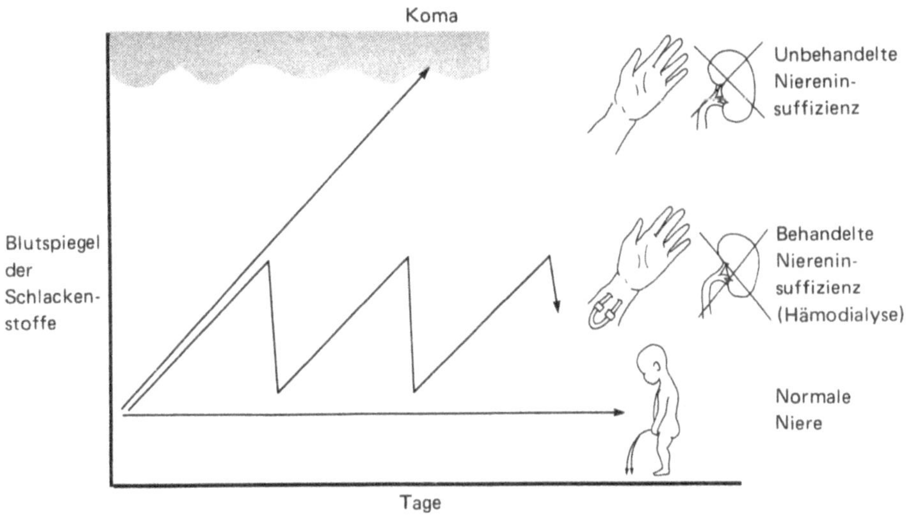

Abb. 6

Tab. 4 Normale Nierenfunktion und die Folgen ihres Versagens

Normale Nierenfunktion	Nierenversagen
1. Entfernung der Stoffwechselschlacken	1. Azotämie
2. Regulierung der Körperchemie	2. Azidose, ansteigende Kalium-Konzentration
3. Regulierung des Gesamt-Körperwassers	3. Oedeme – Bluthochdruck
4. Entfernung nutzloser oder nicht abbaubarer Stoffe aus dem Körper	4. Vergiftung

Indikationen zur Hämodialyse (Abb. 7)

Die Indikationen zur Hämodialyse sind in der Tab. 5 und 6 zusammengefaßt. Die Hämodialyse ist lebensnotwendig während der Behandlungsphase vor einer geplanten Nierentransplantation (beim Warten auf eine Spender-Niere) oder im Falle einer erfolglosen Transplantation – ohne Hämodialyse dürfte eine erfolgreiche Transplantation kaum möglich sein.

Tab. 5 Langzeit- und akute Hämodialyse

Langzeitdialyse:	1. Fehlen der Nierenfunktion infolge chirurgischer Entfernung der Nieren.
	2. Dauerndes Nierenversagen infolge chronischer Nierenerkrankung.
Akute Hämodialyse:	3. Vorübergehende Unterfunktionen der Nieren als Folge eines akuten Nierenversagens (rückbildungsfähig) oder eine Abstoßungskrise einer transplantierten Niere.
	4. Überlastung einer normal funktionierenden Niere durch Arzneimittel-Vergiftung, Hämoglobinämie, Bilirubinämie.

Tab. 6 Indikationen zur Hämodialyse

Akutes Nierenversagen	*Chronisches Nierenversagen*
1. Akute tubuläre Nekrose	1. Chronische Glomerulonephritis
2. Schwere akute Glomerulonephritis	2. Chronische Pyelonephritis
3. Lupus erythematodes	3. Phenazetin-Niere
4. Postpartale Niereninsuffizienz	4. Polyzystische Niere
5. Hepatorenales Syndrom	5. Markschwammniere
6. Crush-Syndrom	6. Andere
7. Postoperative Oligurie	
8. Transfusionszwischenfall	
9. Vasculitis	

Akute Vergiftung

1. Barbiturate
2. Sedativa: Gluthetimid, Diphenylhydantoin, Imipramin, Amitriptylen, Carbomat, Primidon, Meprobamat, Phenelzin, Paraldehyd
3. Analgetica: Azetylsalizyl-Säure, Salizylate, Propoxyphenyl-Hydrochlorid, Phenetidin
4. Halogene: Brom, (Radio-) Iod, Fluor
5. Alkohol: Äthamol, Methanol, Äthylenglycol
6. Metalle: Radiostrontium, Radiocalcium, Magnesium, Arsen, BAL-Quecksilberkomplex
7. Chemotherapeutica: Streptomycin, Kanamycin, Vancomycin, Penicillin, Sulfonamide, Tetracyclin, Choramphenicol, Nitrofurantoin, Isoniazid, Cycloserin, Polymyxin, Neomycin, Kephaloridin
8. Verschiedene: Pyocyanät, Anilin, Moorsäure, Chromsäure, Kalium, Bichromat

Andere

1. Schwere Elektrolytstörung
2. Therapieresistente Oedeme
3. Dekompensierte Herzinsuffizienz

Ein Patient ohne irgendeine Nierenfunktion kann für unbegrenzte Zeit mit der Hämodialyse am Leben gehalten werden. Die Vorzüge und Nachteile der Hämodialyse, verglichen mit denen der Transplantation zeigt Tab. 7.

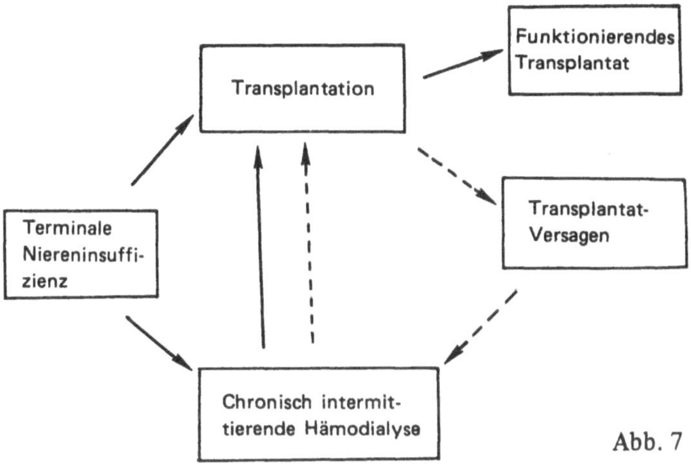

Abb. 7

Tab. 7 Vor- und Nachteile der Hämodialyse und der Nieren-Transplantation

	Hämodialyse	Nierentransplantation
Dreimonatsüberlebenszeit	90–100%	80%
Lebenserwartung	10 Jahre und mehr	6 Jahre und mehr
Anämie	meist	selten
Neuropathie	fast immer	nein
Pruritus	oft	nein
lokale Infektionen	sehr oft	selten
spezielle Diät	notwendig	nicht notwendig
systematische Infektion	seltener	häufiger
Aktivitätseinschränkung	wenig	nein
allgemeines Wohlbefinden	unvollständig	vollständig

Kapitel 2
Theoretische Grundlagen und Geschichte der Hämodialyse

Grundlagen

Die künstliche Niere oder der Hämodialysator kann einige, aber nicht alle Funktionen der natürlichen Nieren übernehmen. Sie kann Stoffwechselschlacken und Wasser entfernen und das chemische Gleichgewicht in ausreichendem Maße wieder herstellen, um damit für einige Tage einen nahezu normalen Zustand herbeizuführen. Diese Dialysatoren arbeiten außerhalb des Körpers des Patienten, um das Blut zu säubern. Üblicherweise wird dazu das Blut durch einen Schlauch aus der Arterie entnommen und nach Durchströmen des Dialysators mittels eines gleichen Schlauches in die Venen zurückgeleitet.

Wie ist es nun möglich, nur das Blut zu reinigen und doch den ganzen Patienten in einen nahezu normalen Zustand zurückzubringen? Bei seinem Weg durch den Körper (Abb. 4) sammelt das Blut alle Stoffwechselschlakken und alles überflüssige Wasser, um sie normalerweise über die Nieren abzugeben. Die Nieren scheiden aber nicht nur einfach aus, sondern arbeiten gleichzeitig als ein Regulationsmechanismus, indem sie bestimmen,

Tab. 8 Normalwerte*

Blut	
Volumen	7–9% Körpergewicht
pH (venös)	7,27–7,39
pH (arteriell)	7,39–7,41
Spezifisches Gewicht	1053–1064
Osmolalität	286 mOsmol/kg
Erythrozyten	4,15–5,9 Mill./mm^3
Retikulozyten	8–20‰
Leukozyten	4000–10 000/mm^3
Thrombozyten	120 000–400 000/mm^3
Hämoglobin – Männer	13,4–18,5 g/100 ml
Hämoglobin – Frauen	11,7–16,6 g/100 ml
Hämatokrit – Männer	40–48%
Hämatokrit – Frauen	36–42%

* nach K. Borner, Klinikum Steglitz der Freien Universität Berlin

Glukose (nüchtern, enzymat.)	0,45–0,90 g/l
Ges.-Eiweiß	65,6–86,5 g/l
Albumin	50–62%
alpha 1-Globulin	2–5%
alpha 2-Globulin	10–14%
beta-Globulin	11–16%
gamma-Globulin	12–20%
Harnstoff	0,14–0,46 g/l
Kreatinin	6,5–12,5 mg/l
Harnsäure – Männer	20,6–69,2 mg/l
Harnsäure – Frauen	18,0–57,0 mg/l
Kalzium	2,24–2,78 mMol/l (8,8–10,4 mg/100 ml)
Phosphat, anorganisch	0,9–1,2 mMol/l (2,7–3,6 mg/100 ml)
Natrium	130–149 mMol/l
Kalium	3,66–5,35 mMol/l (= mval/l)
Chlorid	94–109 mMol/l
Cholesterin – Männer	1,15–3,06 g/l (18–65 Jahre)
Cholesterin – Frauen	1,26–3,04 g/l (18–65 Jahre)
Triglyceride	0,33–2,00 g/l
Phosphatide	bis 2,5 g/l
freie Fettsäuren	0,17–0,89 mval/l
alkal. Phosphatase	bis 169 IE/l
saure Phosphatase, ges.	bis 11 IE/l
saure Phosphatase, Prostata	bis 4 IE/l
Ammoniak (venös)	16–64 μMol/l
Magnesium	0,72–1,00 mMol/l
Eisen – Männer	16,1–25,2 μMol/l
Eisen – Frauen	14,3–21,5 μMol/l
freie Eisenbindungskapazität – Männer	35,8–53,7 μMol/l
freie Eisenbindungskapazität – Frauen	26,8–44,8 μMol/l
Kupfer – Männer	11–22 μMol/l
Kupfer – Frauen	13,4–24,4 μMol/l
Urin	
Volumen	0,5–1,5 l/24 h
spezifisches Gewicht	1008–1030
Osmolalität	750–1200 mOsmol/kg
pH	4,8–7,5
Harnstoff	20–35 g/24 h
Kreatinin – Männer	8,7–24,6 mg/24 h × kg Körpergewicht
Kreatinin – Frauen	7,3–21,4 mg/24 h × kg Körpergewicht
Harnsäure	0,2-1-0 g/24 h
Titrationsazidität (einschließlich Ammonium)	bis 80 mMol/24 h
Natrium	130–260 mMol/24 h
Kalium	26–223 mMol/24 h
Chlorid	170–250 mMol/24 h
Kalzium	1,2–10,0 mMol/24 h (stark diätabhängig)
Phosphat	16–49 mMol/24 h
Eiweiß	25–100 mg/24 h
Glukose	bis 140 mg/24 h

wieviel der unterschiedlichen Substanzen und wieviel Wasser entfernt werden soll, um den normalen Gesundheitszustand zu erhalten (Tab. 8). Dadurch, daß der Dialysator diese verschiedenen Stoffe wirkungsvoll aus dem Körper entfernt, kann er vorübergehend die Funktion der natürlichen Nieren ersetzen und so den Patienten einem normalen Gesundheitszustand nahebringen. Die unterschiedlichen Funktionen der künstlichen Niere werden entsprechend ihrer Arbeitsweise in den folgenden Kapiteln beschrieben.

Entfernung von Stoffwechselschlacken

Stoffwechselschlacken kann man definieren als nicht weiter nutzbare Endprodukte des Stoffwechsels oder Metabolismus. Mit Stoffwechsel wird der Vorgang bezeichnet, bei dem Nahrung in Energie und Strukturbestandteile des Körpers umgewandelt wird. Die Stoffwechselschlacken treten ins Blut über und werden bei normaler Nierenfunktion daraus durch Filterung und Sekretion entfernt, wenn das Blut durch die Nieren strömt. Als einen teilweisen Ersatz für die unfähigen Nieren entfernt der Dialysator diese Stoffwechselprodukte durch den Vorgang der Dialyse.

Die Dialysemembran

Zur Dialyse verwendet man eine dünne poröse Membran (Cellulose), die das Blut im Dialysator von einer anderen Flüssigkeit, dem Dialysat, getrennt hält.

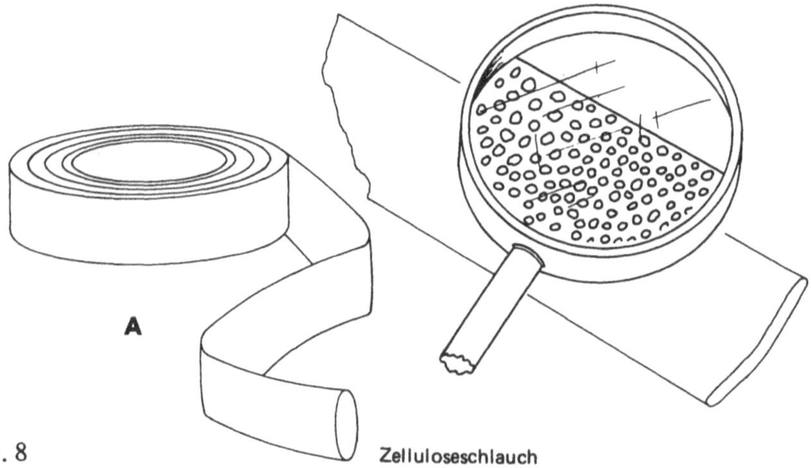

Abb. 8

Die Membran kann man mit einem Sieb vergleichen. Wie das Sieb hat die Membran Löcher, aber sie sind extrem klein und für das unbewaffnete Auge unsichtbar. Stoffwechselschlacken, die sich im Blut befinden, können durch diese winzigen Löcher (Abb. 8 a) in das Dialysat übertreten, wo

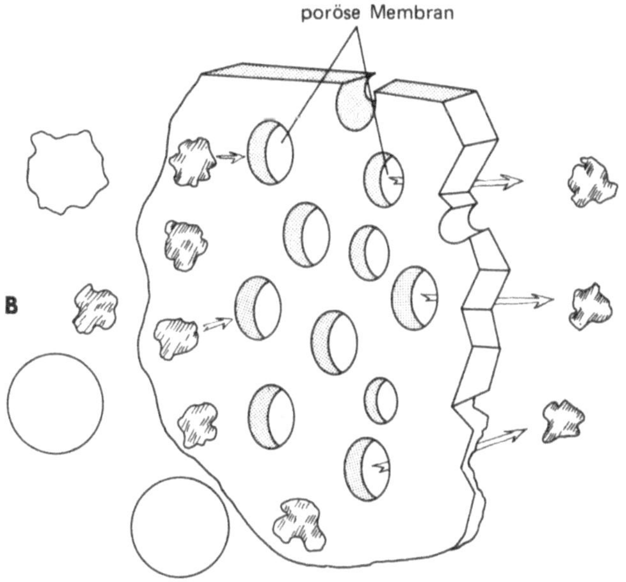

sie sofort weggespült werden (Abb. 8 b). Die Löcher in der Dialysemembran haben einen mittleren Durchmesser von 50 Å mit einem geschätzten Streubereich von 30–90 Å.

Der Konzentrationsgradient (Abb. 9)

Der Durchtritt der Stoffwechselschlacken (als Moleküle) durch die Poren der Membran wird durch den Konzentrationsgradienten bewirkt. Alle Moleküle bewegen sich immer in einer ganz zufälligen Weise und sind dabei bestrebt, sich in einem vorgegebenen Raum gleichmäßig zu verteilen. Die Zahl der Moleküle in einem definierten Raum bezeichnet man als Konzentration. In der künstlichen Niere ist das Dialysat völlig frei von Molekülen aller Stoffwechselschlacken, folglich streben die Schlacken im Blut, die ja durch die Membran durchtreten können, eine völlig gleichmäßige Verteilung im Blut und im Dialysat an. Daraus resultiert eine Nettobewegung von Stoffwechselschlacken (als Moleküle) aus dem Bereich der hohen

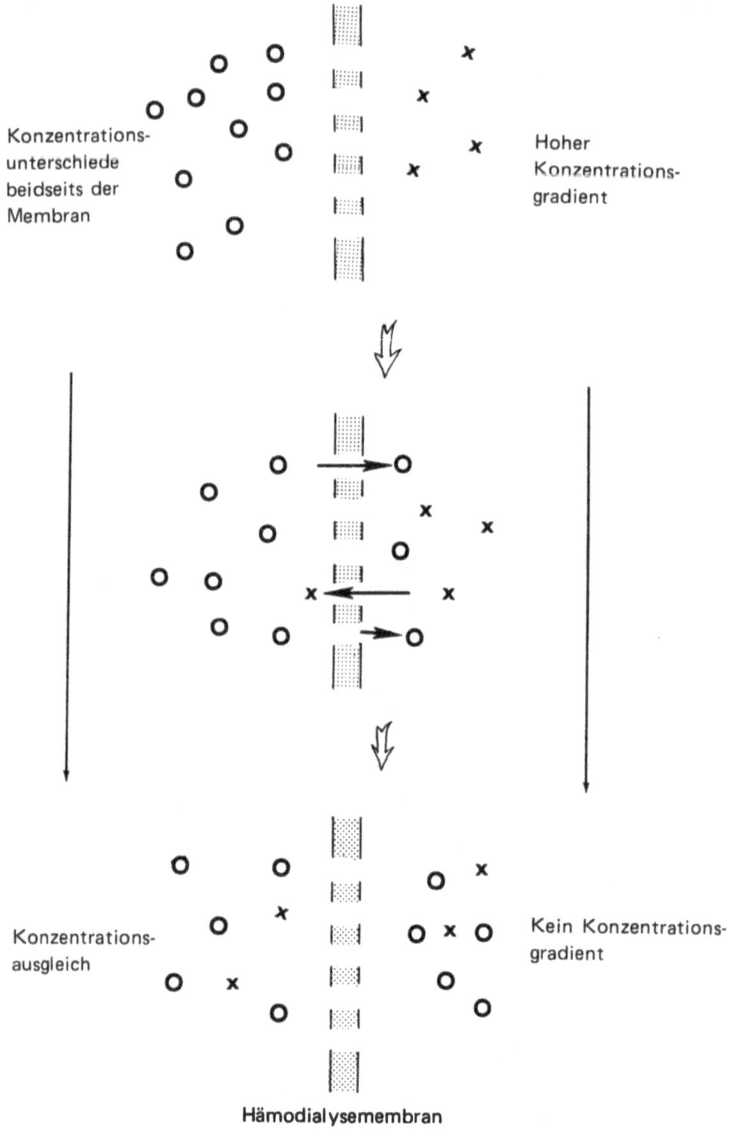

Abb. 9

Konzentration (dem Blut) in den Bereich der niedrigen Konzentration (im Dialysat). Dieser Unterschied in den Konzentrationen zwischen Blut und Dialysat, der die Ursache der Molekülbewegung ist, wird als Konzentrationsgradient bezeichnet.

Selektive Permeabilität (Abb. 10)

Im Blut gibt es viele nach Art und Größe unterschiedliche Teilchen oder Moleküle (s. Tab. 9). Dazu gehören sowohl die Stoffwechselschlacken, wie Harnstoff, Kreatinin und Harnsäure als auch Ionen (Teilchen, die eine elektrische Ladung haben) und manche andere viel größere Moleküle, insbesondere die Eiweißkörper. Noch größere Teilchen sind die Erythrozyten und Leukozyten, die geformte Elemente des Blutes darstellen. Diese Blut-

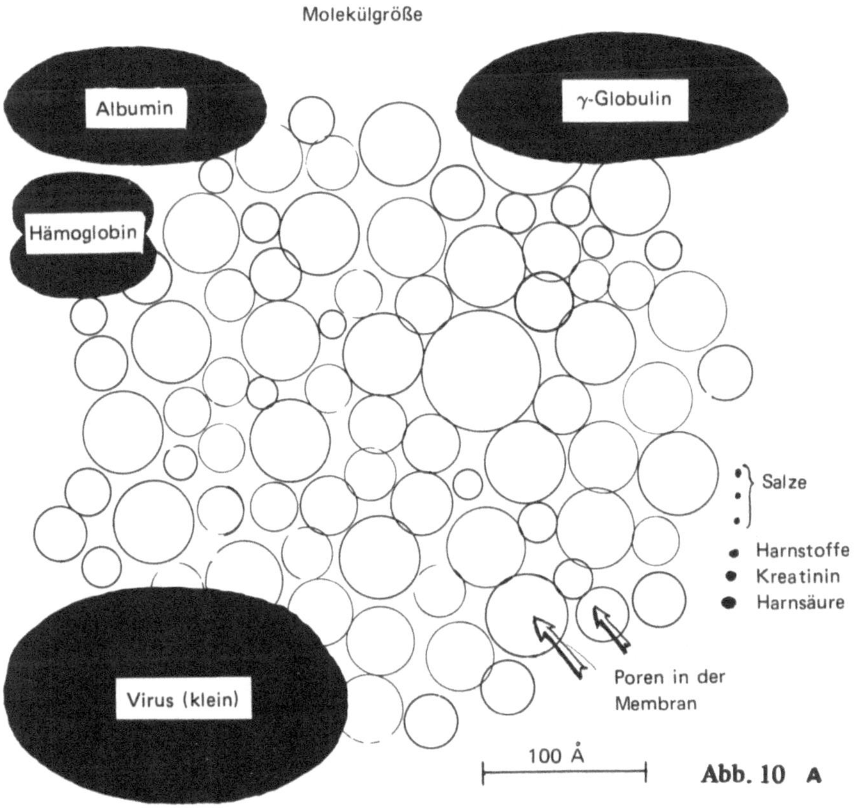

Abb. 10 A

zellen können, wie auch die Mehrzahl der Proteine, die Dialysemembran nicht passieren, weil sie für ihre Poren zu groß sind (Abb. 10). Diese Eigenschaft der Membran, selektiv kleine Moleküle durchzulassen, aber Teilchen mit zunehmender Größe immer stärker zurückzuhalten, ist das Wesen der Dialyse. Proteine, Erythrozyten, Leukozyten sind unersetzlich für den Körper und ihr Verlust hätte gefährliche Konsequenzen für den Patienten.

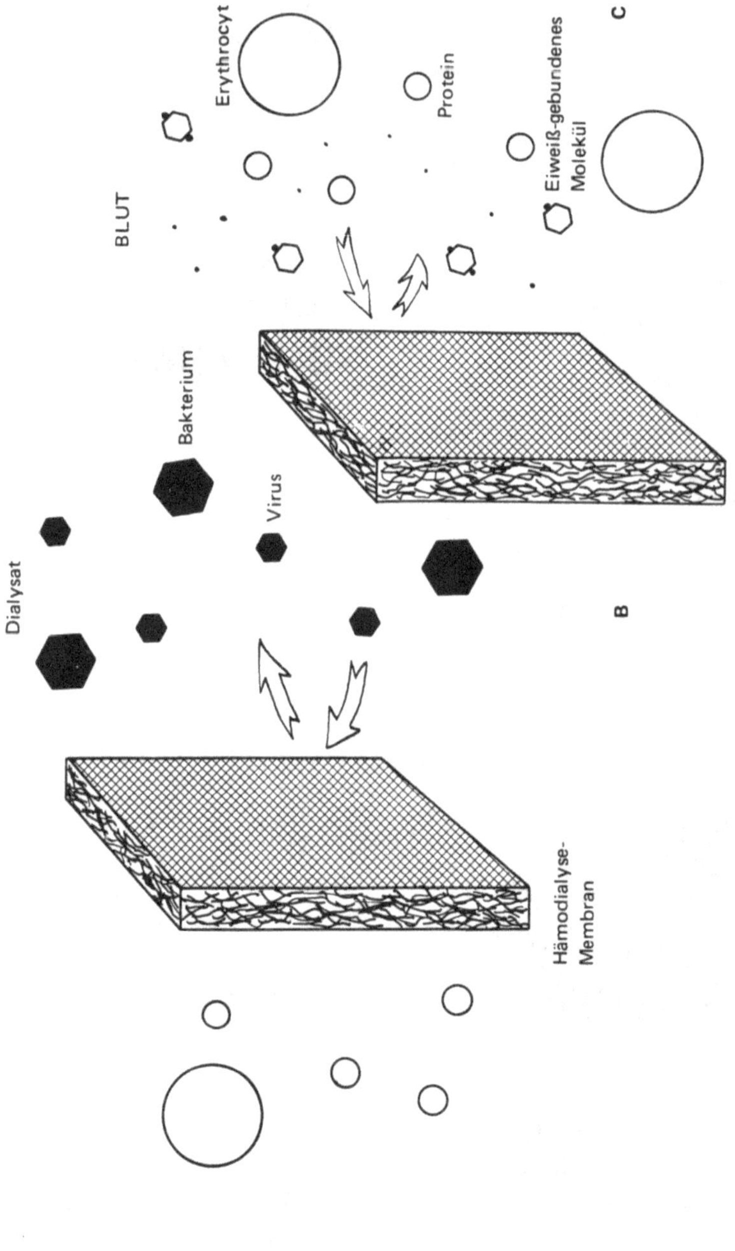
Dialysat
Bakterium
Virus
BLUT
Erythrocyt
Protein
Eiweiß-gebundenes
Molekül
Hämodialyse-
Membran
B
C

Tab. 9 Moleküle im Blut

Moleküle	Molekulargewicht
Elektrolyte	
Natrium	22,989
Chlor	35,453
Kalium	39,102
Kalzium	40,98
Magnesium	24,312
Harnstoff	60,6
Kreatinin	113,14
Harnsäure	168,11
Dextrose	180,16
Bilirubin	584,67
Aminosäuren	75,07 bis 204,22*
Eiweiß	
Albumin	68 000
Gamma-Globulin	150 000
Hämoglobin	68 000
Fibrinogen	400 000

* teilweise gebunden an Eiweiß (Abb. 10)

Weil aber die Membran diese größeren Teilchen sicher zurückhalten kann bei gleichzeitiger Entfernung unerwünschter Stoffwechselschlacken aus dem Blut, ist die Dialyse zu einer wirkungsvollen Behandlungsmaßnahme bei chronischen Nierenerkrankungen geworden. Darüber hinaus können weder Bakterien noch Viren in das Blut eindringen, weil sie zu groß sind, um durch die Poren der Dialysemembran hindurchtreten zu können.

Erhaltung des Gleichgewichts der Körperchemie (Abb. 11)

Viele chemische Verbindungen sind in allen Teilen des menschlichen Körpers vorhanden. Diese chemischen Verbindungen erscheinen in ganz unterschiedlichen Formen: Als echte Verbindungen, als Ionen, als Aggregate. Neben ihrer Anwesenheit als solcher ist die jeweilige relative Menge von entscheidender Wichtigkeit für die normale Körperfunktion. So ist z. B. Kalium sowohl in den Körperzellen, als auch in der Extrazellulär-Flüssigkeit wie Blut enthalten. Es besteht dabei eine wohl definierte Beziehung zwischen den Mengen von Kalium im Blut und der korrespondierenden Menge von Kalium in den Körperzellen. Sowie sie im Blut vorliegt, ist die ionale Form des Kaliums sehr klein und kann leicht durch die Dialysemembran in das Dialysat übertreten. Wird die Dialyse mit einem Dialysat durchgeführt, das kein Kalium enthält, so nimmt der Gehalt des Blutes im Kalium ständig ab. Das Verhältnis zwischen der Menge an Kalium in den Körperzellen und im Blut wird folgerrichtig ansteigen und die Wirkungen können rasch lebensgefährlich werden. In der Praxis allerdings kann bei

Abb. 11

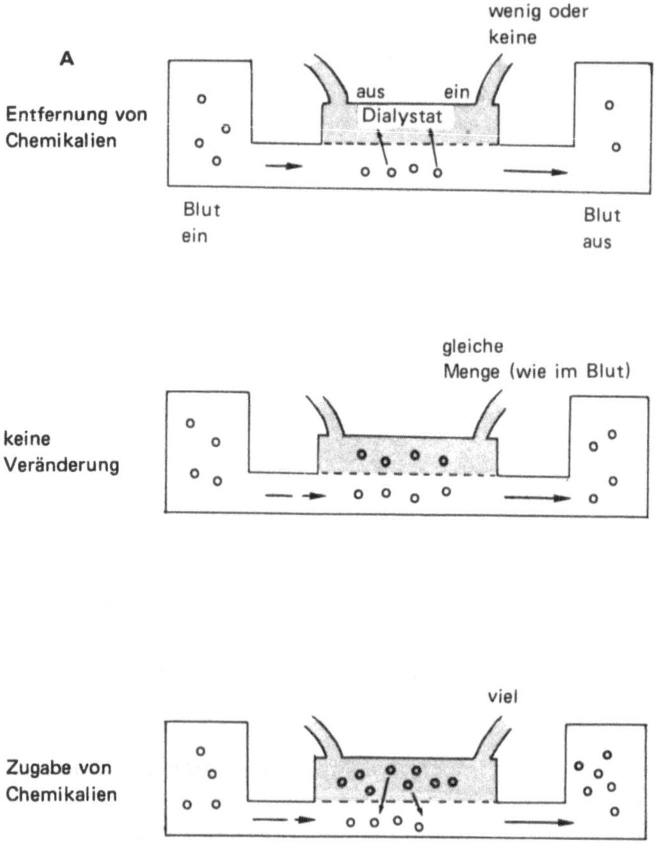

urämischen Patienten ein kaliumfreies Dialysat u. U. durchaus gefahrlos verwendet werden. Grundsätzlich werden solche Ungleichgewichte aber vermieden, indem man dem Dialysat Chemikalien in einer Konzentration zufügt, die dem Blut entsprechen. Ohne einen Konzentrationsgradienten aber gibt es keine Bewegung dieser entscheidend wichtigen Chemikalien durch die Poren der Dialysemembran, und wichtige Chemikalien, die sonst durch die Membranporen hindurch verlorengingen, werden zurückgehalten.

Umgekehrt kann, wenn das Körpergleichgewicht einiger Chemikalien von vitaler Bedeutung als eine Folge der Grunderkrankung gestört ist, das normale Gleichgewicht wieder hergestellt werden, indem die Konzentration dieser Chemikalien im Dialysat entsprechend eingestellt wird. Müssen große Mengen bestimmter Chemikalien aus dem Blut entfernt werden, so

B Regulation des Körperkaliums

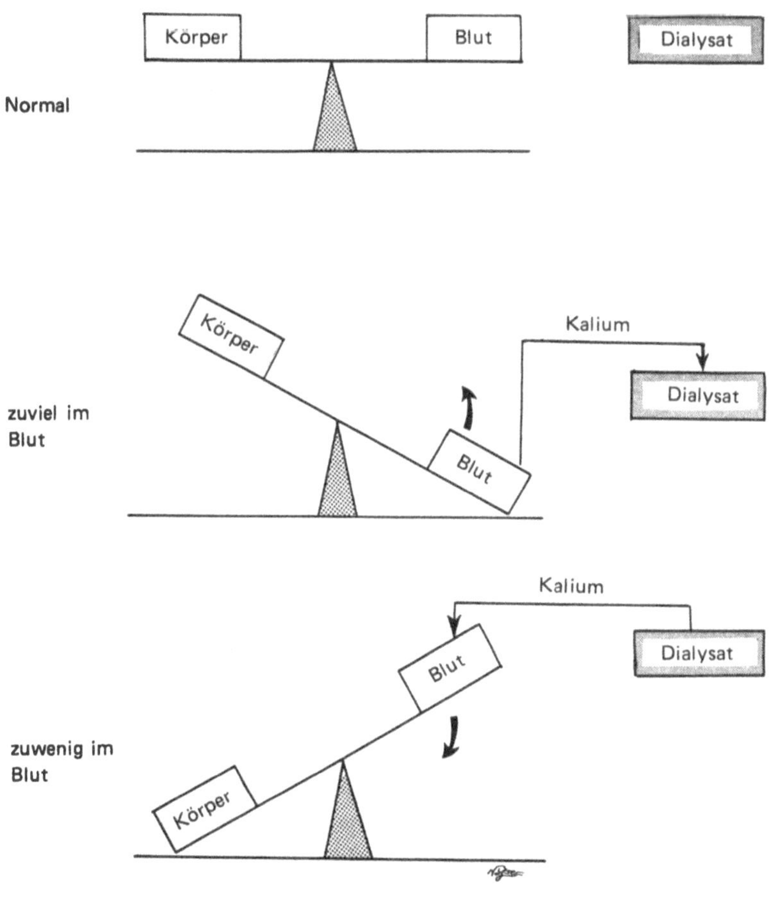

darf nichts davon im Dialysat enthalten sein. Daraus resultiert ein großer Konzentrationsgradient, der eine große Nettobewegung der entsprechenden Chemikalien vom Blut in das Dialysat bewirkt. Um die Blutkonzentration eines bestimmten Stoffes anzuheben, braucht der ganze Vorgang einfach nur umgekehrt zu werden (Abb. 11).

Wasserentzug

Wassermoleküle sind extrem klein und können daher sehr leicht durch die Poren der Dialysemembran hindurchtreten. Enthält ein bestimmtes Volumen außer Wassermolekülen auch andere Moleküle, so sprechen wir von einer (wässrigen) Lösung. Die anderen Moleküle bzw. Stoffe nennt man

Abb. 12

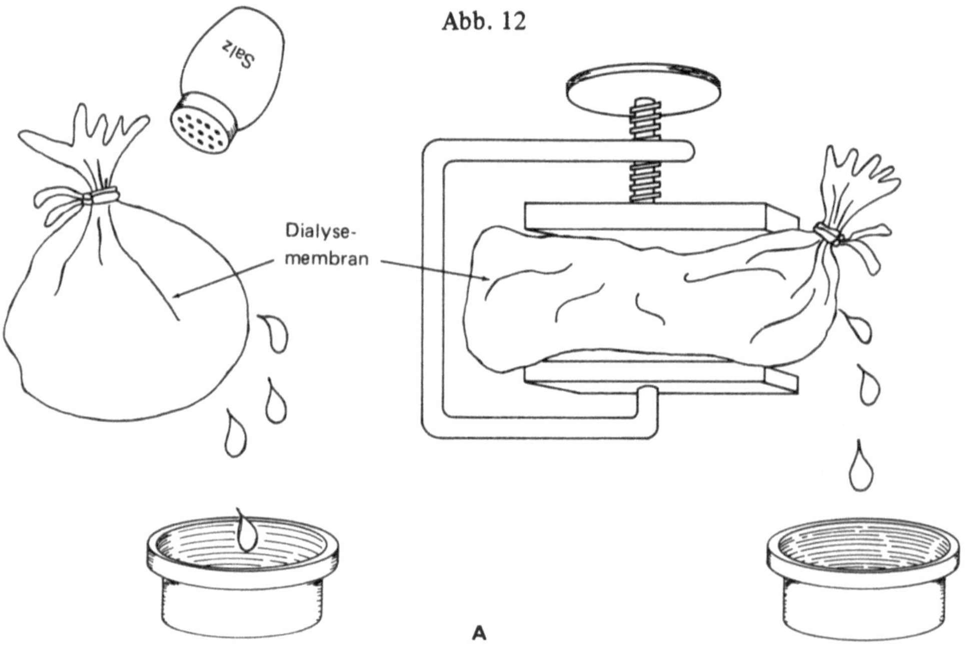

A

Solute, das Wasser *Solvens.* Wird die Konzentration der Solute erhöht, so nimmt der relative Wassergehalt, die „Wasserkonzentration" ab. In der Praxis kann man sich das zunutze machen, um während der Dialyse überflüssiges Wasser aus dem Blut zu entfernen. Insgesamt gibt es dazu zwei Methoden, nämlich das Hinzufügen einer Substanz zum Dialysat und die Ultrafiltration (Abb. 12). Eine große Menge einer harmlosen Substanz (z. B. Dextrose) wird dem Dialysat zugefügt, um seine „Wasserkonzentration" zu vermindern. Damit entsteht zwischen Blut und Dialysat ein Konzentrationsgradient, der zu einem Nettoausstrom von Wasser aus dem Blut in das Dialysat führt. Dieses Phänomen wird als Osmose bezeichnet. Üblicherweise wird überschüssiges Wasser durch einen anderen Vorgang aus dem Blut entfernt, der als Ultrafiltration bezeichnet wird. Dieser Vorgang ist wirksamer als die Osmose. Ultrafiltration von Wasser durch eine Dialysemembran hindurch findet statt, wenn zwischen beiden Seiten der Membran eine Druckdifferenz besteht. Um z. B. Wasser durch eine Röhre

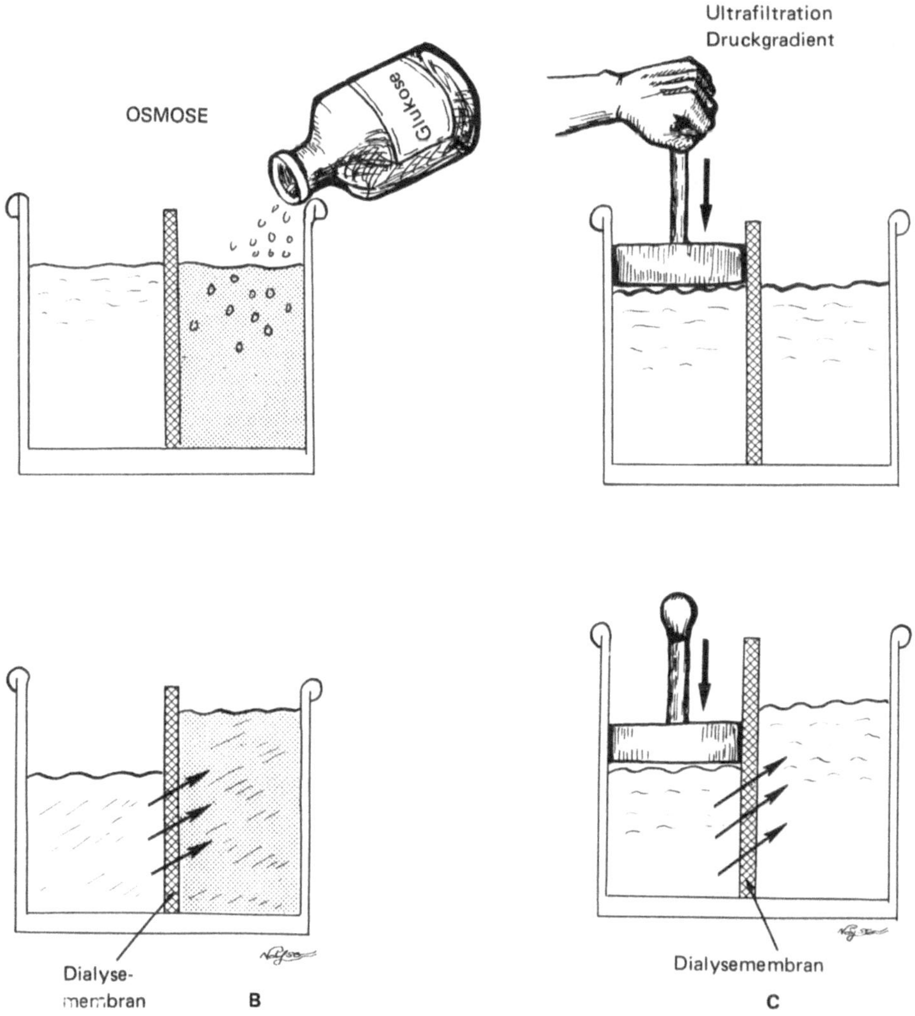

oder durch ein anderes System fließen zu lassen, muß stromaufwärts ein größerer Druck vorhanden sein, als am stromabwärts gelegenen Ende. Ähnlich kann man sich die Situation in der künstlichen Niere vorstellen. Blut und Dialysat strömen durch Kompartimente, die von einander durch die Dialysemembran getrennt sind. Da die Wassermoleküle sowohl des Blutes als auch des Dialysats leicht durch die Membran hindurchtreten können, wird die Flußrichtung hauptsächlich bestimmt durch eine Druckdifferenz. So wird, wenn der Druck auf der Blutseite der Membran größer ist als auf der Dialysatseite, das Wasser vom Blut in das Dialysat fließen. Kehrt man die Situation um, wird Wasser vom Dialysat in das Blut einströmen.

Da die Ultrafiltration unter den üblichen Dialysebedingungen zur Entfernung überschüssigen Wassers aus dem Körper sehr viel geeigneter ist als die Osmose, wird sie, wenn möglich, bevorzugt. Die Druckdifferenzen können dabei meist so eingestellt werden, daß je nach Bedarf unterschiedliche Mengen Wasser abfiltriert werden können (Abb. 12).

Die Effektivität einer künstlichen Niere

Für die optimale Wirksamkeit der verschiedenen Dialysatortypen sind eine ganze Reihe von Faktoren von Bedeutung. Die Clearance der Stoffwechselschlacken (metabolite clearance = MC) gibt an, wieviel Stoffwechselschlacken entfernt werden (Einzelheiten s. Anhang). Sie kann mit der folgenden mathematischen Formel beschrieben werden:

$$MC = \frac{C_1 - C_2}{C_1} \cdot Q_B, \text{ ml/min},$$

darin ist C_1 die Konzentration der Stoffwechselschlacken im Blut vor Einstrom in den Dialysator, C_2 die entsprechende Größe in dem aus dem Dialysator austretendem Blut und Q_B der Blutdurchfluß.

Die Größe dieser Faktoren hängt ab von physiologischen Faktoren, wie Blutdruck und Weite der Blutgefäße und von physikalischen Faktoren, wie Blutfilmdicke und Flußwiderstand, Dialysatfluß und Gestalt und Durchlässigkeit der Membran. Um die Clearance eines beliebigen Dialysators zu optimieren, müssen diese Faktoren solange verändert werden, bis ausreichende Menge an Stoffwechselschlacken in genügend kurzer Zeit entfernt werden (Tab. 10). Oft hängen einzelne Variable wieder von anderen Variablen ab, so daß Kompromisse zwischen einander entgegenwirkenden Faktoren gefunden werden müssen, um eine optimale Effektivität des Dialysators zu erreichen. Ultrafiltration (ml/Stunde) ist z. B. bei vielen Patienten ebenso wichtig, wie das Entfernen von Stoffwechselschlacken.

Allerdings sind die Voraussetzungen für eine gute Ultrafiltration meist gerade denen für eine rasche Entfernung von Stoffwechselschlacken ent-

Tab. 10 Technische Voraussetzungen für eine wirksame Dialyse (optimale Clearance für Stoffwechselschlacken)

1. Große Membranoberfläche
2. Gute Dialysemembran
3. Kleines konstantes Blutfüllvolumen
4. Dünne Blutkanäle
5. Gleichmäßige Blutverteilung
6. Kurze Blutkanäle
7. Wirksame Durchmischung des Blutes
8. Genügend hoher Blutdruck (falls keine Blutpumpe benutzt wird)
9. Hoher Blutfluß
10. Frisches Dialysat und effektiver Dialysatdurchfluß
11. Gegenstrom von Dialysat und Blut
12. Großer Durchfluß des Dialysats
13. Wirksames Umspülen der Dialysemembran durch das Dialysat
14. Genügend hohe Dialysattemperatur

Tab. 11 Auswirkungen auf die Ultrafiltration

	Blutdruck im Dialysator		
Dialysator	erhöht*	normal	erniedrigt
Überdruck		↓	↓
normal	↑		↓
Unterdruck**	↑	↑	
Zuckerkonzentration			
erhöht	↑	↑	↑

↑ wirksamer – ↓ weniger wirksam
* angewandt bei Spulennieren
** angewandt bei Plattennieren

gegengesetzt. So wird z. B. bei einem Dialysator mit kontinuierlichem Dialysatfluß in den Fällen, in denen den Patienten kaum Wasser entzogen werden muß, das Dialysat durch den Dialysator gepumpt. Müssen aber größere Mengen Wasser entzogen werden, wird das Dialysat durch den

Dialysator gesaugt, damit im Dialysat ein negativer Druck entsteht („negativer Druck“ bedeutet einen Druck, der niedriger ist als der übliche atmosphärische Druck). Durch diesen negativen Druck wird die Druckdifferenz zwischen Blut und Dialysat vergrößert und dadurch mehr Wasser entfernt. Nun bewirkt aber diese Vergrößerung der Druckdifferenz auch eine Zunahme des Blutfüllvolumens und der Blutfilmdicke und vermindert dadurch die Menge der entfernten Stoffwechselschlacken. Es ist daher immer zu beachten, daß viele der physiologischen und physikalischen Variablen, welche die eigentliche Dialyse beeinflussen, auch die Ultrafiltration beeinflussen und umgekehrt. Die Auswirkungen verschiedener Bedingungen auf die Ultrafiltration sind in der Tab. 11 dargestellt. Ideal ist danach ein Dialysator mit einer Harnstoffclearance von über 80 oder 90 ml/min bei einer Blutflußgeschwindigkeit von 150 ml/min und dabei mit einer Ultrafiltration von über 150 ml/Stunde.

Geschichte

Das Prinzip der Hämodialyse wurde 1913 von Abel, Rowntree und Turner beschrieben. Sie überlegten, daß es möglich sein müßte, toxische Substan-

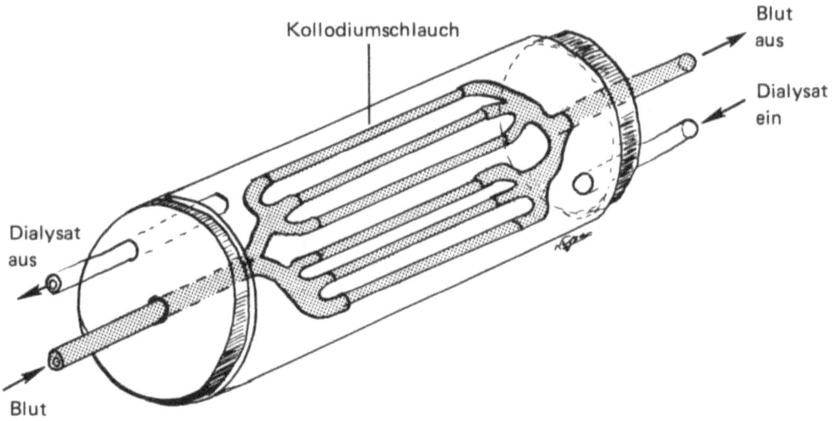

Abb. 13

zen durch externe Blutdialyse aus dem Körper zu entfernen, um so dem lebensgefährlichen Nierenversagen zu begegnen. Sie entwarfen einen geeigneten Diffusionsapparat (Abb. 13), bei dem sie Celloidin-(Collodium-) Schläuche als Membran und Hirudin verwendeten, um die Blutgerinnung im extracorporalen Kreislauf zu vermeiden. Das Blut floß durch die verzweigten Celloidin-Schläuche in eine Richtung, das Dialysat an der Außenseite der Schläuche in der Gegenrichtung. 1926 benutzten Lin und Mecheles erstmals Heparin als Antikoagulanz für die Hämodialyse. 1933 lag Heparin auch gereinigt vor und wurde 1937 von Thalhimer für die Hämodialyse benutzt. Thalhimer verwandte auch erstmals Zellulose-Schläuche – nahtlose Wurstdärme – für die Hämodialyse. 1943 entwickelte Kolff eine künstliche Niere in Form einer rotierenden Trommel, die er auch klinisch einsetzte (Abb. 14). Danach wurden dann viele verschiedene Typen

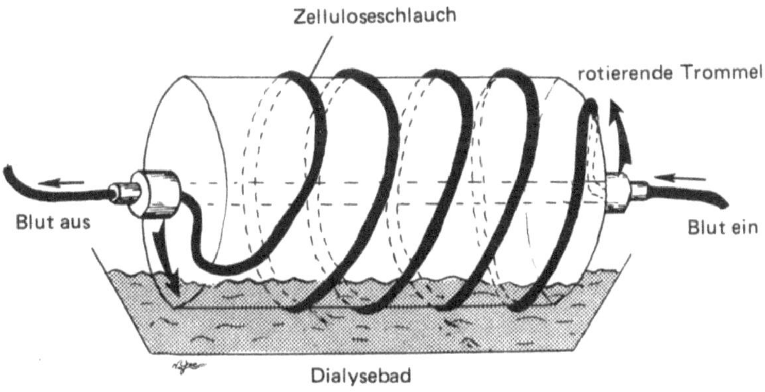

Abb. 14

von Dialysatoren entwickelt. Man kann sie einteilen einerseits in Spulenhämodialysatoren, wie die von Alwall 1947 in Schweden entwickelten, wobei Zellophan-Schläuche rund um ein Drahtgeflecht gewickelt waren, oder wie die Zwillingsspulen (Twincoil) von Kolff (1956), die auf die feststehende Spule von v. Garrelts zurückging, ebenfalls 1947 in Schweden entwickelt und später modifiziert von Inouye und Engelberg (1953); und andererseits in die Plattenniere, wie die von MacNeill 1949, Skeggs und Leonards (1948), Esmond (1966), Galetti (1962) und Kiil (1960) (Abb. 15). Unabhängig vom Typ der künstlichen Niere wird für die Hämodialyse immer eine Zellulosemembran benutzt, entweder als Zellophan oder als Cuprophan.

Die Entwicklung eines Hämodialysators, mit dem ein niereninsuffizienter Patient in einen nahezu normalen Gesundheitszustand zurückgebracht werden kann, führte zu dem schwierigen Problem des ständigen Zugangs zum Blut des Patienten. Dieses Problem wurde 1960 durch die Einführung des Arterio-Venösen Silastik-Shunts durch Scribner und Quinton gelöst. Die Entwicklung einer Einmalspule durch Kolff und Watschinger (1956) führte zu einer häufigeren Anwendung der Hämodialyse. Die erfolgreiche „Do-it-yourself-Niere" wie der Kiil-Dialysator ermöglichten es, die Hämo-

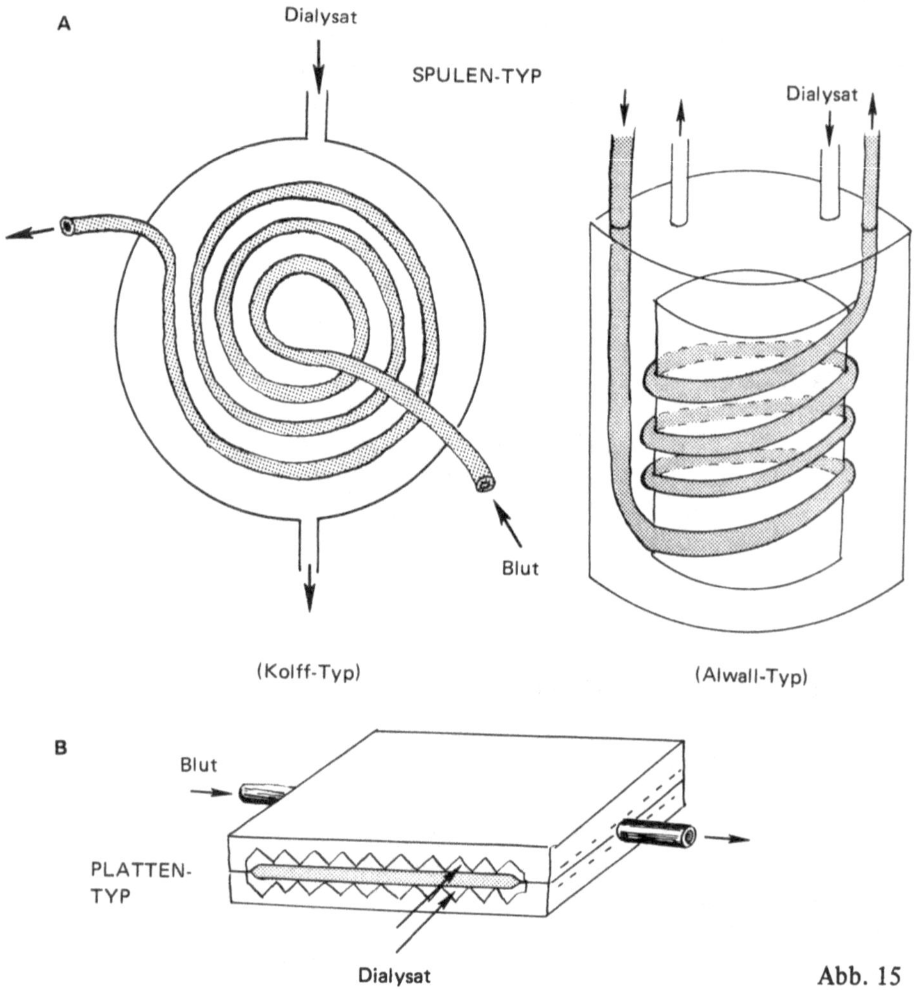

Abb. 15

dialyse wesentlich wirtschaftlicher zu gestalten. In einigen akuten Fällen wurde auch schon 1960 die Heimdialyse versucht (Nosé 1961). Die erfolgreiche Durchführung der Dauerdialyse zu Hause ist jedoch ein Verdienst von Scribner und Merrill (1964). Heute sind viele Langzeithämodialyse-Zentren und Heimdialyse-Trainingszentren in der ganzen Welt tätig.

Kapitel 3
Patientenauswahl und Dialyseprogramm

Heimdialyse

In den letzten Jahren hat sich die Heimdialyse mehr und mehr verbreitet, weil sie gegenüber der Krankenhausdialyse (Zentrumsdialyse) verschiedene Vorteile hat. Insbesondere kann hierdurch der Mangel an Zentrumsdialyseplätzen überbrückt und eine wesentliche Senkung der Dialysekosten erreicht werden. Dennoch existieren für die Heimdialyse auch eine Reihe von Einschränkungen (Tab. 12).

Tab. 12 Vor- und Nachteile der Heimdialyse

Vorteile	Nachteile
Keine Beschränkung der Plätze	Höhere Anforderungen an den Patienten
Individuelles Dialyseprogramm (= effektiver Zeitgewinn)	Erheblicher Platzbedarf innerhalb der Wohnung
Unabhängigkeit von medizinischem Personal und dadurch gesteigertes Selbstvertrauen	Größere Beanspruchung der Angehörigen
Geringeres Infektionsrisiko	Höheres Risiko bei akuten Komplikationen

Besonders wichtig für Heimdialysepatienten sind die folgenden Punkte:

Eigenverantwortung. Der Patient sollte so ausgebildet werden, daß er soviel wie irgend möglich selbst erledigen kann, denn ein unbelastetes Verhältnis zu seinen unmittelbaren Angehörigen ist entscheidend wichtig. Wenn z. B. ein Patient zu abhängig von seinem Ehepartner wird, können daraus bei ihm Minderwertigkeitsgefühle und Depressionen entstehen. Insgesamt ist für die Durchführung der Dialyse eine Atmosphäre der übertriebenen Fürsorge um den Patienten ungünstig und der Erreichung ihres eigentlichen Zieles, der vollständigen Rehabilitation des Patienten, nur hinderlich.

Einhalten der Diät. Ein erhebliches psychologisches Problem kann die Einhaltung einer Diät werden, wenn man den Patienten zwingt, grundsätzlich andere Nahrungsmittel als seine Familie zu essen. Das gilt insbesondere für Kinder. Der Patient hat zwar meist wenig Schwierigkeiten, eine Diät einzuhalten, solange er in der Klinik trainiert wird, zu Hause kann jedoch das Einhalten der gleichen Diät problematisch werden. Dialysefrequenz- und -dauer sollten daher so bemessen sein, daß diätetische Beschränkungen auf ein Minimum reduziert werden können – Beschränkung der Trinkmenge und ggf. der Salzzufuhr.

Ehrliche und realistische Unterrichtung. Alle Fragen des Patienten zu seiner Erkrankung sollten immer aufrichtig beantwortet werden. Allerdings sollten seine Fragen auch immer an eine Person gerichtet sein, die sie aufgrund ihrer Erfahrung ausreichend beantworten kann. Am ehesten würde das der unmittelbar behandelnde Arzt sein. Unsicherheiten beim Patienten durch widersprüchliche Antworten werden dadurch vermieden.

Besonders wichtig ist, daß der Patient seine Erkrankung und seinen Zustand realistisch sieht und sich damit abfindet. Das ist gewöhnlich für einen Patienten dann relativ leicht, wenn er schon längere Zeit krank war, kann jedoch schwierig sein, wenn seine Erkrankung plötzlich aufgetreten ist. In solchen Fällen ist die Mitarbeit des Ehepartners oder eines Elternteils von nicht zu überschätzender Bedeutung. Eine wichtige Rolle spielt dann natürlich auch der betreuende Arzt. Trotz aller Fürsorge sind aber chronisch-urämische Patienten häufig niedergeschlagener Stimmung.

Betreuung und Vorsorge. Der Patient muß etwa alle 6–8 Wochen untersucht werden. Dazu gehören auch Blutabnahmen. Jederzeit muß in der Wohnung ausreichendes Material für die Dialyse vorhanden sein. Ob der Patient zu seiner eigenen Sicherheit zu Hause Blutkonserven aufbewahren soll, ist umstritten. Die meisten Ärzte empfehlen, dem Patienten möglichst keine oder nur sehr wenige Transfusionen zu geben.

Trainingsprogramm für die Heimdialyse

Ein zweimonatiges Trainingsprogramm im Krankenhaus ist gewöhnlich als Voraussetzung für die Heimdialyse notwendig. Die zehn wesentlichsten Bestandteile des Lehrprogramms soll der Patient sich als die sog. „10 Gebote“ einprägen:

Die 10 Gebote für die Ausbildung des Heimdialysepatienten:

Er soll lernen,

1. seine Krankheit zu verstehen,
2. die Behandlung und ihre Wirkungsweise zu verstehen,

3. sich realitätsbezogen und gelockert zu verhalten (Ermutigung!),
4. Ein Maximum an Selbständigkeit zu erreichen,
5. Diätvorschriften gewissenhaft einzuhalten,
6. sein Körpergewicht zu kontrollieren,
7. seinen Blutdruck zu kontrollieren,
8. die routinemäßigen Laboruntersuchungen zu verstehen,
9. sorgfältige Shunt-Pflege zu betreiben,
10. die Dialyse sicher und korrekt durchzuführen.

Vor Beginn des eigentlichen Heimdialysetrainings wird ein Shunt angelegt, werden erste medizinische Maßnahmen durchgeführt und wird das Heimdialysegerät ausgewählt. Während des Dialysetrainings gehen die Aufgaben des Dialysepersonals allmählich auf den Patienten und auf seinen Partner über. In der Regel genügen dazu 16 Hämodialysen oder 8 Wochen. Das Trainingsprogramm kann aber selbstverständlich gekürzt oder entsprechend den Bedürfnissen eines jeden Patienten verlängert werden (Tab. 13).

Tab. 13 Aufgaben der mit der Durchführung der Heimdialyse betrauten Personen

		Patient oder Angehöriger	
	Arzt	Techniker	Schwester
Shunt:			
Auswahl der Shunt-Art	x		
Vorbereitung und Sterilisation von Shunt-Material			x
Operation	x		
Shunt-Pflege			x
Verbrauchsteile		x	x
Declotting	x		x
Patient:			
Auswahl	x		
Ärztliche Versorgung	x		
Überwachung und Betreuung			x
Ausbildung	x		x
Dialyse:			
Vorschrift und ggf. Änderung	x		
Bestimmung methodischer Einzelheiten	x		
Verantwortlichkeit	x	x	x
Durchführung der eigentlichen Dialyse			x
Dokumentation			x
Geräteversorgung		x	
Zusammenbau und letzte Kontrolle		x	

Auswahl der Patienten für die Langzeit-Hämodialyse

Die medizinischen Gesichtspunkte bei der Auswahl von Patienten für die Langzeit-Hämodialyse umfassen Alter, Gesundheitszustand, psychische und persönliche Gesichtspunkte.

Alter. Das Alter ist nicht unmittelbar begrenzender Faktor, doch muß ein Patient, der älter als 60 Jahre oder jünger als 12 Jahre alt ist, genau geprüft werden, ob ihm eine Langzeit-Hämodialyse zugemutet werden kann. Patienten zwischen 20 und 50 Jahren werden im allgemeinen als für die Dauerdialyse besser geeignet angesehen.

Ernsthafte Komplikationen. Sie können bevorzugt auftreten bei Patienten, die zusätzlich Coronar- oder Myokarderkrankungen, ausgeprägte Veränderungen am Gefäßsystem, Magengeschwüre und Lebererkrankungen haben. Ausgeprägter Bluthochdruck ist (in der Regel) keine Kontraindikation. Die Hämodialyse kann auch selbst bei ausgewählten Patienten mit Zuckerkrankheit versucht werden.

Psychische und persönliche Probleme. Einige psychische Abnormitäten werden durch die Grunderkrankung selbst hervorgerufen und bessern sich dementsprechend nach Dialysebeginn. In Zweifelsfällen können solche Patienten zunächst peritoneal dialysiert werden, was einfach durchzuführen ist, aktuell einen Shunt überflüssig macht und den Patienten psychisch weniger beeindruckt. Nach Besserung der Urämie zeigt sich dann die eigentliche Persönlichkeit des Patienten.

Auch nicht-medizinische Faktoren sind sehr wichtig bei der Auswahl von Patienten für die Langzeithämodialyse. Einige davon sind im folgenden ausgeführt:

Kooperationsbereitschaft. Mitunter ist mangelnde Kooperationsbereitschaft Folge sozialer und ökonomischer Probleme, die sich dem Patienten als Folge seiner Erkrankung aufdrängen. Hier muß nach möglichen Lösungen gesucht werden.

Motivation. Von entscheidender Bedeutung ist das Interesse des Patienten an seiner Rehabilitation und sein Wille, zu einem normalen Leben zurückzukehren. Ist diese Voraussetzung nicht gegeben, so ist das Ergebnis der Langzeitdialyse meistens schlecht.

Intellektuelle Fähigkeiten. Eine geringe Intelligenz ist nicht notwendigerweise eine Kontraindikation, mitunter haben gerade solche Patienten manchmal gute manuelle Geschicklichkeit. In solchen Fällen ist dann eine angemessene Durchführung der Hämodialyse durchaus zu erreichen.

Familiäre Verhältnisse. So wichtig Familienmitglieder, auf die der Patient zählen kann, für sein Wohlbefinden sind, so ist es dennoch möglich, Patienten, die keine Familien haben oder deren Familie sich nicht um sie kümmert, so auszubilden, daß sie die Dialyse völlig selbständig durchführen können.

Finanzierung. Die Kosten für die Langzeit-Hämodialyse sind hoch. In den meisten europäischen Staaten werden sie von den Krankenversicherungen direkt oder indirekt übernommen. Sie betragen zur Zeit ca. 50 000 bis 60 000 DM im ersten Behandlungsjahr (bei Verwendung von Einmal-Dialysatoren).

Die Auswahl der Patienten wird nach unterschiedlichen Gesichtspunkten gehandhabt: Während an einigen Stellen jeder Patient genommen wird, solange die Kapazität ausreicht, werden andernorts Auswahlkomitees eingesetzt, um die Patienten vorher zu prüfen. Die erstere Methode ist solange fragwürdig, solange kein Heimdialyseprogramm vorhanden ist. Dann allerdings können Patienten theoretisch in unbeschränkter Zahl ausgebildet und nach Hause geschickt werden, und das Problem der beschränkten Dialyseplatzzahl ist gelöst.

Ein Auswahlkomitee funktioniert z. B. erfolgreich an der Cleveland-Klinik (1969). Hier hängt die Aufnahme eines Patienten in ein Heimdialyseprogramm nicht von dem Urteil eines beliebigen Arztes ab, sondern von der Entscheidung eines Komitees. Die Beratungen über die Patienten sind selbstverständlich geheim. Als Fntscheidungsbasis beurteilt das Komitee die folgenden Kriterien:

1. Ist aktuell eine Behandlungs- und Ausbildungsmöglichkeit für den Patienten da?
2. Ist nach medizinischen Kriterien zu erwarten, daß der Patient ein angenehmes und produktives Leben führen können wird?

Je effektiver, billiger und einfacher Dialyseverfahren werden, um so weniger wird die Auswahl der Patienten ein Problem sein.

Um die Dialysebehandlung zu beginnen, muß der Patient seelisch entsprechend vorbereitet werden. Anfänglich kann er nämlich sonst in einen psychologischen Schock geraten, angesichts der Tatsache, daß er sein weiteres Leben nur noch mit Hilfe einer ihm fremden Maschine führen kann. Das macht genaue Unterrichtung und Vorbereitung des Patienten zu Beginn der Hämodialyse unbedingt notwendig.

Ein Patient sollte dann in ein Hämodialyseprogramm übernommen werden, wenn seine Serum-Kreatinin-Konzentration kontinuierlich über 10 mg% ansteigt (mit entsprechender Verminderung der Kreatinin-Clearance auf 5 ml/min oder weniger), wenn er seinen geschäftlichen, sozialen und persönlichen Aufgaben wegen urämischer Symptome nicht mehr nachkommen kann bzw. schon, wenn sich die ersten Anzeichen solchen Versagens zeigen, und, wenn möglich, bevor Pericarditis, Neuropathie, Hautjucken oder metastische Verkalkungen aufgetreten sind. Eine weitere Voraussetzung ist ein gut funktionierender Shunt.

Wichtig ist, daß die erste Hämodialyse langsam durchgeführt wird. Zwar braucht man nur mit wenig Komplikationen zu rechnen, wenn ein Patient mit mäßiggradiger Urämie erstmals dialysiert wird, handelt es sich aber um einen Patienten mit schwerer Urämie, so kann erheblich unter dem Dysäquilibrium-Syndrom leiden, das mit Symptomen einhergehen kann wie Kopfschmerzen, Übelkeit, Erbrechen, Muskelkrämpfen bis schließlich Krampfanfällen und Geistesstörung. Mitunter mag es auch zu Hochdruckkrisen und Blutdruckabfällen kommen, Herzrhythmusstörungen oder Brustschmerzen. Um diese Komplikationen zu vermeiden ist es notwendig, die Wiederherstellung der normalen Verhältnisse schrittweise durch kurze und häufige Dialysen herbeizuführen.

Das Dysäquilibrium-Syndrom entsteht dann, wenn der Harnstoff zu schnell aus dem Blut entfernt wird. Die Folgen sind besonders auffällig am Gehirn. Hier sind kurze Dialysen von 4–6–10 Stunden und/oder Dialysen mit einem kleinen Dialysator (1/2 Kiil oder 1 Schlauch der Zwillingsspulenniere) zu empfehlen, am besten jeden 2. Tag. Eine hohe Zuckerkonzentration (2 g/100 ml) oder Zusatz von Harnstoff zum Dialysat können die Symptome verhindern. Einzelheiten dazu s. Kapitel 7.

Nach der 5. oder 6. Hämodialyse können die notwendige Dialysehäufigkeit und -dauer festgestellt werden. Es ist dann meistens leicht, die Reaktion des Patienten auf zukünftige Hämodialysen vorauszusagen. Die meisten Patienten müssen mindestens zweimal wöchentlich dialysiert werden. Die Dauer der einzelnen Dialyse hängt dabei weitgehend von dem Dialysesystem und von dem dialysierten Patienten ab. Mit drei etwas kürzeren Dialysen pro Woche geht es den meisten Kranken besser. Durchschnittlich sollte mit einem guten Dialysator die Dialyse 6–14 Stunden dauern, allerdings ist der wichtigste Faktor die Häufigkeit der Dialysen.
Zur Beurteilung des Dialyseerfolgs werden zahlreiche chemische Untersuchungen benutzt, darunter die Bestimmung der Harnstoff- oder Kreatinin-Konzentration im Serum. Das Kreatinin ist von beiden der bessere

Indikator, da es nicht so leicht aus dem Blut zu entfernen ist wie Harnstoff. Insgesamt sollten vor und nach den ersten Dialysen die folgenden 10 Untersuchungen vorgenommen werden:

1. *Bluthamstoff*
2. *Serum-Kreatinin*
3. Natrium im Serum
4. *Kalium* im Serum
5. Standard-Bicarbonat im Serum
6. Kalzium im Serum
7. Phosphat im Serum
8. Alkalische Phosphatase
9. GOT
10. Vollständiges Blutbild

Ferner sollte in regelmäßigen Abständen auch ein EKG angefertigt werden. Selbstverständlich brauchen die angegebenen Untersuchungen nicht bei jeder Dialyse durchgeführt zu werden, wenn es dem Patienten gut geht.

Die Blutkonzentrationen der genannten Substanzen, die unmittelbar nach der Dialyse bestimmt worden sind, ändern sich in wenigen Stunden infolge des Konzentrationsausgleiches, der zwischen der extrazellulären und intrazellulären Flüssigkeit stattfindet. Dieser Austausch wird um so längere Zeit in Anspruch nehmen, je schneller und effektiver die Dialyse gewesen ist.

Bei der Auswahl des Dialysegeräts sollten die folgenden Faktoren in Betracht gezogen werden: Typ – Spule oder Platte – und Größe des Dialysators – z. B. 0,6 oder 1,0 m^2 Oberfläche. Dann Effektivität (bei gegebener Größe), Kosten (insbesondere des laufenden Verbrauchs bei Einmal-Dialysatoren), Größe – wichtig in Neubauwohnungen – und Anforderungen an die technische Intelligenz des Patienten. Wichtig sind schließlich auch, welche Funktionen automatisch überwacht werden (und mit welcher Zuverlässigkeit) und wie zuverlässig das Dialysatherstellungssystem arbeitet.

Dauer und Häufigkeit der Dialysen hängen von dem einzelnen Patienten ab und sollten so bemessen sein, daß der Bluthamstoff unter 100–120 mg/100 ml und das Serum-Kreatinin deutlich unter 10–12 mg/100 ml gehalten werden. Zahl und Dauer der Dialysen sollten ferner, soweit wie möglich, auf die individuellen Bedürfnisse eines Patienten Rücksicht nehmen.

Unabhängig von der Effektivität der Dialyse ist die Diät für den Patienten äußerst wichtig. In dieser Beziehung muß von dem Patienten vollständige Kooperation gefordert werden, insbesondere wenn er einen ausgeprägten

Hypertonus hat, der eine strikte Beschränkung der Kochsalzzufuhr auf 500 mg Natrium pro Tag erfordert. Ebenso sollte eine Kaliumzufuhr von 2500 mg pro Tag nicht überschritten werden. Die Flüssigkeitszufuhr wird selbstverständlich auch beschränkt auf ca. 500 ml täglich. Eine solche Menge kann durch Ultrafiltration ohne große Beschwerden entfernt werden, wohingegen eine exzessive Ultrafiltration erhebliche Schwächezustände postdialytisch hervorrufen kann. Es muß den Patienten empfohlen werden, täglich höchstens 1/2 kg an Körpergewicht zuzunehmen.

Eine regelmäßige medikamentöse Therapie kann notwendig sein. Wasserlösliche Vitamine werden durch die Hämodialyse eliminiert und müssen demzufolge zugeführt werden. Zusätzlich muß Folsäure gegeben werden, da die meisten käuflichen Vitaminpräparate diesen Bestandteil nicht enthalten. Um Verkalkungen zu vermeiden, ist die Gabe von Aluminium-Hydroxyd dringend zu empfehlen, das den Phosphatspiegel im Blut senkt. Kann der Blutdruck nicht unter Kontrolle gebracht werden, so ist die Anwendung antihypertensiver Medikamente notwendig. Dabei sollte darauf geachtet werden, daß posturale Hypotensionen (starke Blutdruckabfälle nach dem Aufrichten aus liegender Stellung) besonders nach stärkerem Wasserentzug während der Dialysen nicht auftreten. Digitalis ist nur dann erforderlich, wenn die Symptome einer manifesten Herzinsuffizienz nicht ausreichend durch Ultrafiltrationen beherrscht werden können. Kopfschmerzen sollten möglichst nicht mit Acetylsalicyl-Säure behandelt werden, da sie gelegentlich Blutungen verursachen kann. Möglichst sollte man sich immer vergewissern, ob ein Medikament, das verschrieben wird, dialysierbar ist oder nicht.

Die Kernpunkte eines erfolgreichen Hämodialyseprogrammes können in zwei Sätzen zusammengefaßt werden:

1. Es sollte möglichst früh begonnen werden, während der Patient noch einige Restnierenfunktionen hat und nicht im Terminalstadium ist;
2. Überdialyse ist besser als Unterdialyse.

Kapitel 4
Dialysatoren und Zubehör

Die Doppelspulenniere (Twincoil)

Konstruktionsschema (Abb. 16)

Die Spulenniere ist eine Wegwerfniere zum einmaligen Gebrauch. Zelluloseschläuche sind zusammen mit einem stützenden Kunststoffgitter um eine zentrale Trommel gewickelt. Das System heißt Twincoil (Zwillings-

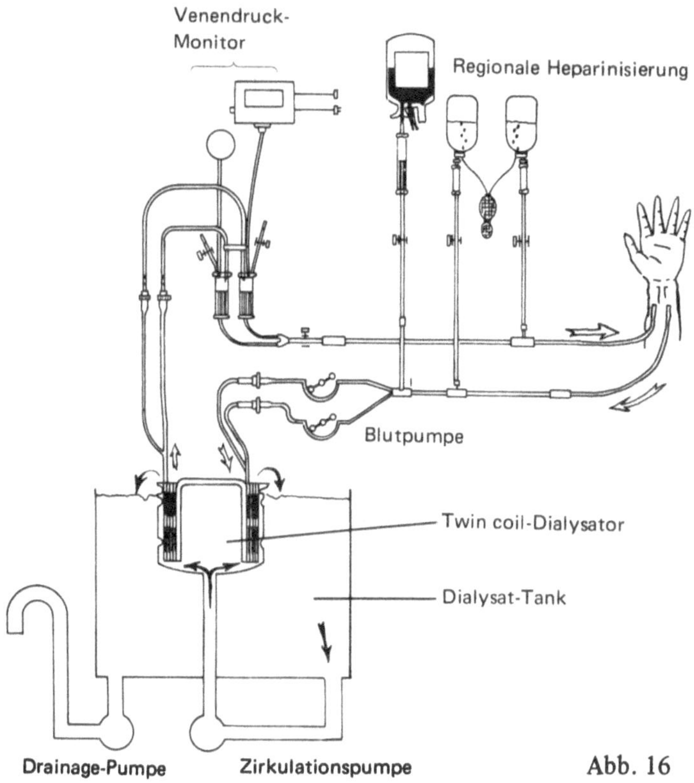

Abb. 16

spule), weil zwei parallel gelegene Zelluloseschläuche um den gleichen Kern gewickelt sind. Die Spule wird in einen Behälter eingesetzt und der Spalt zwischen Spule und Behälter mit einer aufblasbaren Manschette abgedichtet. Das Dialysat wird von einer Rezirkulationspumpe aus einem 100-Liter-Trank quer zu den Blutschläuchen durch die Spule gepumpt (von wo es in den Tank zurückfließt) (bei einem zentralen Dialysatversorgungssystem enthält der Tank nur einige wenige Liter, die fortlaufend durch Zufluß frischen Dialysats erneuert werden). Das Blut wird vom Patienten zur Spule und zurück durch ebenfalls wegwerfbare Schlauchsysteme geleitet, die durch Y-Stücke verdoppelt sind und mit den Spulenschläuchen zusammengesteckt werden. Je ein Schlauch ist dann mit je einem der Zelluloseschläuche verbunden. Die venöse Seite des Schlauchsystems enthält einen Blasenfänger (in den die beiden venösen Schläuche einmünden), die arterielle Seite hat keinen. Auf der arteriellen Seite ist allerdings eine Blutpumpe notwendig, weil die Spule einen zu hohen Flußwiderstand hat. Am besten werden die Drucke in der arteriellen und venösen Seite ständig überwacht, weswegen auch aus Sicherheitsgründen ein Druckkontrollsystem mit dem automatischen Ausfall der Pumpe verbunden ist. Die weiter entwickelten Travenol-Einheiten (RSP) werden in Kapitel 5 beschrieben.

Die Anwendung der Zwillingsspule bei zwei Patienten (Abb. 17)

Ein kleiner Patient (Kind) mag mitunter mit nur einem Zelluloseschlauch auskommen. Dadurch kann eine Zwillingsspule durchaus gleichzeitig für zwei Patienten benutzt werden.

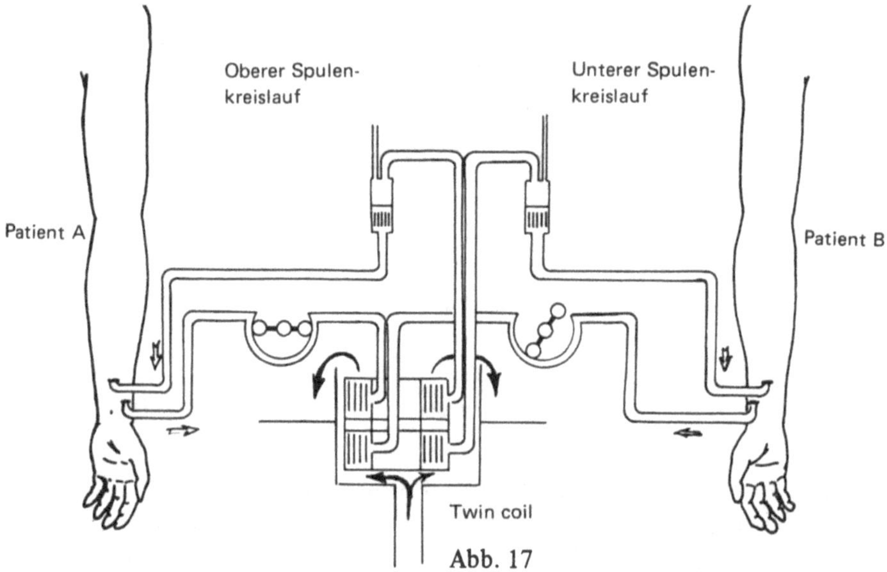

Abb. 17

Unterschiedliche Typen von Zwillingsspulen (Abb. 18)

Die Twincoil für den Einmalgebrauch ist in grundsätzlich zwei Ausführungen erhältlich, die sehr ähnlich gebaut sind, sich aber darin unterscheiden, daß der Typ A ein feines Fiberglasnetz als Schlauchhalterung hat, während Typ B ein Polypropylenhalterungsnetz besitzt (Abb. 19), dessen Fasern diagonal verlaufend sich kreuzen. Der letztere ist der neuere Typ, der

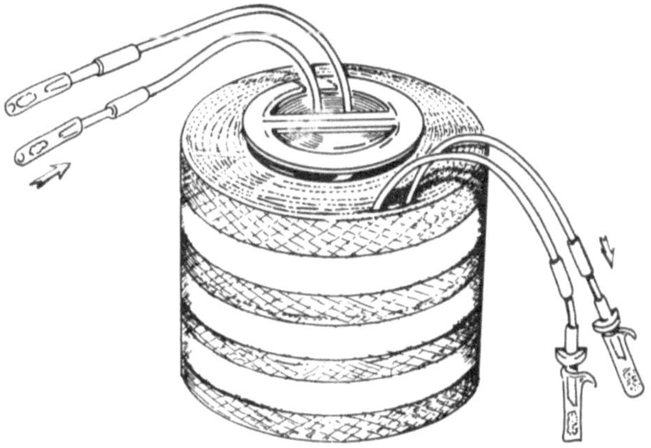

Abb. 18

heute fast ausschließlich verwendet wird. Das Füllvolumen beider Typen schließt auch das Füllvolumen der Verbindungsschläuche ein (Tab. 14). Bei beiden Typen sind zwei 4,3 cm breite flache Zelluloseschläuche gleich-

Tab. 14 Füllvolumen und Oberfläche der Zwillingsspulendialysatoren

Spulentyp	Füllvolumen (ml)	Oberfläche (m^2)
A.		
1. Chron-a-coil	600	0,9
2. Akut	1200	1,9
3. Twincoil 145	750	1,45
4. Osmo 16/6	700	1,35
B.		
Ultra-flo 145	500	1,45
Ultra-flo 100	450	1,00
Ultra-flo 60	250	0,60
SP 100	460	1,5
SP 75	350	1,05

zeitig um einen gemeinsamen Kern gewickelt. Jeder Zelluloseschlauch ist an einen Tygon-Schlauch angeschlossen. Bei einigen neueren Spulentypen wird das gleiche Polypropylendiagonalgitter wie bei Typ B verwandt, aber

Tab. 15 Füllvolumen und Oberflächen der Single coil-Dialysatoren

Spulentyp	Füllvolumen (ml)	Oberfläche (m^2)
SP 50	250	0,7
Ex 01	270	0,7
Ex 03	300	0,84
Ultra-flo II	300–400	1,0

nur ein (breiterer) Cuprophan-Schlauch („Single-Coil") (Tab. 15).
Die Länge der Zelluloseschläuche der genannten Typen variiert zwischen 3,5 und 11 m, die Breite zwischen 4,5 und 12 cm.

Die Ultra-flo- und die Akutzwillingsspule (Abb. 19)

Die Spulen mit der Polypropylenhalterung (mit Kreuzriefenprofil), 1966 von Hoeltzenbein in den Spulenbau eingeführt, sind etwas billiger als die

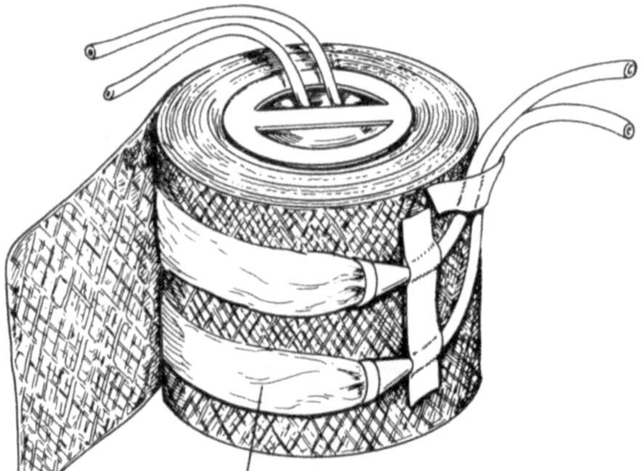

Abb. 19

des älteren Typs A. Ihr entscheidender Vorteil ist aber die höhere Effektivität bei kleinerem Füllvolumen, da durch die Art der Halterung weniger Membranoberfläche durch das Gitter bedeckt und die Dialysatströmung verbessert wird. Zur Sicherung gegen ein Verrutschen der Wicklungen sind die Polypropylengitter an Spulenboden miteinander hitzeverschweißt (Abb. 20), während bei den Spulen des älteren Typs A die nötige Festig-

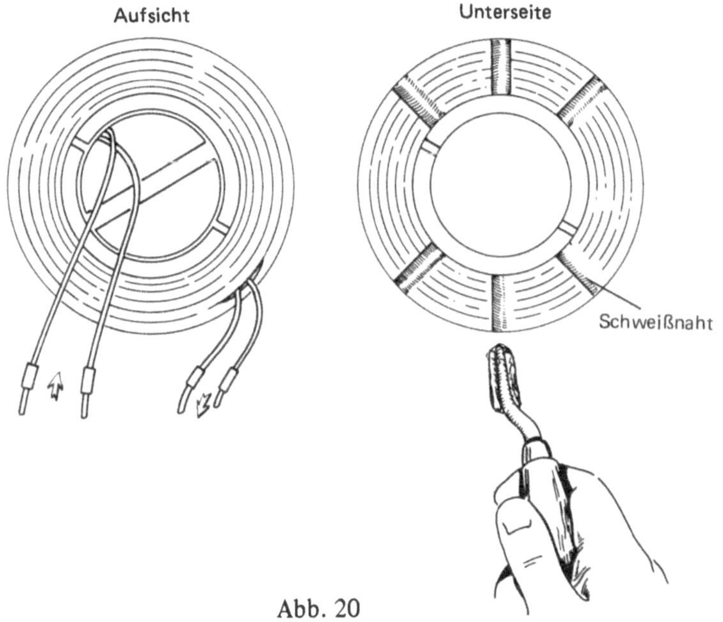

Abb. 20

keit durch Klebestreifen erreicht wurde. Wegen der genannten Vorteile der Spulen mit Kreuzriefenprofil müssen Spulen des Typs A heute als veraltet angesehen werden.

Vorbereitung und Füllung des Dialysattanks (Abb. 21)

Die Tankniere (z. B. Travenol-System) hat zwei Pumpen, eine Drainage-Pumpe und eine Rezirkulationspumpe (Abb. 16). Man befestigt einen Schlauch an einem Wasserhahn (bzw. am Auslaß eines Wasserenthärters) und an das andere Ende des Schlauches einen Metall- oder Kunststoff-krümmer. Mittels dieses Krümmers wird der Schlauch auf den Rand des Dialysattanks gehängt. Umgekehrt wird der Krümmer des Drainageschlauches über den Rand eines Waschbeckens oder einer ähnlichen Abflußmöglichkeit gehängt (A, 1). Jetzt läßt man Wasser in den Tank und stellt, sobald der Grund des Tanks handhoch mit Wasser bedeckt ist, die Rezirkulationspumpe an. Dadurch wird das ganze wasserführende System durchgespült und von Staub oder Wasserrückständen gereinigt. Noch während die Rezirkulationspumpe läuft, wird die Drainagepumpe angestellt, dann erst die Rezirkulationspumpe gestoppt (A, 2) und das Wasser vollständig aus dem Tank entleert (A, 3).

(B, 1) Nachdem die Spule in den Spulenbehälter eingesetzt und mittels des Metallbügels fixiert worden ist (s. unten), wird der Tank erneut und

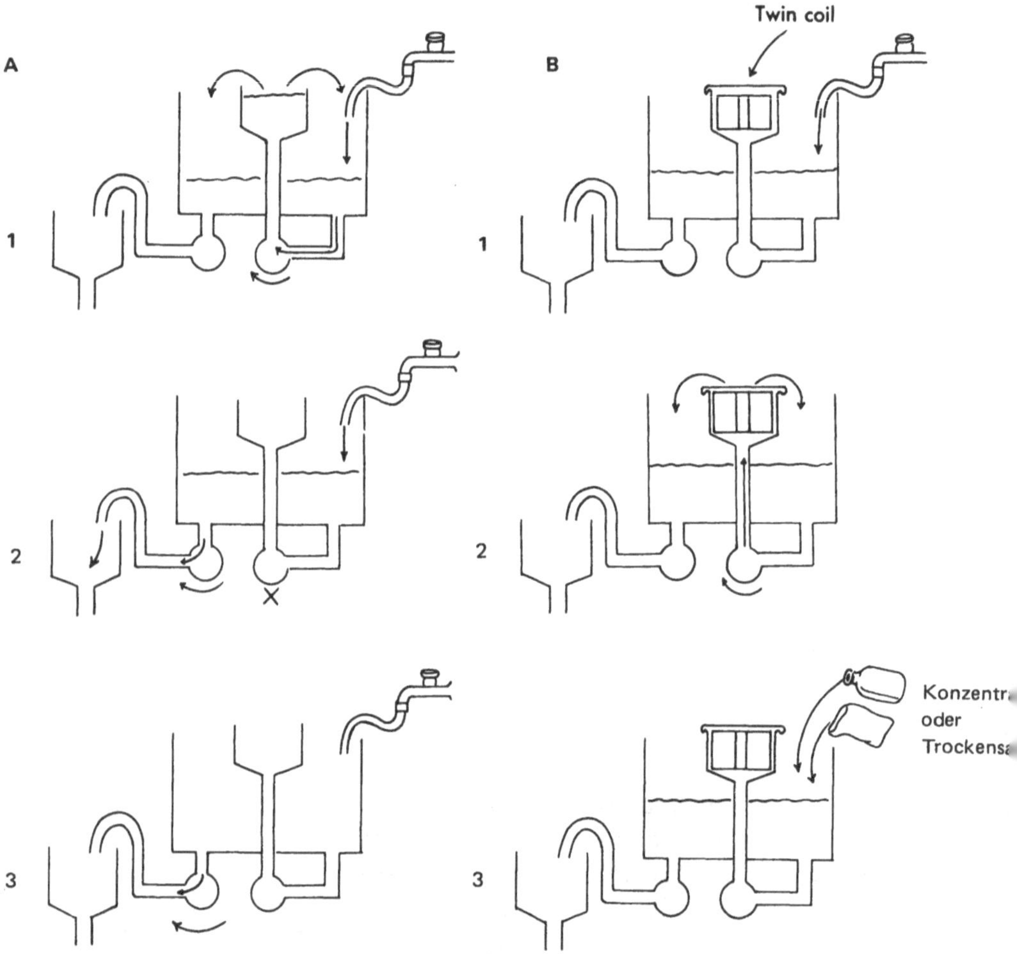

Abb. 21

nun vollständig mit Wasser gefüllt. Dabei wird wiederum die Rezirkulationspumpe angestellt, um das Wasser durch die Spule zu pumpen. Es ist darauf zu achten, daß die Baumwollstopfen an den Schlauchenden der

Spule nicht benetzt werden. Nachdem die Spule ungefähr 5 Minuten eingeweicht worden ist, wird die Rezirkulationspumpe ausgestellt (B, 3) und damit begonnen, das eigentliche Dialysat herzustellen.
Dazu wird ein handelsübliches Dialysatkonzentrat (oder auch ein Trockensalzgemisch) und normales Leitungswasser (bzw. enthärtetes Wasser) gemischt. Einzelheiten der Dialysatbereitung sind in Kapitel 5 besprochen.

Wenn Trockensalze benutzt werden, sollten Natrium-Chlorid, Natrium-Bikarbonat, Kalium-Chlorid und Zucker in heißem Wasser aufgelöst werden. Danach setzt man sie dem Tankinhalt zu und füllt den Tank bis zur 100-Liter-Marke auf. Die Temperatur des Tankinhaltes sollte etwa 40° C betragen. Währenddessen kann getrennt Kalzium- und Magnesium-Chlorid aufgelöst werden. Übrigens kann der Zuckergehalt dann, wenn der Patient stärkere Ultrafiltrationen benötigt (oder falls ein Dysäquilibrium-Syndrom zu befürchten ist) auf 1,5 bis 2% erhöht werden. Nachdem in dieser Weise das Dialysatbad hergestellt worden ist, wird die Rezirkulationspumpe angestellt. Die folgenden Punkte sind von besonderer Bedeutung:

1. der pH ist zu kontrollieren und mit Milchsäure oder Bikarbonat auf 7,4 einzustellen;

2. Kalzium-Chlorid und Magnesium-Chlorid sollten erst nach Einstellung des pH zugefügt werden, weil sie sonst ausfallen können;

3. es ist auf jeden Fall zu vermeiden, daß einfaches Leitungswasser (d. h. Wasser ohne Konzentratzusatz) durch eine Spule rezirkuliert wird, die bereits mit Blut gefüllt ist, weil sonst Hämolyse (d. h. Zerstörung der roten Blutzellen) eintritt. *Durch eine mit Blut gefüllte Spule darf nur fertiges Dialysat gepumpt werden!*

Der Spulenbehälter (Abb. 22)

Die Spule steckt in einem besonderen Spulenbehälter, in den das Dialysat durch eine Öffnung im Boden eintritt, um dann nach oben durch die Spule zu strömen. Paßt die Spule nicht genau in diesen Behälter, so wird das Dialysat nicht durch die Spule strömen, sondern für die Dialyse nutzlos zwischen Spule und Spulenbehälterwand hindurchtreten. Daher ist es äußerst wichtig, diesen Raum zu verschließen.

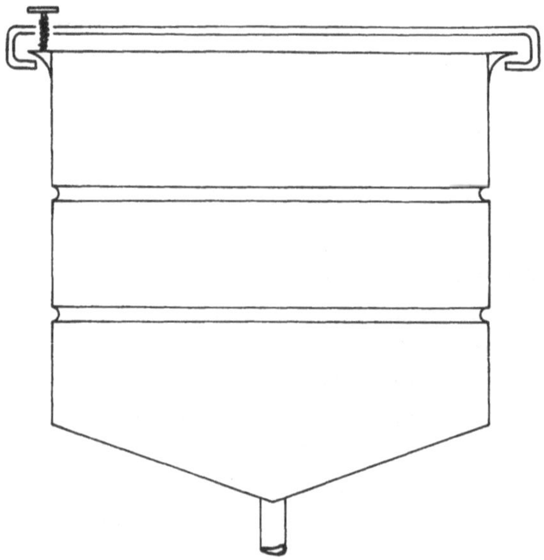

Abb. 22

Gummiring und Metallbügel zum Abdichten und zur Befestigung der Spule (Abb. 23)

Um auch Spulen verschiedener Größe in den Spulenbehältern zu fixieren, braucht man eine aufblasbare Manschette oder einen Dichtungsring in dem

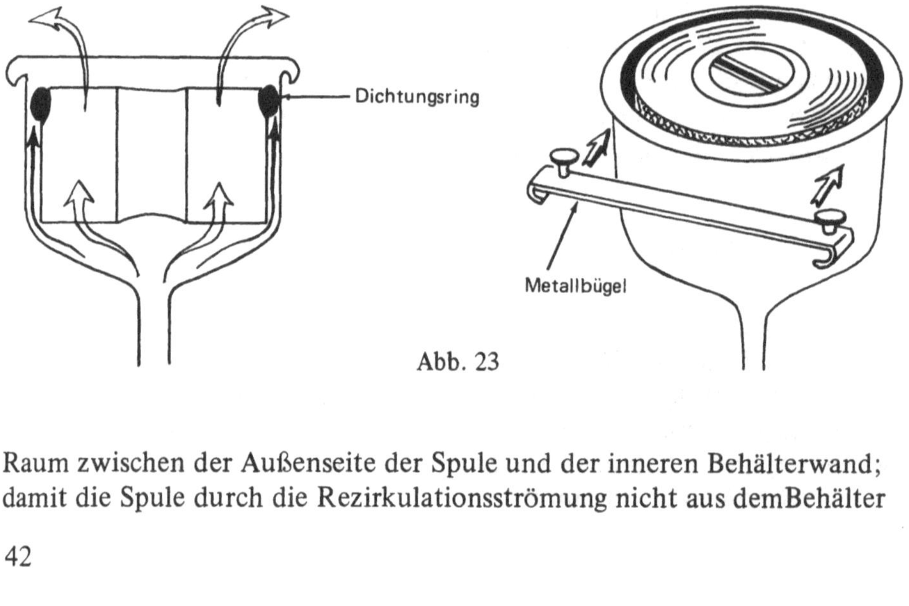

Abb. 23

Raum zwischen der Außenseite der Spule und der inneren Behälterwand; damit die Spule durch die Rezirkulationsströmung nicht aus demBehälter herausgedrückt wird, befestigt man einen Metallbügel quer über Spule und Spulenbehälter und befestigt ihn mit Schrauben am nach außen gebördelten Rand des Spulenbehälters.

Die aufblasbare Manschette (Abb. 24)

Die wirksamste Abdichtung erreicht man durch Verwendung einer aufblasbaren Manschette. Die Abbildung zeigt die korrekte Lage der Spule im Kanister und die Abdichtung durch eine solche Manschette. Diese sollte erst aufgeblasen werden, wenn der Halterungsbügel angebracht und

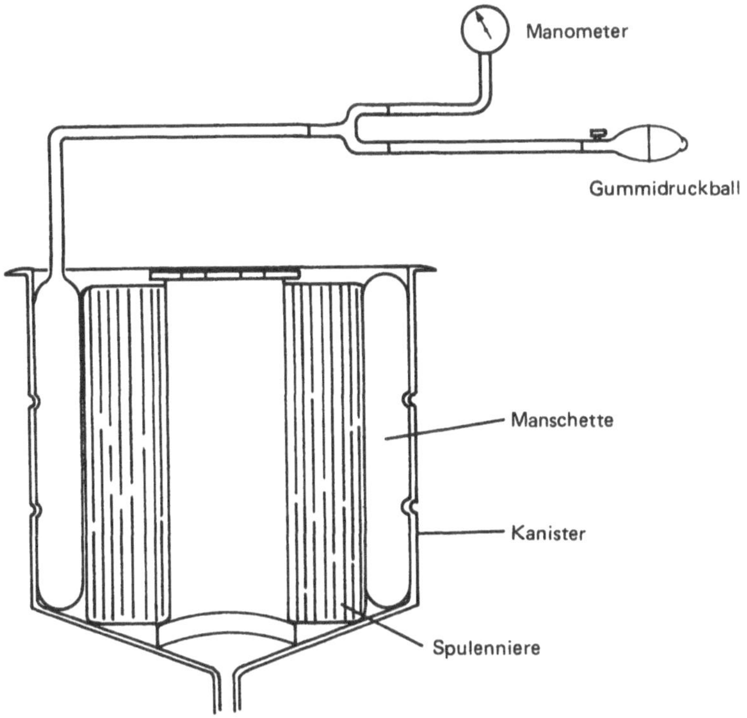

Abb. 24

befestigt worden ist. Sie sollte zunächst nur bis 100 mmHg aufgeblasen werden (während des Einweichens), um während des Spulenfüllens und der Dialyse auf 200 bis 250 mmHg gebracht werden, um das innere Volumen der Spule möglichst gering zu halten.

Einsetzen der aufblasbaren Manschette (Abb. 25)

(A) Die Schläuche der Manschette können an ein Manometer und einen Gummidruckball, z. B. von einem Blutdruckgerät, angeschlossen werden.

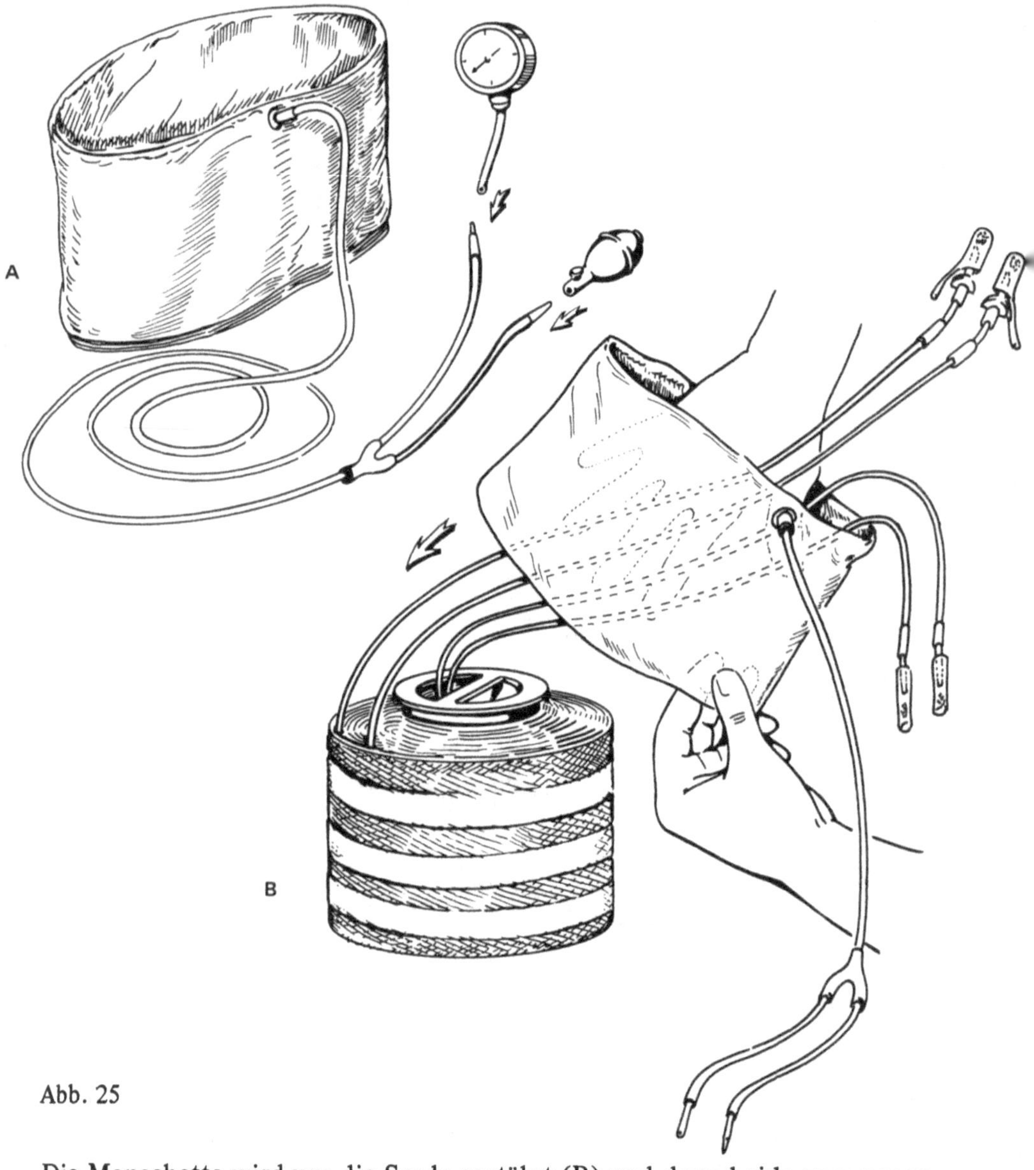

Abb. 25

Die Manschette wird um die Spule gestülpt (B) und dann beide zusammen in den Behälter gesteckt (C).

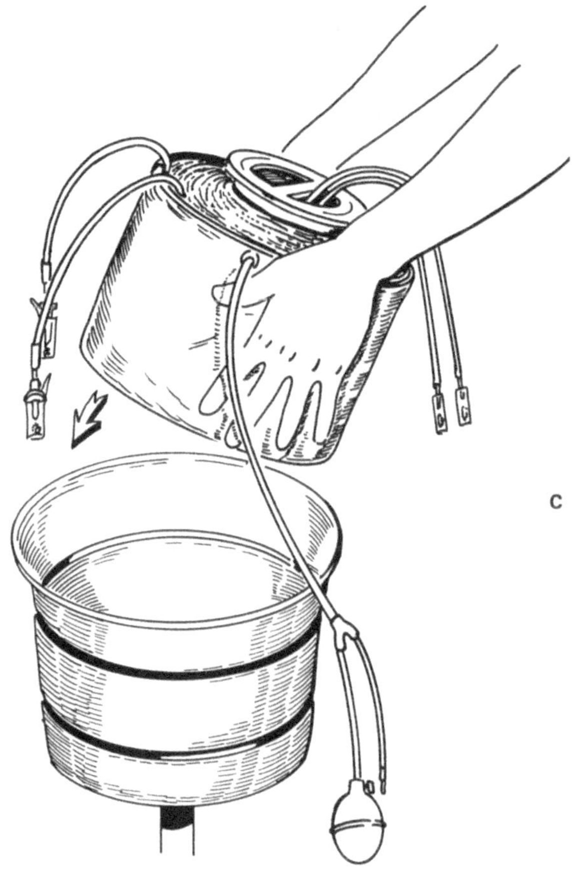

c

Abb. 25 (Forts.)

Spulen mit Einmalbehälter (Abb. 26)

Einfacher und handlicher sind die neueren Spulentypen, bei denen die Spule in einen Plastiktopf eingesetzt geliefert wird. Während die ersten Typen solcher „Spulen im Behälter" noch eingebaute Manschetten haben, die vor der Dialyse wie oben beschrieben aufzublasen sind (SP-W und SP-R-Serien), gibt es inzwischen auch Typen mit so genau passendem Behälter, daß eine Manschette überflüssig ist (Ultra-Flo II).

Der Plastiktopf hat an seiner Unterseite einen Rohrstutzen mit Dichtungsring, der genau in die Dialysatleitung des Rezirkulationssystems paßt. Die

Abb. 26

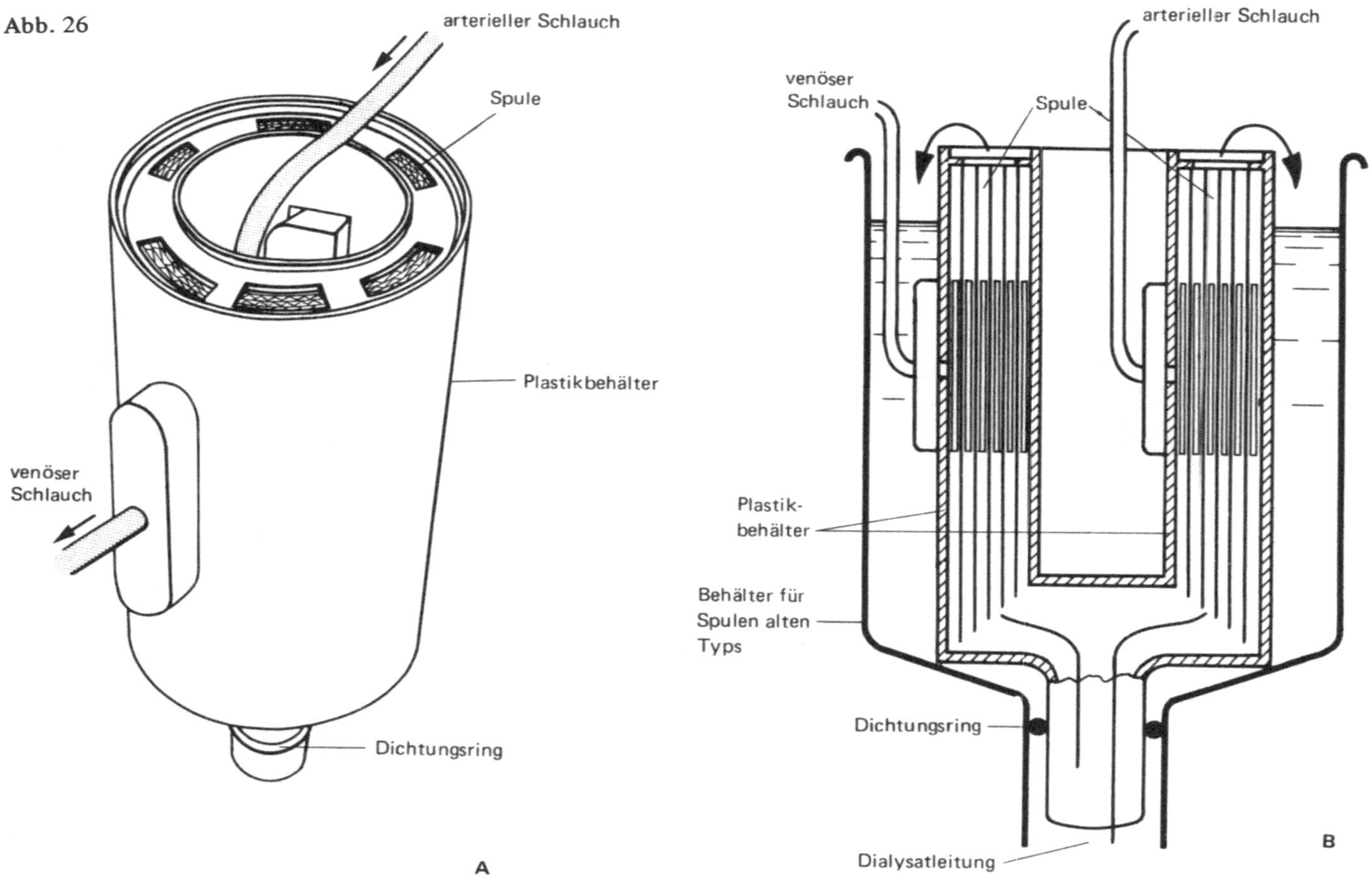
arterieller Schlauch
Spule
Plastikbehälter
venöser Schlauch
Dichtungsring
A
arterieller Schlauch
venöser Schlauch
Spule
Plastik-behälter
Behälter für Spulen alten Typs
Dichtungsring
Dialysatleitung
B

Handhabung der Spule ist damit ganz einfach: sie braucht nur noch in dieses Leitungsrohr gesteckt zu werden und ist schon fertig montiert – Manschette und Halterung entfallen.

Die Schlauchverbindungen (Abb. 27)

Der arterielle Schlauch. Der arterielle Teil des Schlauchsystems (A) hat zwei Manschetten aus Latexgummi (1), die durch sterile Papierumhüllungen geschützt werden. Das Ende des Schlauches ist durch eine Schutz-

Abb. 27

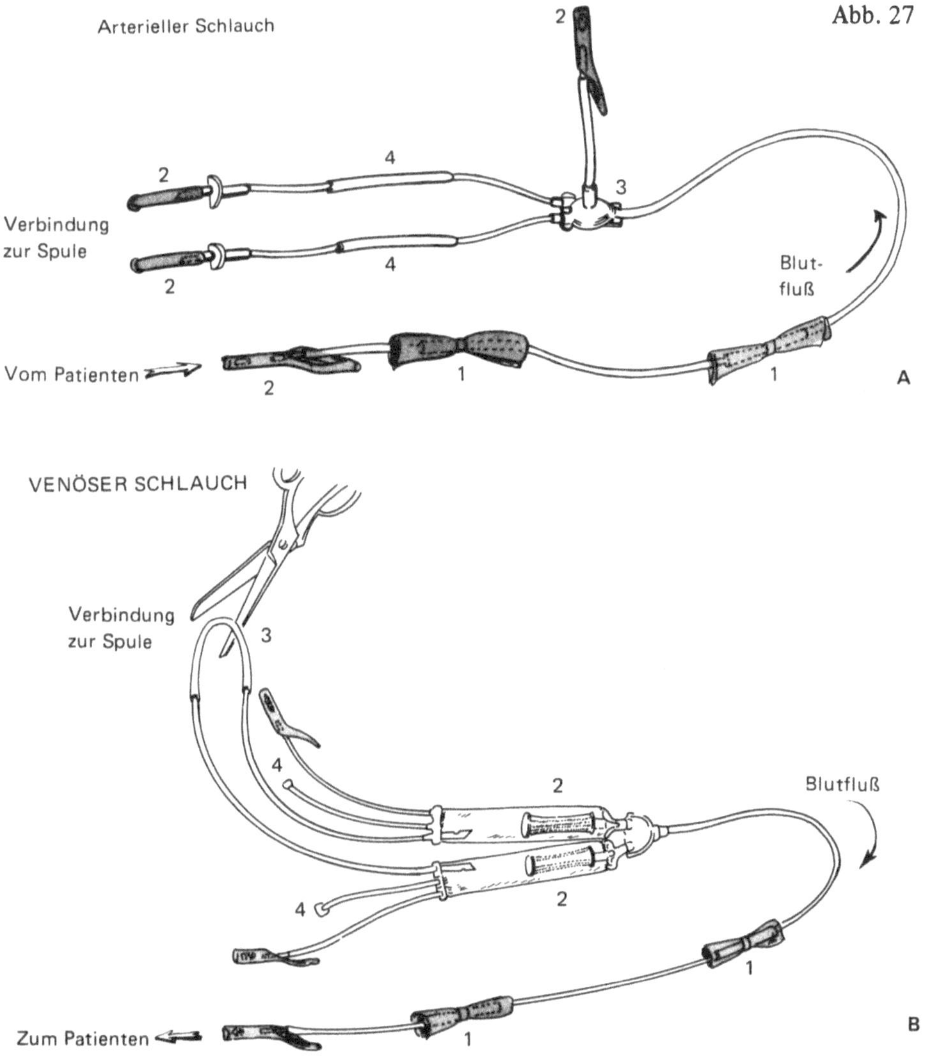

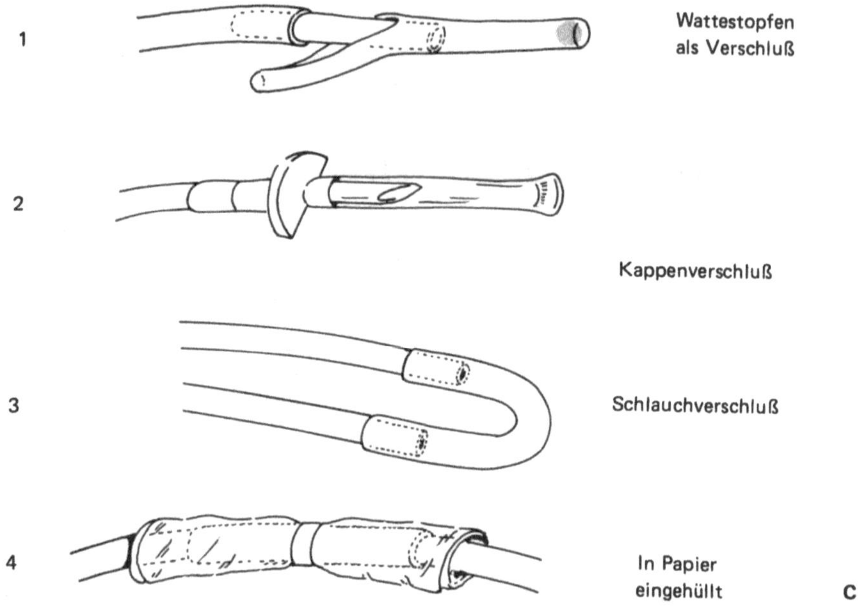

kappe bedeckt (2). An dem Schlauchstück, das unmittelbar vor der Y-Verzweigung sitzt, befindet sich in einem kleinen Kissen ein Nebenanschluß mit einem Schlauch, der als Anschluß für Infusionslösungen zum Füllen der Spule (und zum Flüssigkeitsersatz während der Dialyse) dient. An den doppelten Schläuchen hinter der Teilungsstelle befindet sich ein spezielles Tygonstück (4), das in den Kopf der Finger- oder Rollenpumpe eingelegt wird.

Der venöse Teil. Die venöse Seite des Schlauchsystems (B) hat ebenso wie die arterielle Injektionsmanschetten aus Latexgummi (1). Unmittelbar hinter dem Y-Stück (bzw. in Richtung des Blutflusses gesehen: davor) sind zwei Blasenfänger eingeschaltet. Jeder dieser Blasenfänger hat an der Einflußseite drei Schläuche, einer dieser Schläuche bildet eine Schlinge mit dem entsprechenden Schlauch des anderen Blasenfängers. Diese Schlinge wird mit einer sterilen Schere durchschnitten und als Anschluß an die venösen Schläuche der Spule benutzt. Die anderen Schläuche werden benutzt, um den venösen Druck zu messen, den Blutspiegel im Blasenfänger einzustellen und für gelegentliche andere Zwecke.

Neuere Ausführungen haben nur noch einen Blasenfänger mit einer Schlauchschlinge und einem zweiten, sich teilenden Schlauchende (Abb. 31).

Schutzkappen gegen bakterielle Kontamination. Die verschiedenen Methoden, die angewandt werden, um die verschiedenen Schlauchtypen gegen eine Kontamination zu schützen, zeigt die Abb. 27, C. Plastikschläuche haben Schutzkappen, die mit sterilen Baumwollstopfen versehen sind (1) oder die am freien Ende versiegelt sind (2). Die venösen Verbindungsstücke sind mittels des erwähnten dickeren Schlauches U-förmig verbunden und müssen auseinandergeschnitten werden (3). Die Gummimanschetten sind mit sterilem Papier umwickelt (4). Die Innenseiten der Schutzkappen oder der Manschettenummantelung sind steril und dürfen nicht mit unsterilen Händen oder mit nicht-sterilen Geräten berührt werden.

Einlegen der arteriellen Schläuche in die Rollenpumpe (Abb. 28)

Am häufigsten werden zur Dialyse Rollenpumpen verwandt. Diese bestehen aus zwei Rollen, die in einem abgeschlossenen Pumpenkopf um eine

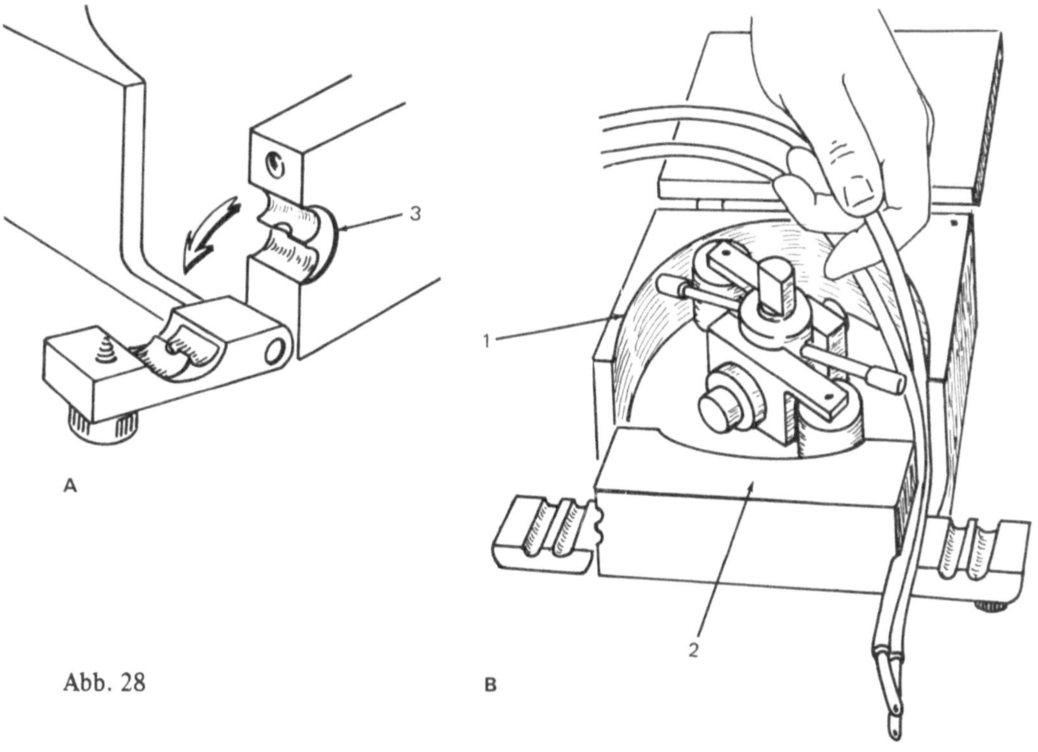

Abb. 28

gemeinsame Achse rotieren und das Blut durch abquetschen der Schläuche gegen ein Widerlager, die halbkreisförmige Wand des Pumpenkopfes, vorantreiben. Die Rollen sind so bemessen – oder können so verstellt werden

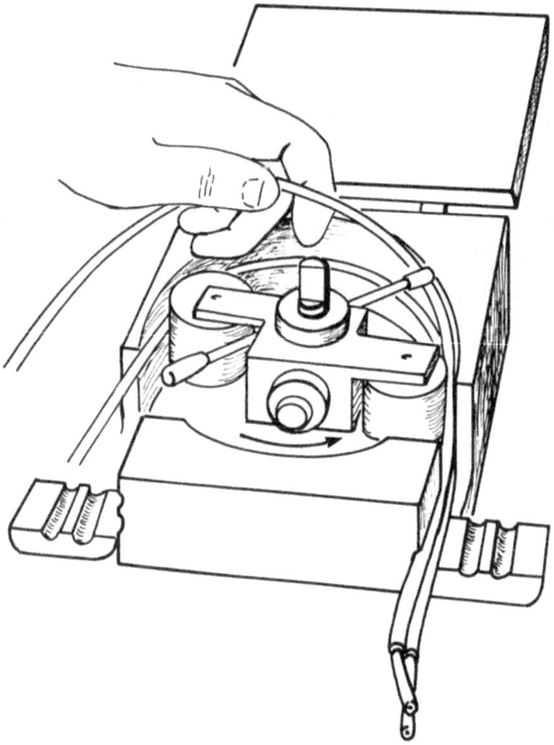

C

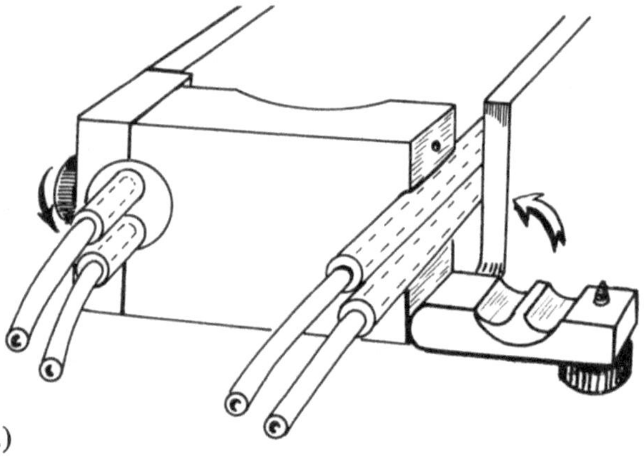

D

Abb. 28 (Forts.)

–, daß ihr Andruck eine optimale Blutfördermenge garantiert. Ist das Rollensystem erst einmal eingestellt, so wird solange ein gleichbleibender Blutfluß gefördert, solange nach Durchmesser und Härte gleichartige Schläuche verwendet werden (s. unten).

(A) Der Pumpenkopf hat eine halbkreisförmig gerundete und eine flache Wandung (1 und 2). An beiden Enden der flachen Wandung befinden sich Schraubbügel, um die Schläuche festzuhalten. Diese haben Platz für zwei Schläuche (B). Wenn die Schläuche in diese Halterungen eingelegt, aber noch nicht befestigt worden sind (3), läßt man die Pumpe ganz langsam laufen und „fädelt" die Schläuche vorsichtig in die halbkreisförmige Wandung des Pumpenkopfes ein. Erst wenn sie daran parallel glatt liegen, schließt man die Schlauchhalterungen an beiden Seiten und zieht sie mittels der Schrauben fest an. Dann kann die Pumpenbewegung die Schläuche nicht mehr verschieben. Je nach Bauart ist das Widerlager feststehend oder verstellbar.

Die Verbindung der Dialyseschläche mit der Spule (Abb. 29 u. 30)

Man entfernt die Schutzkappen von den Enden der arteriellen Schlauchsysteme sowie von dem arteriellen Schlauchpaar, das aus dem Spulenkern

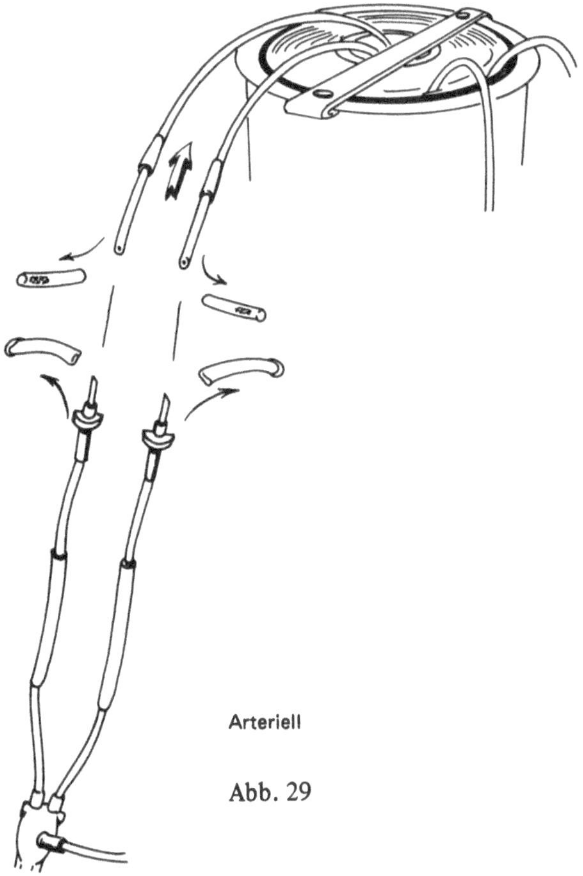

Arteriell

Abb. 29

entspringt und verbindet sie miteinander. Die venösen Teile werden entsprechenderweise zusammengesteckt. Wie die Abbildung zeigt, sind die handelsüblichen venösen Schläuche durch eine Schlauchschlinge mitein-

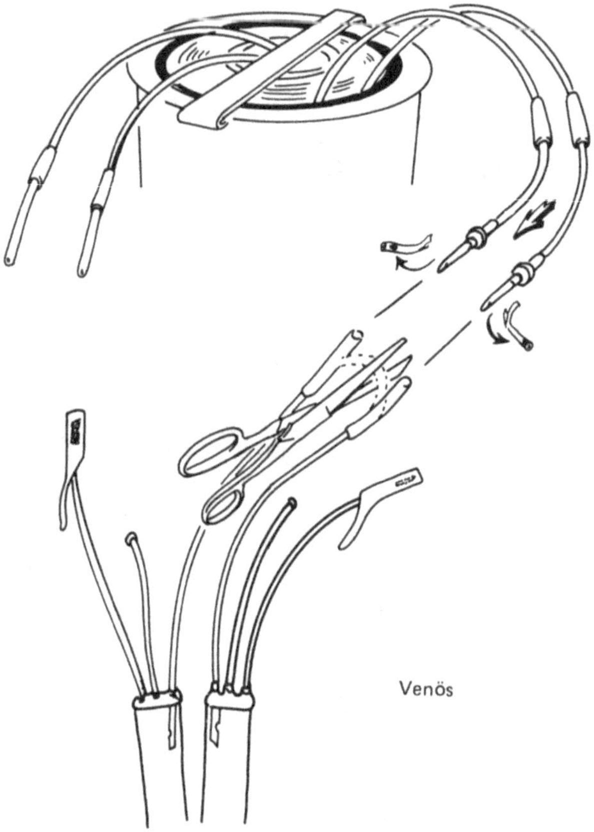

Abb. 30

ander verbunden, die vor Gebrauch mit einer sterilen Schere aufgeschnitten werden muß. Vor dem Durchschneiden sollte das entsprechende Schlauchstück mit Desinfektionslösung abgespült werden.

Der Blasenfänger (Abb. 31)

Auf der venösen Seite wird je ein Schlauch des Blasenfängers mit einem Manometer und einer Spritze verbunden. Die Spritze dient dazu, den Blutspiegel im Blasenfänger auf die gewünschte Höhe einzustellen und Luft daraus zu entfernen. Wird ein Druckmonitoralarmsystem benutzt (z. B.

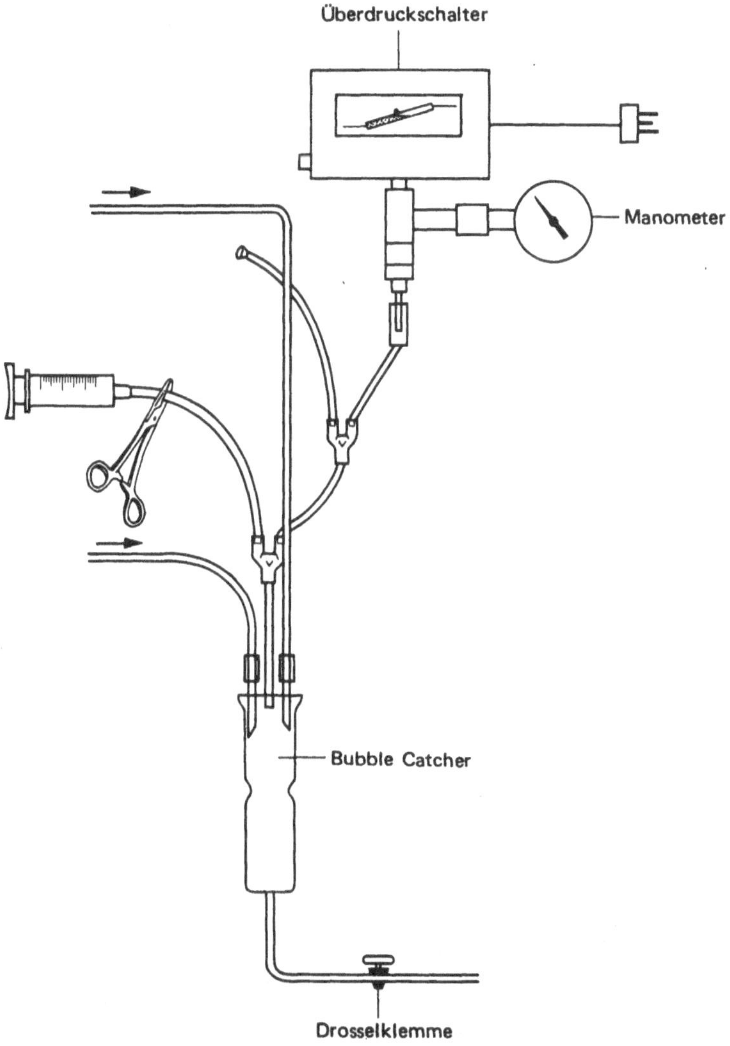

Abb. 31

Mercoid von Mercoid-Corporation, Chicago), so wird das Manometer über ein T-Stück am Monitor befestigt.

Füllen der Spule (Abb. 32)

Ist das sterile System vollständig zusammengesteckt, so muß es vor Beginn der Dialyse noch gefüllt werden. Die früher üblichen großen Spulen mußten mit Blut gefüllt werden, während die heute verwendeten kleineren

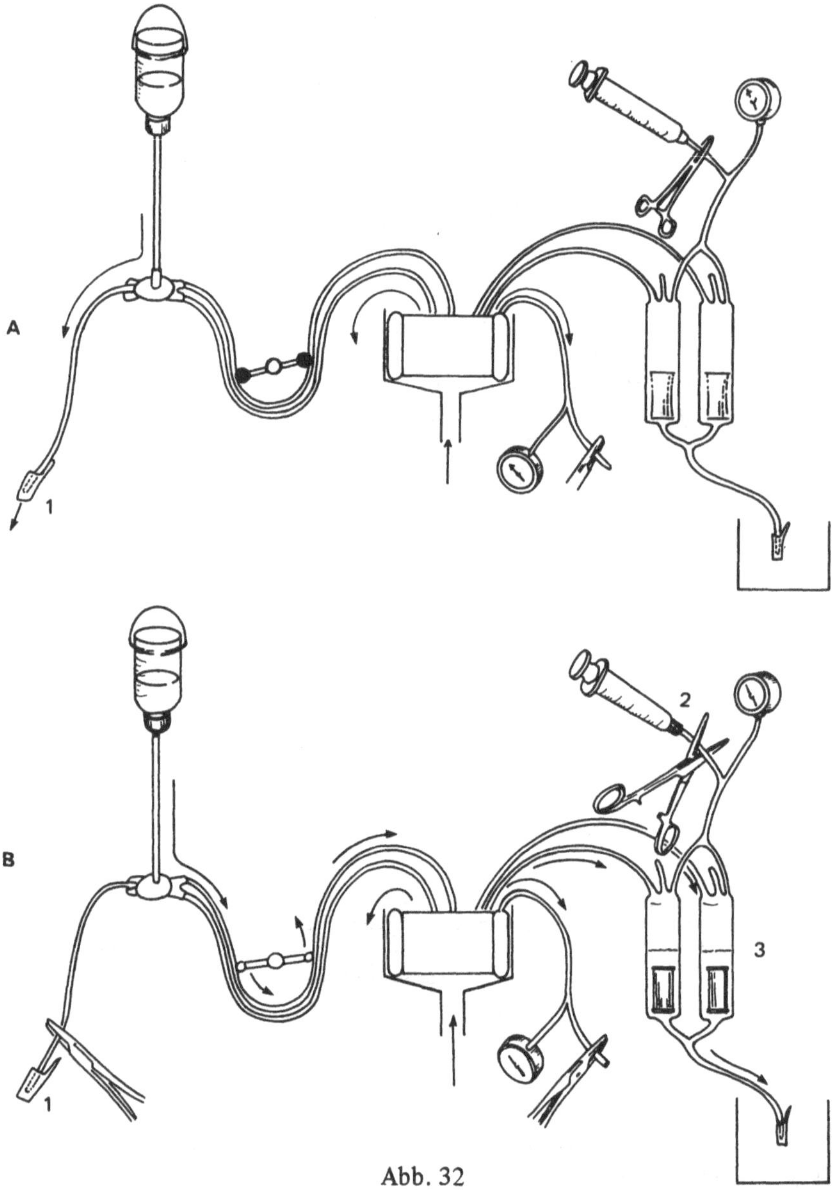

Abb. 32

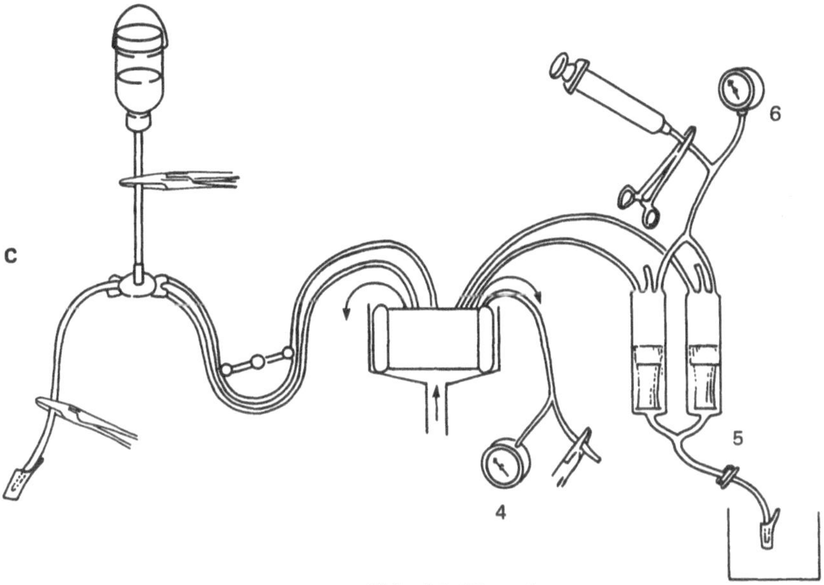

Abb. 32 (Forts.)

Spulen mit Kochsalzlösung (oder einer sonstigen isotonischen wässrigen Lösung) gefüllt werden.

(A) Eine Infusionsflasche (möglichst 1 Liter) mit der zum Füllen zu verwendenden Lösung, die etwa 3000 bis 5000 E Heparin pro Liter enthalten sollte, wird an den Nebenflußschlauch des arteriellen Systems angeschlossen. Das (Patienten-)Ende des venösen Schlauchteiles hängt man am besten über den Rand eines normalen Eimers, wo man es mit Pflaster befestigen kann. Dann beginnt man die Infusion und füllt zunächst das arterielle Schlauchsystem zwischen Patientenende und Nebenschlußstutzen.

(B) Wenn das geschehen ist, klemmt man das Ende ab (1, 2). Währenddessen ist auch genügend Zeit zum Einweichen der Spulen verstrichen und man könnte eigentlich jetzt die Rezirkulationspumpe abstellen. Um aber das Füllvolumen möglichst gering zu halten, empfiehlt es sich, auch während des nun folgenden eigentlichen Füllvorgangs die Rezirkulationspumpe laufen zu lassen. Man stellt jetzt die Blutpumpe zunächst ganz langsam an und erhöht ihre Drehgeschwindigkeit dann allmählich auf die Betriebsgeschwindigkeit (200–300 ml/min). Während die Füllflüssigkeit durch das System läuft, muß man versuchen, möglichst vollständig die Luftblasen zu entfernen, indem man den Ausflußschlauch regelmäßig zu- und aufklemmt. Dadurch kann man auch den Flüssigkeitsspiegel im Blasenfänger grob einstellen, während die Feineinstellung durch die Spritze bzw. durch Abklemmen des entsprechenden Schlauches am Blasenfänger erfolgt.

(C) Bevor der Durchfluß volle Höhe erreicht, bringt man bei völlig geschlossenem System eine Drosselklemme unterhalb des Blasenfängers an, um eine möglichst gleichmäßige Entfaltung der Zelluloseschläuche zu erzielen. Dazu sollte der Druck 100 mmHg erreichen. Vor dem Anschließen an den Patienten wird er aber wieder auf etwa 40 mmHg vermindert.

Während der Dialyse kann mit dieser Drosselklemme der venöse Widerstand erhöht und dadurch die Ultrafiltration erheblich gesteigert werden, um überschüssiges Wasser zu entfernen.

Um die Spule und das System auf Dichtigkeit zu prüfen, kann man entweder während des Füllvorganges 5 ml Blut in das arterielle System spritzen, oder vor dem eigentlichen Füllvorgang die Spule mit Luft bis zu 260–280 mmHg (Ultra-flo 145) bzw. 200–250 mmHg (Ultra-flo 100) aufpumpen. Im ersten Fall färbt sich bei Undichtigkeit der Spule das Dialysat rosa, im zweiten Fall kann die Spule den Druck nach Abstellen der Pumpe und Abklemmen des venösen Schlauches nicht halten (genaue Vorschriften sind den Beilagen der Spulen zu entnehmen). Eine undichte Spule muß selbstverständlich sofort ausgewechselt werden.

Zur kontinuierlichen oder regionalen Heparinisierung müssen jetzt noch entsprechende Schläuche mittels Injektionskanülen angeschlossen werden. Einzelheiten dazu sind in Kapitel 7 beschrieben.

Bevor der Patient an den Dialysator angeschlossen wird, sind folgende Punkte zu kontrollieren:

1. Sind alle Zusätze des Dialysats zugegeben worden und ist die Durchmischung vollständig?
2. Stimmt der pH des Dialysats?
3. Ist die Dialysattemperatur etwa 39–40° C?
4. Ist der Dialysattank bis zur 100-Liter-Marke gefüllt?
5. Falls ein Mercoiddruckmonitor benutzt wird: ist er richtig eingestellt und eingeschaltet?
6. Sind im Schlauchsystem irgendwo Luftblasen zu sehen?
7. Ist der Flüssigkeitsspiegel im Blasenfänger richtig eingestellt (d. h. etwas oberhalb der Mitte)?
8. Besteht leichter Überdruck im Blasenfänger?

Auswechseln des Dialysats

Das Dialysat sollte mindestens alle 3 Stunden gewechselt werden (besser sind Wechsel alle 2 Stunden, noch häufigerer Wechsel dagegen bringt keinen Vorteil mehr, sondern ist nachteilig, weil zu viel Zeit für das Wechseln von der effektiven Dialysezeit abgeht). Zum Wechseln ist die Heizung auszuschalten, der Drainageschlauch mit seinem Krümmer in das dazu vorgesehene Abflußbecken einzuhängen und die Drainagepumpe einzuschalten. Wenn der Tank etwa zu 3/4 geleert ist, muß auch die Rezirkulationspumpe ausgeschaltet werden (früheres Abschalten ist nicht notwendig, es vermindert vielmehr nur die effektive Dialysezeit). Sobald der Dialysattank leer ist, wird die Drainagepumpe abgestellt und der Tank mit Leitungswasser (oder enthärtetem Wasser) gefüllt. Bevor der Tank voll ist, wird wieder Dialysekonzentrat oder die entsprechenden Salze in Pulverform zugegeben und der Tank genau bis zur 100-Liter-Marke aufgefüllt.

Es ist darauf zu achten, daß das Wasser möglichst schon 40° C hat, da die eigene Heizleistung des Gerätes zu gering ist, um in genügend kurzer Zeit einen Liter auf die gewünschte Temperatur zu bringen. Wenn der pH stimmt, die Heizung eingeschaltet und der Hämolysetest (zur Kontrolle der korrekten Dialysatzusammensetzung – s. Seite □) negativ ist, wird die Dialyse durch Einschalten der Rezirkulationspumpe fortgesetzt. Es ist nicht notwendig, während des Wasserwechselns den Blutfluß zu verändern. Es ist aber sehr wichtig, darauf zu achten, daß kein Leitungswasser auf die Spule kommt, weil dadurch Hämolyse ausgelöst werden könnte.

Rücktransfusion von Blut in den Patienten (Abb. 33)

Am Ende der Dialyse sollte das gesamte Blutvolumen der Spule und der Schlauchsysteme dem Patienten retransfundiert werden. Eine der beiden folgenden Methoden kann dazu benutzt werden: die Luftmethode und die Flüssigkeitsmethode. Beide sind in Kapitel 6 beschrieben (s. unten).

Einer der Nachteile der Spulenniere ist, daß die Rückgewinnung von Blut nach Beendigung der Dialyse nicht so vollständig möglich ist, wie bei den Plattennieren. Immerhin sollte mindestens 90% des Blutes retransfundiert werden. An der verbrauchten Flüssigkeitsmenge kann etwa das retransfundierte Blutvolumen abgeschätzt werden, wobei 500 ml nicht überschritten werden sollten, wenn Blutdruckanstiege unerwünscht sind.

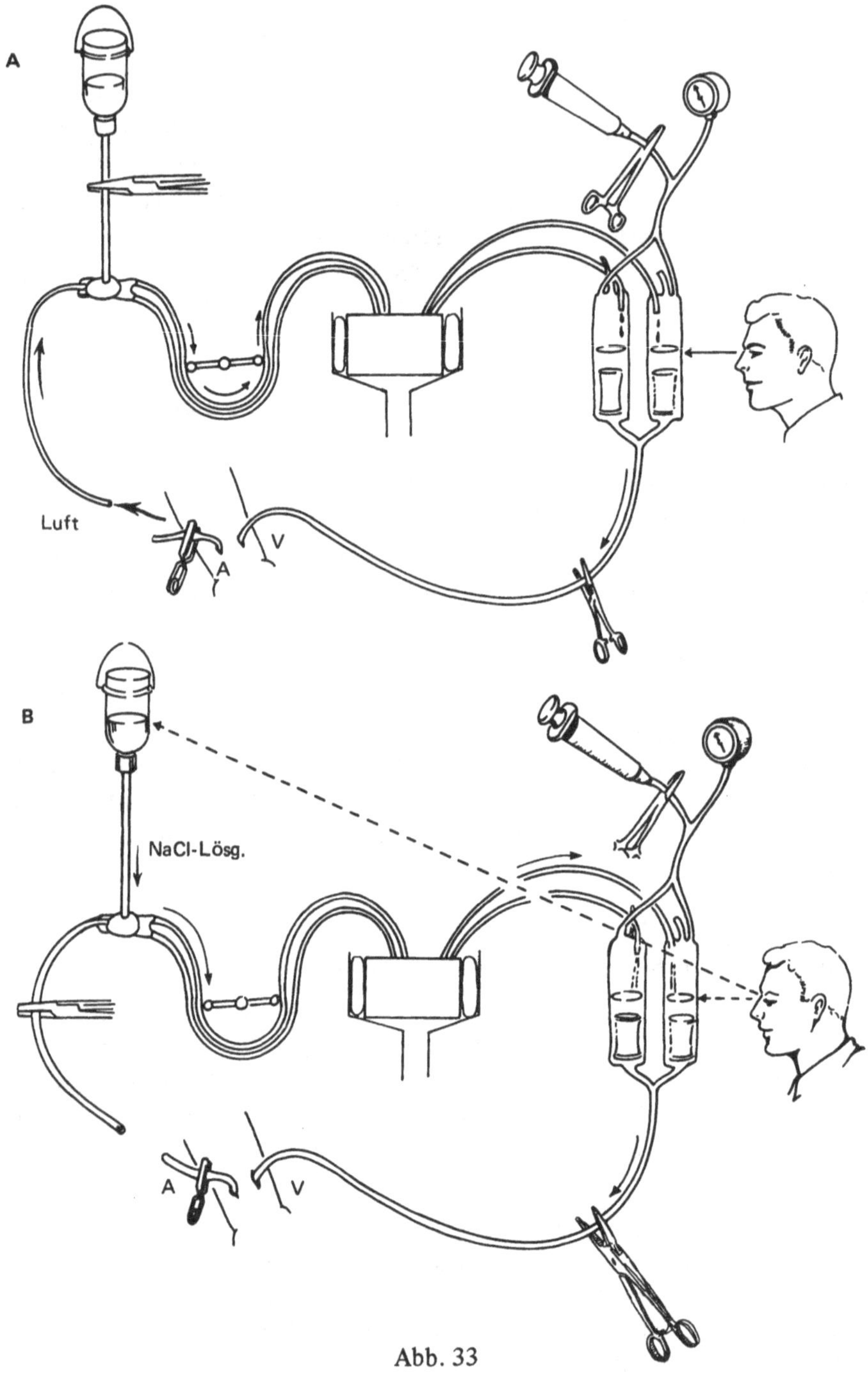

Abb. 33

Die Kiil-Niere

Prinzip (Abb. 34)

Die Kiil-Niere ist ein Dialysator zum Selberbauen (A), sie besteht aus drei Polypropylenplatten mit jeweils zwei Cuprophanmembranen dazwischen.

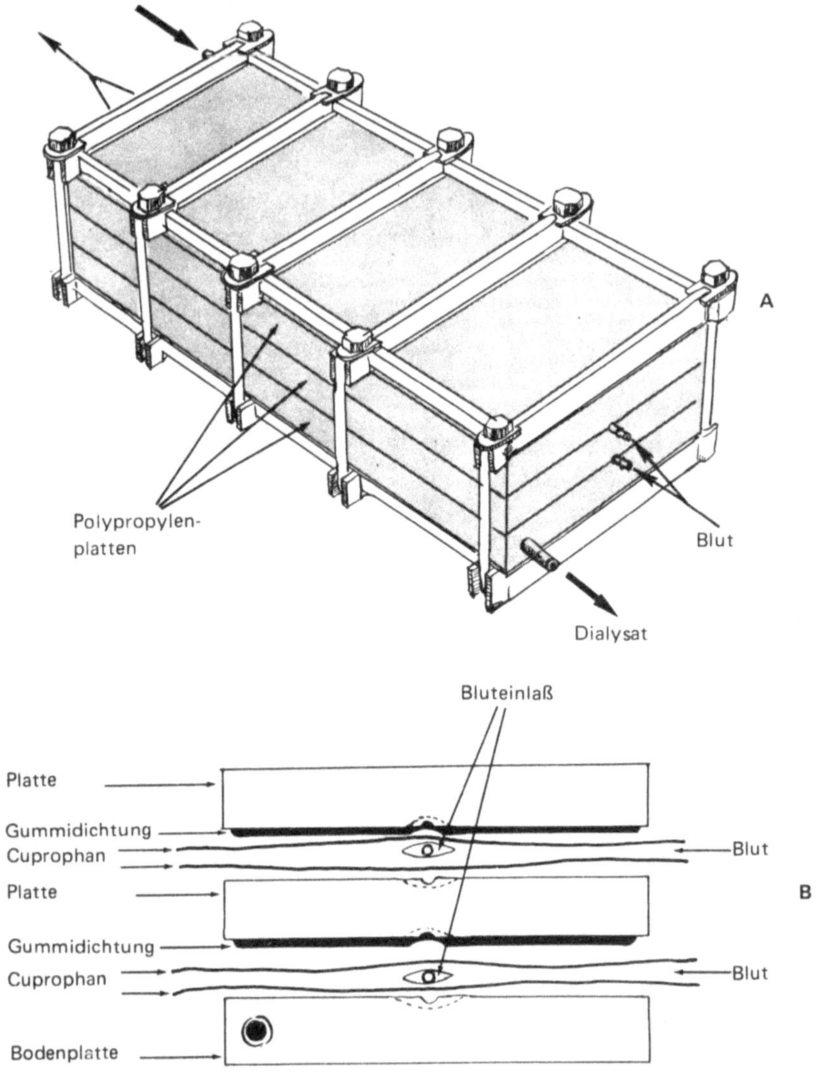

Abb. 34

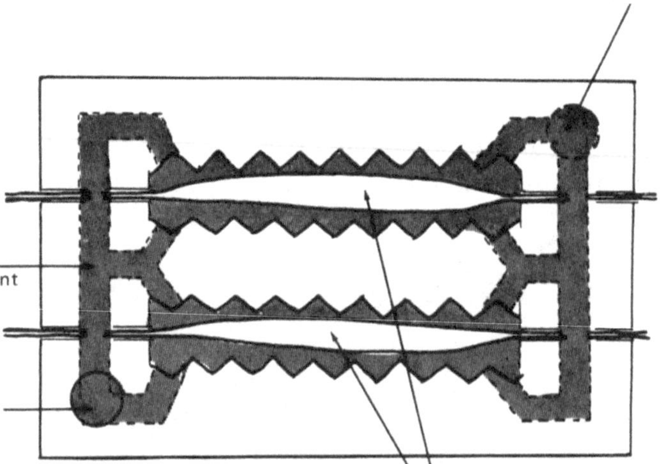

Abb. 34 (Forts.)

Das Blutkompartiment wird von dem Raum zwischen den Cuprophanmembranen gebildet (B), das außerhalb des Blutkompartiments gelegene Dialysatkompartiment wird gebildet von der Außenseite der Cuprophanmembran und einer Polypropylenplatte (C).
An den schmalen Seiten der Platten befinden sich die zwischen die Cuprophanmembranen eingelegten Plastikröhrchen zum Ein- und Austritt des Blutes. Alle diese Teile müssen für jede Dialyse zusammengebaut werden. Die drei Polypropylenplatten werden durch Spezialklammern oder Rahmen zusammengepreßt. Dadurch behalten die Blut- und Dialysatkompartimente konstante Größen. Durch eine Gummidichtung an jeweils nur einer Seite der Polypropylenplatten werden die Cuprophanmembranen zwischen den Platten fixiert.

Flußrichtung und Verteilung von Blut und Dialysat (Abb. 35)

Die Platten enthalten feine, in Längsrichtung verlaufende Rillen, in denen das Dialysat von einem Ende der Kiil-Platte zu dem anderen fließt (A). Gleichzeitig dienen diese Rillen als Auflage für die Cuprophanmembran. Da die Rillen parallel sind, ist der Flußwiderstand in der Blutschicht extrem niedrig. Das Blut tritt ein durch die schon erwähnten Plastikröhrchen, die zwischen die zwei Cuprophanmembranen eines Kompartimentes eingelegt werden. Unmittelbar hinter den Eintrittsöffnungen verteilt sich das Blut gleichmäßig über die ganze Breite der Platte und fließt in einem dünnen Film in Längsrichtung bis zur Austrittsöffnung am anderen Ende des Dialysators (B). In der Mitte der Platte befindet sich ein Stück ohne Längsrillen, das einen Blutkurzschluß zwischen den beiden Öffnungen verhindert. Dieses Stück beginnt unmittelbar an den Innenseiten der Ein- und Austrittsöffnungen für das Blut. Das Dialysat (C) gelangt durch den Dialysateinfluß (1) über jeweils zwei quer verlaufende Schlitze in die

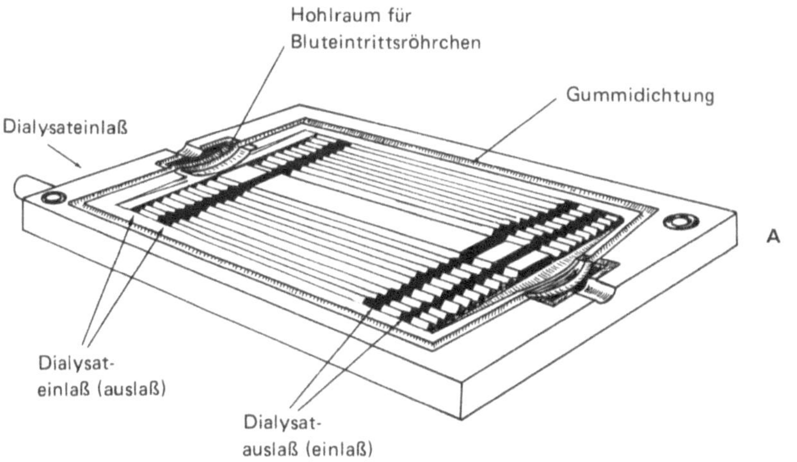

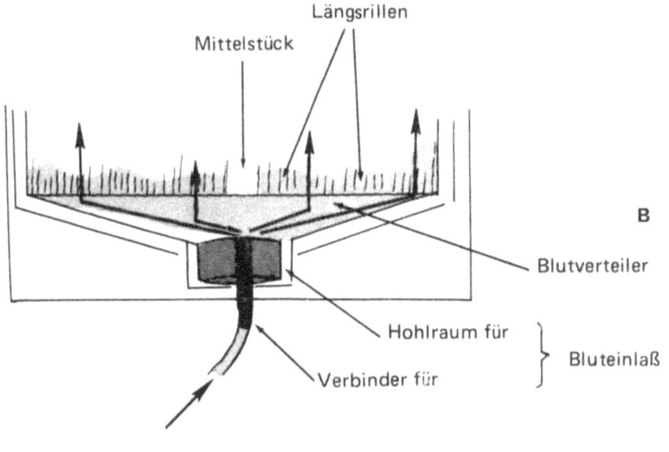

Abb. 35

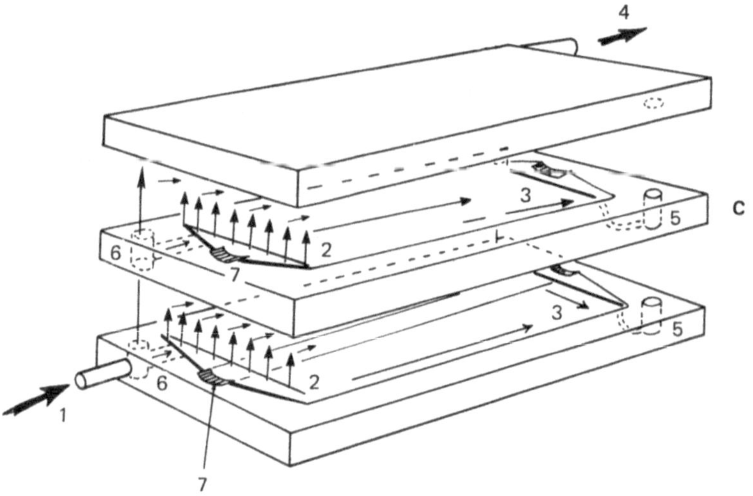

Abb. 35 (Forts.)

Dialysatkompartimente und wird in eben solchen quer verlaufenden Schlitzen (3) an dem anderen Ende der Platte gesammelt und über den gemeinsamen Abfluß (4) der inneren Bohrungen (5) verworfen. Ähnliche Bohrungen (6) führen das Dialysat jeweils auf vom Einlaß an die Ober- und Unterseite der Blutkompartimente heran. Dadurch entstehen insgesamt vier Dialysatkompartimente, nämlich eines an jeder Seite der beiden Blutkompartimente. Zwei der Polypropylenplatten sind mit Gummidichtungen versehen, die die Kompartimente abdichten, sobald die Platten zusammengepreßt werden. Die Dichtung ist völlig sicher, obwohl sie sich nur jeweils an einer Seite der Platten befindet.
Außerdem haben alle Platten an den Schmalseiten mit Dichtungsgummi beschichtete Hohlräume zum Aufnehmen der Blutein- und austrittsröhrchen (7).

Das Schlauchsystem des Blutkreislaufes (Abb. 36)

Es gibt verschiedene sterile Schlauchsysteme zu kaufen. Steht ein solches handelsübliches System einmal nicht zur Verfügung, so kann man sich selbst eines machen. Die notwendige Schlauchlänge geht aus der Abb. A hervor. Um Injektionen machen zu können, sollten eine Gummimanschette auf der arteriellen und zwei Manschetten auf der venösen Seite vorhanden

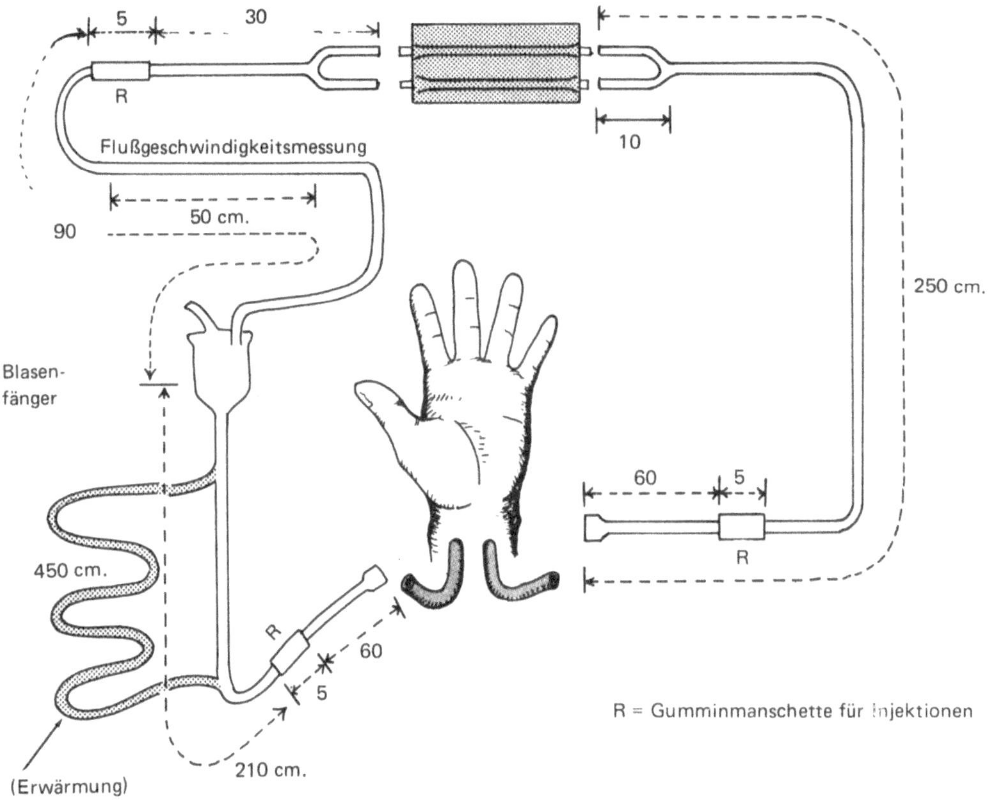
5
30
R
10
Flußgeschwindigkeitsmessung
50 cm.
90
250 cm.
Blasen-
fänger
60
5
R
450 cm.
R
60
5
R = Gumminmanschette für Injektionen
210 cm.
(Erwärmung)

B

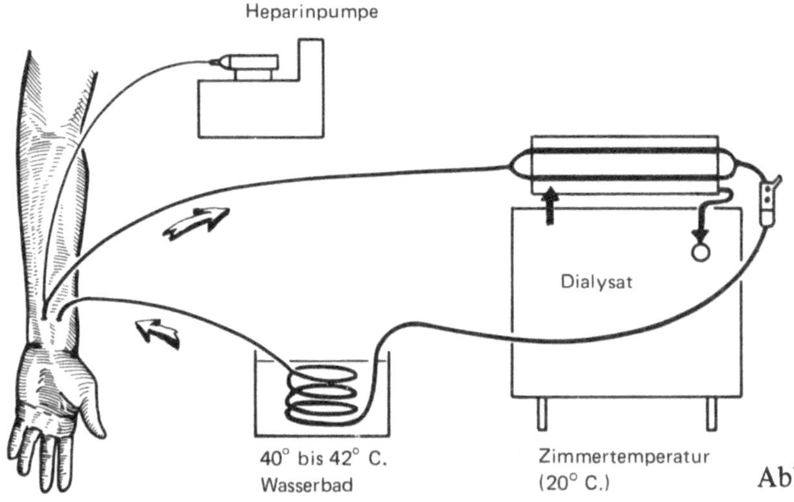
Heparinpumpe
Dialysat
40° bis 42° C.
Wasserbad
Zimmertemperatur
(20° C.)

Abb. 36

sein (eine davon nahe am Dialysat und eine nahe am Patienten). Beim Zusammenstellen des venösen Schlauchteiles sind 3 wichtige Erfordernisse zu berücksichtigen:

Messung des Blutflusses. Wenn auch der Blutfluß grob am Blasenfänger abgeschätzt werden kann, so würde doch oft eine genauere Messung des Blutflusses benötigt. Das geschieht am einfachsten durch Messung der Geschwindigkeit, mit der eine Luftblase durch den Schlauch wandert. Dazu

Tab. 16

Ungefähre Geschwindigkeiten des Blutstroms, gemessen mit der Wanderungszeit einer Luftblase über eine Strecke von 50 cm (innerer Schlauchdurchmesser 4,1 mm).

Zeit*	Fluß	Zeit	Fluß	Zeit	Fluß	Zeit	Fluß	Zeit	Fluß	Zeit	Fluß
1,0	500,0	3,0	166,5	5,1	97,0	7,2	69,4	9,3	53,7	11,4	43,8
1,1	454,5	3,1	161,0	5,2	96,1	7,3	68,4	9,4	53,2	11,5	43,4
1,2	416,7	3,2	156,0	5,3	94,3	7,4	67,5	9,5	52,6	11,6	43,1
1,3	384,6	3,3	151,4	5,4	92,6	7,5	66,6	9,6	52,0	11,7	42,7
1,4	357,1	3,4	147,0	5,5	90,8	7,6	65,8	9,7	51,5	11,8	42,4
1,5	333,3	3,5	142,7	5,6	89,2	7,7	64,9	9,8	51,0	11,9	42,0
1,6	312,5	3,6	138,8	5,7	87,7	7,8	64,1	9,9	50,5	12,0	41,6
1,7	294,1	3,7	135,0	5,8	86,2	7,9	63,2	10,0	49,9	12,1	41,3
1,8	277,8	3,8	131,5	5,9	84,7	8,0	62,4	10,1	49,5	12,2	40,9
1,9	263,2	3,9	128,1	6,0	83,3	8,1	61,7	10,2	49,0	12,3	40,6
2,0	250,0	4,0	125,0	6,1	81,9	8,2	60,9	10,3	48,5	12,4	40,3
2,1	238,1	4,1	121,9	6,2	80,6	8,3	60,2	10,4	48,0	12,5	40,0
2,2	227,3	4,2	119,0	6,3	79,4	8,4	59,5	10,5	47,6	12,6	39,6
2,3	217,4	4,3	116,3	6,4	78,1	8,5	58,8	10,6	47,1	12,7	39,3
2,4	208,3	4,4	113,6	6,5	76,9	8,6	58,1	10,7	46,7	12,8	39,0
2,5	200,0	4,5	111,0	6,6	75,7	8,7	57,4	10,8	46,3	12,9	38,7
2,6	192,3	4,6	108,6	6,7	74,6	8,8	56,8	10,9	45,8	13,0	38,4
2,7	185,2	4,7	106,3	6,8	73,5	8,9	56,1	11,0	45,4	14,0	35,7
2,8	178,6	4,8	104,1	6,9	72,4	9,0	55,5	11,1	45,0	15,0	33,3
2,9	172,4	4,9	102,0	7,0	71,4	9,1	54,9	11,2	44,6	16,0	31,2
		5,0	100,0	7,1	70,4	9,2	54,6	11,3	44,2		

* Zeit in Sekunden; Fluß in Milliliter pro Minute

benötigt man ein 50 cm langes Schlauchstück zwischen der Gummimanschette zum Injizieren der Blase und dem Blasenfänger (Tab. 16). Die Luftblase wird dann durch diese Injektionsmanschette in den Schlauch injiziert und die Zeit gestoppt, die sie benötigt, um in den Blasenfänger zu gelangen.

Der Blasenfänger. Siehe dazu Abb. 36 A.

Schlauchspirale zum Bluterwärmen. Wird ein großer Dialysattank oder ein Rezirkulationssystem für die Hämodialyse benutzt, so kann man das Dialysat bei Raumtemperatur halten, um das unvermeidliche Bakterienwachstum im Dialysat zu verlangsamen. Natürlich wird bei diesem Verfahren das Blut im Dialysator gekühlt, und es muß vor der Rückkehr in den Körper wieder erwärmt werden (B). Man braucht daher zusätzlichen Schlauch (etwa 2–2,5 m), um das Blut in einem Wasserbad von 240 °C zu erwärmen. Am zweckmäßigsten wird dieses Schlauchstück zwischen Blasenfänger und der patientennahen Gummimanschette eingeschaltet (A). Wird dagegen ein kleiner Dialysattank benögtigt oder fließt das Dialysat nur einmal durch den Dialysator (sog. „Single-pass-System“) kann auf diesen zusätzlichen Schlauch zur Wiedererwärmung verzichtet werden.

Das fahrbare Kippstativ (Abb. 37)

Zum Füllen oder Leeren des Kiil-Dialysators ist es notwendig, ihn in die eine oder andere Richtung zu kippen. Das kann natürlich ganz einfach durch eine ausreichend hohe Unterlage an einem Plattenende erreicht werden. Wirkungsvoller und viel bequemer sind aber im Handel erhältlich fahrbare Kippstative, mit denen Stellung und Höhe der Dialysatoren ver-

A

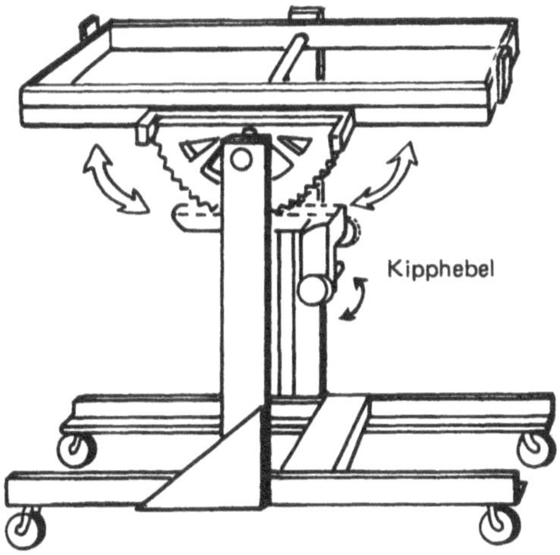

Abb. 37

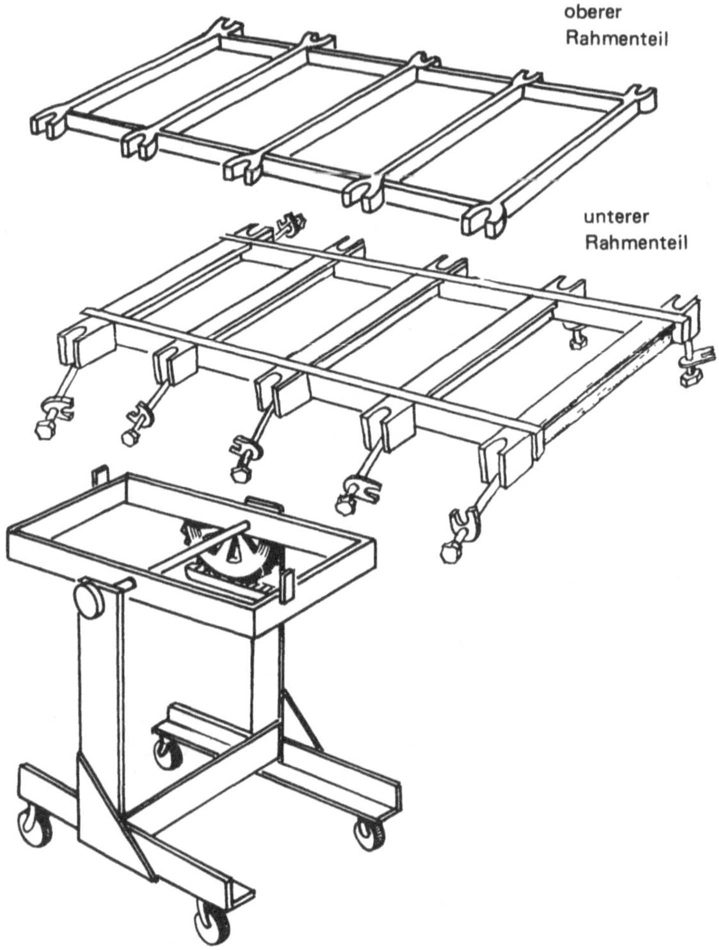

B

Abb. 37 (Forts.)

ändert werden können und die eine leichte Beweglichkeit der Kiil-Niere insgesamt ermöglichen. Das Unterteil des Dialysatorrahmens ist gewöhnlich auf diesen Stativen fest montiert.

Der Zusammenbau des Kiil-Dialysators

Der Kiil-Dialysator besteht aus den folgenden Teilen: 3 Polypropylenplatten – Oberteil, Mittelteil und Bodenplatte –, Ober- und Unterteil des Dialysatorklemmrahmens, 4 Cuprophanmembranen, 4 Blutein- und -austrittsröhrchen, dem Kippstativ. Außerdem werden die folgenden Gerätschaften zum Zusammenbau benötigt:

1. Eine flache Wanne für die Cuprophanmembranen zum Einweichen.
2. Eine 2–4-Liter-Flasche Formalin* (2–4%).
3. Ein Skalpell oder Rasiermesser.
4. Ein Kunststoffbrettchen etwa 5 × 5 cm und 5 mm dick.
5. Einen Schraubenschlüssel.
6. Zwei Plastikröhrchen für das Dialysat.
7. Vier Klemmen für die Plastikschläuche.

Einweichen der Cuprophanmembran (Abb. 38)

Nach sorgfältigem Händewaschen mit pHisoHex oder Seife legt man die benötigte Anzahl der Membranen in die flache Wanne und füllt soviel

A

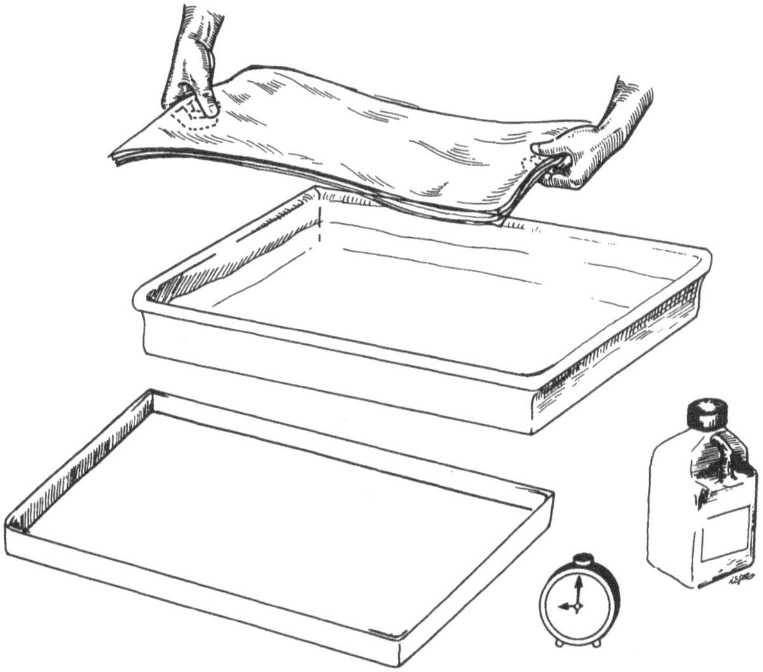

Abb. 38

* Formalin ist 37–40%ige wässrige Formaldehyd-Lösung.

B

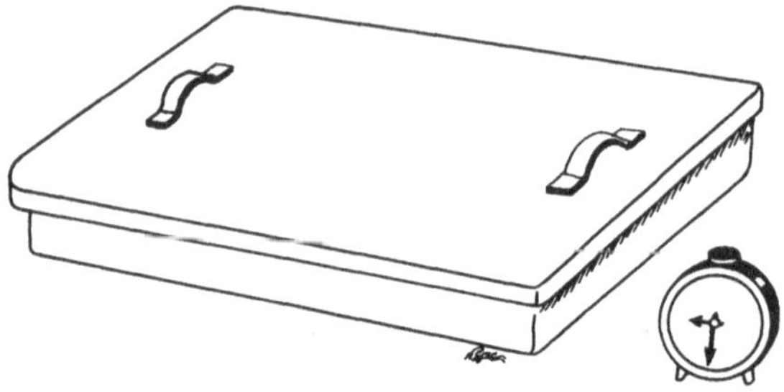

Abb. 38 (Forts.)

Wasser ein, bis alle Membranen völlig bedeckt sind. Die Wanne wird zugedeckt und 30 Minuten stehengelassen. Die Plastikröhrchen (meist aus Latexgummi) zum Blut- und Dialysatein- und -austritt werden in einem Extraschüsselchen in 2–4%igem Formalin eingelegt. Sie müssen mindestens 2 Stunden stehen. Noch besser ist es, diese Teile zu autoklavieren.

Die Grundplatte der Kiil-Niere (Abb. 39)

Zunächst legt man den unteren Rahmen der Klemmvorrichtung auf den Arbeitstisch (falls eines der beschriebenen Kippstative benutzt wird, so ist

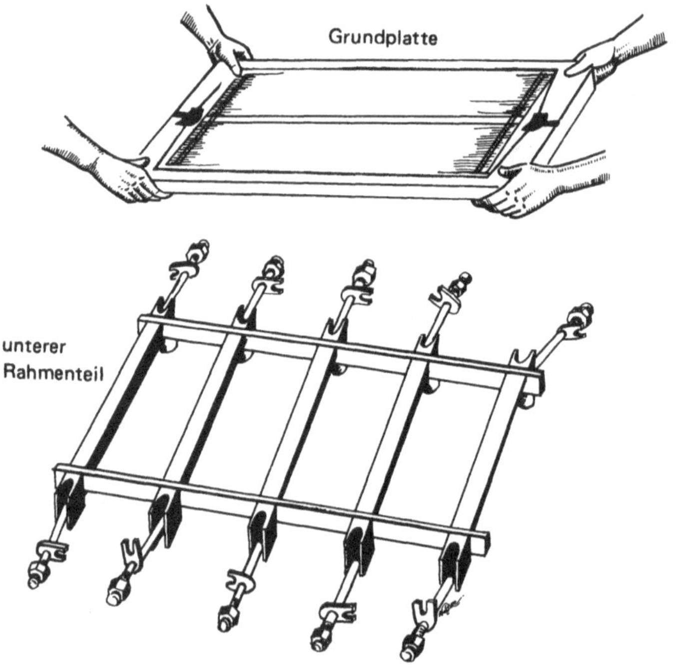

Abb. 39

dieser Rahmen bereits montiert). Dann wird die Grundplatte des Dialysators darauf gelegt. Die Grundplatte ist leicht daran zu erkennen, daß sie keine Gummidichtungen an der Oberfläche hat.

Auflegen der ersten Membran (Abb. 40)

Zum Zusammenbau des Kiil-Dialysators benötigt man 2 Personen. Sie nehmen zunächst eine Membran aus der flachen Wanne (A) und ziehen sie vorsichtig in Längs- und Querrichtung auseinander (B). Das Auflegen auf die Platte geschieht so, daß zunächst nur ein Ende aufgelegt und die Membran dann Stück für Stück vorsichtig auf die Platte gebreitet wird. Dabei entfernt man größere Falten und Luftblasen durch Wiederanheben und Glattstreichen der Membran in Richtung auf das noch freie Ende. Bei diesem Vorgehen kann man Luftblasen am besten vermeiden (siehe C). Sind dennoch welche vorhanden, muß man eine Seite der Membran wieder anheben, um sie zu entfernen. Falten oder Blasen in bzw. unter der Membran können nämlich die Effektivität der Hämodialyse herabsetzen, zu Kurzschlüssen des Blutstroms führen und ein sicheres Abdichten der Membranen verhindern. Vorgeglättete Membranen ergeben eine bessere Dialyse.

A

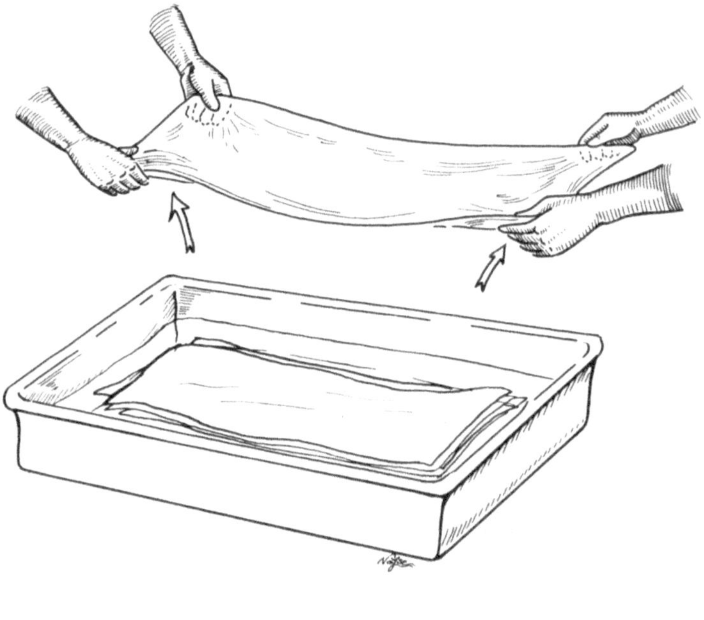

Abb. 40

B

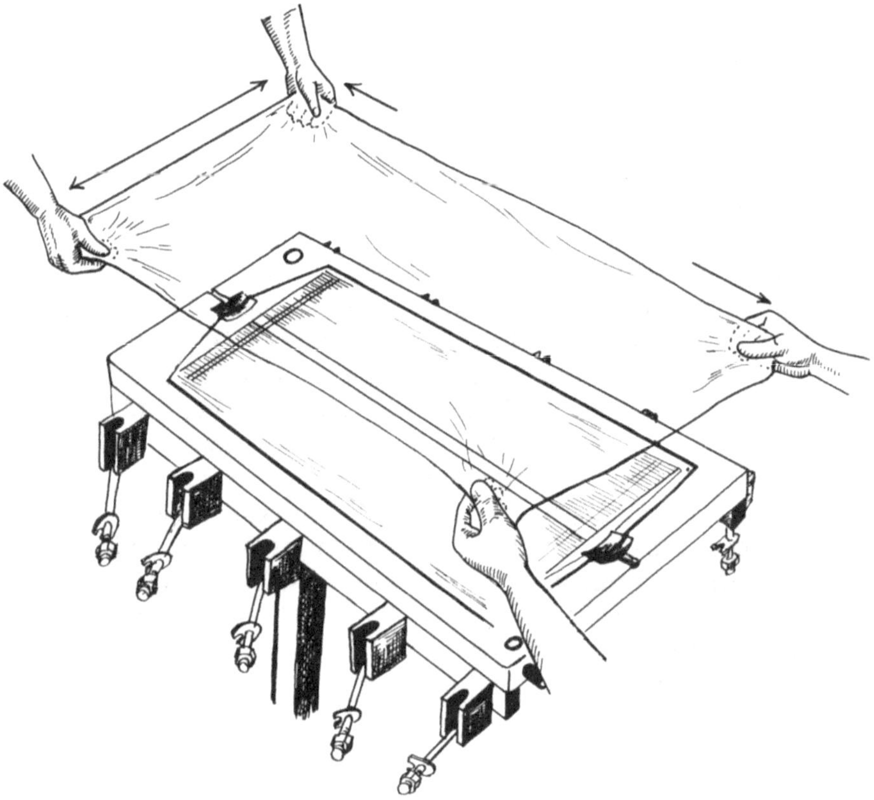

C

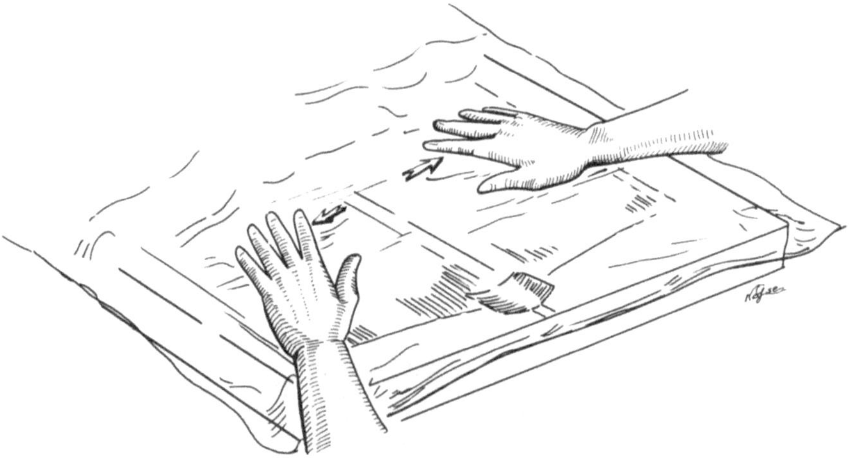

Abb. 40 (Forts.)

Einlegen der Blutzu- und Blutabflüsse ("bloodports") (Abb. 41)

Nachdem die erste Membran korrekt auf die untere Platte aufgelegt worden ist, legt man an jedem Ende dieser Platte die Kunststoffröhrchen (A) zum Blutein- und -austritt in die dafür vorgesehenen Höhlungen. Falls diese Röhrchen nicht gerade eingelegt werden, fließt das Blut vorwiegend

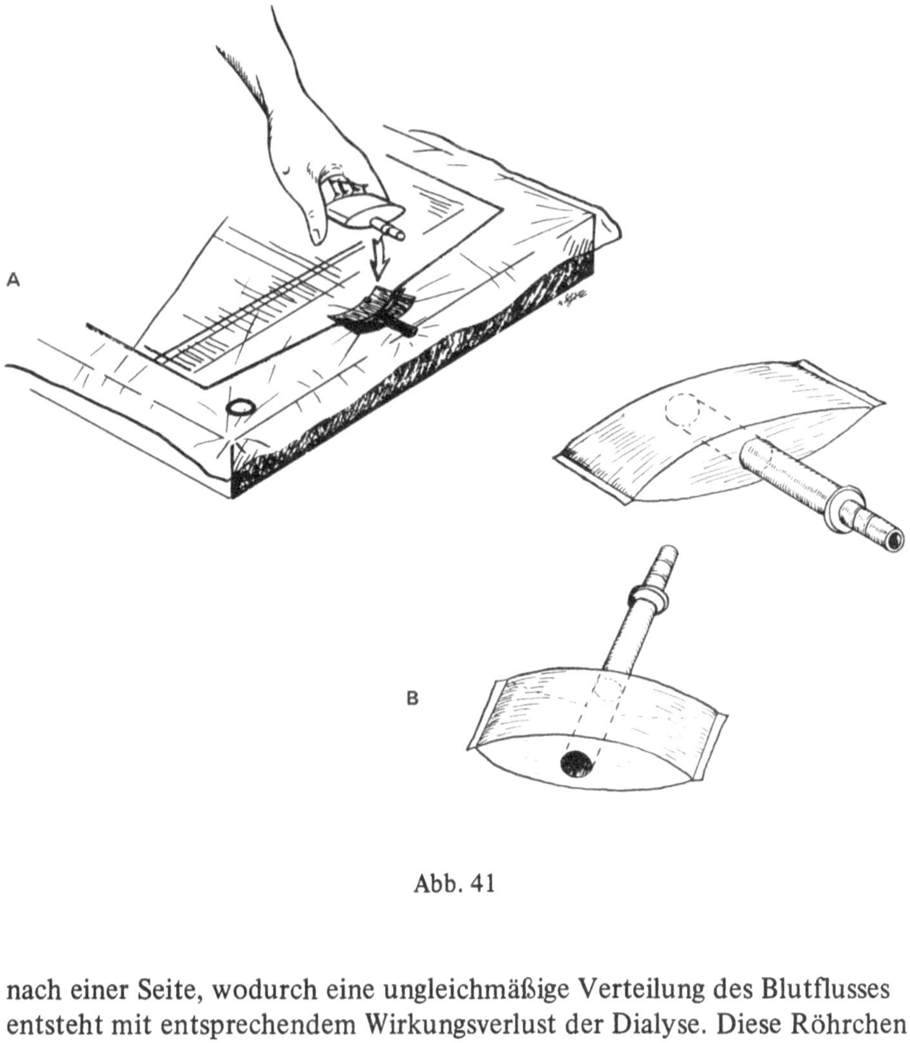

Abb. 41

nach einer Seite, wodurch eine ungleichmäßige Verteilung des Blutflusses entsteht mit entsprechendem Wirkungsverlust der Dialyse. Diese Röhrchen sind genauer in der Abbildung (B) dargestellt. Um eine gute Abdichtung zu erreichen und um eine Verletzung der Membranen zu verhindern, sind die Flügel dieser Röhrchen wie konvexe Linsen geformt.

Auflegen der zweiten Membran (Abb. 42)

Die zweite Cuprophanmembran wird auf die erste in genau der gleichen Weise gelegt, wie bei der ersten beschrieben (A). Das ist zwar in der

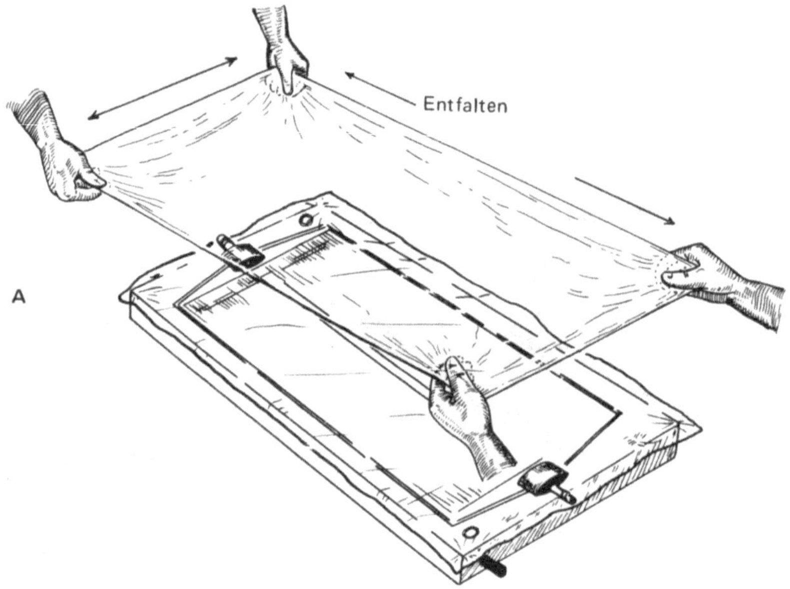

A

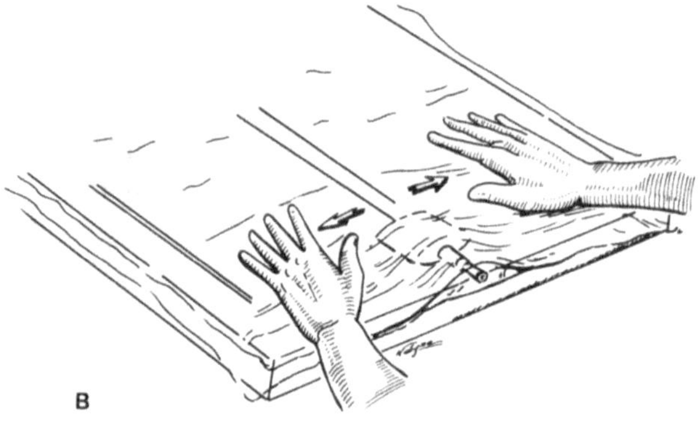

Abb. 42 B

Regel leichter, trotzdem müssen aber die gleichen Vorsichtsmaßregeln angewandt werden, um Falten und Luftblasen zu vermeiden. Treten dennoch welche auf, so müssen sie sorgfältig entfernt werden (B).

Öffnen des Dialysatkanals (Abb. 43)

Um den Dialysatkanal (in der Polypropylenplatte) zu eröffnen, kann man eine von zwei Methoden verwenden: aufschneiden oder aufbohren.

Aufschneiden. Nachdem die zwei Cuprophanmembranen richtig ausgebreitet worden sind, wird ein kleines Plastikbrettchen (1), das vorher entweder

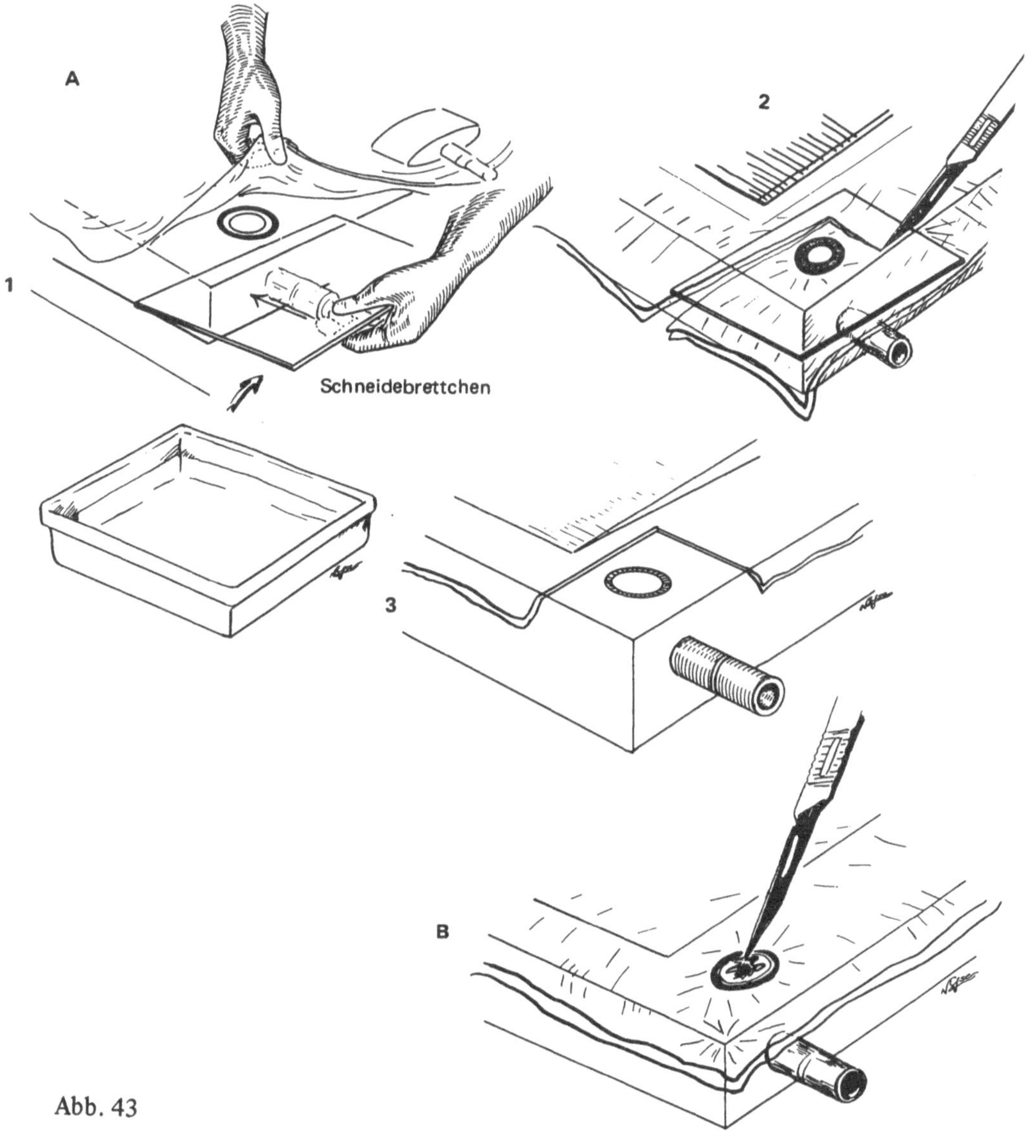

Abb. 43

autoklaviert oder in Formalin eingelegt worden ist, an der Ecke unter die Membranen geschoben, an der in der Polypropylenplatte der senkrecht verlaufende Dialysatkanal eingebohrt ist. Nun wird mit einem sauberen scharfen Skalpell oder Rasiermesser ein rechtwinkliges Stück aus der Membran genau über dem Dialysatkanal ausgeschnitten (2). Dann wird das Plastikbrettchen entfernt (3).

Aufbohren. Statt ein Stück Membran auszuschneiden, kann man auch die Membran über dem Dialysatkanal mit einem sauberen Skalpell aufstechen. Normalerweise reicht dieses einfache Aufstechen auch aus, um das Dialysat durchströmen zu lassen.

Die mittlere Platte (Abb. 44)

Die mittlere Platte wird auf die Grundplatte mit den Cuprophanmembranen und den Blutein- und -austrittröhrchen gelegt (A). Dabei muß besonders darauf geachtet werden, daß diese Röhrchen beim Auflegen der Platte nicht verschoben werden. Die Gummidichtung am Rand der mittleren Platte befindet sich nur in ihrer Unterseite, die Oberseite hat keine Dichtung (B). Die exakte Lage der Platten zueinander kann durch einen Blick in den Dialysatkanal (C) kontrolliert werden. Bei eventuellen Korrekturen erneut besonders darauf achten, daß die Blutröhrchen nicht verschoben werden.

A

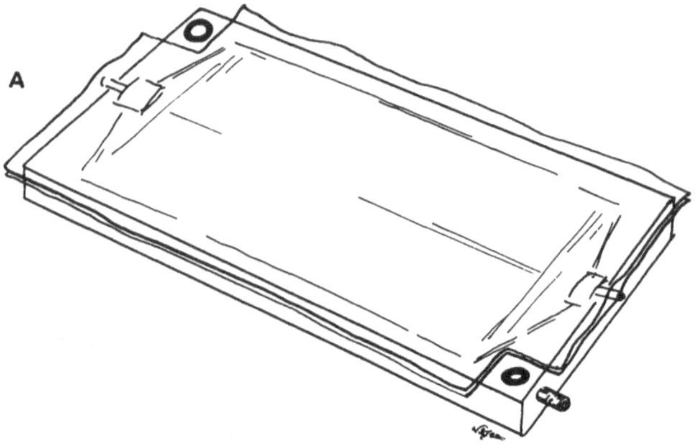

Abb. 44

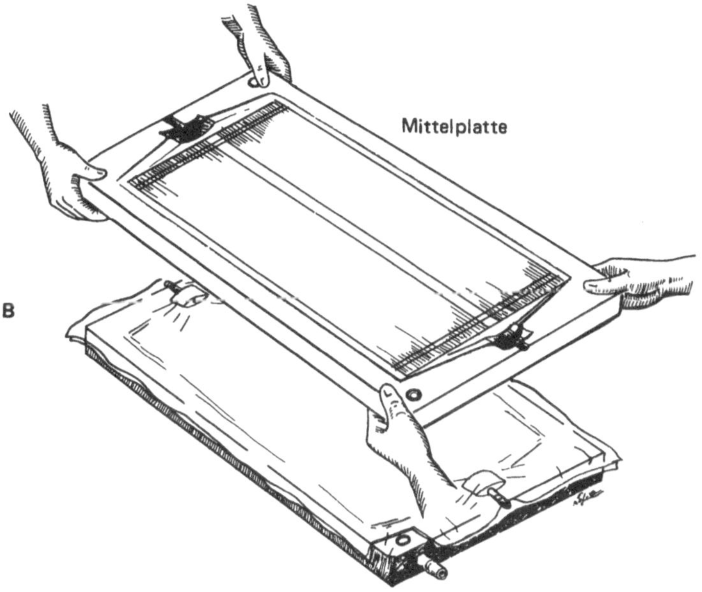

B

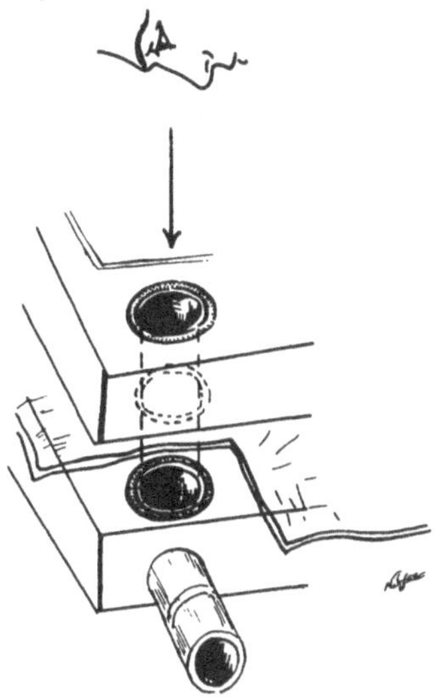

Abb. 44 (Forts.) C

Die Deckplatte (Abb. 45)

Das korrekte Auflegen der Membranen auf der mittleren Platte geschieht in genau der gleichen Weise wie auf der unteren (Abb. 39 und 42). Die obere Platte wird in entsprechender Weise auf die Membran gelegt (A). Allerdings kann jetzt die genaue Lage nicht durch Kontrolldialysatkanäle festgestellt werden, sondern durch Ausrichten der Kanten (B).

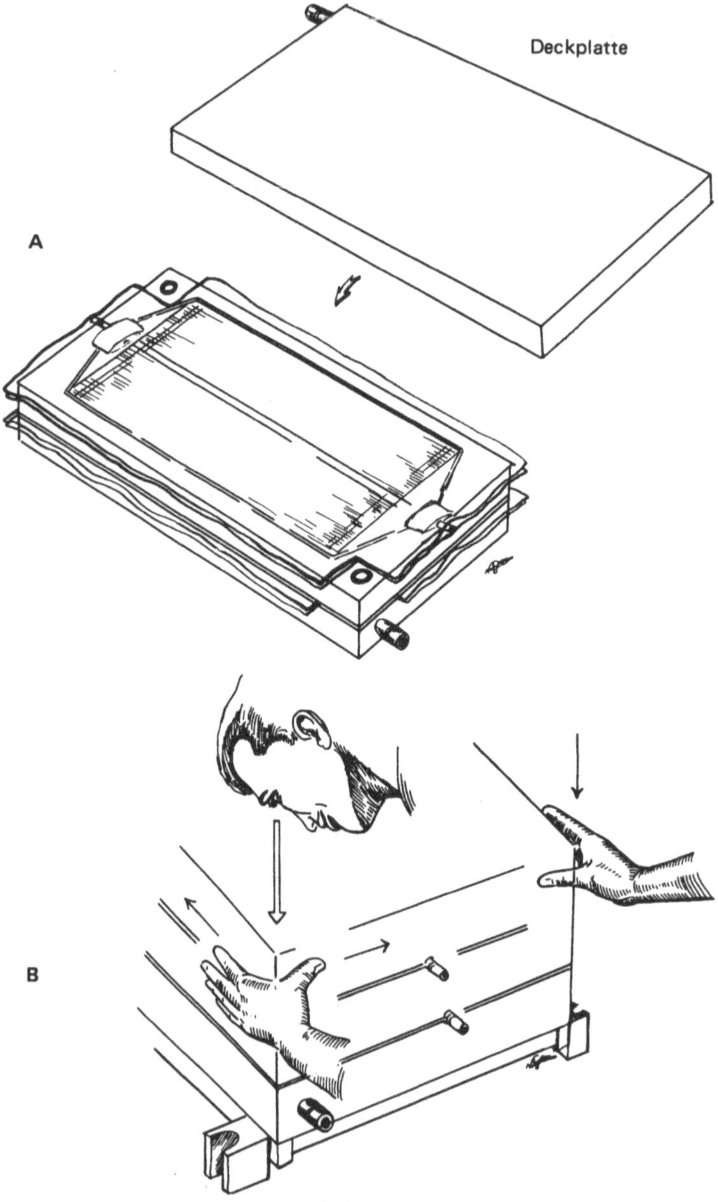

Abb. 45

Das Oberteil des Klemmrahmens (Abb. 46)

Dieses Oberteil wird einfach auf die zusammengebauten 4 Platten gelegt.

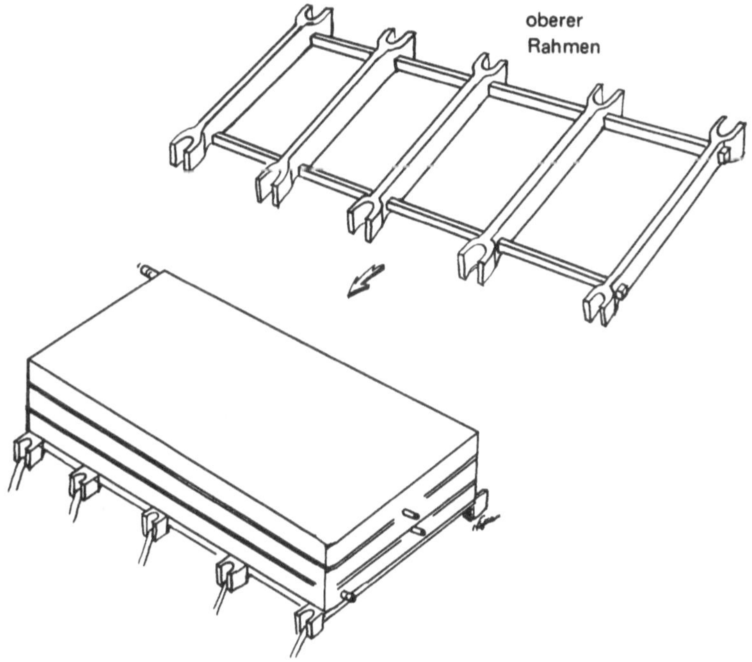

Abb. 46

Das Zusammenpressen der 4 Platten (Abb. 47)

Die Schraubenbolzen des unteren Rahmens werden hochgeklappt (A) und in die entsprechenden Nuten des oberen Rahmens eingelegt. Mit einem Drehmomentschlüssel (oder einem normalen Maulschlüssel) werden die Schrauben mit etwa 1–1,1 mkg (Drehmoment) im Uhrzeigersinn angezogen (B), und zwar in der in der Abbildung angegebenen Reihenfolge (C). Mit diesem Vorgehen wird verhindert, daß die Platten gegeneinander verrutschen oder sich verziehen. Dann werden die Schrauben in der gleichen Reihenfolge noch einmal, jetzt aber mit 2 mkg angezogen. Wenn die richtige Stärke erreicht ist, hört man – soweit ein Drehmomentschlüssel verwendet wird – ein „Klick". Darüberhinaus hat jede Kraftanwendung keinerlei Vorteil mehr, sondern zerstört viel eher die Platten. Ein Drehmoment von mehr als 2 mkg ist nicht notwendig!

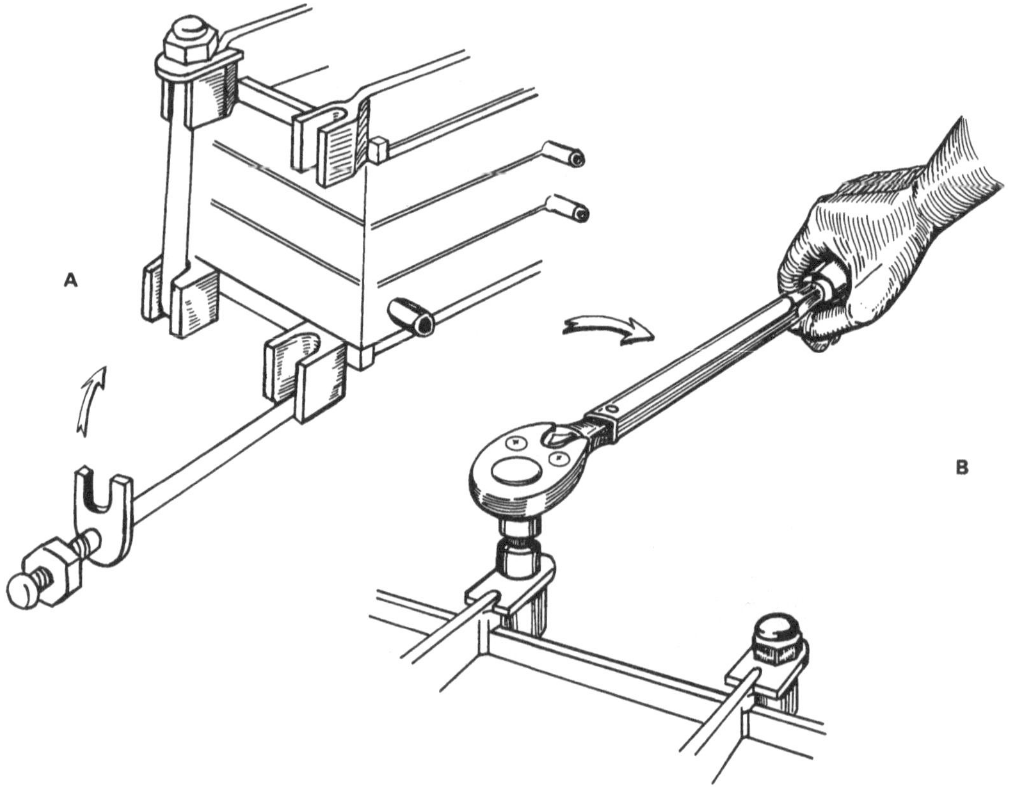

Dreh-moment	Reihenfolge des Anziehens				
2 mkg	17	16	11	13	19
1 mkg	7	6	1	3	9

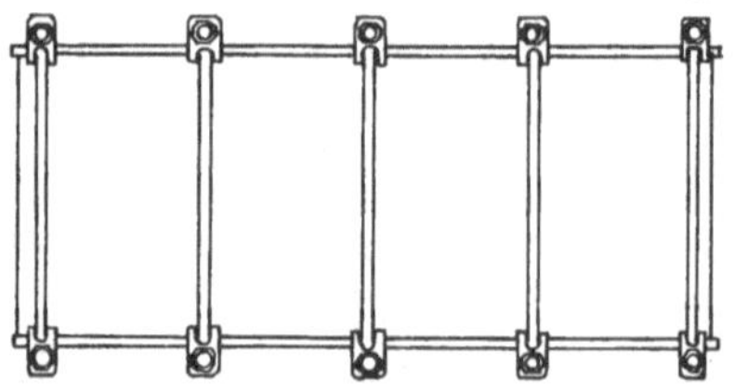

C

1 mkg	8	5	2	4	10
2 mkg	18	15	12	14	20

Abb. 47

„Die Schnellklemme" (Abb. 48)

Die verbesserte Kiil-Niere hat ein Schnellpreß-System. Bei diesem System hat die mittlere Platte einen Rand aus Gummi, so daß die 3 Platten fest zusammengepreßt werden können. Auch brauchen die Schrauben, wenn sie erst einmal justiert sind, nicht mehr verstellt zu werden. Ist die Schraube korrekt justiert, zieht man den Hebel der Schnellklemme körperwärts, wodurch die ganze Vorrichtung nach oben geklappt wird (A), setzt die Schraube in die dafür vorgesehene Vertiefung und drückt den Hebel

A

B

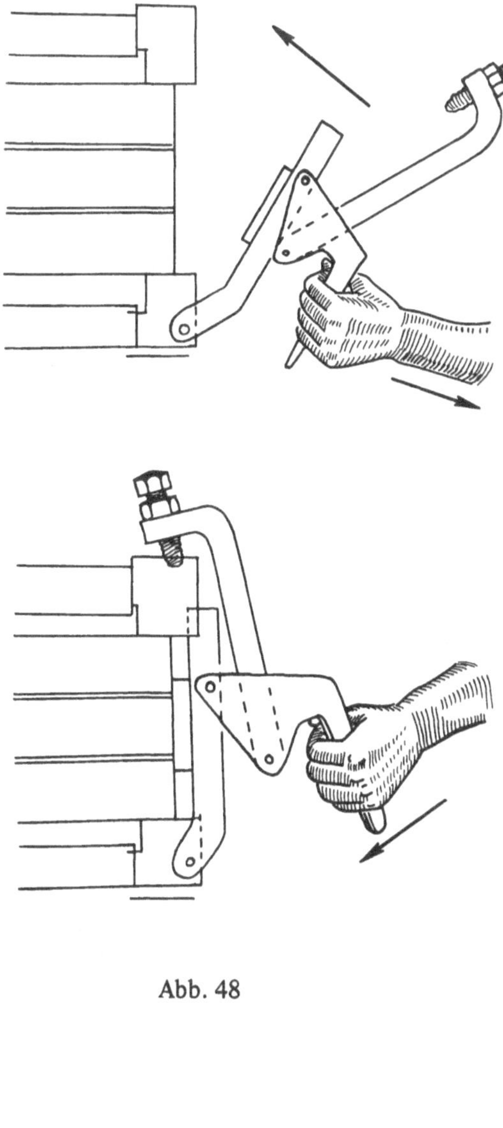

Abb. 48

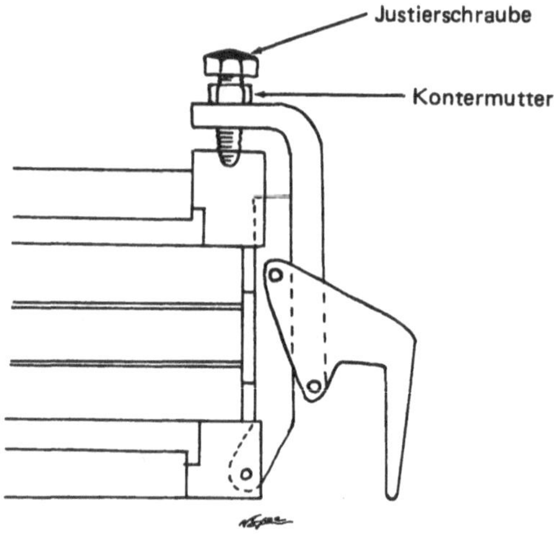

Abb. 48 (Forts.)

abwärts (B). Die Reihenfolge der Befestigung ist die gleiche wie in der Abb. 46C. Um den korrekten Druck zu erhalten, löst man die Kontermuttern und zieht die Justierschrauben (C) an, zunächst mit 0,3 mkg und ein 2. Mal mit 0,45 mkg in der richtigen Reihenfolge. Danach werden die Kontermuttern mit einem normalen Maulschlüssel wieder angezogen. Dann kann die Schnellklemme etwa für 2 Monate benutzt werden, ohne daß ein Nachjustieren notwendig ist.

Dichtigkeitskontrolle der Kiil-Niere (Abb. 49)

Das dazu benötigte Material besteht aus: Manometer und Druckbällchen, Stoppuhr oder Laborwecker, 2 Klemmen und 1 Dichtung, jeweils für Dialysatein- und -ausfluß. Nach dem Zusammenbau des Dialysators werden die Schläuche für Blut- und Dialysatein- und -auslaß angeschlossen.

Der Standardtest (Abb. 49). Der Blutauslaß wird mit einer Klemme verschlossen. Am Bluteinlaß wird ein Manometer und das Druckbällchen angeschlossen (A, 1). Mit diesem Druckball wird der Druck auf 240 mmHg gebracht (A, 2).
Der Schlauch wird auf dieser Seite unmittelbar oberhalb des Gummiballs abgeklemmt, und dann wartet man ca. 1 Minute, bis der Druck innerhalb der Platte konstant ist. Normalerweise dehnt sich die Membrane aus und

der Druck läßt sich auf ca. 220 mmHg einstellen. Nachdem das der Fall ist, darf er in den nächsten 3 Minuten nicht um mehr als 10 mmHg fallen, um sicherzustellen, daß das System luftdicht ist. Das andere Blutkompartiment wird in der gleichen Weise geprüft. Um plötzliche Druckänderungen zu vermeiden, kann zwischen Druckball und Manometer eine große Flasche eingeschaltet werden (B). Der Rest des Verfahrens ist der gleiche wie vorher beschrieben. Auch das Dialysatkompartiment wird in der gleichen Weise getestet. Alle Klemmen, die das Blutkompartiment abschließen, müssen vorher gelöst werden. Jedes Kompartiment sollte für sich geprüft werden, wobei alle anderen Kompartimente jeweils völlig offen sein sollen.

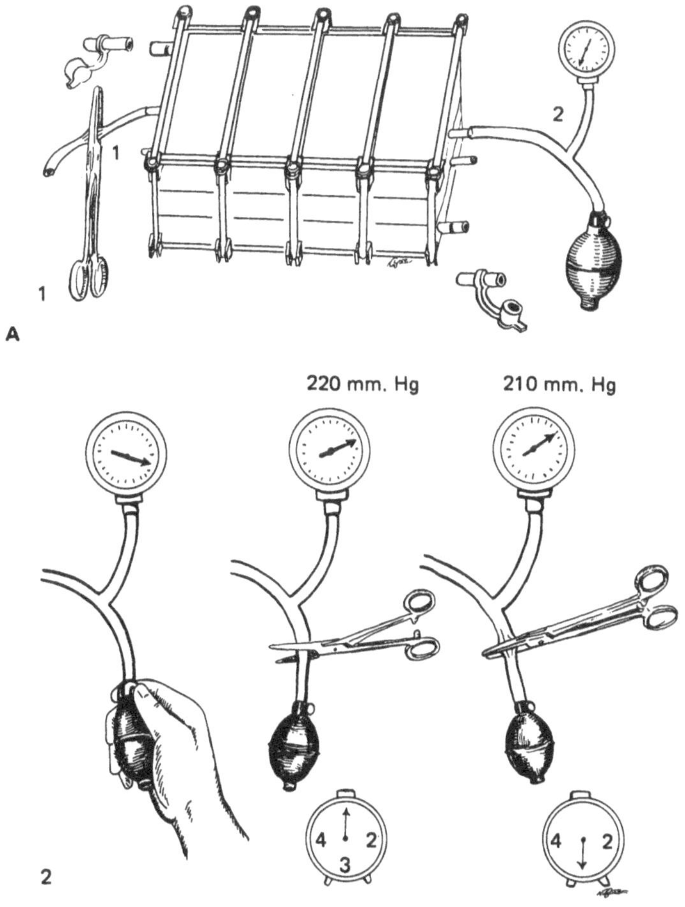

Abb. 49

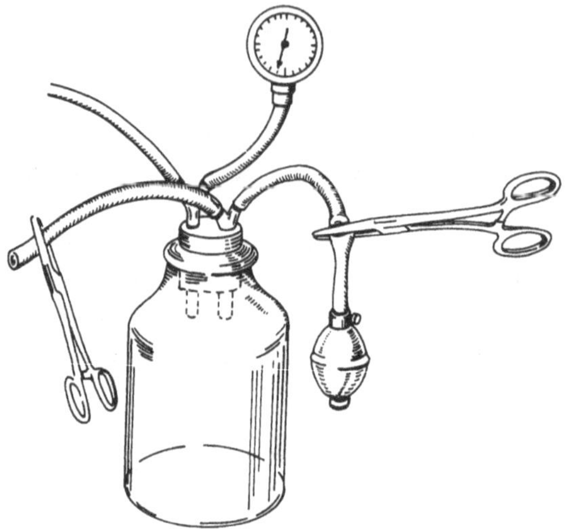

Abb. 49 (Forts.)

Fällt der Druck während des Tests um mehr als 10 mmHg pro 3 Min. ab, so ist ein Leck im System zu vermuten, und es müssen eine Reihe von Schritten unternommen werden.

Lecksuche (Abb. 50). Falls ein Leck erkennbar wird, muß festgestellt werden, wo es sich befindet. Man klemmt beide Dialysatöffnungen ab und pumpt das undichte Blutkompartiment erneut auf (A). Falls jetzt der Druck um weniger als 10 mmHg pro 3 Min. abfällt, befindet sich die Undichtigkeit zwischen Blut- und Dialysatkompartiment. Damit ist ein Hinweis auf Löcher in den Membranen gegeben und der Dialysator muß auseinandergenommen und mit neuen Membranen zusammengebaut werden. Fällt aber der Druck auch jetzt um mehr als 10 mmHg in 3 Minuten ab, so sind die folgenden Schritte notwendig, um die Undichtigkeit zu lokalisieren:

1. Das Ende des Schlauches, der auf dem Blutaustrittsröhrchen steckt (vom Manometer aus gesehen auf der anderen Seite), wird in ein Glas Wasser gehängt. Steigen jetzt Blasen auf (B), so ist der Schlauch nicht richtig abgeklemmt (möglicherweise ist die Klemme verbogen). Mit neuer oder zweiter Klemme dicht machen.
2. Mit Hilfe einer Spritzflasche wird Wasser auf die verschiedensten Verbindungsstellen gegeben, um zu sehen, ob irgendwo Blasen auftreten.

Dabei nicht die Verbindung von Manometer und Bluteinlaßröhrchen vergessen.

3. Die meisten Undichtigkeiten finden sich an der Randdichtung. Normalerweise schafft hier stärkeres Anziehen der Klemmen Abhilfe. Hilft das nicht, so muß die Dichtung nachgesehen und gegebenenfalls ausgewechselt werden.

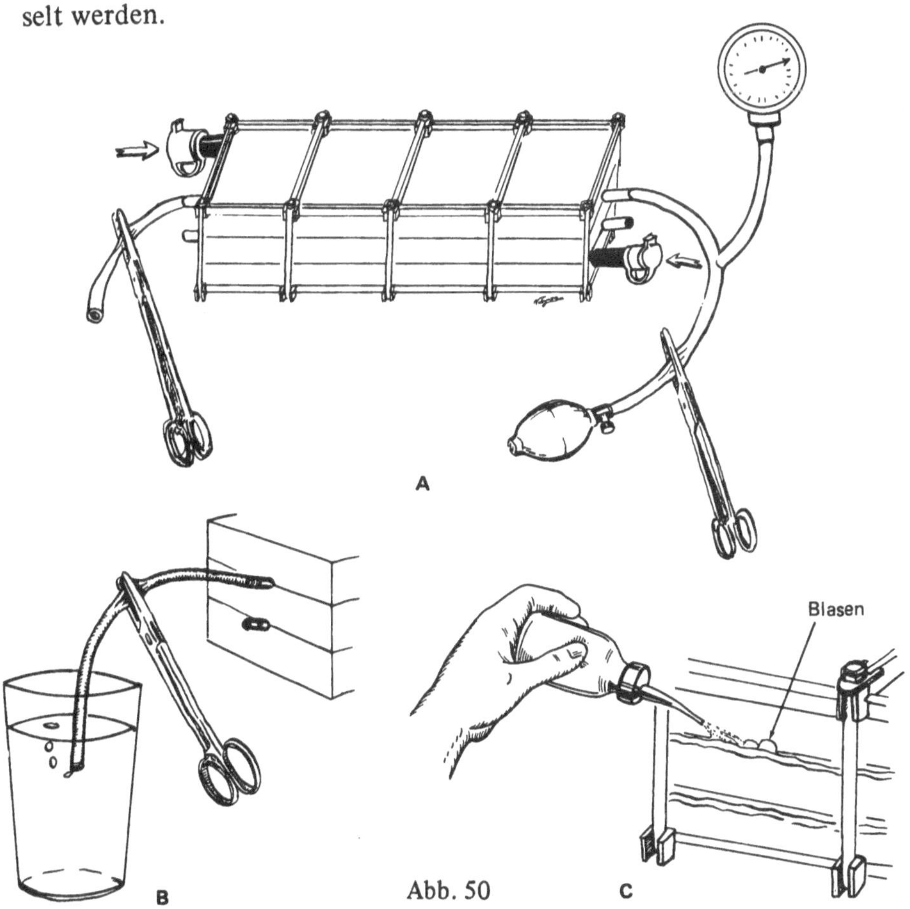

Abb. 50

4. Undichtigkeiten können auch entstehen durch eine vergessene Gummiringdichtung, durch unkorrekte Lage der Blutein- und -austrittsröhrchen, durch beschädigte oder verzogene Dialysatorplatten oder durch falsche Stellung und unrichtiges Befestigen der Klemmvorrichtung.

Auffinden und Beseitigen irgendwelcher Undichtigkeiten ist von äußerster Wichtigkeit!

Sterilisation der Kiil-Niere (Abb. 51)

Normalerweise werden die Blut- und Dialysatkompartimente durch Auffüllen mit 2–4%igem Formalin für etwa 6–12 Stunden sterilisiert. Es reicht zwar auch aus, ausschließlich die Blutkompartimente zu sterilisieren, es empfiehlt sich aber, auch die Dialysaträume in die Sterilisation einzubeziehen.

Vor der Füllung mit Formaldehyd sollte die Niere senkrecht gestellt werden (A). Um Luft zu entfernen, wird die Niere von ihrem unteren Ende

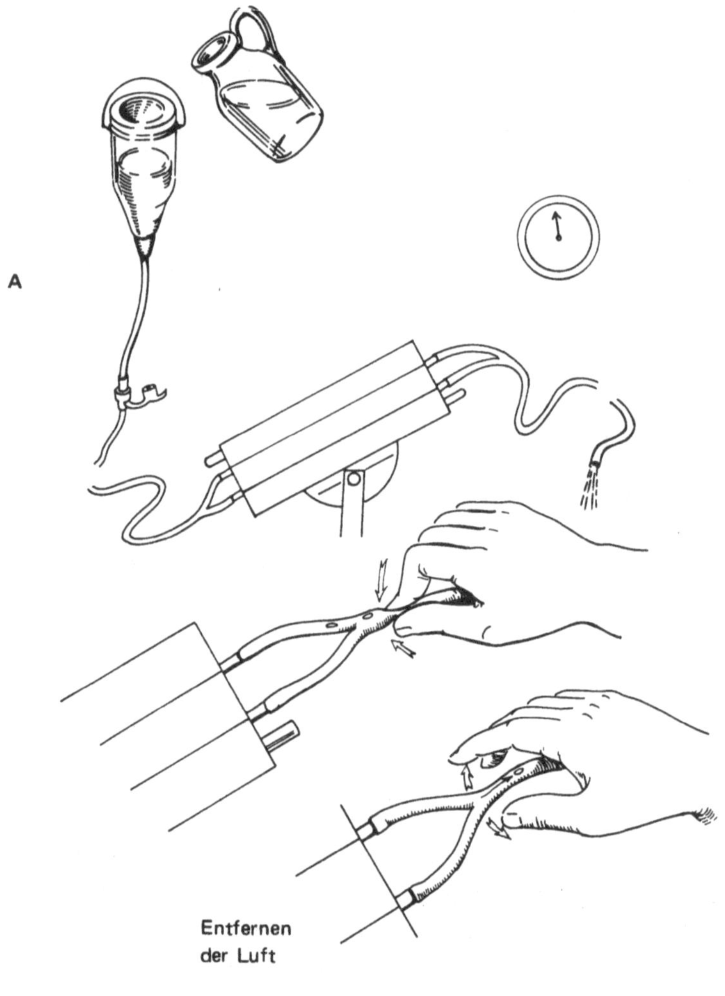

Abb. 51

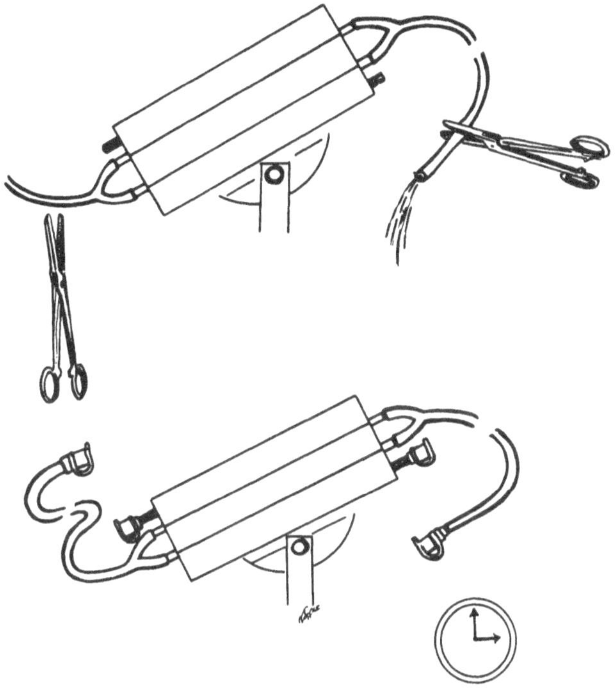

Abb. 51 (Forts.)

her gefüllt. Die Formalinflasche wird an den Dialysator angeschlossen und sollte zum Einlaufen nicht mehr als 1 m oberhalb des Ausflusses der Niere sein. Es ist allgemein üblich, auf diese Weise den hydrostatischen Druck anstelle einer Pumpe zu benutzen, um die Niere zu füllen.

Von äußerster Wichtigkeit ist es, Luft aus dem Blut- und Dialysatkompartiment zu entfernen, da an den Stellen, wo sich Luft befindet, die Sterilisation unvollkommen bleibt. Luft kann relativ einfach durch häufiges kurzfristiges Zusammenpressen der Schläuche entfernt werden. Falls der Flußwiderstand in beiden Flußkompartimenten gleich ist, muß auch die Füllgeschwindigkeit beider gleich sein. Das Formalin kommt dann an beiden Blutaustrittsöffnungen zu mehr oder weniger der gleichen Zeit an. Bestehen größere Unterschiede in den Füllgeschwindigkeiten, so hat eines der Kompartimente einen größeren Flußwiderstand. Die Niere muß dann auseinandergenommen und neu zusammengesetzt werden.
Hat man die Luft vollständig entfernt, so werden an den beiden Enden der Platte die Schläuche abgeklemmt (B). In dieser Form wird das ganze System für mindestens 6 Stunden aufgehoben (C). In diesen 6 Stunden

findet die eigentliche Sterilisation statt. Aus praktischen Gründen wird die Sterilisation meistens über Nacht durchgeführt.

Der richtig zusammengebaute und – wie beschrieben – sterilisierte Kiil-Dialysator kann in dieser Form etwa 2 Wochen lang aufbewahrt werden. Bleibt aber die Niere für längere Zeit ungebraucht, so sollten sowohl Blut als auch Dialysatkompartiment mit 2–4%igem Formalin gefüllt bleiben. Werden die blutführenden Schläuche wieder benutzt, so sollten sie am Dialysator verbleiben und gemeinsam mit ihm mit Formalin gefüllt werden. Sollte dagegen ein sterilisiertes Wegwerfschlauchsystem verwendet werden, so werden Gummikappen oder Propfen benutzt, um alle Dialysatoraus- und -eingänge abzudichten (C).

Spülen des Dialysators (Abb. 52)

Der Dialysator wird leicht angekippt (A)*. Der Dialysat-Einlaufschlauch wird an den Wasserhahn angeschlossen, der Dialysat-Auslaufschlauch in ein Waschbecken gehängt und der Wasserhahn danach geöffnet. Der Durchfluß soll etwas weniger als 2 l/min betragen bei einer Wassertemperatur zwischen 40 und 50 °C, aber nicht höher als 45 °C. Der Spülvorgang sollte etwa eine halbe Stunde dauern. Während dieser Zeit wird das Formalin, das im Blutkompartiment verblieben ist, herausdialysiert. Neue, sterile

A

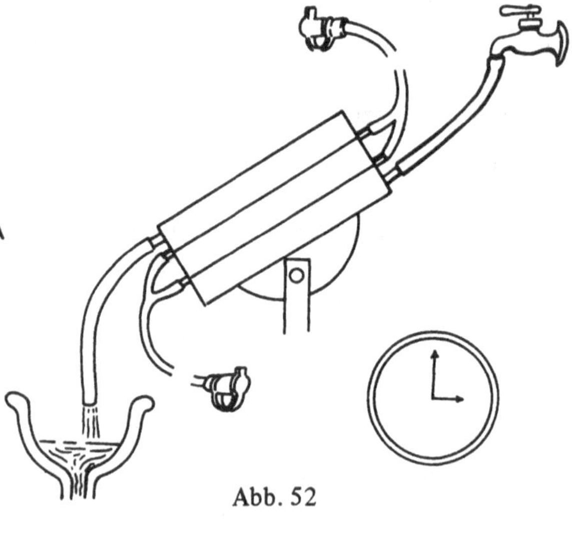

Abb. 52

* Inzwischen liegt der Füllvorgang 12 Stunden zurück (s. Uhr in Abb. 51, C).

B

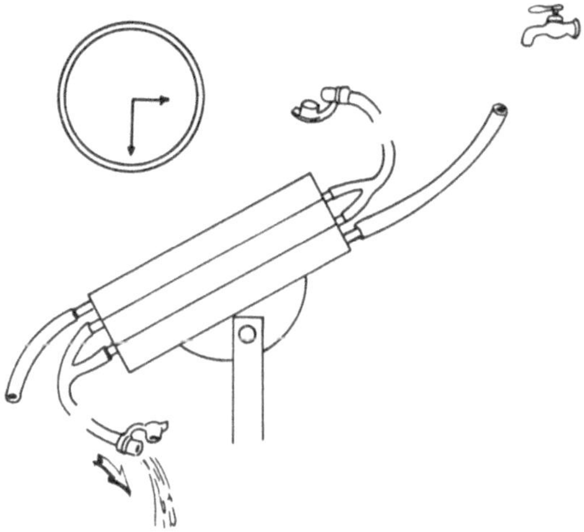

Abb. 52 (Forts.)

Blutschläuche werden aus der sterilen Verpackung genommen. Die Gummikappen am Blutein- und Auslaß des Kiil-Dialysators werden abgezogen. Die Außenseiten des Blutein- und Auslasses werden mit einem desinfektionsmittelgetränkten Tupfer gereinigt. Dabei dürfen die Öffnungen selbst nicht mit der Desinfektionslösung in Berührung kommen. Danach werden die Blutschläuche unter sterilen Bedingungen mit den Blutein- und -auslässen verbunden und mit den gewöhnlich mitgelieferten Drahtklammern gesichert. Venöses und arterielles System lassen sich leicht durch den Bubbel-Catcher (Blasenfänger) des venösen Systems unterscheiden.

Füllen des Kiil-Dialysators (Abb. 53)

Es ist sehr wichtig, daß alle Spuren der toxischen Desinfektionslösung aus dem Blut- und Dialysatkompartiment sowie aus den Blutschläuchen entfernt werden. Folgende Dinge werden benötigt, um den Dialysator zu füllen:

1. Wenigstens zwei Einliterflaschen steriler isotoner Kochsalzlösung.
2. Wenigstens 6000 Einheiten (60 mg) Heparin-Natrium.
3. Infusionsständer und Infusionssystem.
4. Desinfektionslösung (Alkohol- oder Jodlösung).
5. Clinitest Blutzucker-Tabletten.

Das Spülen und Auffüllen des Blutkompartiments muß sehr sorgfältig geschehen, um jede Verunreinigung zu vermeiden. Die Lösung zum Spülen und Auffüllen der Platte wird hergestellt, indem man 3000 Einheiten (30 mg) Heparin-Natrium zu einem Liter steriler isotoner Kochsalzlösung hinzugibt. Die Flasche mit der vorbereiteten Kochsalzlösung wird an einem Infusionsständer aufgehängt und über ein Infusionssystem mit dem arte-

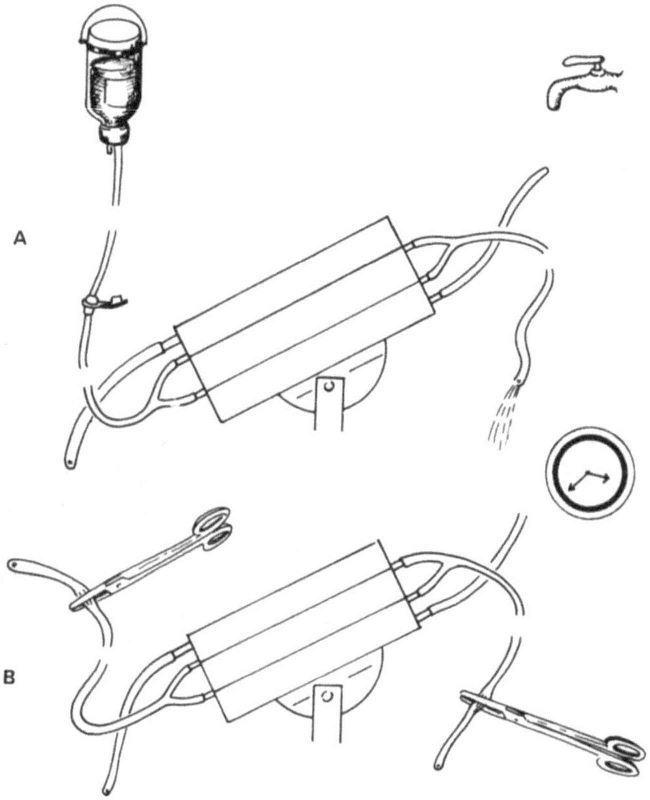

Abb. 53

tiellen Blutschlauch verbunden (A). Falls kein neuer arterieller Blutschlauch verwendet wird, sollten seine Enden zuvor mit Desinfektionslösung abgewischt werden. Der Dialysator wird mit dem venösen Blutauslauf nach oben gekippt und der venöse Blutschlauch über ein Waschbecken gehängt, ohne daß das Schlauchende dabei unsterile Gegenstände berührt. Dann wird die Schutzkappe vom venösen Blutschlauch abgenommen und das Spülen begonnen. Gewöhnlich reicht ein Liter steriler Kochsalzlösung aus, um die Formalinreste zu entfernen und den Dialysator aufzufüllen. Nach der letzten Kontrolle (Abb. 54) werden arterieller und venöser Blutschlauch abgeklemmt (Abb. 53, B).

Formaldehydtest und letzte Kontrolle (Abb. 54)

Bevor der arterielle und venöse Blutschlauch abgeklemmt und der Dialysator angeschlossen wird, muß eine letzte chemische Kontrolle stattfinden, ob kein Formalin mehr im System vorhanden ist (Abb. 54). Wenn etwa Dreiviertel der Kochsalzlösung in den Dialysator eingelaufen sind, werden Proben (einige ccm sind ausreichend) am Dialysat und Blutauslaß abgenommen. Diese Proben werden mit einer Clinitesttablette auf Anwesen-

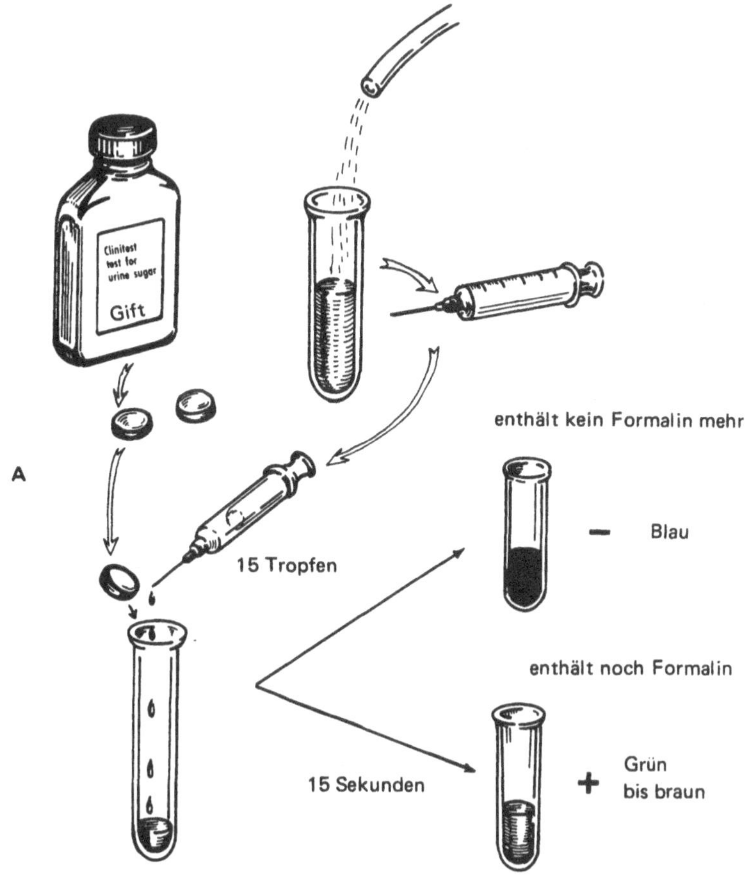

Abb. 54

B

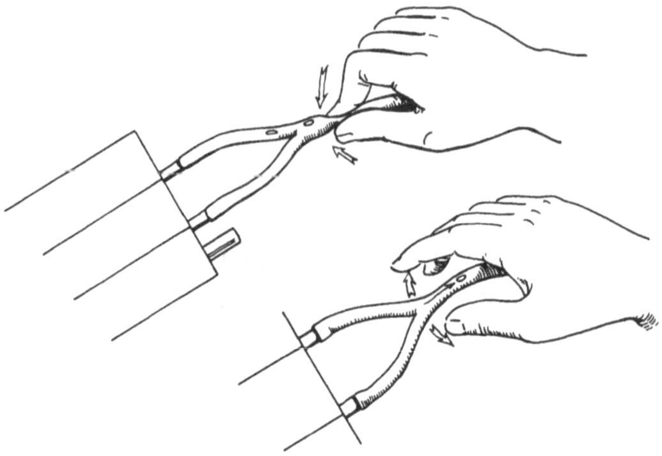

Entfernen der Luft

Abb. 54 (Forts.)

heit von Formalin untersucht (A). Wenn noch Spuren von Formalin vorhanden sind, muß weiter mit Kochsalzlösung gespült werden.
Um zu überprüfen, ob die Blutkompartimente gleichmäßig durchströmt werden, geht man folgendermaßen vor:

Die beiden Blutauslässe werden abwechselnd abgeklemmt. Fließt die Kochsalzlösung mit stark unterschiedlicher Geschwindigkeit ab, muß der Dialysator neu aufgebaut werden.

Es ist sehr wichtig, daß die Luft vollständig aus allen Kompartimente entfernt wird. Dies geschieht durch mehrmaliges Zusammendrücken und Loslassen der Blutschläuche (B).

Wenn die letzte Kontrolle ergibt, daß der Dialysator zum Gebrauch fertig ist, werden alle Blutschläuche abgeklemmt (Abb. 53, B). Nachdem sterile Schutzkappen über die Enden der Blutschläuche gesteckt worden sind, werden diese in ein steriles Tuch geschlagen. Der Dialysator ist jetzt fertig zum Gebrauch. Die Dialyse sollte innerhalb der nächsten vier Stunden beginnen.

Anschluß des Dialysators an die Dialysatzufuhr (Abb. 55)

Der Dialysator wird so gekippt, daß die Waschlösung von unten in die Platte einfließt. Danach werden die zuführenden und ableitenden Dialysatschläuche mit der Platte verbunden und der Dialysatzufluß angestellt. Die

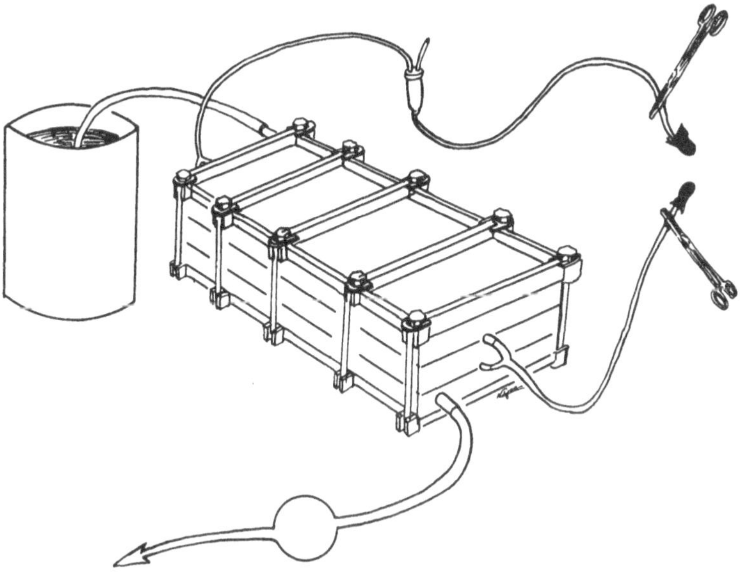

Abb. 55

im Dialysatkompartiment noch verbliebene Luft muß entfernt werden. Die Dialysatdruck-Überwachung und der Dialysatdurchfluß werden eingestellt. Der Dialysator ist nun anschlußbereit.

Sammeln des Blutes am Ende der Dialyse (Abb. 56)

Am Ende der Dialyse sollte das gesamte Blut, das sich im Kiil-Dialysator und in den Schläuchen befindet, dem Patienten wieder infundiert werden. Das Vorgehen wird ausführlich in Abb. 33 und Abb. 56 erklärt. Gewöhnlich wird für die Reinfusion des Blutes die sogenannte Luftmethode empfohlen. Am Ende der Dialyse werden arterieller und venöser Blutschlauch abgeklemmt und die arterielle Verbindung zum Shunt gelöst. Dann wird der Dialysator mit der arteriellen Seite nach oben gekippt. Nachdem die abgeklemmte Arterie und Vene wieder freigegeben sind, läuft das Blut aus dem Dialysator wieder in den Patienten zurück. Mit dieser Methode kann praktisch das gesamte Blut dem Patienten wieder zugeführt werden. Um einen ausreichenden Rückstrom des Blutes zu erhalten, sollte die Unterseite des Dialysators wenigstens 40 cm über dem venösen Shuntteil liegen. Das Blut kann auch mit Luftdruck von der arteriellen Seite her reinfun-

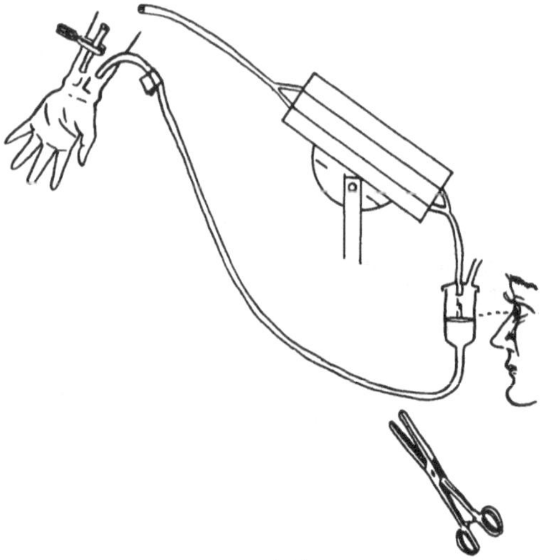

Abb. 56

diert werden. Allerdings sollte der Druck unterhalb 40 mmHg liegen. Nach Beendigung der Reinfusion wird der venöse Blutschlauch abgeschlossen.

Reinigung des Dialysators

Dazu werden benötigt: Handschuhe, Plastiktüten, Abfalleimer, Stöpsel zum Verschließen der Blutschläuche, Handbürste mit Nylonborsten, Flaschenbürste, Seife und Klemmen.

Abschluß des Dialysators von der Dialysatzufuhr (Abb. 57)

Der zuführende Dialysatschlauch wird von der Dialysatzufuhr abgeschlossen und in den Ausguß gehängt (A). Dann wird der Dialysator senkrecht

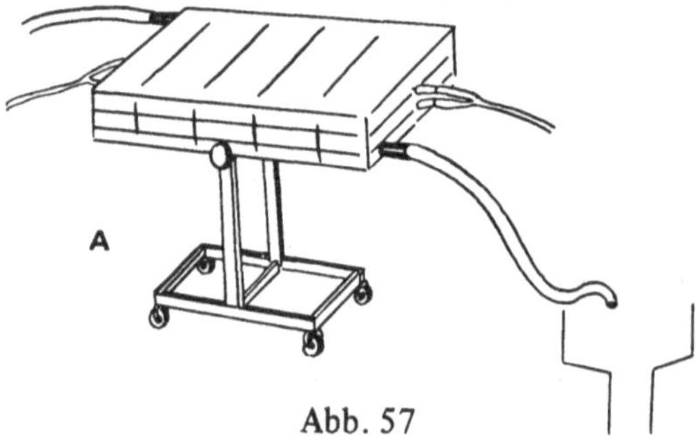

Abb. 57

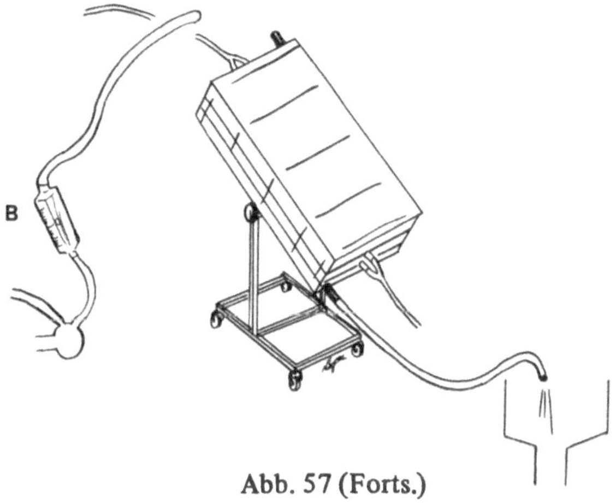

Abb. 57 (Forts.)

gekippt mit der arteriellen Seite nach oben. Nachdem der obere Dialysatschlauch vom Dialysator gelöst worden ist, kann das in der Niere verbliebene Dialysat ablaufen (B).

Entfernen des arteriellen Blutschlauches (Abb. 58). Der gebrauchte arterielle Blutschlauch wird von der Platte abgezogen (A) und in eine Plastiktüte gesteckt (B). Falls er weiterverwendet werden soll, wird er an den Wasserhahn angeschlossen, kräftig durchgespült und anschließend mit Formalin desinfiziert oder autoklaviert. Alle Schläuche, die wiederverwendet werden sollen, sollten in dieser Weise gereinigt werden.

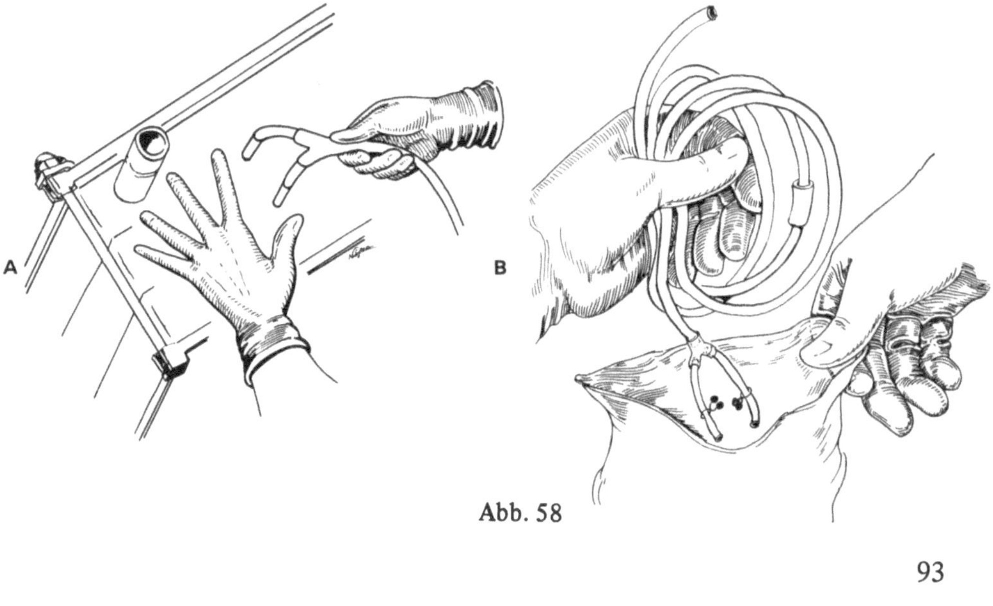

Abb. 58

Entfernen des venösen Blutschlauches (Abb. 59). Wenn der venöse Blutschlauch nicht wiederverwendet werden soll, wird er oberhalb des Bubbel-Catchers abgeschnitten (A) und in eine Plastik-Tüte gesteckt (B). Dadurch

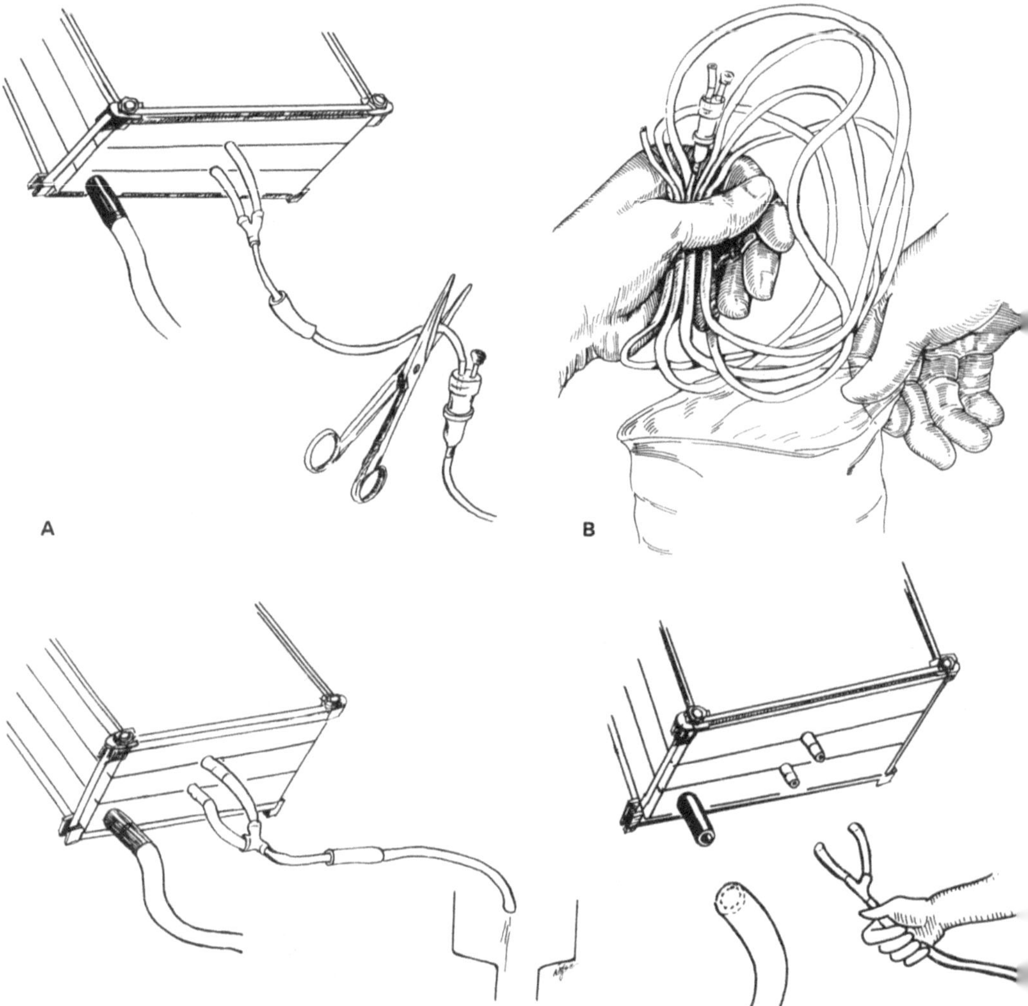

Abb. 59

wird ein besserer Ablauf des Blutkompartiments erreicht (C). Nachdem das Blutkompartiment vollständig entleert ist, werden alle verbliebenen Schläuche entfernt (D).

Spülen des Dialysators (Abb. 60)

Die Verschraubung am Klemmrahmen wird gelöst, die Dialysatorplatten herausgenommen und in einen Spülstein gelegt (A). Mit einer Handbrause wird der Dialysator abgespült (B). Danach wird die obere Platte abgehoben und seitlich gelagert. Dabei muß darauf geachtet werden, daß die Rillen nicht beschädigt werden (C). Das erste Membranpaar mit den Blutein- und

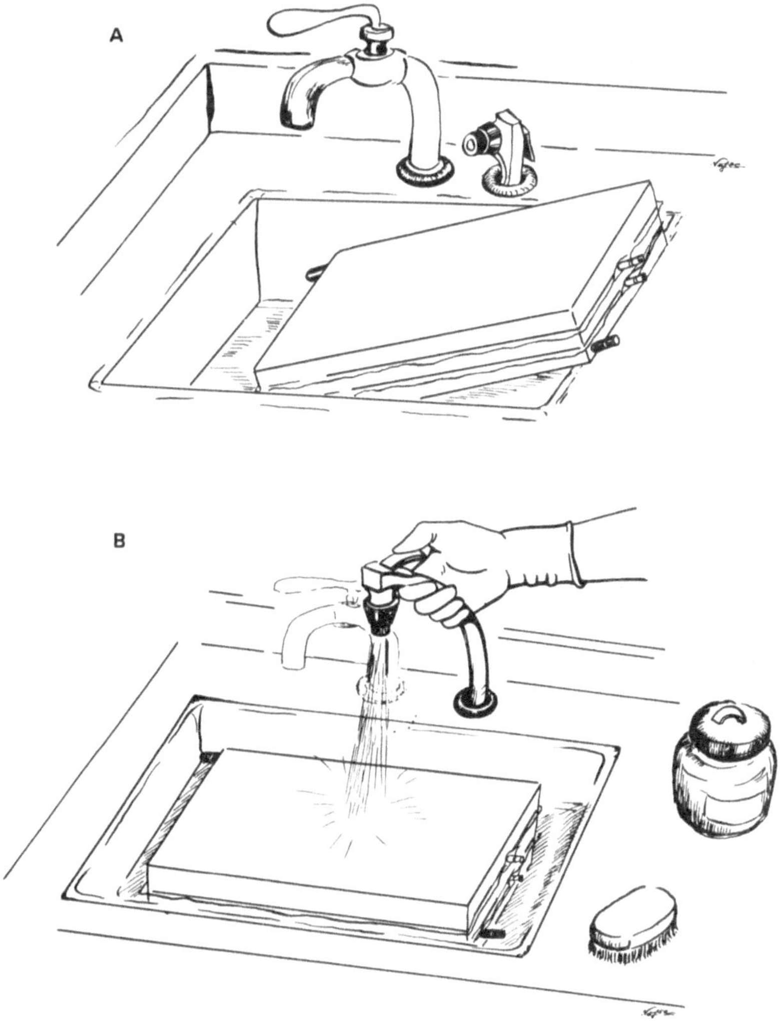

Abb. 60

c

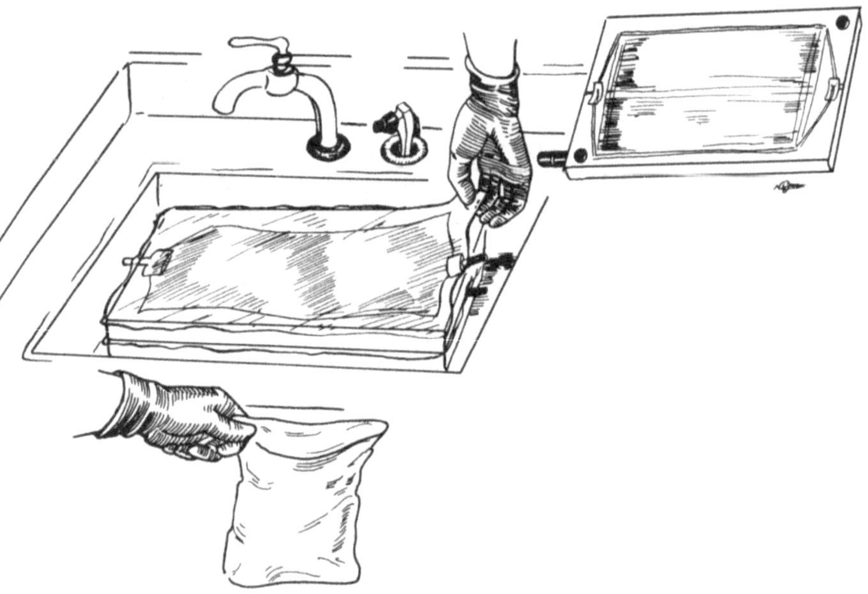

Abb. 60 (Forts.)

-auslässen wird abgehoben und in eine Plastiktüte gesteckt. Wenn die Blutein- und -auslässe wiederverwendet werden sollen, müssen sie in Desinfektionslösung gelegt werden.

Reinigung und Kontrolle der Dialysatorplatten (Abb. 61)

Nach Entfernen der Membranen wird die Oberfläche der zweiten Kiilplatte wiederum mit der Handbrause abgespült (A). Dann wird in gleicher Weise das nächste Membranpaar abgehoben. Mit einer Handbürste und Desinfektionslösung werden die Längsrillen unter fließendem Wasser gesäubert (B). Unebenheiten in den Längsrillen der Platte werden mit feiner Drahtwolle geglättet (C), da eine rauhe Oberfläche die Membran beschädigen und zu Undichtigkeiten führen kann. Die Dialysatkanäle und die Vertiefung für die Blutein- und -auslässe werden mit einer Flaschenbürste gereinigt (D). Anschließend werden alle Platten sorgfältig abgespült, um die Reste des Desinfektionsmittels zu entfernen. Jetzt kann der Dialysator wieder für den erneuten Gebrauch vorbereitet werden.

Abb. 61

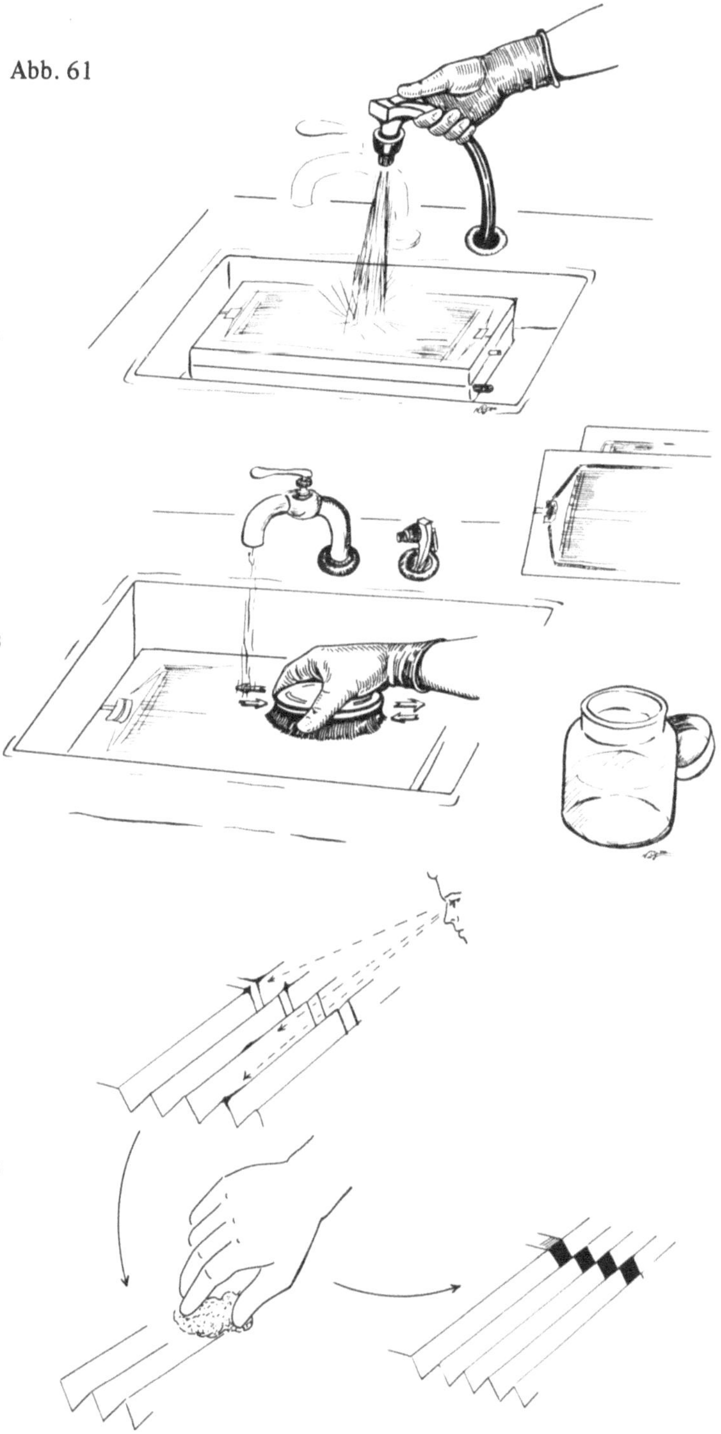

A

B

C

D

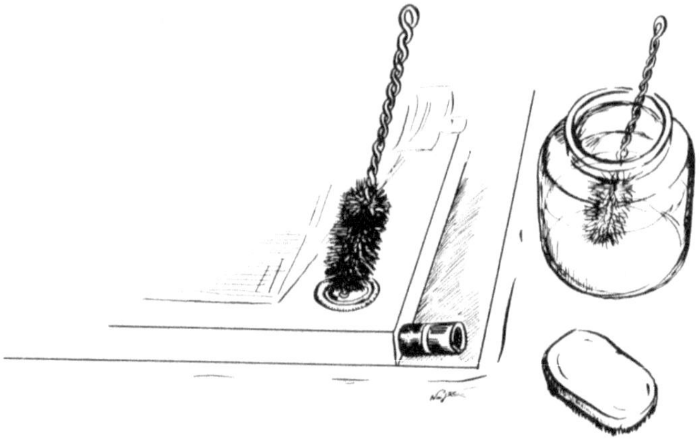

Abb. 61 (Forts.)

Die Dialung-Niere

Allgemeiner Aufbau (Abb. 62)

Die Dialung wurde von Dr. W. G. Esmond entwickelt. Sie ist eine Plattenniere, die aus einer großen Zahl gerillter Membranhalterungen aus Kunst-

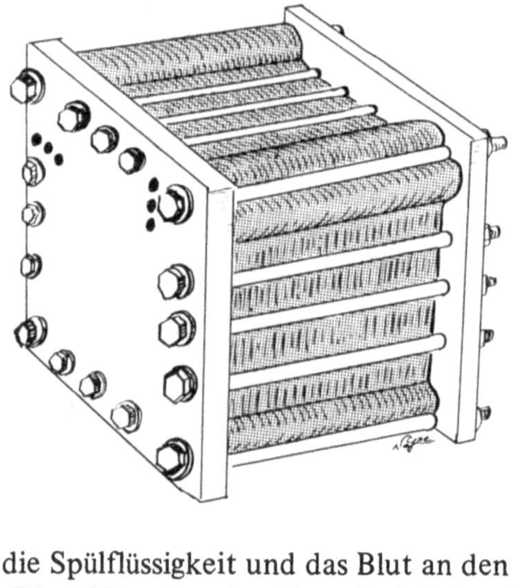

Abb. 62

stoff besteht, die die Spülflüssigkeit und das Blut an den Dialysiermembranen vorbeiführen. Diese Niere hat den Vorteil, daß sie sehr kompakt ist, hat aber den Nachteil, daß sie aus 66 Membranen und 65 Platten zusammengesetzt werden muß. Zwischen zwei Platten liegt jeweils eine Dialysiermembran, sodaß das Blut auf der einen Seite an der Membran, auf der anderen Seite an der Poypropylenplatte vorbeifließt. Deshalb müssen die Platten vor jedem Gebrauch sorgfältig gesäubert und gespült werden.

Blut- und Dialysatkompartiment (Abb. 63)

Alle 65 Platten haben die gleiche Form. Beim Zusammenbau werden die gerillten Platten,zwischen denen die Membranen liegen, um jeweils 90° verdreht zusammengesetzt, so daß abwechselnd ein Blut- und ein Dialysatkompartiment entsteht. Auf diese Weise bilden die beiden Seiten einer Platte ein Blutkompartiment, die der nächsten ein Dialysatkompartiment. Die einzelnen Dialysierelemente sind parallel geschaltet, so daß ein Querstromdialysator entsteht. Die effektive Oberfläche jedes einzelnen Plattenelementes beträgt 12,3 × 12,3 cm, die Rillentiefe 15 mm. Es werden Bemberg Cuprophan-Membranen verwendet. Die wirksame Membran-

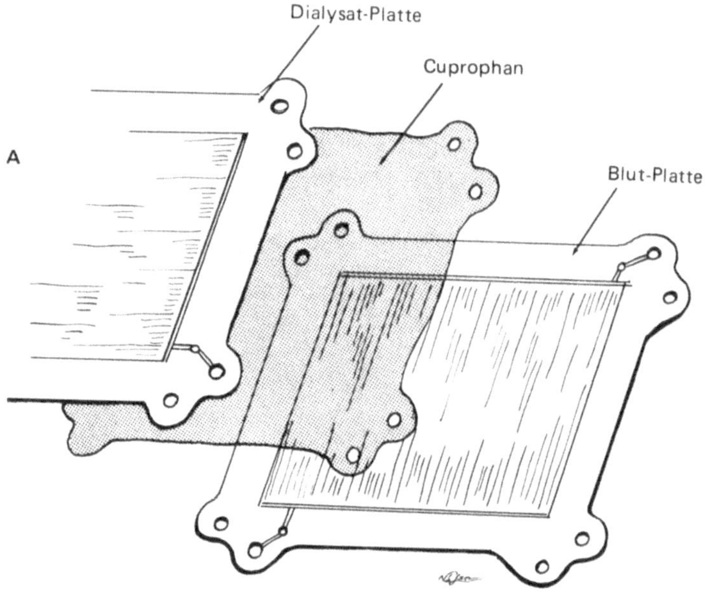

Abb. 63

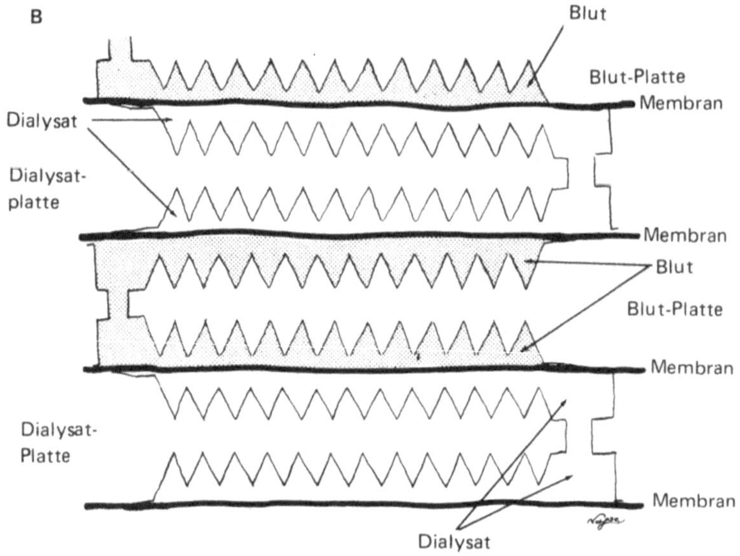

Abb. 63 (Forts.)

oberfläche kann, je nach Anzahl der verwendeten Dialysierelemente von 0,5–2 m^2 verändert werden. Gewöhnlich wird mit einer Membranoberfläche von 1 m^2 dialysiert.

Kontrolle der Membran (Abb. 64)

Die Membran wird in vorgeschnittener Form geliefert, so daß sie genau auf die Polypropylenplatte paßt. Die Membran sollte auf gekniffte Ecken,

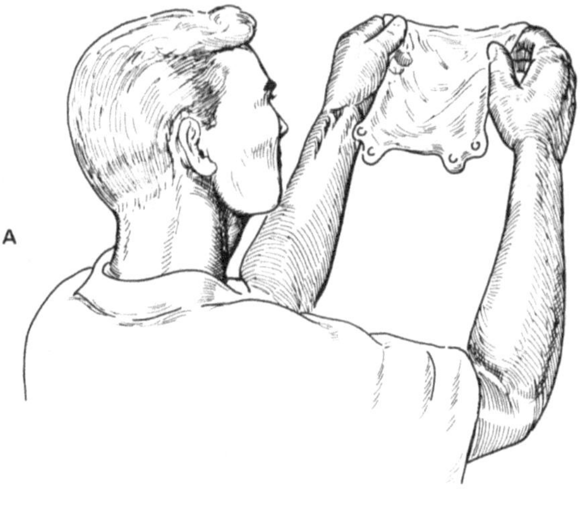

Abb. 64

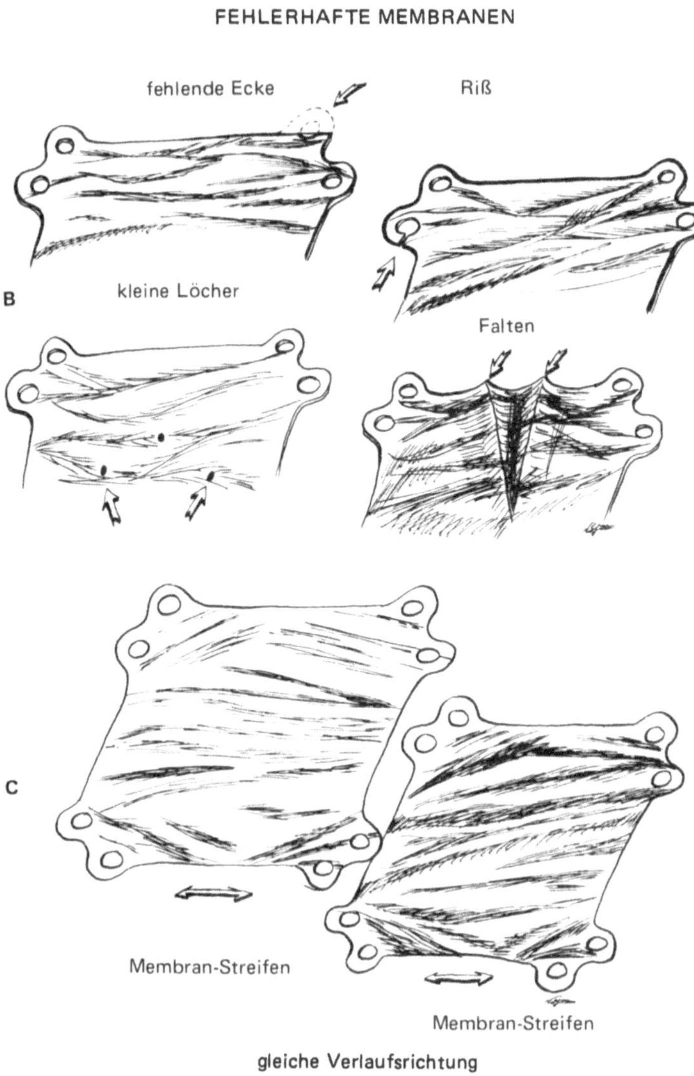

Abb. 64 (Forts.)

kleine Löcher und Falten, die bei der Fabrikation entstehen können, kontrolliert werden (A). Beschädigte Membranen müssen ausgesondert werden (B). Die Membranen sollten bei einer relativen Luftfeuchtigkeit von etwa 50% gelagert und verarbeitet werden, um Risse und andere Beschädigungen zu vermeiden. Alle Membranen haben geradlinig verlaufende Streifen, die die Dehnungsrichtung angeben. Alle Membranen sollten in gleicher Verlaufsrichtung der Streifen zusammengesetzt werden. Diese sollen außerdem parallel zu den Plattenrillen verlaufen (C).

Aufbauen des Dialysators (Abb. 65)

Die Dialung-Niere wird ganz ähnlich wie die Kiil-Niere zusammengesetzt, nur sind die Membranen beim Aufbau noch trocken. Wegen ihres vielschichtigen Aufbaues sollte das Zusammensetzen mit äußerster Sorgfalt geschehen. Zum Aufbau gibt es einen speziellen Stapelrahmen aus Aluminium. Gewöhnlich dauert der Aufbau etwa 1 Stunde, Geübte benötigen jedoch weniger Zeit.

Das Blut strömt durch die Bluteinlässe in den Dialysator, umgeht die Dialysatplatte und fließt durch Einlaßkanäle in das Blutkompartiment. Dort

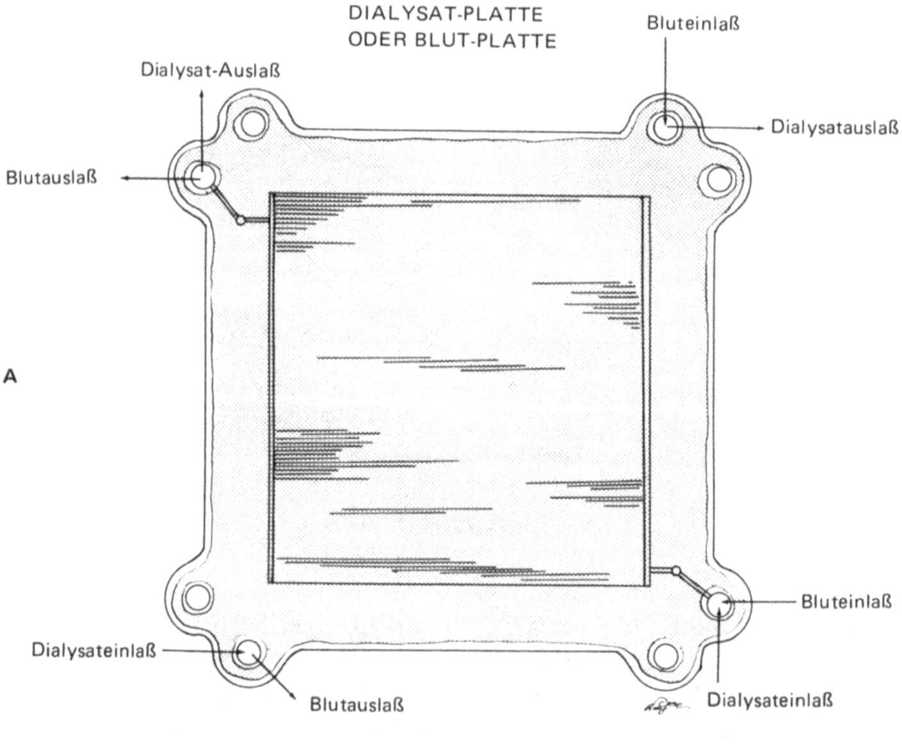

Abb. 65

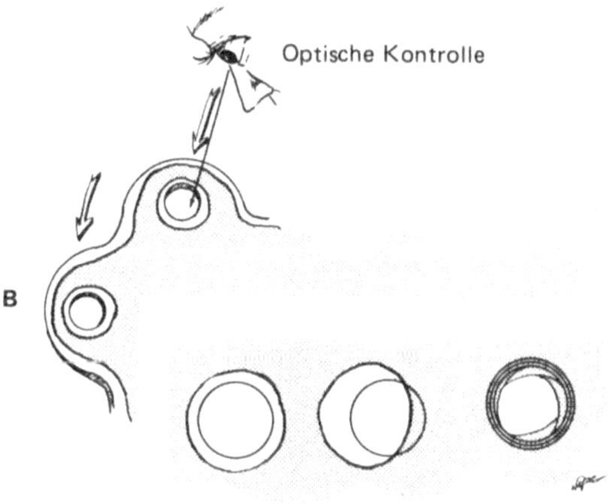

Abb. 65 (Forts.)

verteilt es sich in den Rillen, fließt auf beiden Seiten der Blutplatte senkrecht nach unten und wird auf der entgegengesetzten Seite wieder gesammelt (A). Das Dialysat legt quer zur Blutflußrichtung einen ähnlichen Weg zurück. Auch ohne Blutpumpe kann ein Blutdurchfluß von 175 bis 225 ml/min erzielt werden. Der Dialysatdurchfluß liegt normalerweise zwischen 400 und 500 ml/min.

Beim Aufbau werden zunächst eine Deckplatte aus Polycarbonat und eine Dialysatplatte aus Polypropylen im Stapelrahmen aufeinandergesteckt. Danach wird eine geprüfte Membran (Abb. 64, A) auf die Platte gelegt, wobei sorgfältig darauf geachtet werden muß, daß die 8 Löcher jeder Schicht genau übereinander liegen (B). Löcher, die teilweise von der Membran überdeckt werden, können die Ursache für auftretende Lecks sein (B). Danach folgt eine Dialysatplatte, eine Membran, eine Blutplatte, eine Membran, eine Dialysatplatte usw., bis alle 65 Platten aufeinandergelegt sind. Die Blutplatten werden um 90° gegen die Dialysatplatten verdreht montiert. Nach der kompletten Montage muß man durch die Blut- und Dialysateinlässe aller Dialysierelemente hindurchschauen können. Mit Bolzen und Muttern wird die Platte dann zunächst per Hand zusammengeschraubt. Danach kommt die Platte in eine hydraulische Presse,und die Muttern werden nachgezogen. Ob die Platte dicht ist, wird in derselben Weise geprüft wie bei der Kiil-Niere. Esmond gibt ein Verfahren an, bei dem mit einer Fahrradpumpe mit Drucken von 25, 50, 75 und schließlich mit 100 mmHg geprüft wird.

Die Klung-Niere

Die Klung-Niere ist ein flacher Plattendialysator mit parallel geschalteten Dialysierelementen. In der Größe gleicht er dem Kiil-Dialysator, unterscheidet sich aber hinsichtlich der Verteilung und der Strömung des Blutes im Innern der Platte.

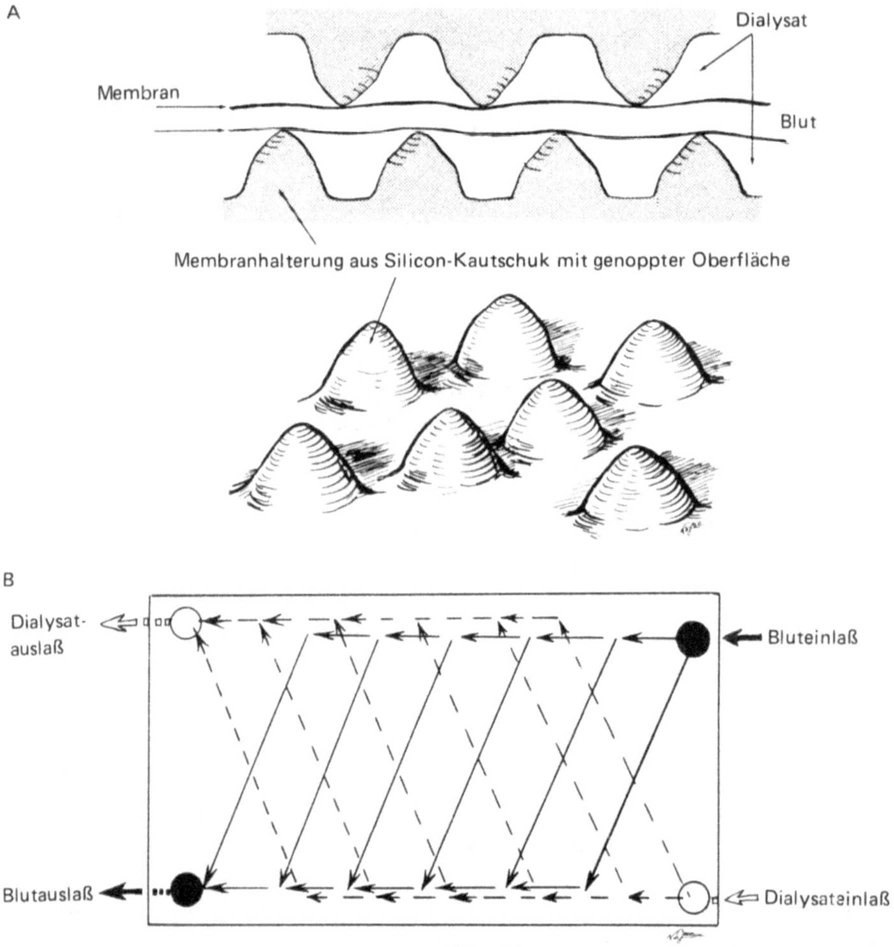

Abb. 66

Das Blut durchfließt den Klung-Dialysator zwischen je zwei Membranblättern in Form eines dünnen Films. Diese Membranen werden von Platten aus Silicon-Kautschuk in ihrer Lage gehalten (Abb. 66, A). Dabei unterstützen die Platten mit ihren genoppten Oberflächen die Membranen an vielen Punkten und bilden außerdem das Bett für das durchströmende

Blut. Mehrere dieser Dialyseelemente sind parallel geschaltet. Sie bilden so einen vielschichtig aufgebauten Plattendialysator.

Das einströmende Blut wird mit Hilfe von aufeinander geschichteten Teflonscheiben verteilt, die zwischen den Membranen liegen. Die Scheiben haben zentrale Bohrungen, die das Blut zu allen Dialysierelementen führen und radiäre Kanäle, die jedes einzelne Element erreichen. Ein ähnliches Scheibenpaar verteilt das einströmende Dialysat. Am Anfang und Ende des Dialysators befinden sich Scheiben, die Ein- und Auslässe für Blut und Dialysat haben. Die strömungsverhältnisse im Klung-Dialysator zeigt die Abb. 66, B. Blut und Dialysat gelangen an gegenüberliegenden Ecken eines Plattenendes in den Dialysator und fließen nach dem Querstromprinzip aneinander vorbei.

Der Aufbau des Klung-Dialysators geschieht mit Hilfe eines Aluminiumrahmens, der Führungsschienen besitzt, mit der die Membranhalterungen und Membranen genau aufeinandergepaßt werden können. Der Klung-Dialysator wird zunächst in diesem Metallrahmen zusammengesetzt und dann im eigentlichen Klemmrahmen geprüft, ob er dicht ist. Danach wird der Baurahmen entfernt, der Dialysator verpackt, gassterilisiert und bis zum Gebrauch gelagert. Vor Dialysebeginn wird zunächst die Dialysatzufuhr angeschlossen und danach das Blutkompartiment mit steriler Kochsalzlösung gefüllt. Dann wird der vorbereitete Dialysator mit dem Shunt des Patienten in üblicher Weise verbunden. Die Dialyse selbst wird ähnlich wie mit dem Kiil-Dialysator durchgeführt.

Die Lundia-Niere (Abb. 67, A)

Im Gegensatz zu den bisher beschriebenen Dialysatoren, die vom Dialysezentrum oder Patienten selbst zusammengebaut werden müssen, gibt es auch Einmal-Plattennieren. Ein Beispiel dieses Typs ist die Lundia-Niere von Gambro. Sie besteht aus 17 parallel geschalteten Blutkompartimenten, beidseits von Dialysat umspült, mit einer äußeren Gesamtgröße von nur 8 × 9 × 67 cm. Das Gewicht ist mit 3,2 kg für eine Platte recht gering (Abb. 67A).

Jedes Blutkompartiment wird von zwei Cuprophanmembranen gebildet, die 22 μ dick sind, die Blutfilmdicke schwankt zwischen 100 und 400 μ. Seit kurzem sind auch Platten lieferbar, deren Membranen 17,5 oder sogar nur 13,5 μ dick sind.

Die Blut- und Dialysatzufuhr und -ableitung geschieht durch mittelständige Kanäle, über Verteilerscheiben mit radiären Bohrungen (je eine Scheibe

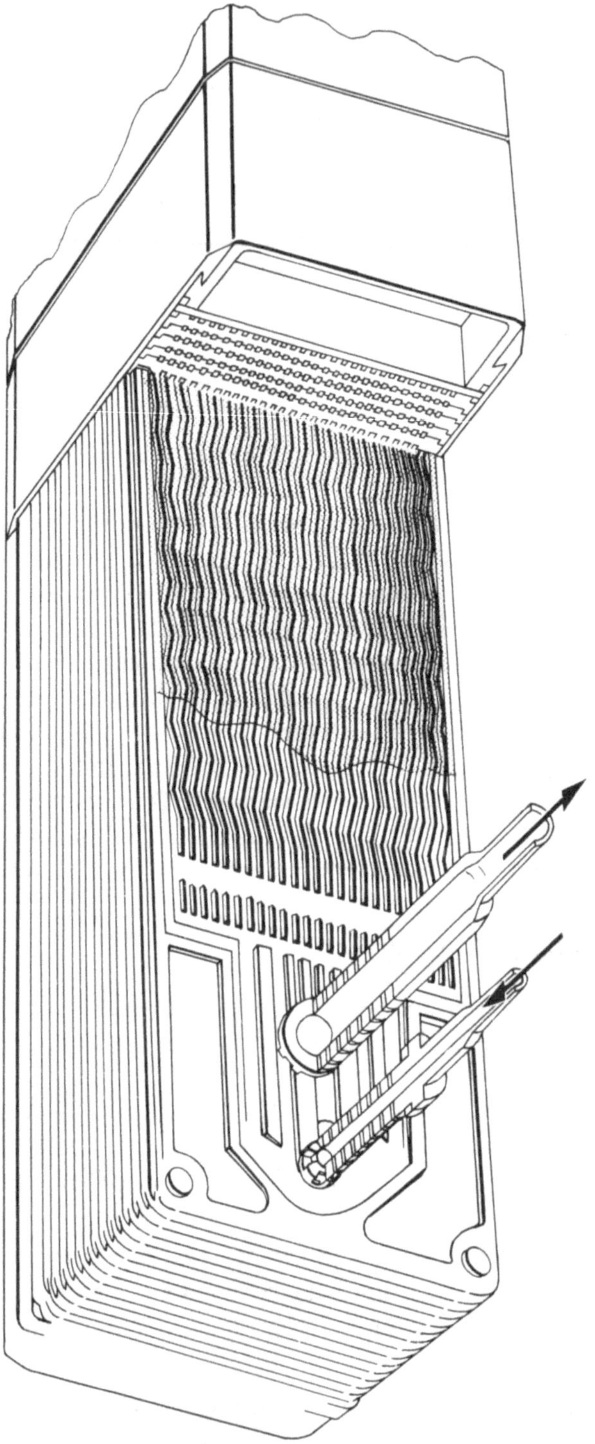

Abb. 67

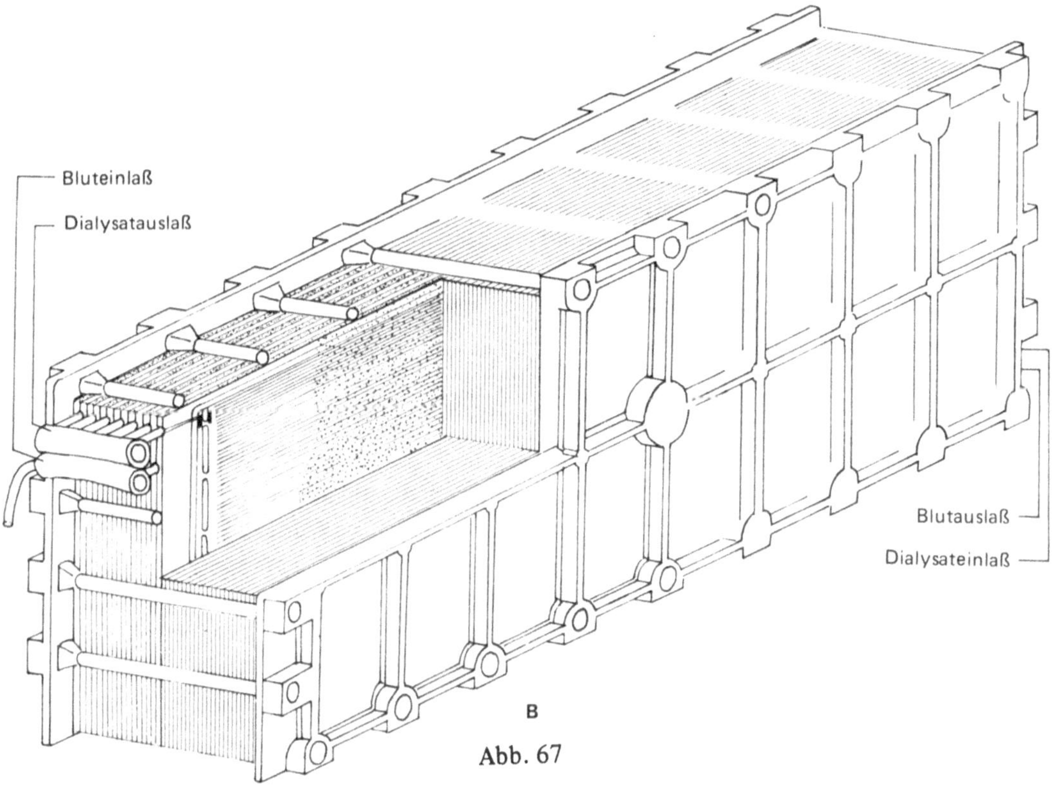

Abb. 67

pro Kanal für jedes Kompartiment), und über in den Stützplatten vorgeformte Kanäle. Diese Stützplatten bestehen aus Polyäthylen mit wellenförmig gerillter Oberfläche. Da die sich jeweils gegenüberliegenden Seiten zweier Platten, die ein Kompartiment bilden, gegensinnig gewellt sind, überkreuzen sich die (im Querschnitt dreieckigen) „Wellenberge". so daß eine nur punktförmige Halterung resultiert. Daher ist das Füllvolumen nur gering, etwa 120–190 ml mit Schläuchen, bei einer effektiven Oberfläche von ca. $1 m^2$.

Da der Druckabfall beim Durchströmen des Blutes durch den Dialysator sehr gering ist und die Membranen ziemlich reißfest sind, kann die Ultrafiltrationsleistung beliebig zwischen 0 und 700 ml/Stunde variiert werden. Die Kreatininclearance liegt um 80–110 ml/min (alle dynamischen Werte bei einem Blutfluß von ca. 200 ml/min). Der Blutverlust am Ende der Dialyse ist gewöhnlich kleiner als 5 ml Vollblut.

Die Herstellerfirma liefert ein einfaches Stativ, das die Lundia-Niere in einer senkrechten Ebene beliebig zu drehen gestattet. Die Durchführung der Dialyse selbst geschieht dann wie bei den oben beschriebenen Modellen, die Niere steht während der Dialyse fast senkrecht mit Dialysateintritt unten und Bluteintritt oben.

Die RP 5-Niere (Abb. 67, B)

Grundsätzlich ähnlich gebaut wie die Lundia ist die Einmalplatte der Firma Rhône-Poulenc, in ihrer neuesten Ausführung als RP. 5 im Handel. Sie besteht aus 16 völlig vom Dialysat umspülten Blutkompartimenten, die zusammen eine effektive Oberfläche von 1,03 m^2 ergeben. Die Membran besteht aus Cuprophan von 12 μ Dicke. Der ganz aus Kunststoff gefertigte äußere Preßrahmen läßt noch deutlich seine Abkunft von der Kiil-Niere erkennen. Die RP. 5 ist mit 11,7 × 15,8 × 40,5 cm kompakter, vor allem deutlich kürzer als die Lundia-Platte, mit 4,4 kg aber deutlich schwerer.

Anders als bei der Lundia-Platte liegen die Blut- und Dialysatverteiler und -sammler an den Schmalseiten außerhalb der Platte; sie bestehen aus Silikonkautschuk. Material und Anordnung haben den Vorteil, daß gegebenenfalls ein einzelnes, undicht gewordenes Kompartiment abgeklemmt werden kann. Die Dialyse kann dann trotz Membranruptur ohne Auswechseln der Platte fortgesetzt werden. Die angegebenen Clearancewerte sind etwas besser als bei der Lundia mit der 22 μ – Membran, die Ultrafiltrationsleistung unwesentlich geringer. Das Füllvolumen ist mit 170 ml deutlich höher.

Auch zu dieser Platte liefert die Herstellerfirma ein Stativ, das die Platte allseitig zu drehen erlaubt. Die Durchführung der Dialyse unterscheidet sich in nichts von der bei anderen Platten.

Dialysatoren: Vorteile, Nachteile, Vergleiche

Grundsätzlich kann die Hämodialyse mit jedem der handelsüblichen Dialysatoren durchgeführt werden. Dennoch sollte die Wahl des Dialysators sorgfältig bedacht werden, indem man Vorteile und Nachteile der verschiedenen Systeme abwägt. Kosten für die Anschaffung, den Betrieb und die Instandhaltung, der zeitliche Aufwand für den Aufbau und die Reinigung sowie die Sicherheit sind wichtige Punkte bei der Überlegung, unter welchen Bedingungen der Dialysator verwendet werden soll. Da Dialysestationen im Krankenhaus andere Anforderungen als Heimdialyse-Patienten stellen, können für die Heimdialyse-Behandlung andere Geräte gewählt werden.

Die Wahl des Dialysators, sei es durch einen Arzt für den Bedarf des Krankenhauses oder durch einen Patienten für die Heimdialyse-Behandlung, wird am besten nach einem Vergleich der derzeit im Handel erhältlichen Typen getroffen. Obwohl z. Z. an Neuentwicklungen gearbeitet wird (s. Kapitel 9), lassen sich die derzeit allgemein verwendeten künstlichen

Nieren in zwei Typen unterscheiden: Spulen- und Plattendialysatoren. Die Kolff-Niere gehört zu den Spulen-, während die Kiil-, Klung-, Dialung-, Lundia-, und RP 5-Niere zu den Plattendialysatoren zählen. Kiil und Klung haben wenige, aber dafür großflächige, parallel geschaltete Blutkompartimente, während die Dialung und Lundia kleinflächige, aber entsprechend viele, ebenfalls parallel geschaltete Blutkompartimente besitzt. Jede Niere hat ihre Vor- und Nachteile. Obwohl vielerorts noch gebräuchlich, wurde der Skeggs-Leonards-Dialysator nicht näher beschrieben, da er in zunehmendem Maße von anderen Plattendialysatoren, besonders der Kiil-Niere, abgelöst wird.

Obwohl sich alle aufgeführten Dialysatoren als effektiv bewährt haben, unterscheiden sie sich doch deutlich in bestimmten Eigenschaften. Diese Eigenschaften müssen bei der Wahl des Dialysegerätes und im Hinblick auf die besondere Situation des Patienten und der Installationsmöglichkeiten berücksichtigt werden. Die Auswahl sollte nach folgenden Kriterien erfolgen: Anschaffungs- und Betriebskosten, Leichtigkeit des Aufbaues, Arbeitsbelastung des Patienten (durch Aufbau, Sterilisation, Prüfung auf Dichtigkeit, Abbau und Reinigung), Größe, Gewicht, Dauer der Dialyse, Behandlungsergebnis, Notwendigkeit einer Blutpumpe, Aufwand für Wartung und Instandhaltung, Vorsterilisation und Betriebssicherheit. Somit stellt die Wahl des Dialysators ein individuelles Problem dar. Schließlich sollte auch daran gedacht werden, daß Dialysator und Dialysegerät aufeinander abgestimmt sind (s. Kapitel 5).

Blutpumpen

Einige Dialysatoren sind so konstruiert, daß der Blutdruck des Patienten genügt, um einen ausreichenden Blutdurchfluß durch die künstliche Niere während der Dialyse zu gewährleisten (150 bis 200 ml/min). Andere Dialysatoren mit hohem Flußwiderstand erfordern dagegen eine Blutpumpe, um einen ausreichenden Durchfluß zu erzielen. Gewöhnlich ist ein Pumpendruck von über 200 mmHg nötig.

Für diesen klinischen Zweck werden allgemein zwei Pumpentypen eingesetzt: Die Rollenpumpe und die Metallfingerpumpe. Bei der arbeitenden Rollenpumpe ist der eingelegte Schlauch ständig an mindestens einem Punkt angedrückt (Abb. 68). Dieser Punkt wandert je nach Stellung des Rotors. Auf diese Weise wird das Blut ständig durch den Schlauch gefördert. Es entsteht ein pulsierender Blutstrom mit geringen Schwankungen.

Ein Rückstrom des Blutes wird vermieden. Die Metallfingerpumpe arbeitet nach dem gleichen Prinzip. Die Förderleistungen sind von der Umdrehungszahl des Rotors und von der Quetschung des Schlauches abhängig. Der Andruck des Schlauches läßt sich leicht einstellen. Dazu wird bei der

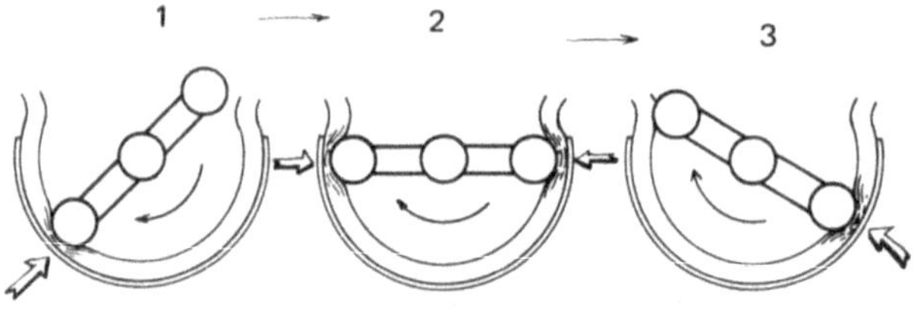

Abb. 68

Rollenpumpe die Länge des Rotorarms verändert. Bei der Metallfingerpumpe wird der Abstand der Widerlager verstellt. Gewöhnlich vermeidet man ein vollständiges Zusammenquetschen des Blutschlauches, da das Blut sonst sehr stark in Mitleidenschaft gezogen wird. Obwohl Pumpenschläuche aus Gummi wesentlich effektiver sind als solche aus Tygon, wird Tygon häufiger verwendet, da es billiger ist, sauberer aussieht und außerdem eine optische Kontrolle des Blutes ermöglicht. In den Abb. 69 A und B ist dargestellt, wie die Förderleistung der Rollen- und der Metallfingerpumpe verändert werden kann.

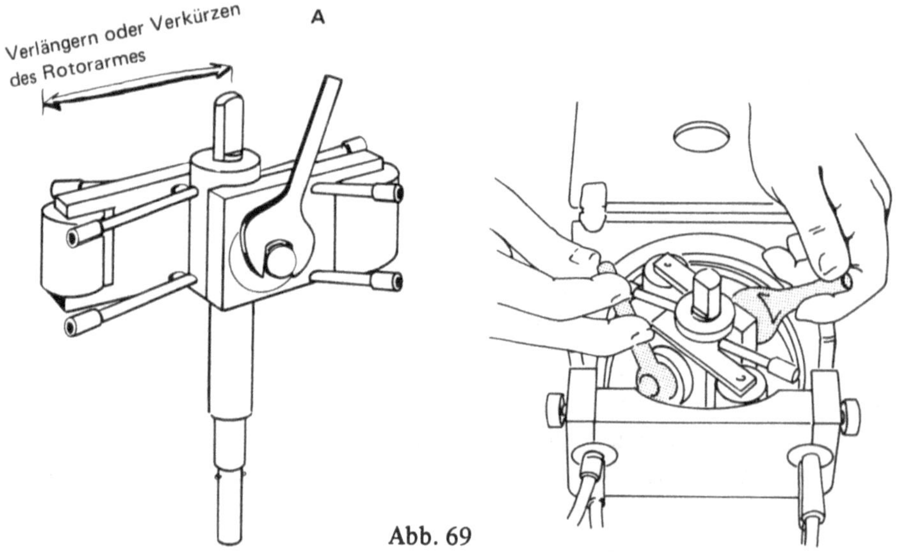

Abb. 69

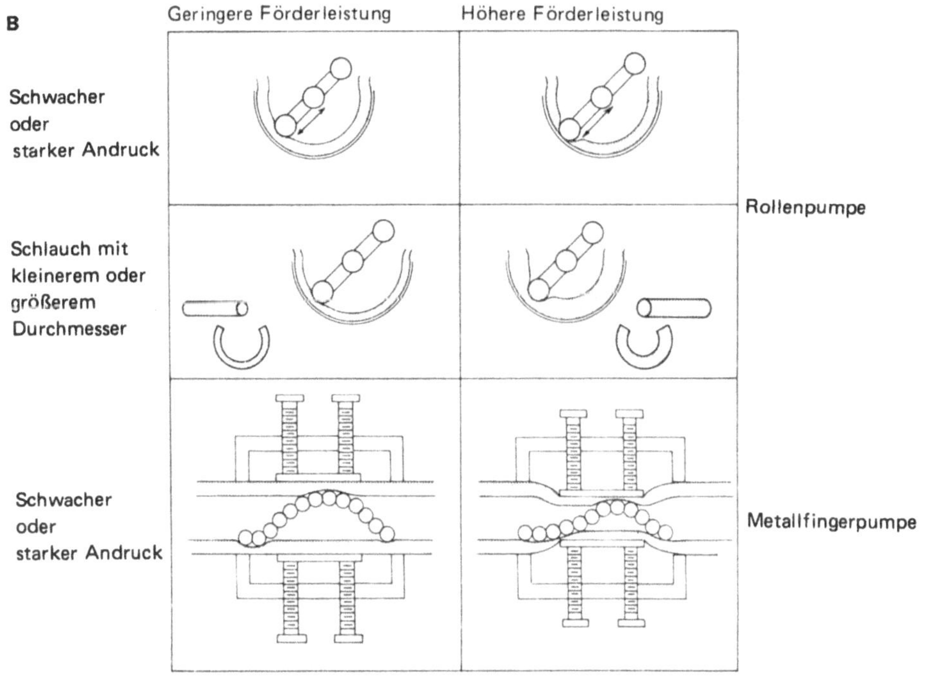
B
Geringere Förderleistung
Höhere Förderleistung
Schwacher
oder
starker Andruck
Rollenpumpe
Schlauch mit
kleinerem oder
größerem
Durchmesser
Schwacher
oder
starker Andruck
Metallfingerpumpe

Abb. 69 (Forts.)

Kapitel 5
Systeme für die Aufbereitung und Zufuhr des Dialysats

Dialysat

Das Dialysat hat zwei Aufgaben während der Hämodialyse. Beide Aufgaben sind schon in Kapitel 1 näher behandelt worden, sollen aber hier der Klarheit wegen wiederholt werden. Erstens dient die Waschlösung als Vehikel für die festen und flüssigen Schlackenstoffe, die während der Dialyse entfernt werden. Zweitens verhindert das Dialysat während der Dialyse den Verlust lebenswichtiger körpereigener Stoffe aus dem Blut, indem es im Dialysator den Gradienten für diese Stoffe kleinhält. Um den Gradienten kleinzuhalten, müssen dem Dialysat ausreichende Mengen dieser Stoffe zugesetzt werden, so daß sich ihre Konzentrationen denen des normalen Blutes annähern.

Chemie

Das Dialysat enthält 5 Salze oder Elektrolytverbindungen. Eine Elektrolytverbindung wie z. B. Kochsalz, Natriumchlorid (NaCl) dissoziiert in wässriger Lösung in Ionen oder geladene Teilchen. Im Dialysat sind folgende Salze vorhanden:

1. Kalziumchlorid ($CaCl_2 \cdot 2\,H_2O$)
2. Magnesiumchlorid ($MgCl_2 \cdot 6\,H_2O$)
3. Kaliumchlorid (KCl)
4. Natriumacetat* ($NaC_2H_3O_2 \cdot 3\,H_2O$) oder Natriumbicarbonat ($NaHCO_3$)
5. Natriumchlorid (NaCl)

Im normalen Dialysat sind die Konzentrationen der Elektrolyte gleich oder niedriger als die entsprechenden Konzentrationen im normalen menschlichen Blut. Die Elektrolytzusammensetzung im Blut eines Patienten kann in manchen Fällen so gestört sein, daß ein Überschuß oder Mangel an bestimmten Stoffen besteht. Die Zusammensetzung des Dialysats wird in diesen Fällen so verändert, daß ein entsprechend günstiger Konzen-

* Acetat wird im Körper zu Bikarbonat, das überschüssige Säuren bindet.

trationsgradient für die in Frage kommenden Elektrolyte entsteht. Durch Natriumacetat oder Natriumbicarbonat kann der pH-Wert erhöht werden.

Schließlich kann dem Dialysat noch Glucose zugesetzt werden. Mit Hilfe der osmotischen Wirkung der Glucose kann dem Blut Wasser entzogen werden.

Dialysat aus Konzentrat oder aus Trockensubstanzen (Abb. 70)

Das Dialysat ist in zwei Formen im Handel erhältlich: Als konzentrierte wässrige Lösung (im Verhältnis 1:34) und als Trockensubstanzen. Beide Formen haben ihre Vor- und Nachteile.

Es ist ziemlich leicht, die konzentrierte Lösung genau zu mischen. Die Fehlermöglichkeiten bei der Herstellung des Dialysates sind gering. Das

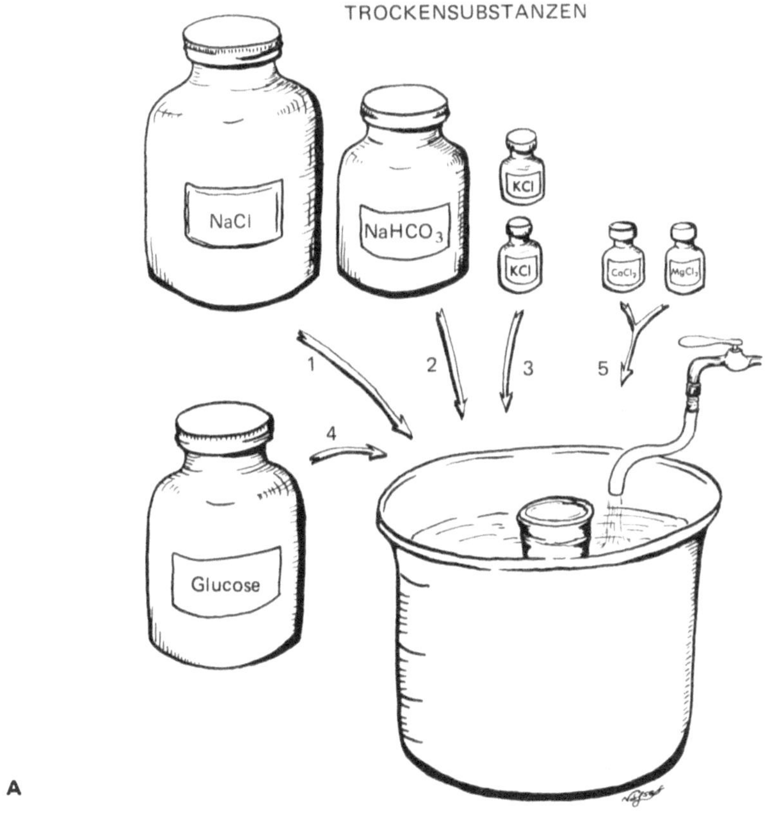

Abb. 70

KONZENTRIERTE LÖSUNG

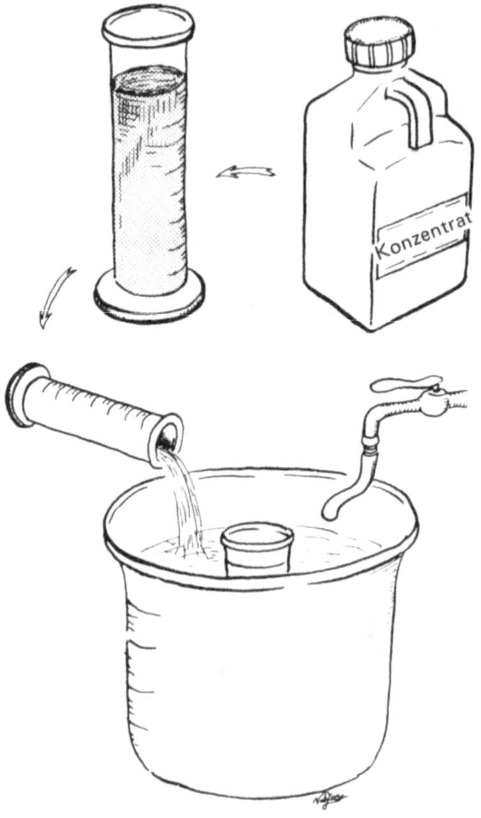

B

Abb. 70 (Forts.)

Konzentrat ist jedoch schwer und daher schlecht zu transportieren und zu handhaben. Die Trockensubstanz dagegen ist leicht zu handhaben und zu transportieren. Es ist aber schwierig, sie genau zu mischen. Bei der Zubereitung gibt es mehr Fehlerquellen. Das Konzentrat ist zur Zeit allgemein häufiger in Gebrauch als die Trockensubstanzen.
Diese werden hauptsächlich beim Einsatz der Tankniere verwendet.

Zubereitung des Dialysats aus Konzentrat

Die Waschlösung wird je nach Typ des Dialysegerätes, das der Patient oder das Krankenhaus besitzt, kontinuierlich zubereitet oder vorher in Tanks angesetzt. Die Tanksysteme sind im allgemeinen auf Heimdialyse-Patienten und auf Krankenhäuser mit kleinen Dialysestationen beschränkt. Die normalen Tankgrößen und die dazu benötigten Konzentratmengen sind im folgenden Abschnitt aufgeführt. Die folgenden Mischungen gelten für alle kommerziellen Konzentrate mit Ausnahme des Travenolkonzentrates (Diasol).

1. Für Systeme mit Mischpumpe wird das Verdünnungsverhältnis auf 35:1 eingestellt. Dabei wird ein Teil Konzentrat mit 34 Teilen Wasser verdünnt.
2. Um 100 l Dialysat herzustellen, werden 2,86 l (2860 ml) Konzentrat in den Tank geschüttet und bis zur 100 l-Marke mit Wasser aufgefüllt.
3. Um 120 l Dialysat herzustellen, werden 3,43 l (3430 ml) Konzentrat in den Tank geschüttet und bis zur 120 l-Marke mit Wasser aufgefüllt.
4. Um 385 l Dialysat herzustellen, werden 11 l (11000 ml) Konzentrat in den Tank geschüttet und bis zur 385 l-Marke mit Wasser aufgefüllt.

Im Heimdialyse-Geräten, aber auch in größeren Dialyse-Anlagen in Krankenhäusern findet ein Proportionierungssystem Anwendung, bei dem stän-

Tab. 17 Zusammensetzung des Dialysates, das aus Konzentrat hergestellt wurde:

Substanz	Normalkonzentration*	Abweichung
$CaCl_2 \cdot 2\,H_2O$	0,18 g/l	0,07–0,22
$MgCl_2 \cdot 6\,H_2O$	0,15 g/l	0,09–0,15
KCl	0,15 g/l	0,00–0,15
NaCl	5,8 g/l	5,6 –5,8
$NaCH_3COO \cdot 3\,H_2O$	4,5 g/l	4,5 –4,7
Glucose, wasserfrei	2,0 g/l	0,0 –2,0
Ca^{++}	2,5 meq/l	1,0 –3,0
Mg^{++}	1,5 meq/l	1,0 –1,5
K^{+}	2,0 meq/l	0,0 –2,0
Cl^{-}	105 meq/l	101 –105
Na^{+}	132 meq/l	130 –132
Ac^{-}	33 meq/l	33 – 35
Glucose	200 mg/100 ml	0,0 –200

dig Konzentrat und Wasser im richtigen Verhältnis in einen Mischtank gepumpt wird. Bei diesem System werden 34 Teile Leitungswasser mit 1 Teil Konzentrat gemischt, d. h. das ursprüngliche Konzentrat enthielt nur 1/35 des nötigen Wassers. Das Konzentrat der Fa. Travenol muß

* Abweichungen s. S. 118!

anders verdünnt werden. Eine eingehende Beschreibung der verschiedenen Systeme mit kontinuierlicher Dialysatmischung wird weiter unten in diesem Kapitel gegeben. Die Tab. 17 zeigt die ungefähren Salzkonzentrationen im Dialysat, das aus Konzentrat hergestellt wurde.

Zubereitung des Dialysats aus Trockensubstanzen

Die Chemikalien, die bei dieser Zubereitungsform verwendet werden, sind die gleichen wie im Konzentrat. Einige Hersteller verwenden statt Natriumbicarbonat ($NaHCO_3$) Natriumacetat ($NaCH_3COO$) und stellen den pH-Wert mit Milchsäure ein. Tab. 18 zeigt die Zusammensetzung des Dialysats, das aus Trockensubstanzen hergestellt wurde.

Tab. 18 Zusammensetzung des Dialysates, das aus Trockensubstanzen hergestellt wurde:

		meq/l					
Substanz	g/100 l	Na^+	K^+	Ca^{++}	Mg^{++}	Cl^-	HCO_3^-
NaCl	570	97,2	--	--	--	97,2	--
$NaHCO_3$	300	35,7	--	--	--	--	35,7
KCl	30	--	4,0	--	--	4,0	--
$CaCl_2$	14	--	--	2,54	--	2,54	--
$MgCl_2 \cdot 6\,H_2O$	15	--	--	--	1,5	1,5	--
Total	400	132,9	4,0	2,54	1,5	105,24	35,7
Glucose	400	ergibt eine 0,4%ige oder 400 mg%ige Glucoselösung					

Die Chemikalien werden in bestimmter Reihenfolge in den Tank gegeben, damit sie sich vollständig lösen. Die Reihenfolge der Zugabe ist:

1. Natriumchlorid (NaCl)
2. Natriumacetat ($NaCH_3OO$) oder Natriumbicarbonat ($NaHCO_3$)
3. Kaliumchlorid (KCl)
4. Glucose
5. Einstellung des pH-Wertes mit Milchsäure (falls notwendig)
6. Magnesiumchlorid ($MgCl_2 \cdot 6\,H_2O$)
7. Kalziumchlorid ($CaCl_2$)

Während des Lösens soll die Wassertemperatur 40° betragen. Am besten wird der pH-Wert des Dialysates nach dem 4. oder 5. Schritt geprüft, um sicher zu gehen, daß das Kalzium und Magnesium bei der Zugabe nicht ausfällt. Nach der Zubereitung des Dialysats müssen die Konzentrationen noch auf ihre Richtigkeit überprüft werden. Dieser Test wird später in diesem Kapitel beschrieben. Das Dialysat sollte immer kurz vor der Dialyse gemischt werden. Längeres Stehen der Lösung bei 40° führt zum Ausfallen von Kalzium und Magnesium und zum Wachstum von Bakterien. Ein solches Dialysat muß verworfen werden. Wenn Trockensubstanzen verwendet werden, muß darauf geachtet werden, daß kein Substratrest in der Flasche verbleibt und daß sich die Substanz vollständig im Dialysatwasser gelöst hat. Hat der Tank am Boden eine Pumpe oder einen Auslaß mit Schlauch, kann es vorkommen, daß sich die Salze ungelöst in diesem Teil absetzen und die gewünschten Konzentrationen im Dialysat nicht erreicht werden.

Dialysebad

Das Konzentrat kann als steril angesehen werden, da in ihm keine Bakterien wachsen können. Nach der Verdünnung mit Leitungswasser entsteht jedoch eine gute Nährlösung für Bakterien, besonders wenn Glucose zugefügt wurde.

Bei der Verwendung einer Tankniere muß das Dialysat immer nach einigen Stunden gewechselt werden (bei einem 100 l-Tank). Dies ist nötig, um die Effektivität des Dialysators zu erhalten und um das Bakterienwachstum zu vermindern. Während der Dialyse steigt die Konzentration der Schlackenstoffe im Dialysat und die Konzentrationsdifferenz zwischen Dialysat und Blut fällt ab. Die Erneuerung des Dialysebades erhöht die Konzentrationsdifferenz und damit die Effektivität des Dialysators. Das Bakterienwachstum ist ein zusätzliches Problem. Durch das Wachstum der Bakterien wird die Bicarbonat-Konzentration herabgesetzt und außerdem besteht die Gefahr, daß Pyrogene ins Blut gelangen. Wird ein Tanksystem mit kontinuierlichem Dialysatdurchfluß durch den Dialysator verwendet, braucht das Dialysebad nicht erneuert zu werden, da sich die Schlackenstoffe nicht ansammeln und kein nennenswertes Bakterienwachstum stattfindet. Dies gilt ebenso für Rezirkulationssysteme mit ständiger Dialysaterneuerung. Um das Bakterienwachstum zu hemmen, kann man über dem Tank einen Ultraviolettstrahler anbringen oder die Dialysattemperatur auf 20° herabsetzen. Für das letzte Verfahren benötigt man ein Aufheizgerät, um das

Blut wieder auf Körpertemperatur zu erwärmen, bevor es zum Patienten zurückfließt.

Da das Dialysat nicht steril ist, muß stets sorgfältig darauf geachtet werden, daß das Blut nicht dadurch verunreinigt wird, daß Dialysat in das Blutkompartiment gelangt. Eine Verunreinigung kann vermieden werden, wenn der Druck im Blutkompartiment ständig höher gehalten wird als im Dialysatkompartiment. Sollte ein Leck entstehen, so ist die Flußrichtung von der Blut- zur Dialysatseite. Auf diese Weise gelangen keine Verunreinigungen in das strömende Blut.

Veränderungen in der Dialysatzusammensetzung

Die Zusammensetzung des Dialysebades kann den Erfordernissen des einzelnen Hämodialyse-Patienten entsprechend verändert werden. Es kann notwendig sein, die Konzentrationen von Substanzen im Dialysebad zu erhöhen oder zu erniedrigen.

Kalzium (Ca^{++}). Die Kalziumkonzentration im normalen Blut ist 5,0 mÄqu/l. Da jedoch die Hälfte des Kalziums an Bluteiweiß gebunden ist, beträgt der dialysable Anteil nur 2,5 mÄqu/l. Nierenkranke Patienten haben zu Beginn der chronischen Hämodialysebehandlung meist einen gegenüber der Norm erniedrigten Kalziumspiegel im Blut. Deshalb wählt man die Kalziumkonzentration im Dialysebad höher. Dadurch wird auch die Überaktivität der Nebenschilddrüsen abgeschwächt (s. Kap. 7). Zu hohe Kalziumkonzentrationen im Dialysat können jedoch Übelkeit und andere Störungen hervorrufen ("hard-water-syndrom").

Kalium (K^+). Bei Niereninsuffizienz ist der Blutkaliumspiegel erhöht, so daß man kaliumarmes Dialysat zur Elimination von Kalium verwenden kann. Dem Patienten kann man dann den Genuß kaliumhaltiger Nahrungsmittel erlauben.

Glucose. Die dem Dialysat zugesetzte Glucose hat nur wenig oder keinen Einfluß auf den Blutzuckergehalt des Patienten. Auf der anderen Seite hat ein glucosefreies Dialysat einige Vorteile. Es vermindert das Bakterienwachstum, verhindert das Nachdunkeln des Dialysats durch Karamelisation der Glucose und stört außerdem nicht die Probe auf Formaldehyd im Blutkompartiment. Gewöhnlich enthält das Dialysat 200 mg/100 ml Glucose (Blutzuckerspiegel zwischen 70 und 100 mg/100 ml). Durch Erhöhung der Glucose-Konzentration im Dialysat kann auf osmotischem Wege dem Blute Wasser entzogen werden.

Andere Überlegungen. Natrium (Na^+) kann durch Ultrafiltration aus dem Blut entfernt werden. Ein niereninsuffizienter Patient, der an einem Magen- oder Zwölffingerdarmgeschwür leidet, hat die Tendenz zu hohen Magnesiumkonzentrationen (Mg^{++}) im Blut, die durch bestimmte Antacida hervorgerufen werden können. Azidosen kann man mit acetathaltigen Dialysaten behandeln. Der Chloridgehalt im Dialysat (Cl^-) entspricht mehr oder weniger dem im Blut. Oft wird der Chloridgehalt als Indikator für die korrekte Mischung des Dialysates verwendet. Im Handel sind über 30 verschiedene Konzentratarten erhältlich. Die meisten Abweichungen gegenüber dem Beispiel auf S. 115 betreffen:

1. Natrium
2. Kalium
3. Kalzium
4. Glukose

Dialysatwasser

Von größter Wichtigkeit ist die Zusammensetzung des Wassers, das für die Zubereitung des Dialysats verwendet wird. Das Konzentrat selbst wird mit destilliertem oder deioniertem Wasser angesetzt, so daß es hinsichtlich seiner Reinheit keine Probleme gibt. Für die Weiterverdünnung des Konzentrates wird gewöhnliches Leitungswasser verwendet. Die Zusammensetzung des Leitungswassers unterscheidet sich von Ort zu Ort und es enthält oft große Mengen an Mineralien, die schädlich sein können, wenn sie nicht vorher entfernt werden. Die häufigsten und problematischsten Mineralien sind gelöstes Kalzium, Magnesium und Kaliumsalze. Der Gehalt des Leitungswassers an diesen Mineralien bestimmt seine „Härte". Wenn diese Mineralien in höheren Konzentrationen vorkommen, wird die Zusammensetzung des Dialysates verändert. Wenn das Leitungswasser einen erheblichen Kalziumgehalt hat, kann die Kalziumkonzentration im fertigen Dialysat die des Blutes übersteigen. Dies hat einen Einstrom von Kalzium ins Blut zur Folge. Bleibt der Einstrom über eine längere Zeit bestehen, können ernstliche Nebenwirkungen auftreten. Eine kurze Erklärung der Wasserhärte findet sich im Anhang B. Die Wasserhärte wird gewöhnlich mit einer Wasserenthärtungsanlage mit Hilfe eines Kationenaustauschharzes entfernt (s. Anhang B) (Abb. 71).

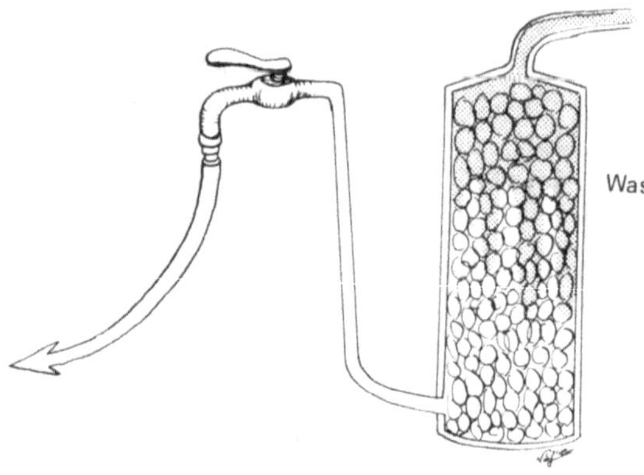

Abb. 71

Obwohl gewöhnlich die Entfernung der Wasserhärte ein brauchbares Wasser liefert, können mancherorts noch andere Verunreinigungen wie Fluoride, Chlor und Eisen vorkommen (Tab. 19). Fluoriertes Wasser ist für die Hämodialyse nicht zu empfehlen. Am besten wird das Wasser vor Beginn der chronischen Hämodialysebehandlung analysiert und eventuell notwendige Korrekturen durchgeführt.

Tab. 19 Leitungswasser-Probleme

Problem	Ursache	Abhilfe
Kesselstein in Leitungen und Aufheizgeräten. Rückstände von Reinigungs- und Waschmitteln auf Geschirr und Wäsche	Kalzium und Magnesium (Wasserhärte)	Entfernen der Wasserhärte durch Ionenaustauscher
Braun- und Schwarzfärbung von Porzellan und Wäsche. Metallischer Geschmack des Wassers. Wasser zunächst klar, dann Trübung nach längerem Stehen	Eisen und/oder Mangan	Entfernen der Ionen durch Enthärter; Spezialfilter; Oxidation (mit Sauerstoff und/oder Chlorverbindungen oder Kaliumpermanganat) mit nachfolgender Filtration bei Anwesenheit größerer Mengen
Geruch nach faulen Eiern. Schnelleres Anlaufen von Silber	Schwefelwasserstoff. Sulfatreduzierende Bakterien	Entfernen durch spezielle Schwefelwasserstoffilter oder durch Oxidation mit nachfolgender Filtration

Problem	Ursache	Abhilfe
Korrosion. Robraune Färbung des Wassers, verursacht durch Korrosion von Eisen- und galvanisierten Rohren. Blaue Färbung durch Korrosion von Kupfer	Saures Wasser (niedriger pH)	Säure durch gelöste Kohlensäure bedingt. Beseitigung durch neutralisierende Filter oder Zugabe von Natriumcarbonat
	Gelöster Sauerstoff	Kann nur mit großem Aufwand entfernt werden. Verminderung der Korrosion durch Anwendung von Polyphosphaten, die einen Film auf der Innenseite der Leitungen bilden
Trübes oder schmutziges Wasser	Im Wasser schwebende Stoffe	Spezialfilter
Ungewöhnlicher Geruch oder Geschmack des Wassers	Organische Bestandteile	Aktivkohlefilter. Oxidation und Filtration in besonderen Fällen
	Alkali oder Salze	Kann nur mit großem Aufwand entfernt werden. Meist anderer Wasseranschluß nötig. Eventuell Trinkwasser aus Flaschen

Letzte Kontrolle der Dialysat-Zusammensetzung

Das Dialysat wird sofort nach seiner Zubereitung auf seine Zusammensetzung geprüft.

Leitfähigkeitsmessung. Gewöhnlich wird die Leitfähigkeit des Dialysats gemessen, bevor es in den Dialysator fließt. Der elektrische Widerstand der Lösung kann gemessen und daraus die Leitfähigkeit bestimmt werden. Die genaue Zusammensetzung des Dialysats kann geprüft werden, indem man die Konzentration eines oder mehrerer in ihm enthaltenen Ionen mißt. Die Analyse dieser Substanzen und ihre richtigen Konzentrationen sind im Anhang B beschrieben.

Hämolysetest. Auch mit einfachen Hämolysetesten kann man die Zusammensetzung des Dialysats prüfen.

Objektträgermethode (Abb. 72):

Einige Tropfen Blut werden mit etwas Dialysat auf einem Objektträger gemischt; auf einem anderen wird statt des Dialysates physiologische Kochsalzlösung genommen. Wenn das Dialysat richtig zubereitet wurde, tritt keine Hämolyse auf und beide Proben sehen gleich aus.

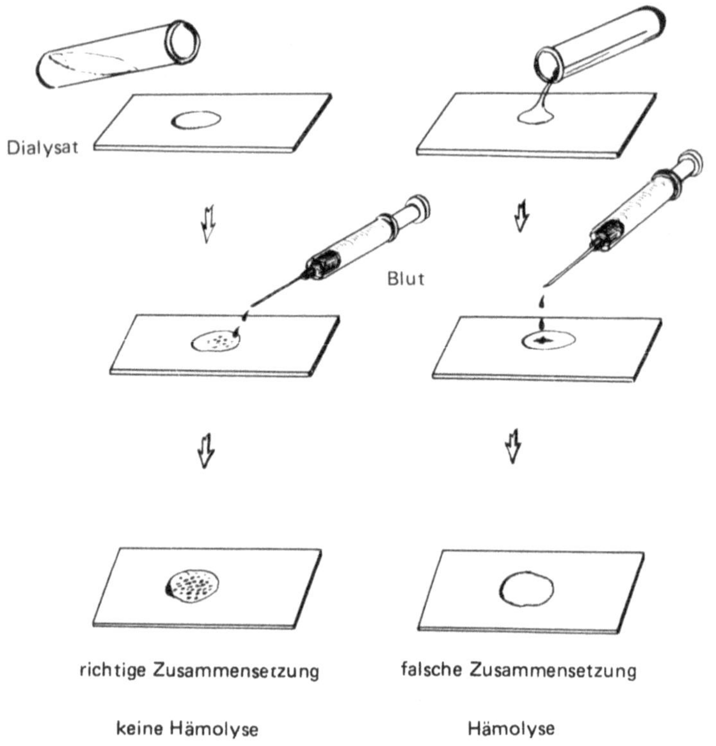

Abb. 72

Reagenzglasmethode (Abb. 73):

In diesem Test wird Patientenblut in einem Zentrifugenglas mit Dialysat gemischt und zentrifugiert. Wenn keine Hämolyse eintritt, sedimentieren die Erythrozyten am Grunde des Glases.

Brechungsindex des Dialysates. Der Brechungsindex kann mit einem Pulfrich-Refraktometer gemessen werden. Man gibt einen oder zwei Tropfen Dialysat auf den Spiegel des Refraktometers und mißt die Verdünnung des Konzentrates. Enthält die Lösung mehr Kristalloide, wird mehr monochromatisches Licht reflektiert. Mit dieser Methode kann man annäherungsweise die Verdünnung des Konzentrates messen, indem man die im Refraktometer erhaltenen Meßwerte mit einer Kontroll-Lösung vergleicht.

Messung des Chlorids im Dialysat. Diesen Titrationstest gibt es in einem gebrauchsfertigen Ansatz im Handel.

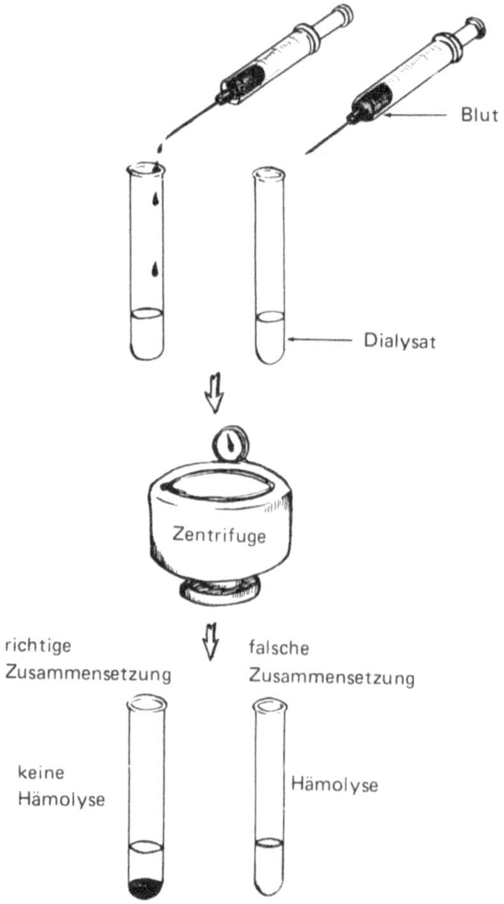

Abb. 73

Dialyse-Geräte

Die Aufgabe des Dialyse-Gerätes ist es, Dialysat in der benötigten Zusammensetzung zuzubereiten und zum Dialysator zu fördern. Monitore und Kontrollsysteme sind manchmal miteingebaut, um die richtige Zusammensetzung des gebrauchsfertigen Dialysats zu überwachen. Die Überwachungs- und Sicherheitseinrichtungen reichen von einfachen Meßgeräten auf der Dialysatseite bis hin zu Geräten, die verschiedene Meßgrößen auf der Blut- und Dialysatseite kontrollieren können. S. Anhang F.

Einzel- und Zentralanlagen (Abb. 74)

Es gibt 2 Systeme für die Dialysatzufuhr: Einzelgeräte für die Behandlung des akuten Nierenversagens und für die Heimdialyse und Mehrfachgeräte

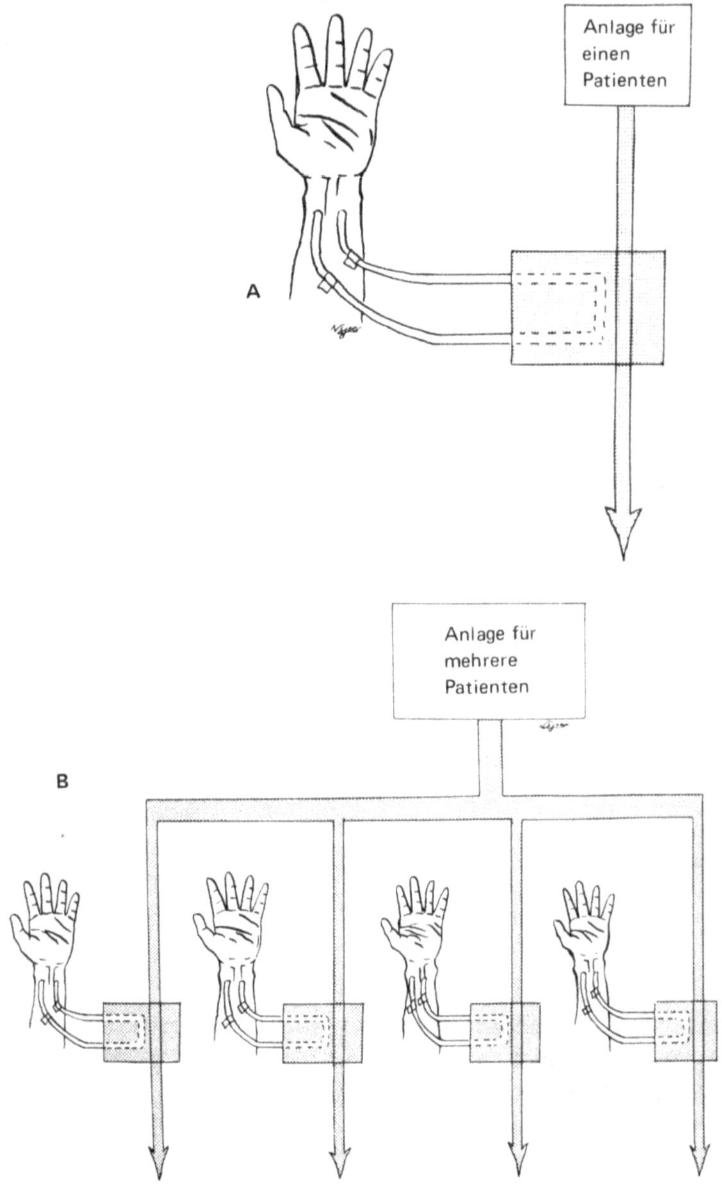

Abb. 74

wie sie als zentrale Anlagen in Dialysezentren in Krankenhäusern verwendet werden. Es gibt Anlagen, die für mehr als 20 Patienten Dialysat zubereiten und fördern können, indem sie Konzentrat mit Leitungswasser im richtigen Verhältnis (im allgemeinen 1:34) mischen und das Dialysat vor dem Gebrauch aufwärmen. In diese Gruppe gehören auch die Zentraltankanlagen, die vorbereitetes Dialysat für mehrere Patienten liefern können.

Tanksystem oder kontinuierliche Dialysatzubereitung (Abb. 75)

Grundsätzlich unterscheidet man zwei Methoden der Dialysatherstellung: Zubereitung vor der Dialyse in einem Behälter oder kontinuierliche Mischung. Im ersten System (A) wird Konzentrat und Wasser in einem großen Tank zum gebrauchsfertigen Dialysat gemischt. Je nach Größe des Tanks muß das Dialysat einmal vor der Dialyse oder zweimal, nämlich zu Beginn und nach etwa der Hälfte der Dialyse zubereitet werden. Es ist auch manchmal nötig, dreimal Dialysat während einer Dialyse anzusetzen. Zwei Vorteile hat dieses Tanksystem: Der Mischvorgang ist sehr einfach und das Dialysat kann vor der Dialyse auf seine Zusammensetzung hin überprüft werden. Auf diese Weise können teure und komplizierte Geräte für den Mischvorgang und die Überwachung eingespart werden. Der Nachteil dieser Methode ist das große Tankvolumen (mehr als 250 l), das benö-

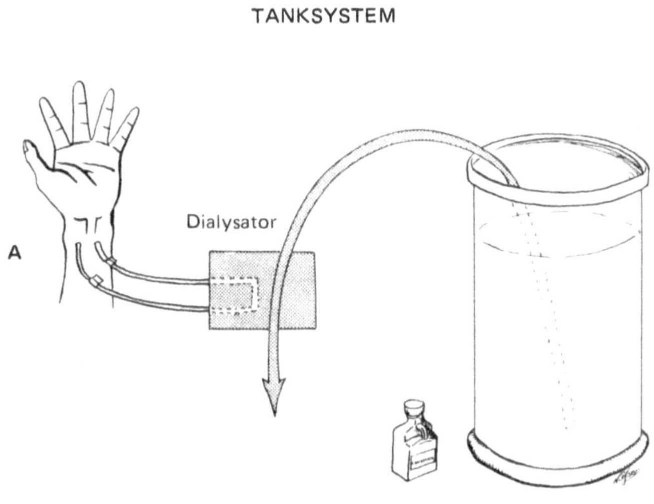

Abb. 75

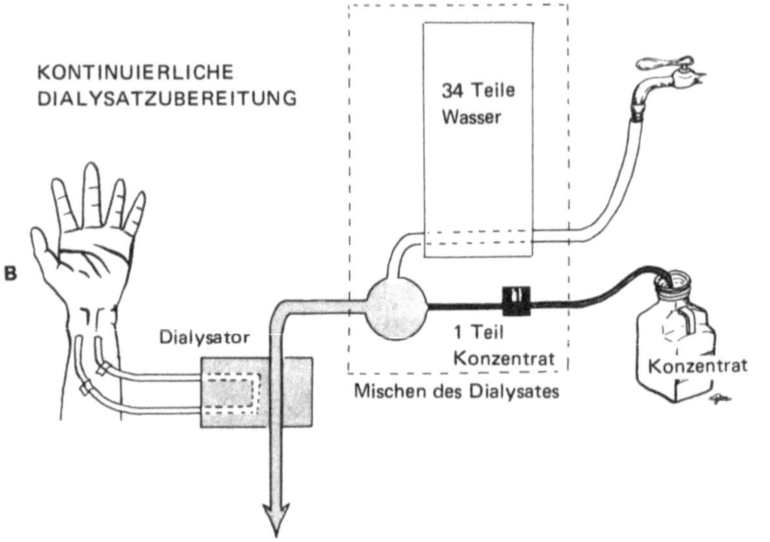

Abb. 75 (Forts.)

tigt wird, um ausreichend Dialysat für eine vollständige Dialyse vorzubereiten. Bei kleineren Tanks muß das Dialysat während der laufenden Dialyse neu angesetzt werden, was sehr störend ist. Solche kleinen Tanksysteme sind natürlich für größere Anlagen, mit denen mehrere Patienten dialysiert werden, nicht geeignet. Bei einem System mit kontinuierlicher Dialysatzubereitung (B) wird während der Dialyse ständig Konzentrat und Wasser gemischt und zum Dialysator gefördert. Bei diesem System sind die Gefahren des Tanksystems ausgeschlossen und außerdem ist der Raumbedarf geringer. Jedoch müssen an dieses System hohe Sicherheitsanforderungen gestellt werden, denn jede Betriebsstörung führt zu einem falsch zusammengesetzten Dialysat, das nicht verwendet werden darf.

Rezirkulationssystem oder Single-pass-System (Abb. 76)

Das Dialysat kann während der Dialyse mehrfach verwendet werden, obwohl frisches Dialysat wegen des hohen Konzentrationsgradienten effektiver ist. In einem Single-pass-System sollte der Durchfluß so gering wie möglich gehalten werden, um den Dialysatbedarf zu begrenzen. Ein hoher Dialysatdurchfluß bessert jedoch die Effektivität des Dialysators. Bei höherem Dialysatdurchfluß ist auch der Harnstoffspiegel im Dialysat zu vernachlässigen.

Umwälzzirkulations-System. Der Dialysator befindet sich direkt im Innern des Tanks. Durch starke Umwälzbewegung des Dialysats wird der Dialysator von allen Seiten her umspült (Abb. 76, A).

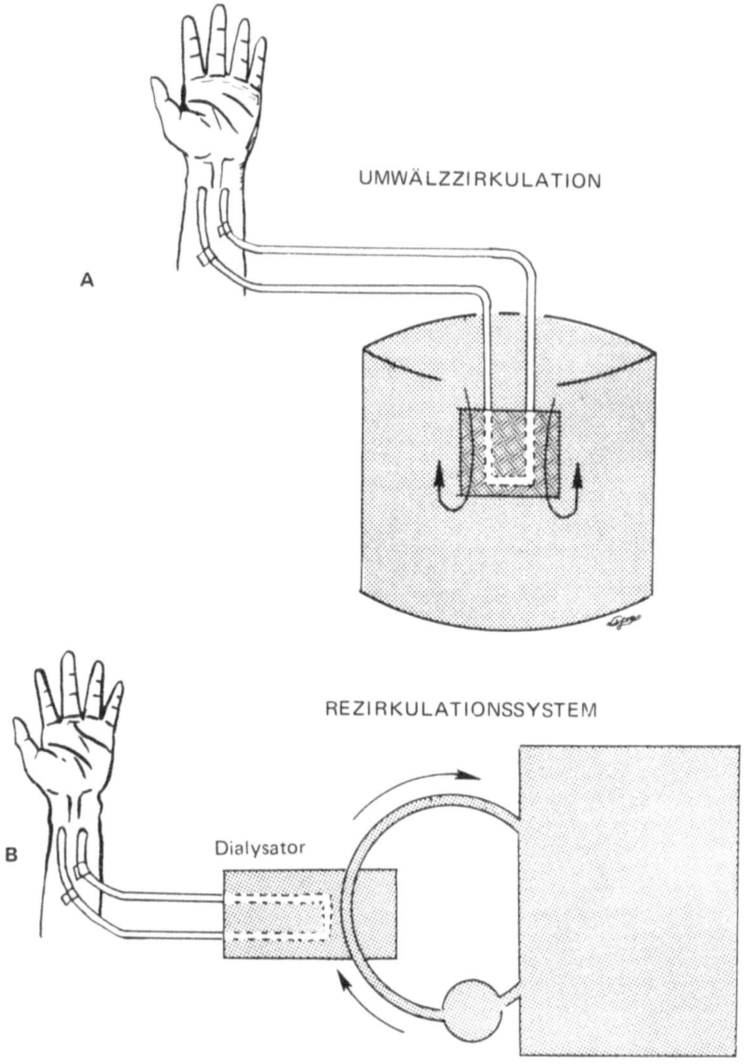

Abb. 76

Rezirkulationssystem. Dialysat aus einer Tankanlage durchströmt wiederholt den Dialysator. Bei diesem System kann ein ziemlich hoher Durchfluß etwa 7 l/Minute erreicht werden (Abb. 76, B).

Partielles Rezirkulationssystem oder Rezirkulations-Single-pass-System (RSP). Dies ist eine Kombination von Rezirkulations- und Single-pass-System. Einerseits stellt es ein Single-pass-System dar, bei dem das verwendete Dialysat nicht wieder in den Tank zurückkehrt; die Menge, die in den Dialysator einfließt (500 ml/Min.) fließt auch wieder durch den Auslaß ab. Andererseits stellt es ein Rezirkulationssystem dar, indem das Dialysat einige Male durch den Dialysator strömt, bevor es verworfen wird. Die Vorteile des Single-pass- und des Rezirjulationssystems werden miteinander kombiniert: Wie im Single-pass-System kehrt das Dialysat nicht wieder in den Tank zurück. Auf diese Weise wird eine Vermischung mit gebrauchtem Dialysat vermieden. Wie im Rezirkulationssystem wird ein hoher Durchfluß erzielt und die Effektivität gesteigert (Abb. 76, C).

PARTIELLES REZIRKULATIONSSYSTEM

C

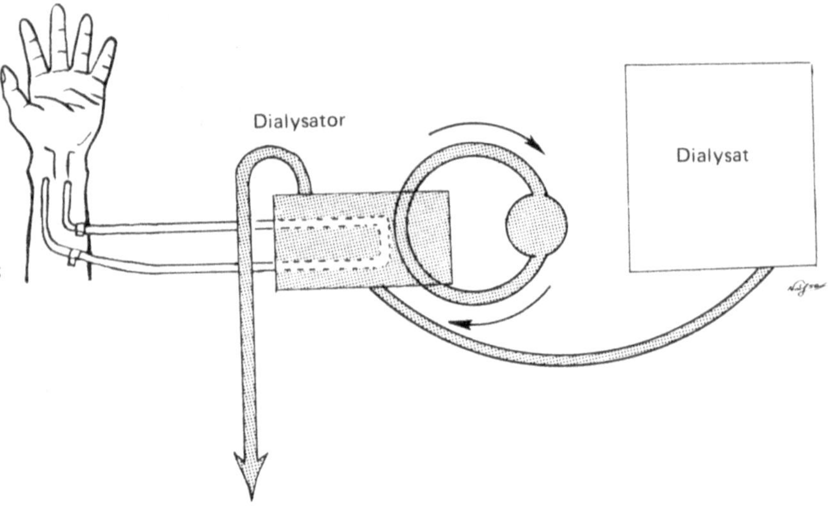

Abb. 76 (Forts.)

Single-pass-System (SPS). Im Single-pass-System durchfließt ständig frisches Dialysat (500 ml/Min.) den Dialysator (Abb. 75).

Kontinuierliche Dialysatzubereitung (Abb. 77)

In Systemen mit kontinuierlicher Dialysatzubereitung wird ständig Leitungswasser und Konzentrat gemischt und gefördert. Die kontinuierliche Dialysatzubereitung hat den Vorteil, daß kleinere Tanks benötigt werden

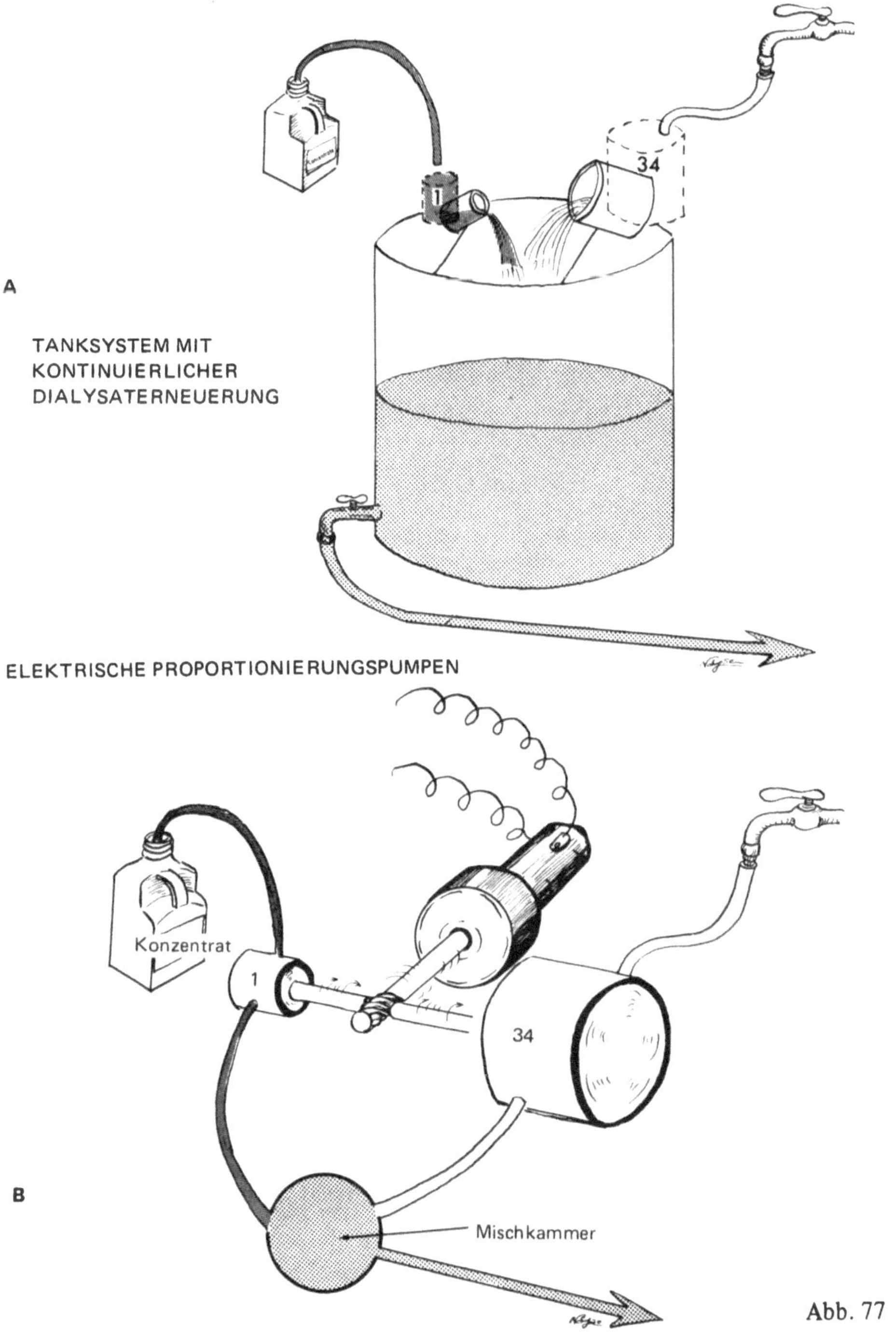
A
TANKSYSTEM MIT
KONTINUIERLICHER
DIALYSATERNEUERUNG
1
34
ELEKTRISCHE PROPORTIONIERUNGSPUMPEN
Konzentrat
1
34
B
Mischkammer

Abb. 77

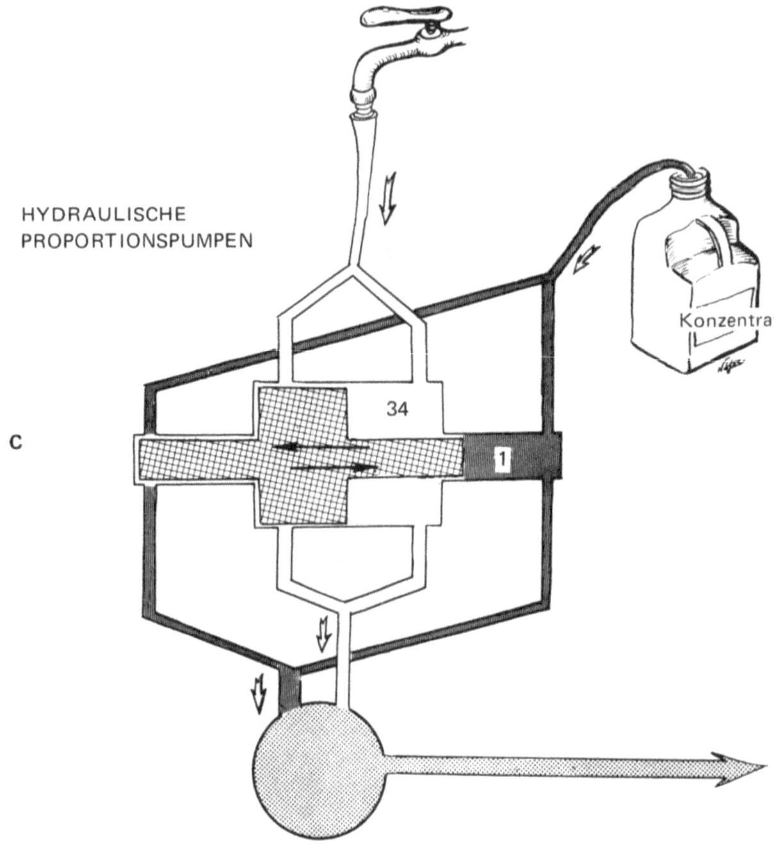

Abb. 77 (Forts.)

und damit der Platzbedarf wesentlich geringer wird. Dieses System ist auch für große Anlagen geeignet, mit denen mehrere Patienten gleichzeitig dialysiert werden. Der Nachteil ist der Bedarf relativ komplizierter und aufwendiger Geräte, die das Dialysat ständig mischen und kontrollieren. Zur Zeit gibt es drei Arten kontinuierlicher Dialysatzubereitung:

1. Das Tanksystem mit Dialysaterneuerung besitzt ein Dialysatreservoir, dem kontinuierlich kleine Mengen Konzentrat und Wasser zugemischt werden. Das Dialysat wird ständig zum Dialysator gepumpt.
2. Das System mit elektrischen Proportionierungspumpen besitzt zwei in ihrer Förderleistung aufeinander abgestimmte Elektropumpen, die Konzentrat und Wasser in genau vorgegebener Menge fördern. Dieses System

gibt es einmal in der Ausführung mit zwei verschieden großen Pumpenköpfen, die über eine gemeinsame Welle angetrieben werden oder als doppelt ausgelegte Schraubenpumpe, die über eine Kette von einem gemeinsamen Motor angetrieben wird.

3. Das System mit hydraulischen Pumpen, das ebenfalls weit verbreitet ist, besitzt hydraulisch angetriebene Kolben, die über entsprechende Kontrollventile Konzentrat und Wasser in genauer Menge fördern. In diesem System werden die Mischkolben durch den Druck des Leitungswassers bewegt.

Anschluß des Dialyse-Gerätes an den Dialysator (Abb. 78)

Das im Dialyse-Gerät zubereitete Dialysat kann entweder mit einer Druck- oder einer Saugpumpe durch den Dialysator gepumpt werden.

Druckmethode. Das Dialysat wird aus dem Dialysattank in den Dialysator gepumpt. Daraus resultiert ein positiver Druck im Dialysatkompartiment der Platte oder Spule. Da jedoch der Druck im Blutkompartiment höher ist, kann eine ausreichende Ultrafiltration erreicht werden. Die Methode hat auch den Vorteil, daß kein Dialysat in das Blutkompartiment gelangen kann, falls eine Dialysemembran ein Loch haben sollte (A).

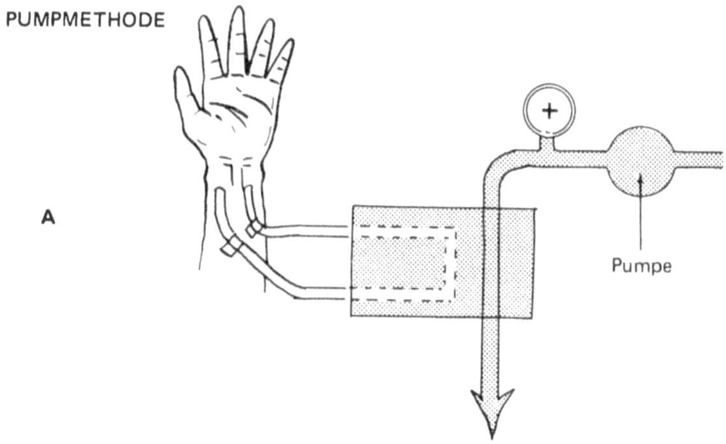

Abb. 78

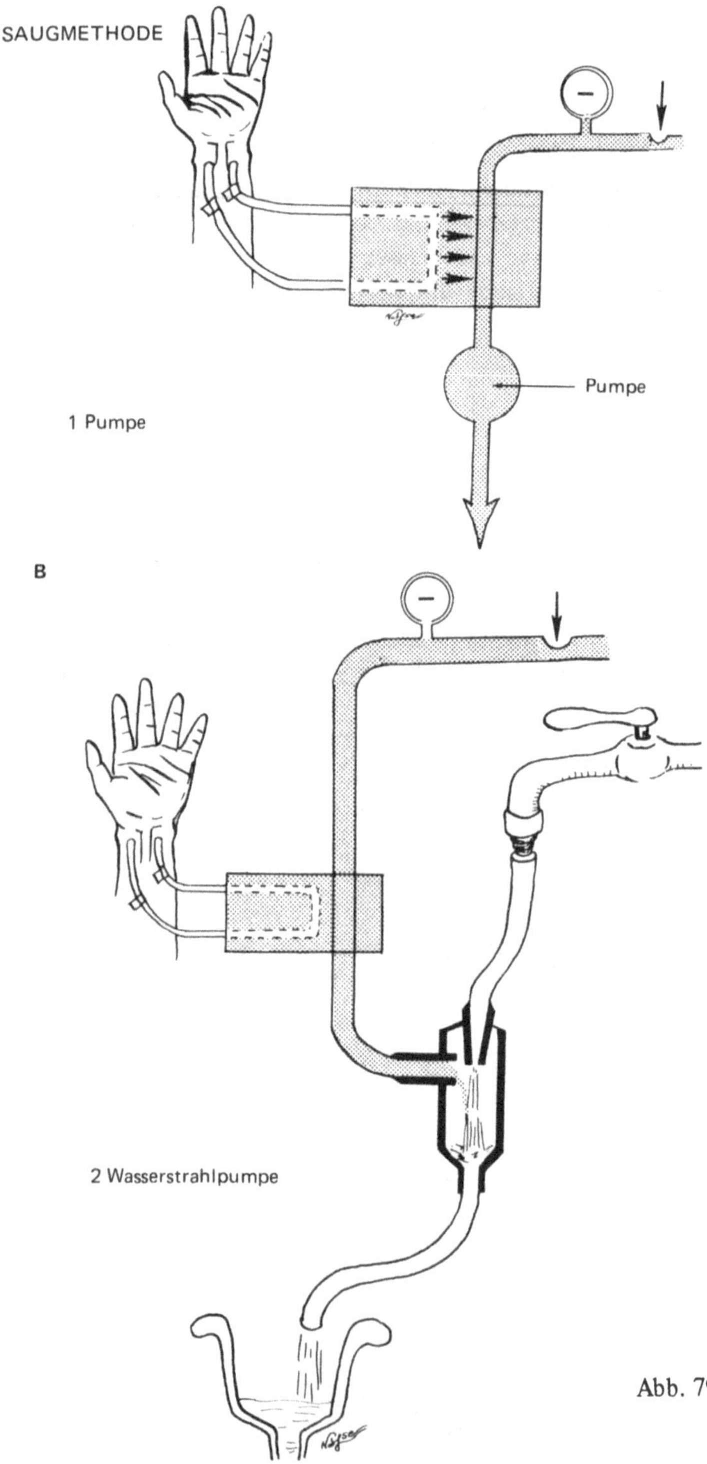

Abb. 79 (Forts.)

Saugmethode. Mit Hilfe einer Saugpumpe (B, 1) oder Wasserstrahlpumpe (B, 2), die in den Dialysatauslaß des Dialysators eingeschaltet ist, kann der Druckgradient an der Dialysemembran gesteigert werden. Man benötigt jedoch einen Widerstand oder ein Drosselventil im Dialysateinlaß, um einen negativen Druck im Dialysatkompartiment zu erzielen. Mit diesem Drosselventil kann der negative Druck reguliert werden, ohne daß die Einstellung der Pumpe oder Wasserstrahlpumpe geändert werden muß. Zu diesem Zweck ist jedoch eine Förderpumpe erforderlich. Der maximale negative Druck sollte nicht höher als minus 200 mmHg betragen.

Das Gegenstromprinzip (Abb. 79)

Blut und Dialysat sollten gegenläufig aneinander vorbeifließen. Dadurch wird auf der gesamten Länge der Dialysemembran ein hoher Konzentrationsgradient aufrecht erhalten und somit eine optimale Dialyse der Schlackenstoffe erreicht.

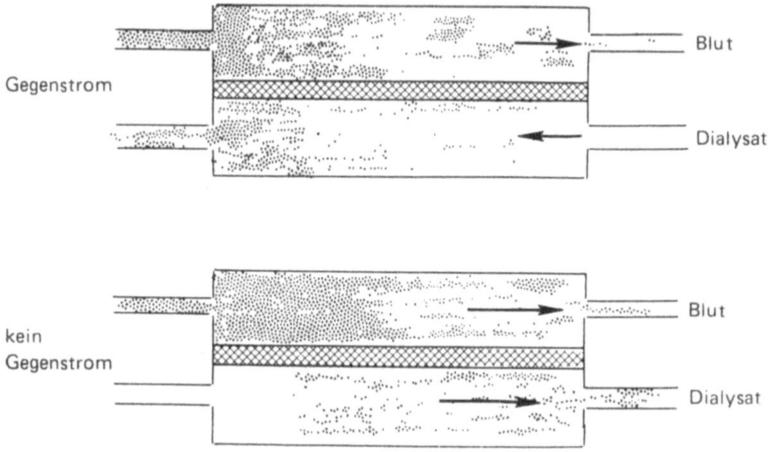

Abb. 79

Kontrolleinrichtungen:

Kontrolleinrichtungen für das Dialysat (Abb. 80)

Zur Ausrüstung der Dialysegeräte gehören Überwachungs-, Kontroll- und Sicherheitseinrichtungen. Diese Einrichtungen reichen von einfachen Geräten bis hin zu vollautomatisch arbeitenden Systemen. Zu den Überwachungsgeräten zählen: Durchflußmesser, Thermometer, Meßgeräte für die Leitfähigkeit des Dialysates und Anzeigegeräte. Zu den Kontrollgeräten gehören: thermostatisch gesteuerte Aufheizgeräte, Mischventile zur Regulation der Dialysattemperatur, Hähne zur Regulierung des Dialysatdurchflusses und justierbare Minimum-Maximum-Anzeigegeräte für verschiedene andere Meßwerte.

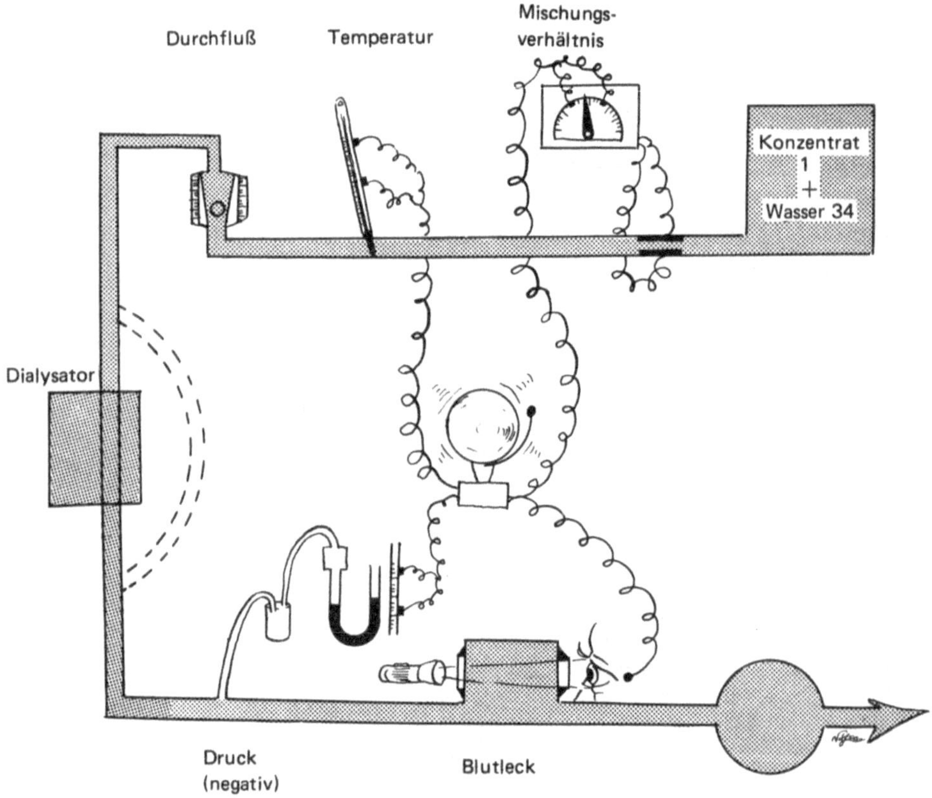

Abb. 80

Zu den Sicherheitseinrichtungen zählen Geräte, die optischen oder akustischen Alarm geben oder das Dialysegerät abstellen, falls im Laufe der Dialyse irgendwelche vorher in ihren Grenzen eingestellte Meßgrößen über- oder unterschritten werden. Das Dialysat sollte überwacht werden hinsichtlich: Konzentration, Temperatur, Durchflußmenge, Druck im Dialysatkompartiment (besonders am Dialysatauslaß), Beimengung von Blut.

Kontrolleinrichtungen für das blutführende System (Abb. 81)

Die Überwachung des Blutdruckes ist äußerst wichtig. Der venöse Blutdruck muß unbedingt überwacht werden; beim Einsatz einer Blutpumpe auch der arterielle Druck. Ein Luftdetektor im venösen Blutschlauch ist wünschenswert.

Je nach Fabrikat des Dialysegerätes werden verschiedene Methoden zur Kontrolle und Überwachung dieser Faktoren angewendet. Ein generelles Schema der Hämodialyse ist in Abb. 81 wiedergegeben. Die Tab. 20 zeigt die 6 Faktoren, die im allgemeinen während der Hämodialyse überwacht werden. Es muß jedoch darauf hingewiesen werden, daß nicht alle Dialyse-

Tab. 20 Sechs Faktoren, die bei der Hämodialyse überwacht werden sollten

Faktor	Ort des Meß-gerätes	Wirkungsweise	Bemerkungen
Dialysatkon-zentration	1 oder 2	Messungen der elektrischen Leitfähigkeit. Anzeigegerät erforderlich. Einstellmöglichkeit für minimale und maximale Konzentration, deren Überschreiten Alarm auslöst. Falsche Dialysatkonzentration führt zu Hämolyse und zentralnervösen Störungen.	Die elektrische Leitfähigkeit des Dialysates ist temperaturabhängig. Deshalb muß das Leitfähigkeitmeßgerät temperaturkompensiert sein. Außerdem kann die Anzeige der Leitfähigkeit durch Spannungsschwankungen beeinflußt werden. Fortdauernde Messung der Leitfähigkeit ist bei kontinuierlicher Dialysatzubereitung erforderlich. Bei Tanknieren, bei denen die Dialysatkonzentration vor der Dialyse gemessen werden kann, ist sie unnötig.
Dialysat-durchfluß	2	Wird gewöhnlich mit Hilfe einer Spindel in einem kalibrierten Rohr gemessen und angezeigt (Rotameter). Geringe Änderungen im Dialysatdurchfluß führen gewöhnlich nicht zu Gesundheitsschäden.	Normalerweise wird ein Durchfluß von 500 ml/min im Singlepass-System erreicht. Bei einigen Dialysegeräten wird der Durchfluß mit Drosselventilen, bei anderen mit elektrischen Pumpen reguliert. Die Leistung der elektrischen Pumpen kann durch Spannungsabfälle beeinträchtigt werden.
Dialysat-temperatur	1 und/ oder 2	Thermostatische Regelung des Aufheizgerätes oder einer Mischbatterie. Skalenanzeige oder direkte Ablesung	Nicht immer haben Tanknieren Kontrollgeräte für die Dialysattemperatur. Je nach Größe des

Faktor	Ort des Meß-gerätes	Wirkungsweise	Bemerkungen
		vom Thermometer. Zu hohe Temperatur bewirkt Hämolyse, zu niedrige Frösteln. Bei Überschreitung des Toleranzbereiches sollte die Dialysatzufuhr automatisch unterbrochen werden können.	Tankes kann die Temperatur des zu Beginn auf Körpertemperatur erwärmten Dialysates in vertretbaren Grenzen gehalten werden. Die elektrischen Aufheizgeräte fallen bei Stromausfall ebenfalls aus.
Dialysat-druck	2, 3 und/oder 4	Wird gewöhnlich mit Manometern gemessen. Falsche Dialysatdrucke können zum Reißen der Membran und zu unkontrollierbarer Ultrafiltration führen. Die Messung und Regulierung des negativen Druckes geschieht meistens bei 4. Über- und Unterdruckventile sind wünschenswert. Bei Überschreiten des Toleranzbereiches sollte die Dialysatzufuhr unterbrochen werden.	Es gibt eine Vielzahl von Kontrollgeräten und Ventilen zur Regulierung des negativen und positiven Dialysatdruckes. Im Einzelfall sollte die Funktion und die Behebung von Funktionsstörungen genau bekannt sein. Elektrische Pumpen fallen bei Stromausfall ebenfalls aus.
Blutleck-Detektor	4	Photozellen messen die Farbänderung oder die Trübung durch Partikel im Dialysatauslaß des Dialysators. Beim Ansprechen der Photozellen gibt es Alarm, außerdem sollte automatisch die extrakorporale Blutzirkulation unterbrochen werden. Größere Blutlecks können Schock und sogar den Tod des Patienten verursachen.	Einige im Handel befindliche Blutleck-Detektoren alarmieren bereits einen Blutgehalt von 0,1 ml/l Dialysat. Auch diese Geräte sind von der Stromzufuhr abhängig.
Extrakorporaler Blutdruck	6 und oder 5	Gewöhnlich wird der Druck mit einem Manometer im Blasenfänger (Bubble-Catcher) gemessen. Der Toleranzbereich kann durch Gerinnselbildung und Blutlecks über- oder unterschritten und damit optischer und akustischer Alarm ausgelöst werden. In diesem Falle sollte die extrakorporale Blutzirkulation (Blutpumpe) unterbrochen werden.	Die Installation eines Manometers in Position 6 ist besonders sinnvoll, da man dadurch zusätzliche Information über Änderungen des Blutdurchflusses (Gerinnsel) und mögliche Blutlecks erhält. Ein Manometer in Position 5 wird beim Einsatz einer Blutpumpe benötigt.

geräte so vollständig ausgerüstet sind, daß alle diese Faktoren überwacht werden können. Der Anhang F gibt Auskunft über die detaillierte Ausrüstung der im Handel erhältlichen Dialysegeräte. Weitere Informationen können von den Herstellern bezogen werden.

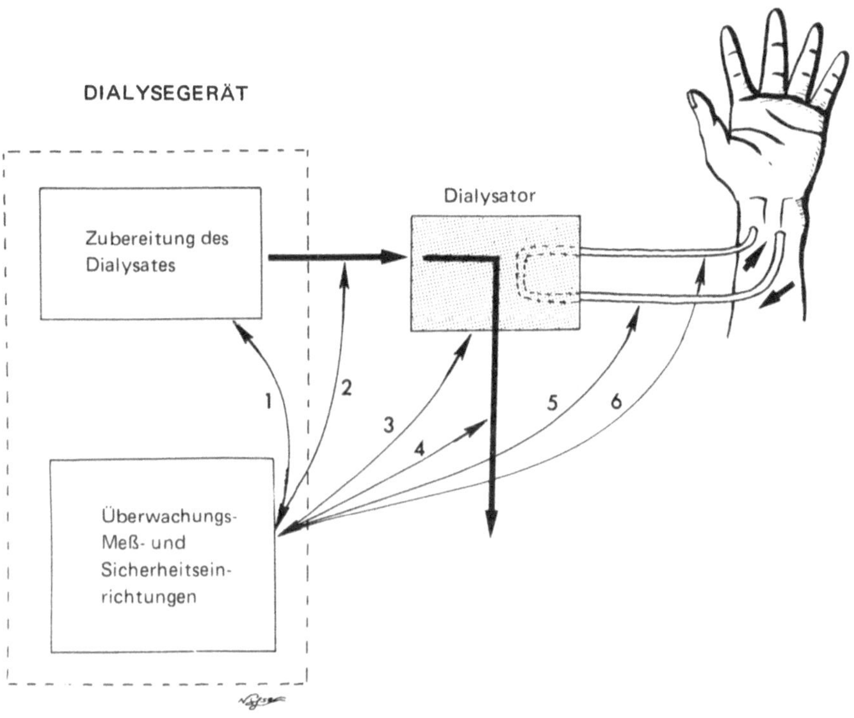

Abb. 81

Überwachung der Leitfähigkeit des Dialysats (Abb. 82)

Ein Leitfähigkeitsmeßgerät überwacht die Konzentration des Dialysats. Das Dialysat enthält nämlich Elektrolyte, die eine spezifische Leitfähigkeit besitzen. Leitungswasser enthält keine oder nur wenige Elektrolyte und hat daher keine oder nur geringe Leitfähigkeit. Daher kann leicht zwischen Leitungswasser und Dialysat unterschieden werden. Das Leitfähigkeitsmeßgerät mißt auch hohe und niedrige Elektrolytkonzentrationen, so daß die Verdünnung der Dialysatlösung festgestellt werden kann. Die Leitfähigkeit ist außerdem abhängig von der Temperatur und von der durch die Strömung verursachten Ablenkung der gelösten Teilchen.

Ein Temperatur kompensiertes Element im Leitfähigkeitsmeßgerät mißt Temperaturänderungen im Dialysat. Ein allmählicher Leitfähigkeitsabfall kann durch verschmutzte oder verrostete Elektroden verursacht sein. Hohe oder niedrige Leitfähigkeit wird unter folgenden Bedingungen gemessen:

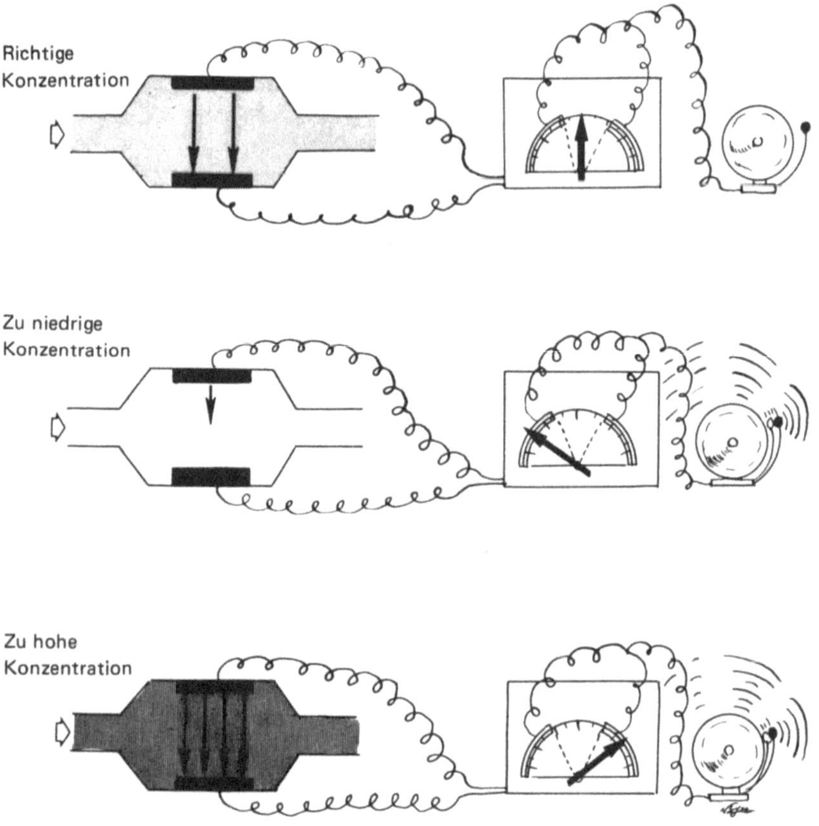

Abb. 82

1. Ungenaue Zusammensetzung des Dialysats oder defekte Proportionierungspumpe
2. Defektes Überwachungsgerät
3. Verschmutzte Leitfähigkeitsmeßelektrode
4. Lecks im Wasserschlauch (hoch) oder in der Konzentratleitung (niedrig)
5. Verstopfter Wasserschlauch (hoch) oder verstopfte Konzentratleitung (niedrig)
6. Überhöhte Dialysattemperatur (hoch)
7. Leere Konzentratleitung (niedrig)

Überwachung der Temperatur (Abb. 83)

Die Dialysattemperatur sollte nahe der Körpertemperatur liegen. Eine Überwachungseinrichtung für niedrige Temperatur ist gewöhnlich nicht nötig, da der Patient friert, wenn die Dialysattemperatur sinkt. Überhitztes Dialysat ist gefährlich, da das Blut hämolysiert wird. Üblicherweise ist die

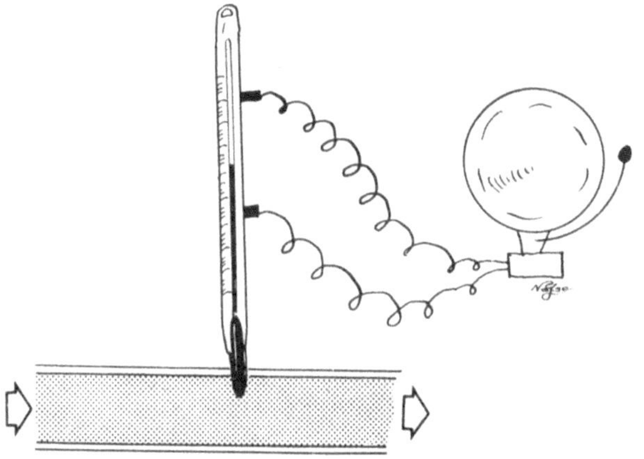

Abb. 83

Einstellung so, daß bei einer Temperatur zwischen 41 und 42 °C Alarm gegeben wird. Für diesen Zweck wird ein herkömmlicher Thermostat verwendet. Die Ursachen für zu hohe Temperaturen sind defekte Aufheizgeräte, heißes Leitungswasser oder eine verstopfte Wasserleitung.

Überwachung des negativen Dialysatdruckes (Abb. 84)

Die Ultrafiltrationsleistung wird gewöhnlich mit Hilfe von Unterdruck auf der Dialysatseite gesteigert. Da ein zu hoher Unterdruck gefährlich ist, ist eine genaue Messung und Überwachung des negativen Druckes nötig, um die Ultrafiltration anzuzeigen und um Beschädigungen der Dialysemembran zu vermeiden. Einen negativen Druck erhält man, indem man das Drosselventil am Dialysateinlaß teilweise schließt. Dadurch wird der Widerstand erhöht. Wenn ein Minimum-Maximum-Manometer zur Verfügung steht, wird die obere Grenze genau zwischen 0 und dem gewünschten Unterdruck, die untere Grenze 20 mmHg oberhalb des gewünschten

Unterdrucks eingestellt. Gewöhnlich sollte der Unterdruck minus 200 mmHg nicht übersteigen. Die Ursache für Alarm wegen zu niedrigen

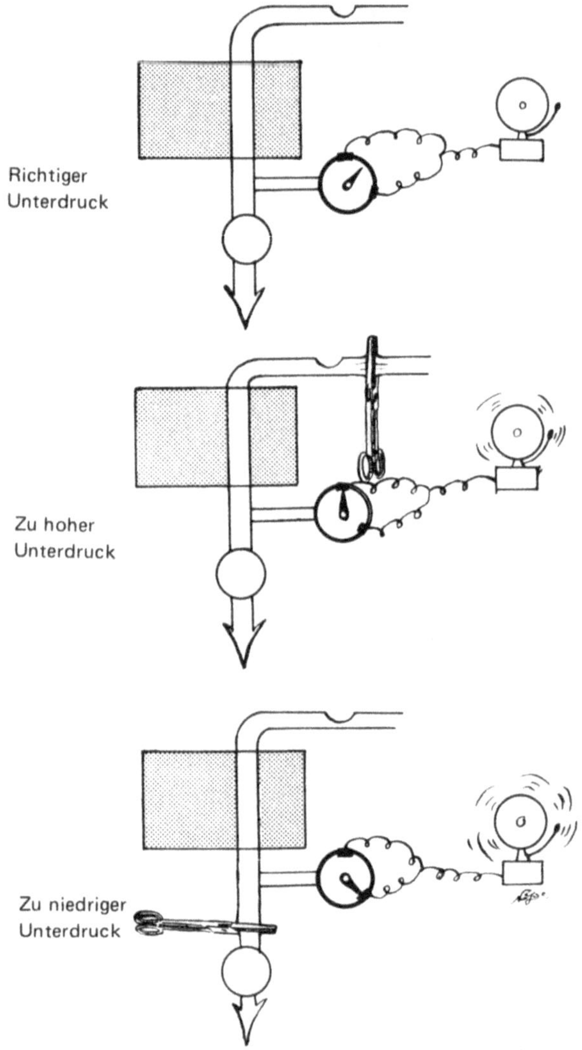

Abb. 84

Druckes ist ein Knick oder Verschluß im zuführenden Dialysatschlauch. Die Ursache für Alarm wegen zu hohen Druckes ist ein Knick im abführenden Dialysatschlauch oder eine defekte Saugpumpe.

Blut-Leck-Detektor (Abb. 85)

Zur Erkennung von Blutlecks sind viele Systeme erhältlich. Die meisten Systeme arbeiten mit fotoelektrischen Zellen, die auf die Farbe des Dialysates, das aus dem Dialysator kommt, ansprechen. Auf der einen Seite ist hinter einem Fenster eine Lichtquelle angebracht, auf der anderen Seite des Schlauches ist eine fotoelektrische Zelle (elektrisches Auge), die die Farbe des Dialysates kontrolliert. Wenn kein Leck besteht, ist das Dialysat klar. Befindet sich Blut im Dialysat, wird der Antcil des durchfallenden

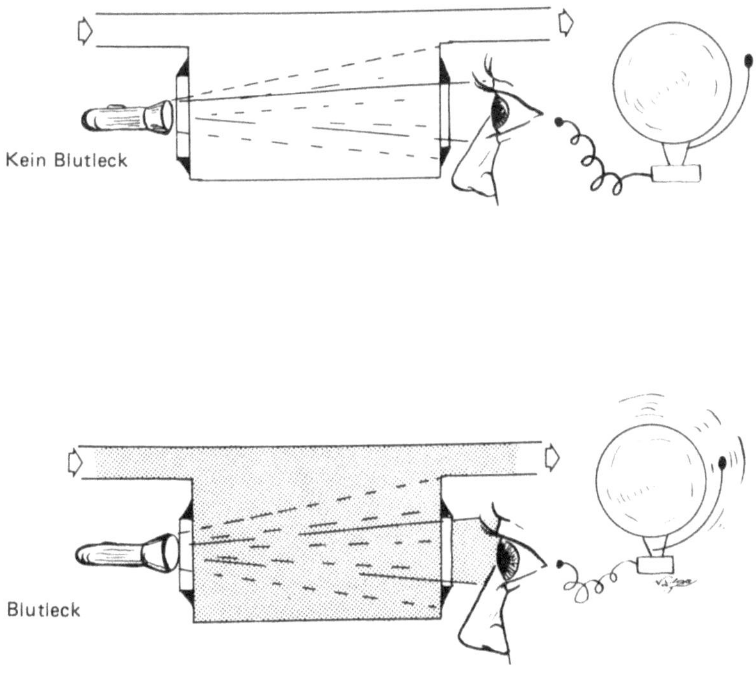

Abb. 85

Lichtes herabgesetzt. Ist das System zu empfindlich, werden auch Luftblasen und dialysierte Substanzen entdeckt. Das Leck kann auch indirekt mit Hilfe des Dialysatdruck-Manometers erkannt werden. Wenn der Patient wach ist, kann er auch selbst sehr einfach Lecks erkennen, indem er die Farbe des Dialysates prüft. Im allgemeinen ist jedoch die Verwendung einer Fotozelle die beste Methode.

Überwachung des Blutdrucks (Abb. 86)

Die Überwachung der venösen Blutseite ist besonders wichtig. Ein abgeknickter, verstopfter oder undichter venöser Blutschlauch macht sich in einer Änderung des Blutdrucks bemerkbar. Bei Verwendung einer Blut-

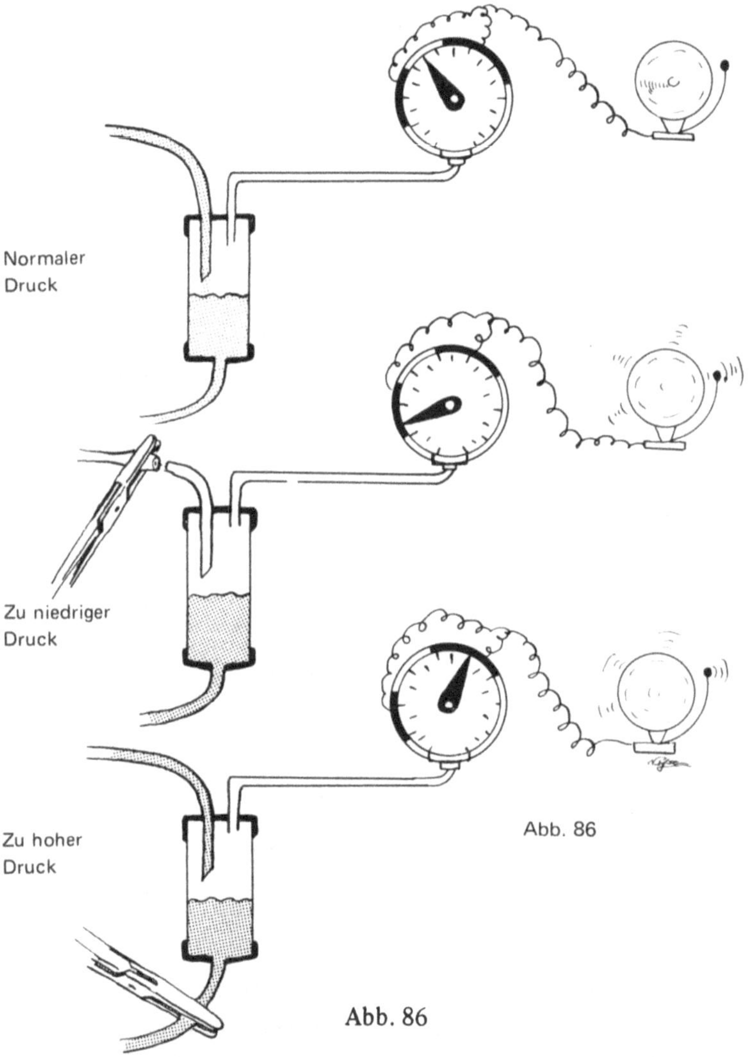

Abb. 86

pumpe ist außerdem die Überwachung des arteriellen Blutdrucks wichtig. Das Ende des Manometerschlauches sollte nicht mit dem Blut in Berührung kommen. Zeigt das venöse Manometer z. B. 40 mmHg an, ist das nicht etwa die Höhe des venösen Blutdrucks, sondern die Höhe des Druckes im Bubbel-Catcher. Dieser Druck ändert sich je nach Lage des Patienten – im Liegen ist er beispielsweise höher. Der venöse Druck steigt, wenn man den venösen Blutschlauch vorübergehend abklemmt, wie es Abb. 86 zeigt. Niedriger Druck entsteht, wenn der arterielle Blutschlauch vorübergehend abgeklemmt wird. In folgenden Situationen gibt es Alarm wegen zu hohen Druckes:

1. Abknicken des venösen Schlauches
2. Gerinnsel im venösen Shunt-Schlauch
3. Plötzliches Aufstehen des Patienten

In folgenden Situationen gibt es Alarm wegen zu niedrigen Druckes:

1. Trennung der Verbindung von Shunt und arteriellem Blutschlauch
2. Loch in der Membran
3. Undichter Dialysator
4. Abknicken des arteriellen Blutschlauches
5. Gerinnsel im arteriellen Blutschlauch oder im Dialysator
6. Niedriger Blutdruck

Unterbrechung der Blutzirkulation (Abb. 87)

Falls es irgendeinen Alarm gibt, wird automatisch die Blutzirkulation unterbrochen.

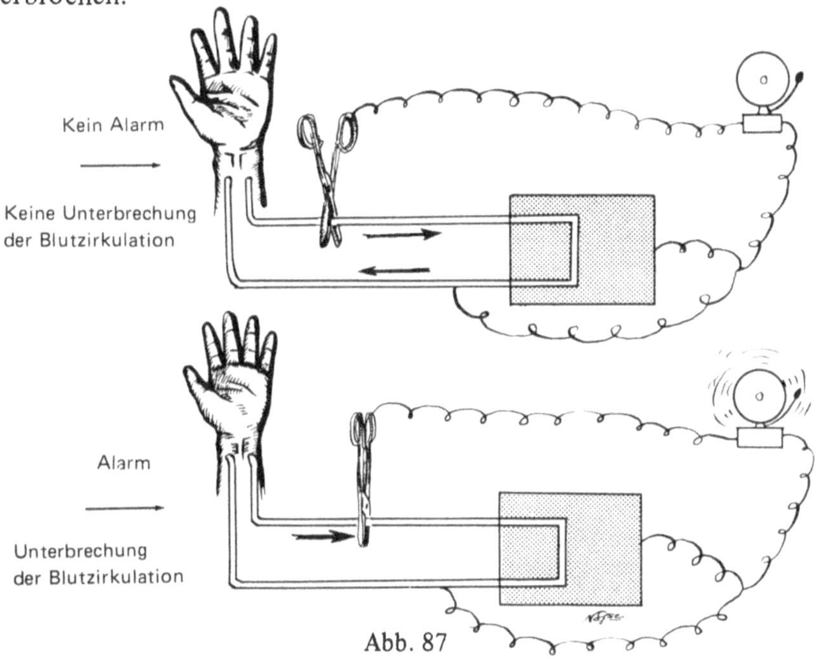

Abb. 87

Kapitel 6
Anschluß des Dialysators an den Patienten

Der arteriovenöse (A-V) Shunt:

Zur Durchführung der Hämodialyse muß die künstliche Niere an eine Arterie und an eine (oder mehrere) Venen des Patienten angeschlossen werden. Nur wenige Blutgefäße sind anatomisch so gelegen, daß sie für diesen Zweck verwendet werden können. Da diese Blutgefäße wiederholt für die Hämodialyse benötigt werden, bedarf es einer Methode, die einen leichten und häufigen Zugang zum Blut des Patienten ermöglicht, ohne daß jeweils ein chirurgischer Eingriff vorgenommen werden müßte. Zu diesem Zweck gibt es kleine Schläuche, die für längere Zeit in einer Arterie und in einer Vene verweilen und die durch die Haut nach außen geführt werden. Diese Schläuche müssen zwischen den Hämodialysen verschlossen werden. Um das sonst unvermeidliche Verstopfen der Blutschläuche durch Blutgerinnsel zu vermeiden, werden beide Schläuche nach der Methode von Scribner-Quinton verbunden (Teflon-Silastic-Shunt).

Blutströmung im Shunt (Abb. 88)

Die Strömungsrichtung im Shunt ist in Abb. 88 wiedergegeben. Das Blut aus der Arteria radialis fließt durch den Shunt in die Vene. Das ständig

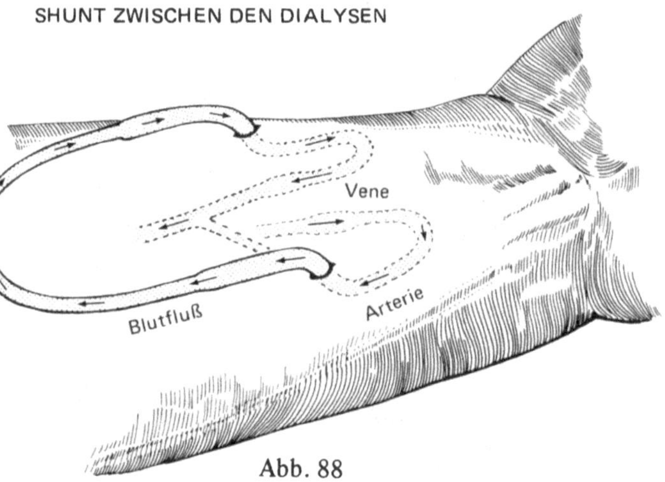

Abb. 88

durch den Shunt fließende Blut (gewöhnlich etwa 200 ml/Minute) verhindert ein Stocken des Blutes und damit auch die Bildung von Blutgerinnseln, die den Shunt verstopfen können. Die gleiche Arterie und Vene kann unbegrenzt verwendet werden, vorausgesetzt, daß die Schläuche in einem korrekten operativen Eingriff eingepflanzt werden, und daß der Shunt ständig gepflegt wird. Diese beiden Faktoren werden in diesem Kapitel ausführlich behandelt.

Blutströmung im Dialysator (Abb. 89)

Beim Anschluß des Shuntes an den Dialysator werden einfach die beiden Schläuche des Shunts voneinander getrennt und mit dem zuführenden und abführenden Blutschlauch des Dialysators verbunden. Hat der Dialysator einen niedrigen Flußwiderstand, bleibt der Blutdurchfluß genau so groß

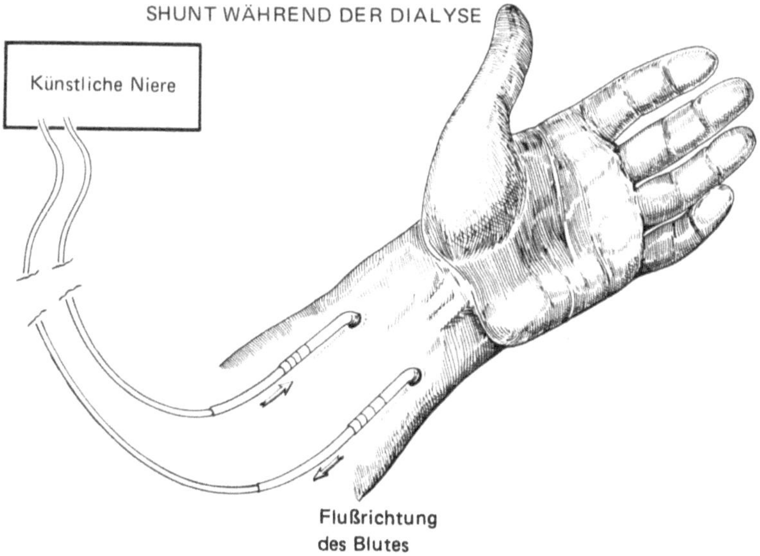

Abb. 89

wie vor dem Anschluß. Bei Verwendung des Kiil-Dialysators kann durch den Blutdruck allein ein Blutdruchfluß von durchschnittlich etwa 150–200 ml/Minute erreicht werden. Mit Hilfe einer Blutpumpe kann leicht ein Durchfluß von mehr als 300 ml/Minute erzielt werden.

Der Original-Quinton-Scribner-Shunt (Abb. 90)

Der Quinton-Scribner-Shunt besteht aus Silikonkautschuk und Teflon. Beide Materialien sind besonders inert. Die innere Oberfläche ist so glatt wie möglich, um die Bildung von Blutgerinnseln zu vermeiden. Um zu verhindern, daß die Schläuche ungewollt aus den Gefäßen herausgezogen

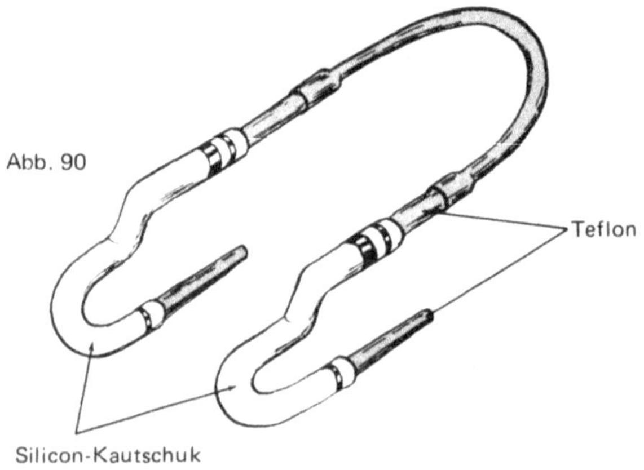

Abb. 90

werden können, sind die Schläuche u-förmig gebogen. Der Teil des Silastic-Schlauches, der durch die Haut tritt, hat eine Stufe, um unnötigen Druck auf die Haut zu vermeiden.

Aufbau des Standard-Shunts (Abb. 91)

Silastic- und Teflonteile sind mit Metallringen sicher verbunden.

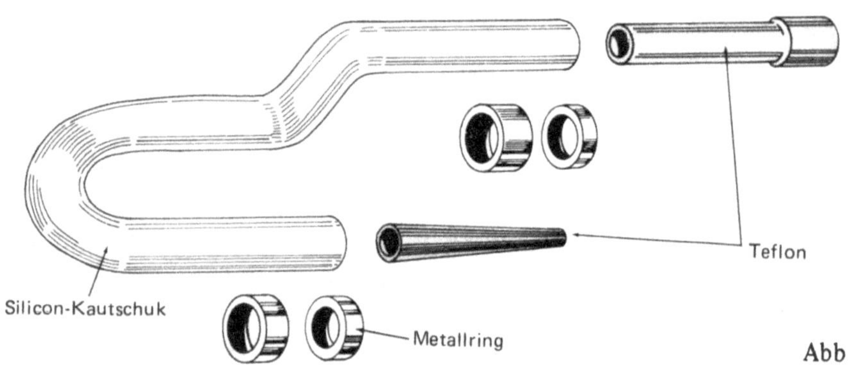

Abb. 91

Der Original-Quinton-Scribner-Shunt am linken Unterarm (Abb. 92)

Üblicherweise wird der Shunt am linken Unterarm zwischen Arteria radialis und einer Hautvene angelegt. Die Verbindungen werden zusätzlich mit Heftpflaster gesichert.

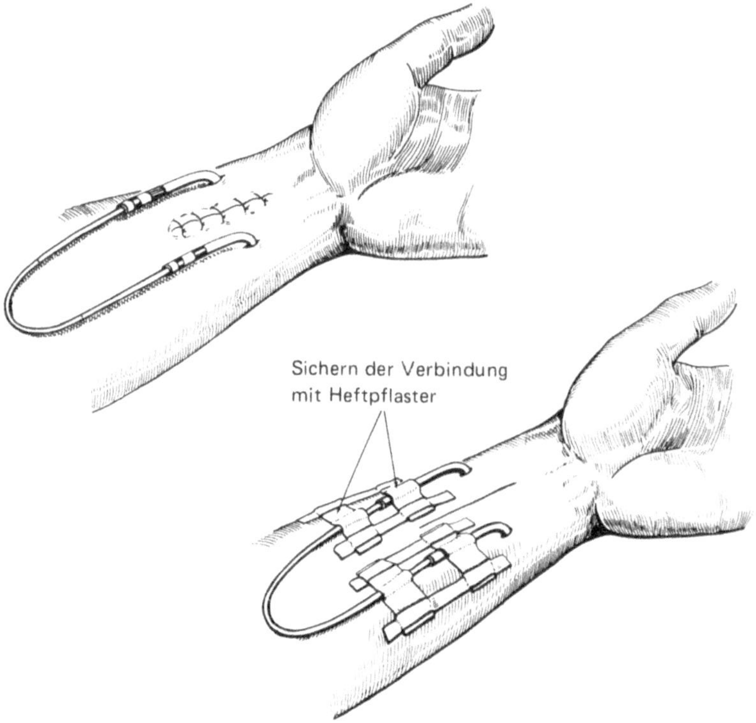

Abb. 92

Der verbesserte Silastic-Shunt (Abb. 93 u. 94)

Am häufigsten verstopft der Shunt durch Blutgerinnsel an der Verbindungsstelle zwischen den beiden Shuntteilen. Es ist daher wünschenswert, daß ein Shunt sowenig Verbindungsstellen wie möglich hat. Daher werden Shunts dieser Art heute häufiger verwendet. Einige bestehen mit Ausnahme des Verbindungsstückes vollständig aus Silikonkautschuk. Die Gefäßtips bestehen wegen ihrer Festigkeit weiterhin aus Teflon.

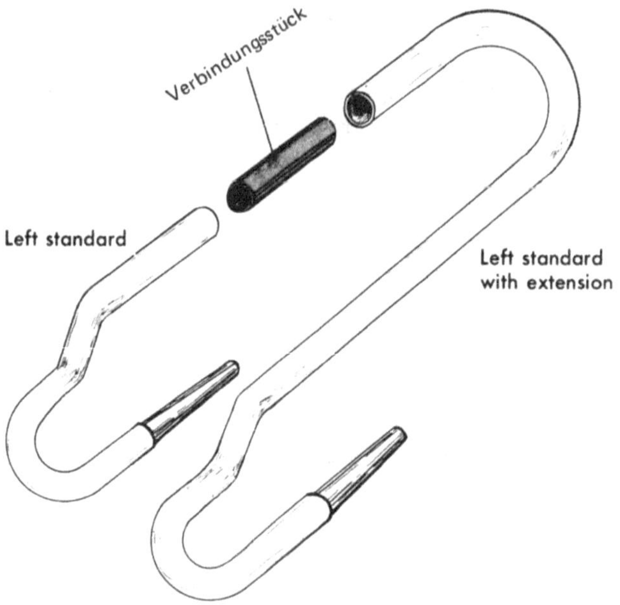

Abb. 93

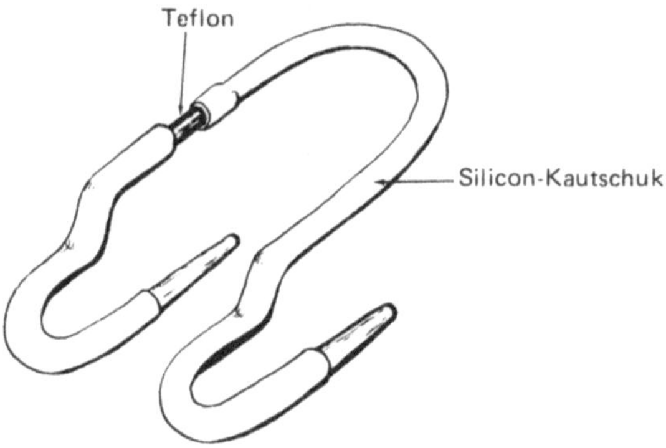

Abb. 94

Die verschiedenen Shunts (Abb. 95)

Es sind verschiedene Shunt-Typen im Handel erhältlich, so daß der jeweils passende ausgewählt werden kann. Es gibt folgende Typen:

Left standard	(LS)
Right standard	(RS)

Right standard with extension	(RSw/E)
Left standard with extension	(LSw/E)
Right reverse	(RR)
Left reverse	(LR)
Right reverse with extension	(RRw/E)
Left reverse with extension	(LRw/E)
Single bend	(SB)

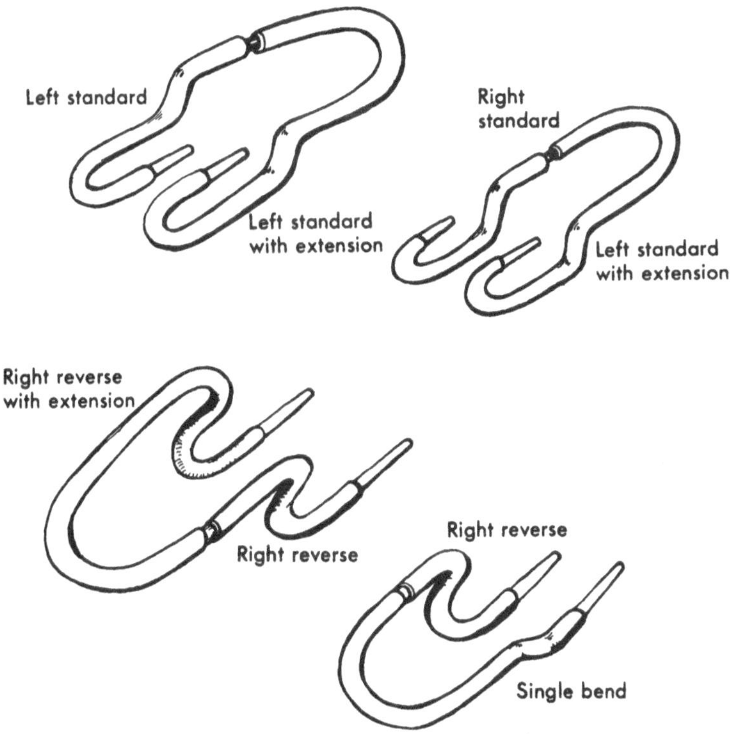

Abb. 95

Auf folgende Punkte sollte bei der Überprüfung der Shuntteile geachtet werden:

Teflontips sollten sein:

1. gleichmäßig abgeschrägt,
2. leicht zugespitzt,

3. an der Schräge abgerundet,
4. an ihrem Ende vollkommen rund und gleichmäßig zugespitzt,
5. gerade,
6. frei von Rissen oder Sprüngen,
7. beide Enden sollten abgerundet und nicht eckig sein,
8. sie sollten frei sein von anhaftenden oder eingeschlossenen Teilchen.

Die Teflon-Verlängerungsteile sollten folgendermaßen beschaffen sein:

1. frei von Rissen oder anhaftenden Teilen,
2. keine runden oder unebenen Schrägen,
3. keine Knicke oder Dellen.

Die Silastic-Schläuche sollten haben:

1. vollkommen saubere Oberfläche (eine halbe Stunde eingeweicht in Natrium-Bikarbonat-Lösung),
2. alle Krümmungen und Biegungen, glatte und ebene Übergänge ohne innere Kaliberschwankungen,
3. das Silastic-Material sollte durchsichtig und frei von Luftblasen oder Fremdkörpern sein,
4. eine vollkommen glatte innere Oberfläche ohne Zeichen einer Verdrehung,
5. unversehrte Oberfläche, keine kleinen Löcher oder Risse.

Die verschiedenen Shunt-Typen aus Silastic (Abb. 96)

Drei Shunt-Typen stehen für chronisch hämodialysierte Patienten zur Verfügung. Der Standard, Reverse und Single-bend-Shunt.

Standard-Shunt. Der Schlauch tritt aus dem Gefäßt aus, ändert seine Richtung und tritt in einer Stufe aus der Haut aus. Der Schlauch verläßt die Haut in entgegengesetzter Richtung zum Blutstrom im Gefäß (A).

Reverse-Shunt. Der Schlauch tritt aus dem Gefäß aus und beschreibt eine horizontale und anschließend eine vertikale u-förmige Kurve (B).

Der Shunt mit einfacher Biegung

Der Schlauch tritt in einer Stufe durch die Haut. Der außerhalb der Haut gelegene Teil hat die gleiche Richtung wie der Blutstrom im Gefäß. Bei

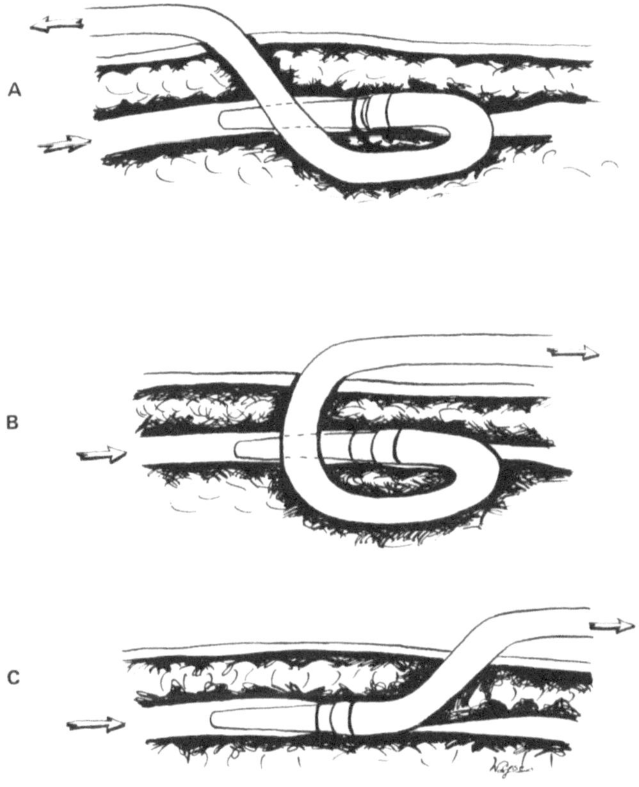

Abb. 96

diesem Typ besteht zwar die Gefahr, daß er leicht herausgezogen wird, er ist aber ideal für Patienten mit Blutungsneigung, bei denen nur ein kleiner operativer Eingriff gemacht werden kann (C).

Schlauchzangen (Abb. 97)

Schlauchzangen sind sehr nützlich, um die Teflonröhrchen, die leicht geknickt oder gedrückt werden, zu schonen. Es können gewöhnliche Zangen für diesen Zweck verwendet werden, indem man das Teflonstück einfach durch ein entsprechend großes Loch führt, wie es die Abbildung zeigt.

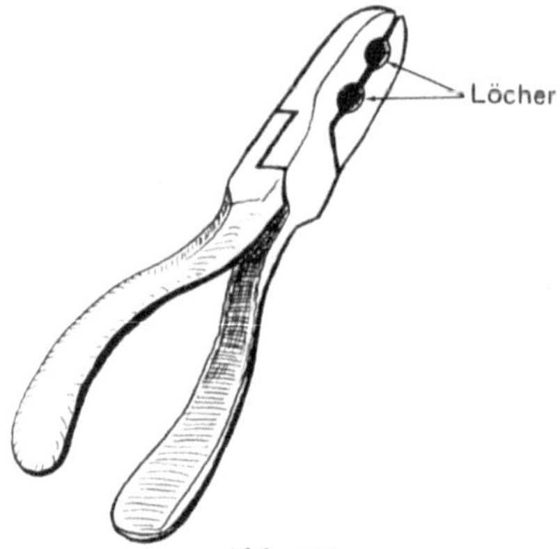

Abb. 97

Verbindung von Teflon-Verbindungsstück und Silastikschlauch mit der Schlauchzange (Abb. 98)

Im modernen Shunt ist das Teflon-Verbindungsstück angerauht. Die sichere Verbindung zwischen Teflonrohr und Silastikschlauch wird einfach dadurch hergestellt, daß das Teflonstück in den Silastikschlauch hin-

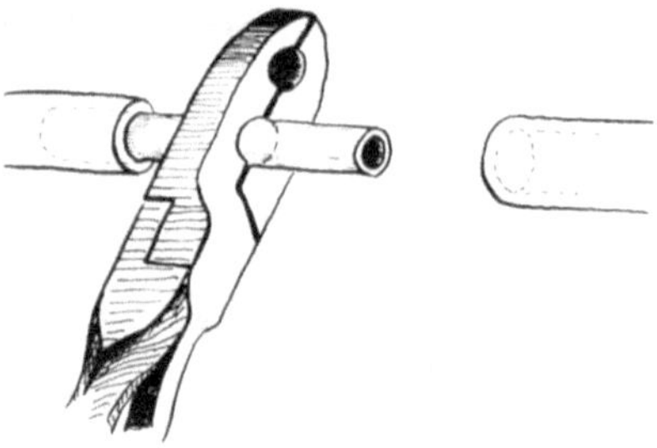

Abb. 98

eingeschoben wird. Dieses kann mit der Hand, nötigenfalls auch ohne Werkzeug geschehen. Die Schlauchzange ist zu diesem Zweck jedoch nützlich.

Teflon-Verbindungsstücke (Abb. 99)

Teflon-Verbindungsstücke sind im Handel erhältlich, können aber auch mit Hilfe einer Schlauchzange in entsprechender Länge aus Teflonschlauch zugeschnitten werden.

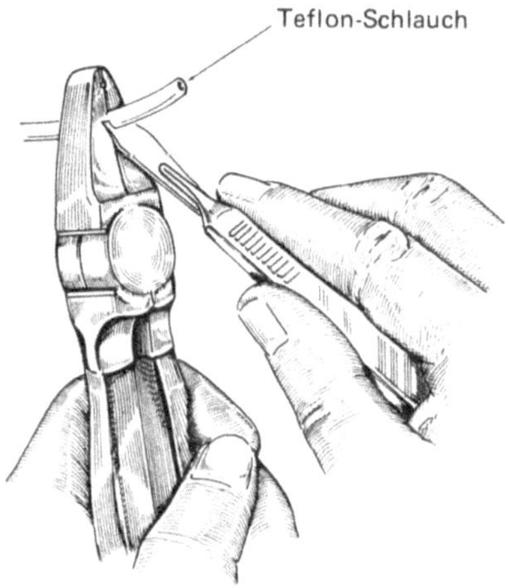

Abb. 99

Eine gute Teflon-Silastik-Verbindung (Abb. 100)

Zu einer guten Verbindung gehören genau aufeinander abgestimmte Schlauchgrößen. Eine gute Verbindung ist dann hergestellt, wenn die

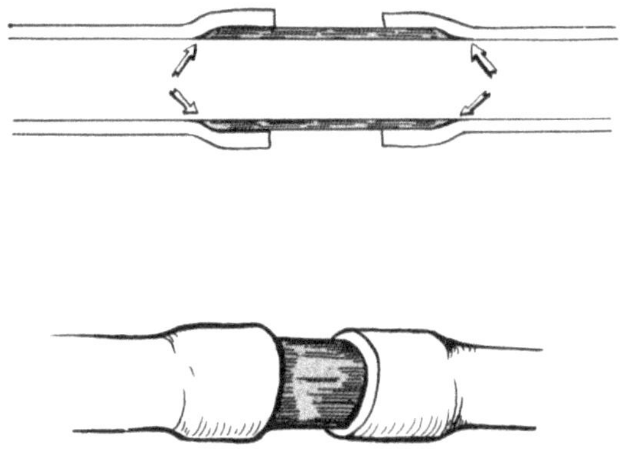

Abb. 100

innere Oberfläche eben ist. Eine unebene oder rauhe innere Wandung kann zum Verstopfen des Shuntes führen.

Verbindung des Teflon-Tips (Abb. 101)

Die Teflon-Tips sind auf einem Metallführungsstift aufgereiht, mit einem Durchmesser, der die Aufnahme verschieden großer Tips ermöglicht. Der Führungsstift erleichtert die Verbindung zwischen Teflon-Tips und Silastik-Schlauch und vermindert die Gefahr, daß das Teflon-Tip verformt wird.

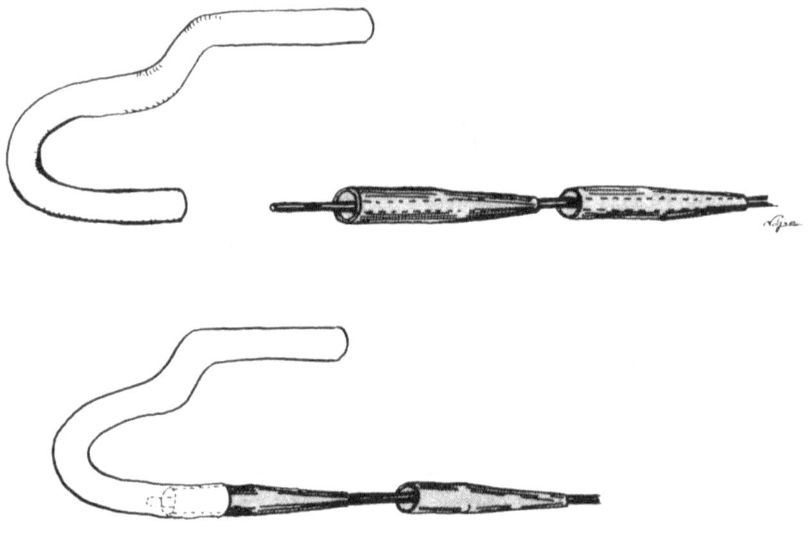

Abb. 101

Sterilisation der Shuntteile (Abb. 102)

Es ist äußerst wichtig, daß alle Silastikteile gewissenhaft gesäubert und sterilisiert werden. Auf diese beiden Vorgänge kann nicht eindrücklich genug hingewiesen werden, da jede, auch noch so geringe Verunreinigung, wie Fingerabdrücke, Staub, Verbandstoffflusen, Talkum, Stärke, Reinigungs- und Desinfektionsmittel, zu schweren Fremdkörperreaktionen und zum Verstopfen des Shuntes führen kann. Silikon-Kautschuk kann leicht verunreinigt werden.

Vorbereitung der Silikon-Teile. Der Silastikschlauch wird für etwa eine halbe Stunde in Natrium-Bikarbonat-Lösung eingeweicht (Seife und Reinigungsmittel sind nicht empfehlenswert, da sie einen dünnen Film auf dem Silastik bilden, der die Bildung von Gerinnseln fördert). Danach wird gründlich in heißem und schließlich in destilliertem Wasser gespült. Die Spüllösung sollte auch in das Lumen des Silastikschlauches gelangen. Dann

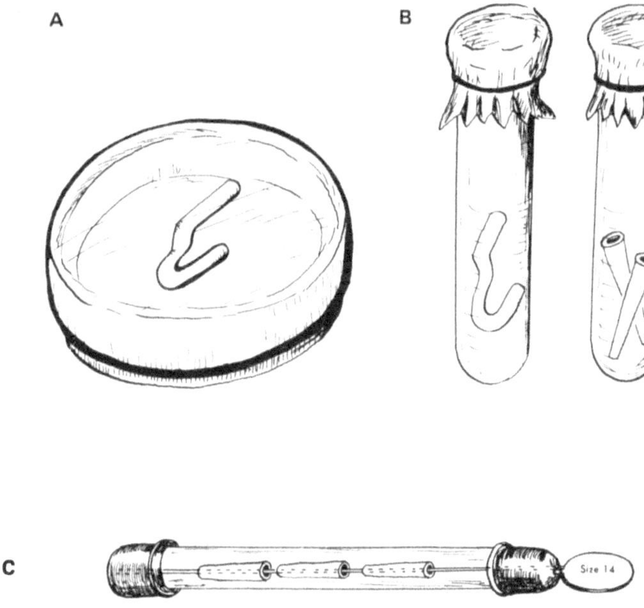

Abb. 102

wird der Schlauch in eine saubere, flusenfrei abgedeckte Pyrex-Schale gelegt und bei 150° eine Stunde lang sterilisiert. Eine längere Sterilisationszeit verändert die Eigenschaften des Silikon-Kautschuks nicht nachteilig. Die Sterilisation kann auch mit Äthylen-Oxydgas erfolgen. Da dieses Gas jedoch auch in den Kautschuk eindringt, müssen vor Verwendung des Shunt-Schlauches 1 bis 3 Tage verstreichen, damit das Gas vollständig wieder entweichen kann.

Reinigungs- und Sterilisationsmethoden für die Teflon-Teile. Alle Teflon-Teile sollten in heißem und danach in destilliertem Wasser gespült werden. Auch das Innere sollte sorgfältig durchgespült werden. Anschließend werden die Teflon-Teile in ein Reagenzglas gepackt. Um Beschädigungen zu vermeiden, sollten die Tips im Reagenzglas auf einem Metallführungsstift aufgereiht sein. Es wird bei 120° und einem Druck von 1,5 atü 15 Minuten lang autoklaviert. Wenn Temperatur, Druck und Sterilisationszeit genau eingehalten werden, können sich die Teflon-Teile nicht verbiegen oder verziehen. Die Gassterilisation ist für Teflon-Teile besser geeignet, jedoch sollte nach der Sterilisation reichlich Zeit verstreichen, damit das Gas wieder ausströmen kann. Bei Verwendung einer Petri-Schale muß Gaze unter den Deckelrand gelegt werden, damit das Gas einströmen kann. Die Abb. 102 zeigt: (A) Shunt-Teile in einer Petri-Schale, (B) Shunt-Teile in Reagenzgläsern, die mit Kompressen verschlossen sind, (C) ein spezielles Sterilisierröhrchen mit Metallstift zur Aufnahme der Teflon-Tips.

Anlage eines A-V-Shunts:

Für die Anlage eines Shunts sind Unterarm und Unterschenkel am besten geeignet. Der Shunt am Unterschenkel ist für manche Heimdialyse-Patienten praktischer, da beide Hände frei benutzt werden können.

Im folgenden ist das operative Vorgehen für den linken Unterarm beschrieben und abgebildet. Es werden für diesen Eingriff benötigt:

A)

1. 10 ml-Spritze (für 1%iges Procain-Hydrochlorid)
2. 2 Klingen Nr. 10 und 11 und ein Skalpellgriff
3. 4 Gefäßklemmen, 4 Moskitoklemmen, 1 Präparierschere, 1 andere Schere, scharfe und stumpfe Klemmen, Wundhaken
4. Schälchen für Heparin und Procain, phys. Kochsalzlösung, Desinfektionsmittel
5. 000 Seide oder Mersilene und 000 Mersilene mit Nadel, 000 Catgut
6. Nadeln und Nadelhalter
7. Abdecktücher, Kompressen, Mullbinden
8. 1 Staubinde

B) 4 Bulldogklemmen

C) Heparin-Set (Heparin, 10 ml-Spritze, Verbindungsschlauch)

D) Shunt-Teile

E) Shunt-Halterungen

Hautschnitt (Abb. 103)

Der Shunt muß so angelegt werden, daß er die normalen Bewegungen der Hand und des Handgelenkes nicht behindert. Der Ort des Schnittes liegt etwa 3 Querfinger oberhalb des Handgelenkes seitlich am Unterarm, wo

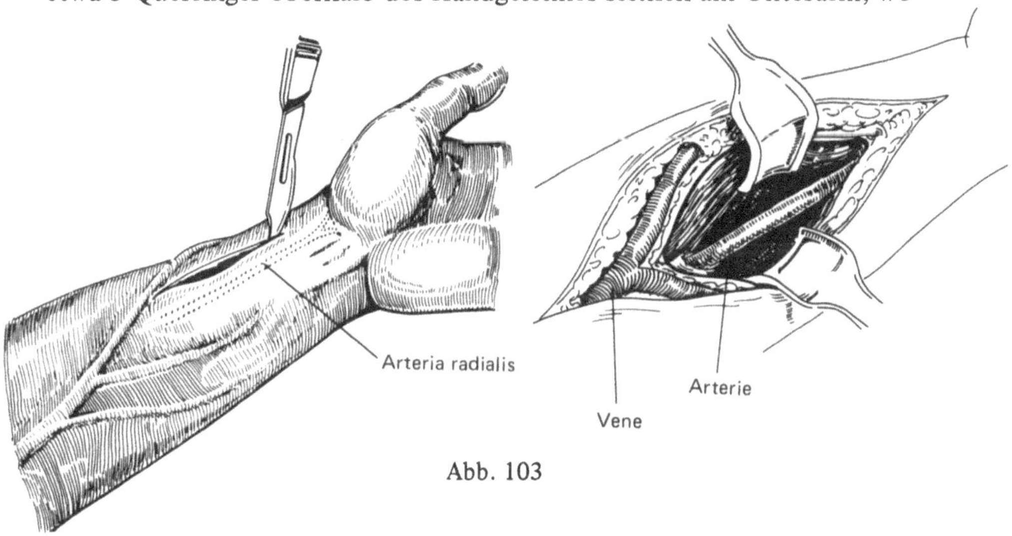

Abb. 103

der Puls der Arteria radialis gefühlt werden kann. Der Shunt kann einfach in Lokalanästhesie nach Injektion von 1%igem Procain-Hydrochlorid angelegt werden. Es genügt ein 3–4 cm langer Hautschnitt.

Präparation der Gefäße (Abb. 104)

Nach dem Hautschnitt stellt man sich die im subkutanen Fettgewebe liegende Vene dar. Die Arteria radialis liegt unter der Faszie. Beide Gefäße

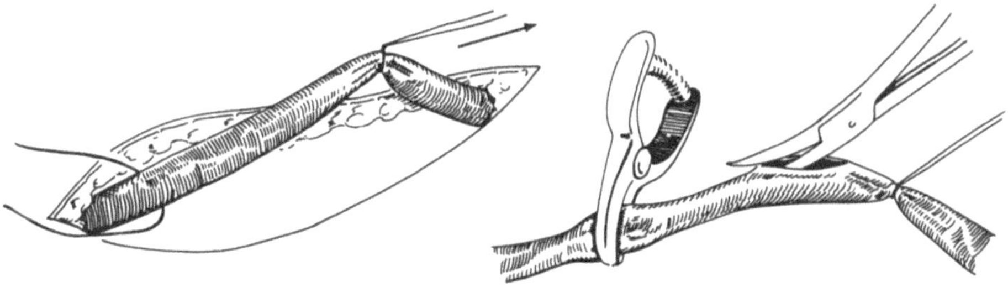

Abb. 104

werden mobilisiert und mit 000 Seide oder Mersilene distal und proximal angeschlungen. Distal wird das Gefäß unterbunden, proximal wird das Gefäß mit einer Klemme abgeklemmt und mit einem kleinen Längsschnitt eröffnet.

Heparin-Set (Abb. 105)

Der Shunt-Schlauch wird über einen abgeklemmten Silastikschlauch mit einer Spritze verbunden, die heparinisierte Kochsalzlösung enthält. Der

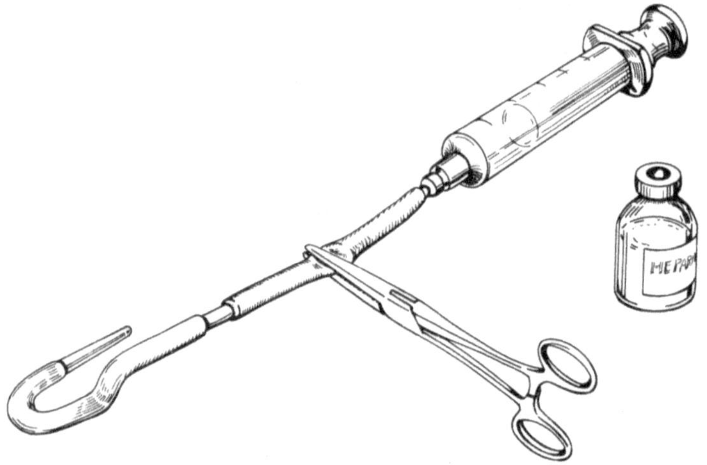

Abb. 105

Shunt-Schlauch wird mit der Heparin-Kochsalzlösung aufgefüllt (20 mg Heparin-Natrium gelöst in 500 ml physiologischer Kochsalzlösung).

Einsetzen des Shunt-Schlauches (Abb. 106)

Die besten Resultate erhält man, wenn man einen Shunt-Schlauch wählt, dessen Tip sich bequem in das Gefäß schieben läßt. Ein zu dickes Tip kann die Gefäßwand beschädigen. Da nur wenige Blutgefäße im Körper für die Anlage eines Shunts geeignet sind, sollte dieser Eingriff am besten von einem erfahrenen Chirurgen, vorzugsweise einem Gefäßchirurgen vorgenommen werden. 2 Haltefäden beidseits der Inzision erleichtern das Einsetzen des Shunts.

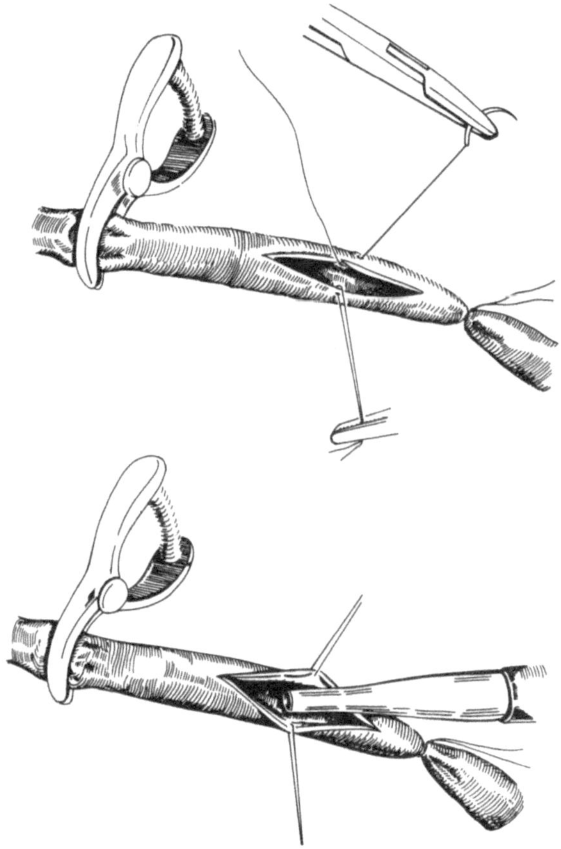

Abb. 106

Verbindung zwischen Shunt-Tip und Gefäß (Abb. 107)

(A) Nachdem das Shunt-Tip in das Gefäß eingeführt ist, wird die Gefäßklemme geöffnet und der Shunt bis zum Ende des zugespitzten Tips in das Gefäß geschoben. (B) Die proximale Umschlingung wird über der Eintrittsstelle des Tips geknotet. (C) Eine zusätzliche Ligatur wird um den Silastikteil des Shunts und um das Gefäß gelegt. (D) Beide Ligaturen werden miteinander verknotet, um ein Herausschlüpfen des Shunts aus dem Gefäß zu verhindern. (E) Um eine noch größere Stabilität zu erhalten, kann die distale Gefäßumschlingung zusätzlich noch mit dem Shunt verknotet werden. Um ein Verstopfen zu verhindern, wird das im Shunt enthaltene Blut mit Heparin-Kochsalzlösung aus der angeschlossenen Spritze fortgespült.

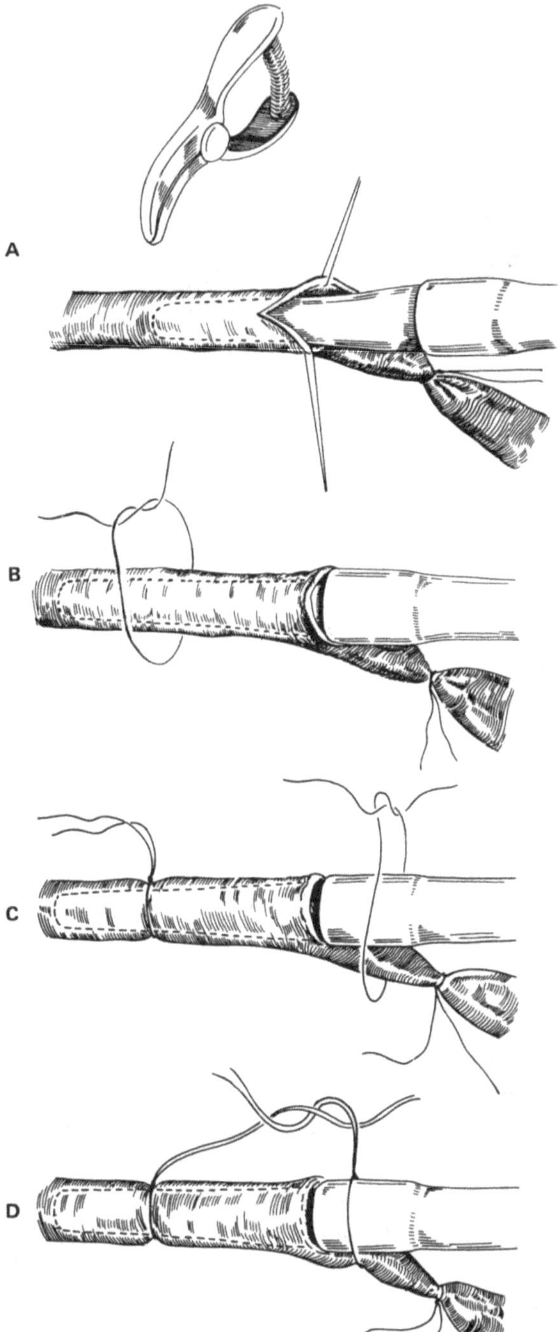

Abb. 107

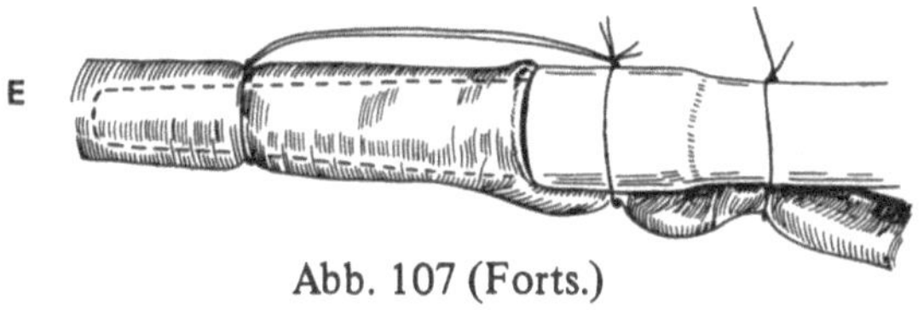

Abb. 107 (Forts.)

Befestigung in der Haut (Abb. 108)

Der u-förmig gebogene Teil des Shunts kommt unter die Haut zu liegen, während der stufenförmige oder abgewinkelte und der gerade durch die Haut nach außen gezogen werden. (A) Die Durchtrittsstelle für den abge-

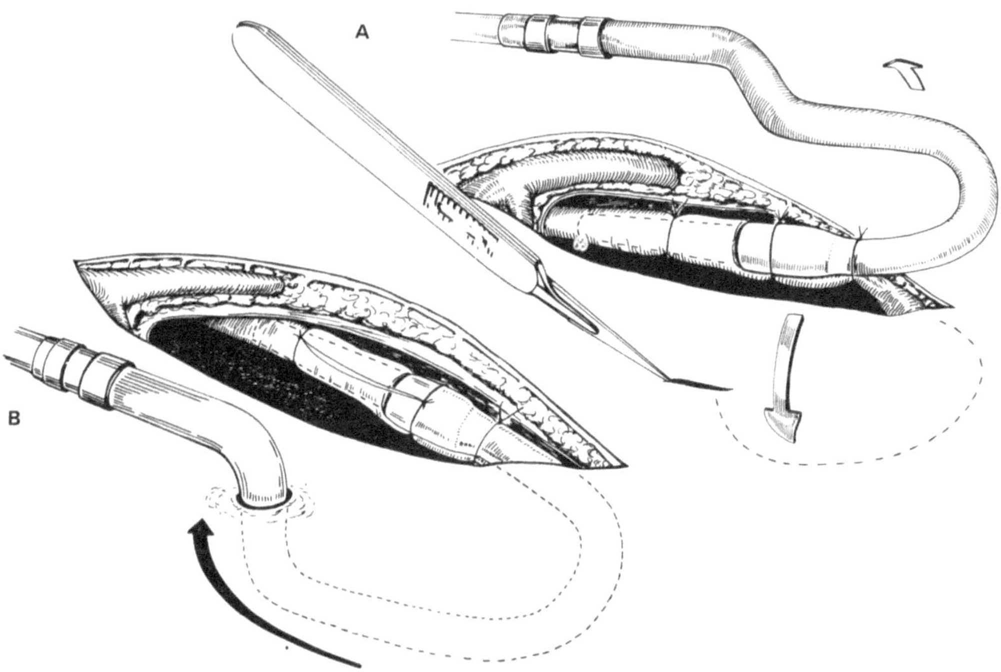

Abb. 108

winkelten Shunt-Teil kann abgeschätzt werden. Dort wird ein kleiner Hautschnitt mit einer 11er Klinge gemacht.

Sorgfältige Blutstillung ist zur Vermeidung von Hämatomen ratsam. (B) Der Shunt-Schlauch kann nun durch die Haut nach außen gezogen werden.

Vollständige Anlage des A-V-Shunts (Abb. 109)

Der venöse Shunt-Schenkel wird nach der in der Abb. 104 bis 108 wiedergegebenen Technik angelegt. Bevor die Shunt-Teile mit dem Teflon-Verbindungsstück zusammengesteckt werden, werden beide Schläuche abgeklemmt. Dann wird zuerst der venöse Shunt-Schenkel angeschlossen. Das

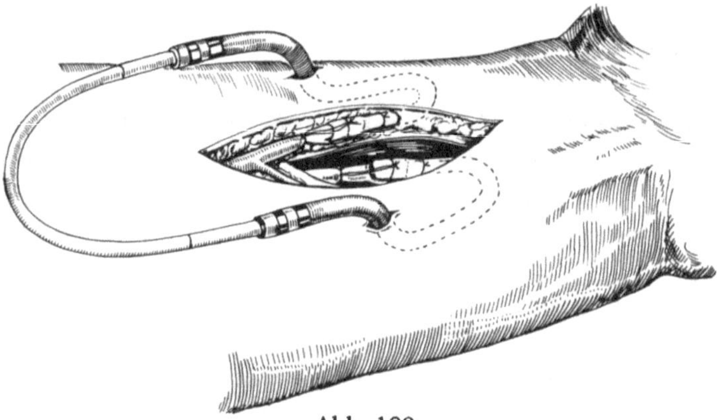

Abb. 109

Teflon-Verbindungsstück kann mit Blut aufgefüllt werden, indem man durch Öffnen und Schließen der venösen Schlauchklemme der Luft herausläßt. Dann wird der arterielle Shunt-Schenkel angeschlossen. Nach Abnahme der Klemmen ist der A-V-Shunt nun fertiggestellt.

Postoperatives Ruhigstellen der Extremität (Abb. 110)

Nach einer letzten Überprüfung der Blutstillung wird die Haut vernäht. Zur Sicherheit werden über das Teflon-Verbindungsstück und über die Shunt-Schläuche Pflaster geklebt (Abb. 92, 122 und 132). Der Shunt wird mit Stabilisatoren auf der Haut befestigt und die eigentliche Shunt-Region, um Verunreinigungen zu vermeiden, mit sterilen Kompressen abgedeckt. Nach der Anlage des Shunts ist die Ruhigstellung des Körpergliedes auf einer Schiene für 7–10 Tage ratsam. Bei einem Bein-Shunt sollte der Patient beide Beine für 2–3 Tage völlig ruhigstellen. Für etwa 2 Wochen sollte eine Ruhigstellung auf einer Schiene erfolgen. Der Patient sollte seine ersten Gehversuche mit Stützen machen, so daß das Shunt-Bein kein Gewicht zu tragen hat und die Belastung langsam gesteigert wird. Nach 6 Wochen kann er wieder normal gehen. Der Shunt sollte in den ersten

Tagen nach seiner Anlage nicht benutzt werden, denn in dieser Zeit ist die Gewebsreaktion und die Ödemneigung besonders groß. Wenn es jedoch nötig sein sollte, den Shunt zu benutzen, sollte die regionale Heparinisierung angewendet werden.

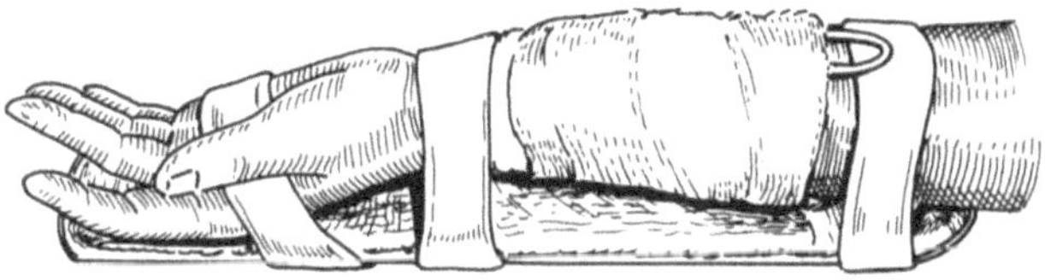

Abb. 110

Der Schutzverband (Abb. 111)

Es sollte stets darauf geachtet werden, daß der Wundverband den Shunt nicht abknickt oder abschnürt, da der Shunt dadurch verstopfen kann. Wenn die u-förmige Schlinge des Shunts aus dem Verband herausragt, kann der Patient häufig die Durchgängigkeit des Shunts überprüfen (dieses Verfahren wird von einigen Ärzten nicht empfohlen, da der freiligende Teil leicht irgendwo hängen bleiben und den Shunt zerren kann. Wichtig ist es, die Shunt-Region vollkommen trocken zu halten. Wenn der Patient

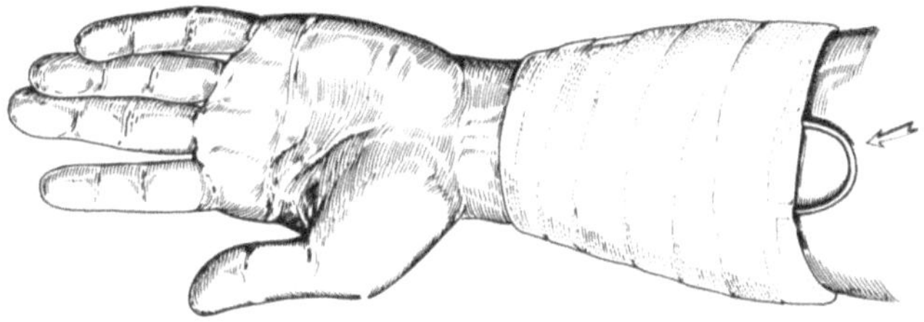

Abb. 111

badet oder duscht, sollte wasserdichtes Material um den Shunt gewickelt werden. Ist der Shunt feucht geworden, muß er desinfiziert und der Verband sofort gewechselt werden.

Der Shunt sollte nicht besonders hohen oder niedrigen Temperaturen ausgesetzt werden. Die Bekleidung am Shunt-Arm oder Shunt-Bein sollte so locker wie möglich sein. Beim Ruhen oder im Schlaf sollten ungewöhnliche Stellungen der betreffenden Extremität vermieden werden. Überbeanspruchung der Shunt-Extremität, schnelle Pronation- und Supinationsbewegungen und die forcierte Beugung und Streckung im Handgelenk sollten vermieden werden. Mit einem Bein-Shunt sollte man nicht übermäßig viel herumgehen, Laufen oder gar Springen. Beim Sitzen oder Ruhen sollten die Beine hochgelagert werden.

Shunt-Halterung (Abb. 112)

Shunt-Halterungen sind empfehlenswert, denn sie verhindern Abknicken und Auseinanderweichen der Schläuche besonders bei den früheren Shunt-Typen, die Teflon-Schläuche und u-förmige Verbindungsstücke hatten. Für neuere Shunt-Typen ist dies jedoch nicht erforderlich.

Die Shunt-Halter bestehen gewöhnlich aus Aluminium, rostfreiem Stahl oder Silastik. Die Shunt-Halter aus Silastik sind am besten, da sie am biegsamsten sind.

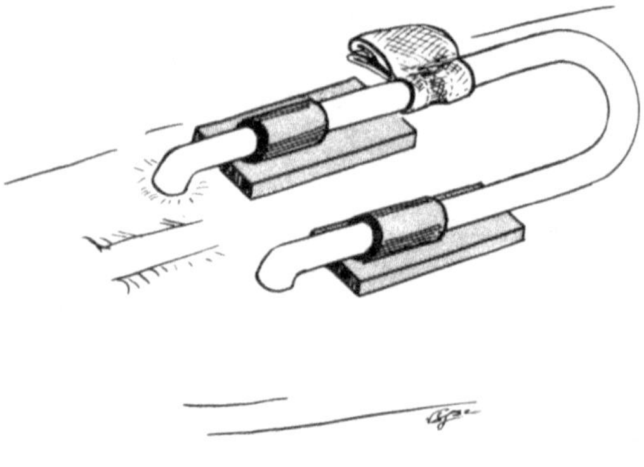

Abb. 112

Bei der Befestigung des Shunts darf kein Pflaster rund um den Arm geklebt werden, da dadurch der venöse Rückstrom beeinträchtigt wird.

Die Shunt-Halter sollten genau im Verlauf des Shunts und des Gefäßes ausgerichtet sein. Sie sollten nicht die beiden kanülierten Gefäße, besonders nicht die Vene abdrücken. Auch die Haltepflaster sollten den venösen Rückstrom nicht behindern.

Die verschiedenen Shunt-Halterungen (Abb. 113)

1. Metallhalter, 180°-Halter (A)
   90°-Halter
2. Silastikhalter, 180°-Halter (B)
   90°-Halter (C)

Das Unterteil der Metallhalterung sollte der Kontur des Armes oder Beines angepaßt sein.

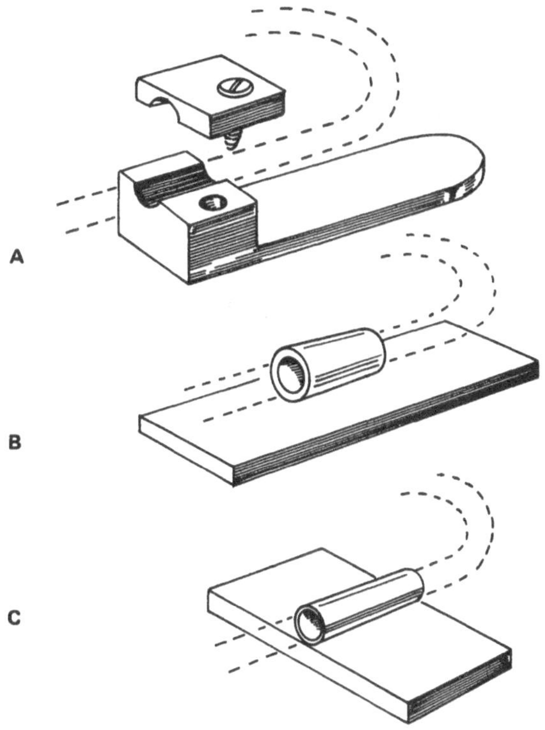

Abb. 113

Shunt-Klemmen (Abb. 114)

Der Patient sollte für Notfälle, z. B. beim Auseinanderweichen des Shunts, immer seine Shunt-Klemmen mit sich führen. Er sollte Ruhe bewahren, da immer ausreichend Zeit gegeben ist, die Blutung zu stillen, bevor sie gefährlich wird. Eine plötzlich aufgetretene Blutung ist ein Anzeichen: für ein Auseinanderweichen des Shunts an einem Verbindungspunkt, für einen

Schlauch, der aus dem Gefäß gerutscht ist oder für einen verletzten Shunt oder ein verletztes Blutgefäß. Wenn die Blutungsquelle gefunden ist, sollte sie sofort abgeklemmt werden. Um die Blutungsquelle sollte ein Druckver-

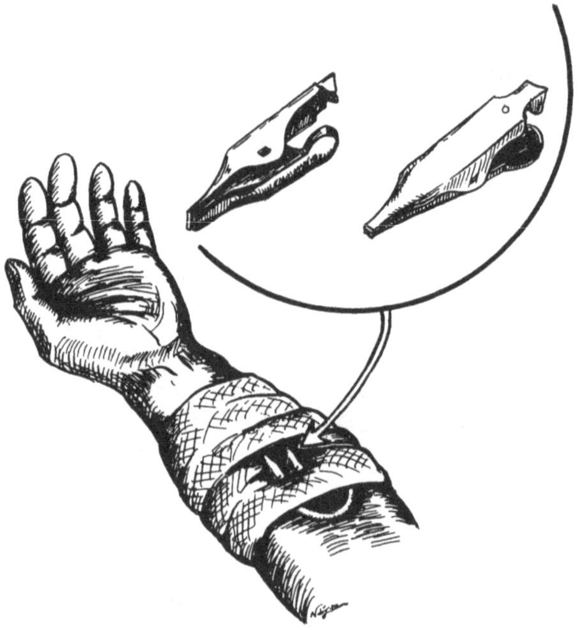

Abb. 114

band oder oberhalb des Shunts eine Staubinde angelegt werden. Das beste Hilfsmittel zur Blutstillung ist der Finger.

Anschluß des Dialysators an den Patienten:

Folgende sterile Gegenstände werden zum Anschluß an die künstliche Niere benötigt:

1. 2 Shunt-Klemmen
2. ein Abdecktuch oder Handtuch
3. Tupfer
4. Gefäßklemmen
5. eine Schale
6. Röhrchen für Blutproben
7. Heftpflaster

8. eine Spritze
9. Desinfektionslösung für die Händedesinfektion
10. Heparin
11. Hautdesinfektion

Freilegen des Shunts (Abb. 115)

Der Schutzverband wird vorsichtig abgewickelt. Ein Aufschneiden mit der Schere könnte dazu führen, daß der Shunt beschädigt wird, denn seine Lage könnte sich zwischen den Dialysen etwas geändert haben. Wenn der

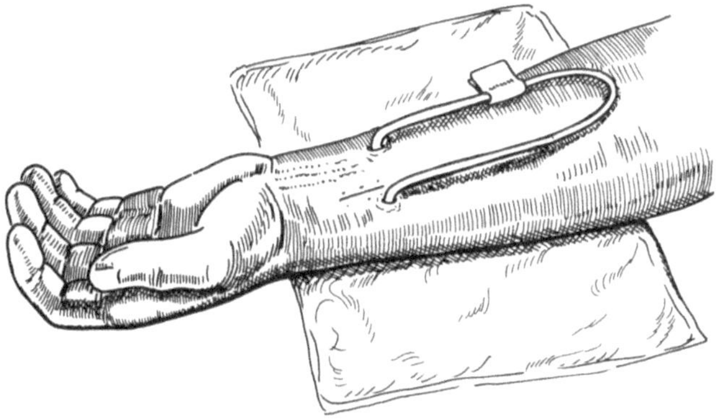

Abb. 115

Verband sorgfältig abgewickelt ist, sollten die Stellen, an denen der Shunt durch die Haut tritt, auf Entzündungszeichen kontrolliert werden.

Säuberung des Shunts und des Armes (Abb. 116)

Das weitere Vorgehen sollte unter sterilen Bedingungen erfolgen. Die Hilfsperson sollte ihre Hände sorgfältig mit Seife oder einem Desinfektionsmittel waschen. Die Verwendung steriler Handschuhe ist zu empfehlen. Liegt keine Entzündung vor, wird der Arm des Patienten mit einem Hautdesinfektionsmittel gereinigt, wobei die Durchtrittsstellen des Shunts im Umkreis von 3 cm ausgespart bleiben.

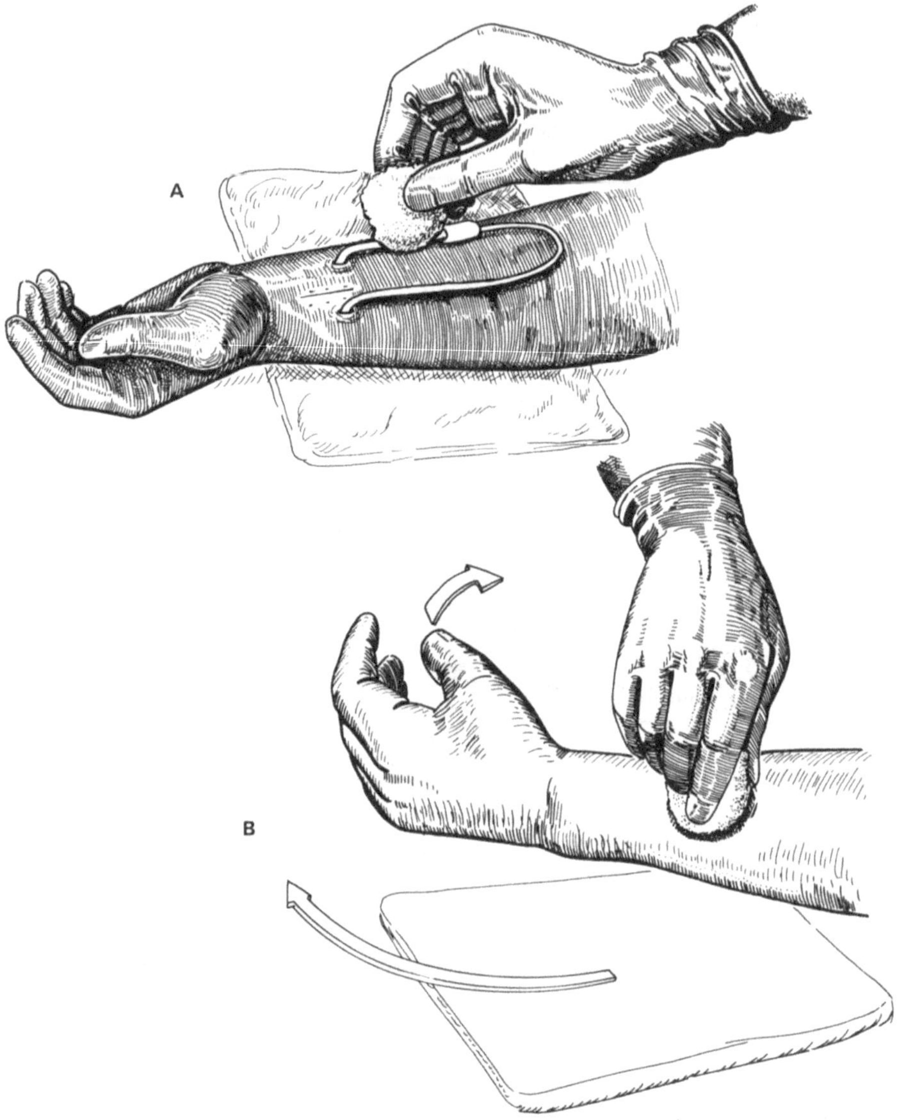

Abb. 116

Abdecktücher (Abb. 117)

Ein steriles Abdecktuch wird unter den ganzen Unterarm geschoben und über der Hand zusammengefaltet. Direkt unter den Shunt wird eine sterile Kompresse gelegt.

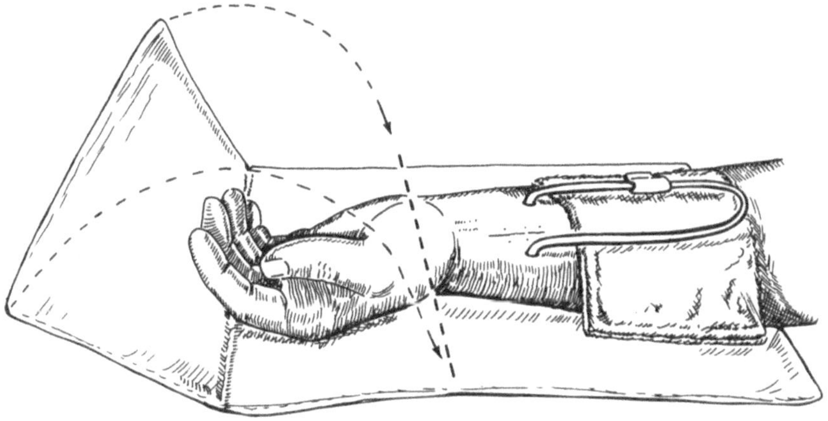

Abb. 117

Behandlung der Durchtrittsstellen des Shunts (Abb. 118)

Die meisten Infektionen gehen von den Stellen aus, an denen der Shunt durch die Haut tritt. Daher ist es sehr wichtig, daß dieses Gebiet sauber

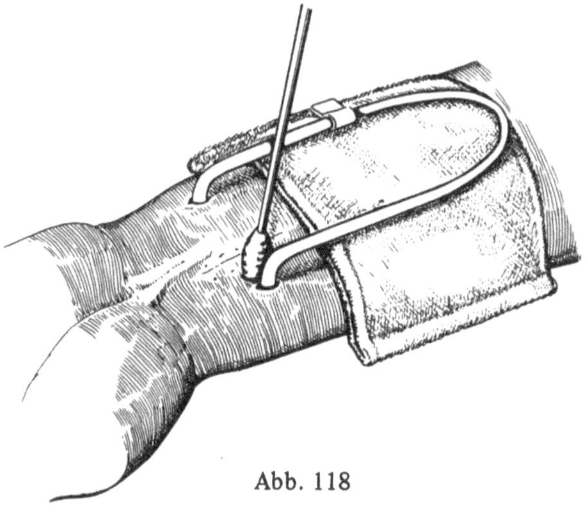

Abb. 118

und aseptisch gehalten wird. Unter Verwendung eines sterilen Watteträgers werden diese Stellen mit Desinfektionsmittel (z. B. Merfen, Merbromin) betupft. Sie sollten nicht mit Seife und Wasser gesäubert werden.

Abklemmen des Shunts (Abb. 119)

Wird kontinuierlich Heparin zugeführt, klemmt man zuerst den arteriellen und den venösen Shunt-Schlauch (s. Kapitel 7).

Bei intermittierender Heparinisierung wird zunächst Heparin-Natrium-Lösung (1 mg/kg) in den Shunt injiziert (s. Kapitel 7).

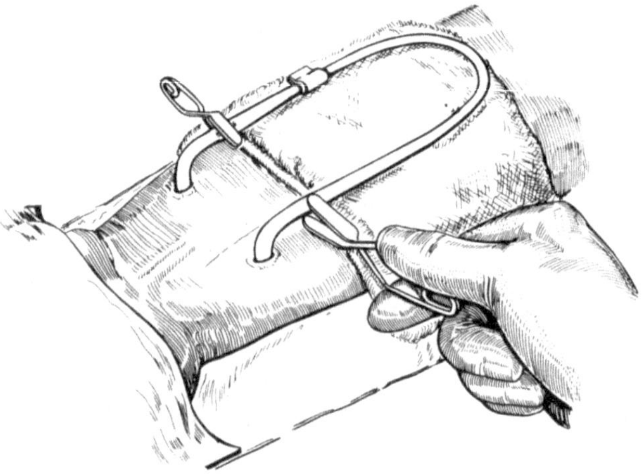

Abb. 119

Wird das Heparin in das Teflon-Verbindungsstück injiziert, muß dieses herausgezogen und weggeworfen werden. Wenn das Heparin gleichmäßig im Körper verteilt ist, sollten der arterielle und venöse Shunt-Schlauch abgeklemmt werden. Diese anfängliche Heparinisierung kann auch noch kurz nach dem Anschluß des Patienten an den Dialysator erfolgen.

Entfernung des Verbindungsstückes (Abb. 120)

Das Heftpflaster, das die Shunt-Schläuche und das Verbindungsstück zusammenhält, wird vorsichtig entfernt, wobei besonders sorgfältig darauf geachtet werden muß, das das Verbindungsstück nicht aus dem Schlauch herausgezogen wird. Wenn das Pflaster entfernt ist, werden die Schlauchverbindungen und das Verbindungsstück mit Desinfektionslösung gereinigt. Es ist ratsam, zu diesem Zeitpunkt die erste Blutprobe zur Bestimmung von Harnstoff-Stickstoff, Kreatinin, Hämatokrit und Elektrolytwerten abzunehmen. Die Blutprobe kann aus dem arteriellen Schlauch abgenommen werden, indem man die arterielle Bulldogklemme ein wenig öffnet

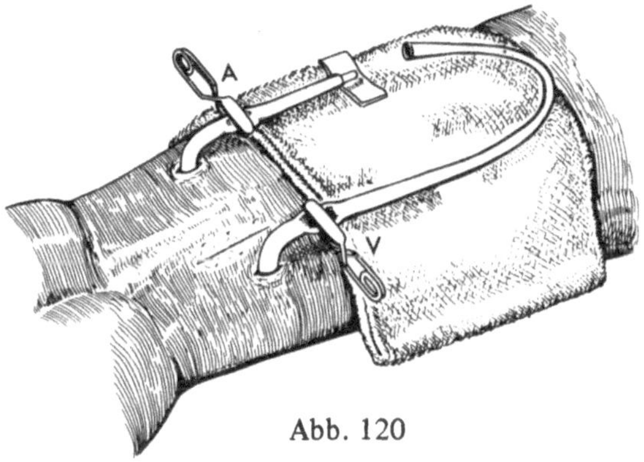

Abb. 120

und das Blut in das Röhrchen laufen läßt. Die sterilen Shunt-Schläuche dürfen nicht mit unsterilen Gegenständen in Berührung kommen.

Verbindung des arteriellen Shunt-Schlauches mit dem arteriellen Schlauch des Dialysators (Abb. 121)

Es gibt besondere Anschlußstücke, um die Schläuche des Dialysators mit dem Shunt zu verbinden. (A) Bei einigen Schlauchsystemen sind die

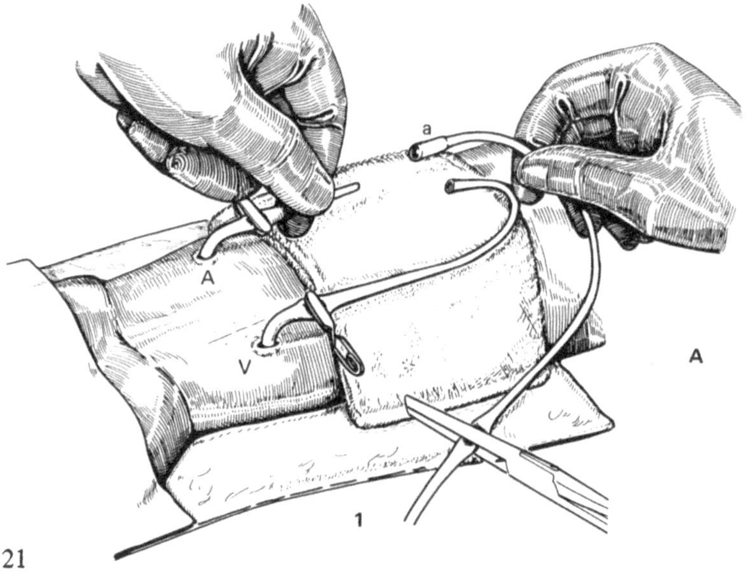

Abb. 121

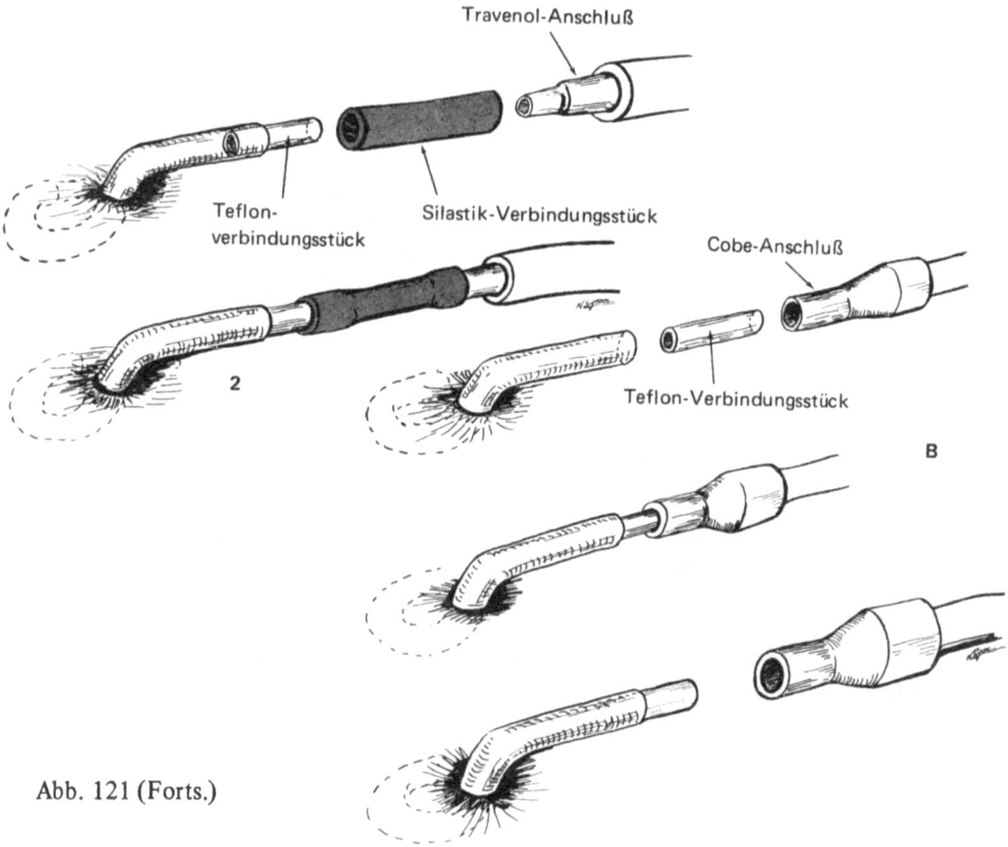

Abb. 121 (Forts.)

Enden aus hartem Material und passen direkt in die Shunt-Schläuche. Es ist jedoch ratsam, ein kurzes Silastikstück zwischen dem Shunt-Schlauch und das arterielle System der Künstlichen Niere zu schalten, damit der Shunt nicht beschädigt wird. (B) Einige Schlauchsysteme sind so beschaffen, daß sie direkt auf das Teflon-Verbindungsstück passen.

Sicherung der Schlauch-Verbindung (Abb. 122)

Wenn das Schlauchsystem des Dialysators mit dem arteriellen Shunt-Schlauch verbunden ist, wird die arterielle Schlauchklemme gelöst und die Verbindungsstelle mit Heftpflaster gesichert. (1) Die Enden des Heftpflasters werden gefaltet, so daß es leicht wieder entfernt werden kann. (2) Wird nur ein Heftpflaster verwendet, genügen 1–2 cm, um die Verbindung zu sichern. Diese Methode eignet sich besonders, um die Verbindung zwischen Shunt-Schlauch und Dialysator-Schlauch zu sichern. (3) Eine Pflasterbrücke ist jedoch sicherer als ein einzelnes Pflaster und ist für die Siche-

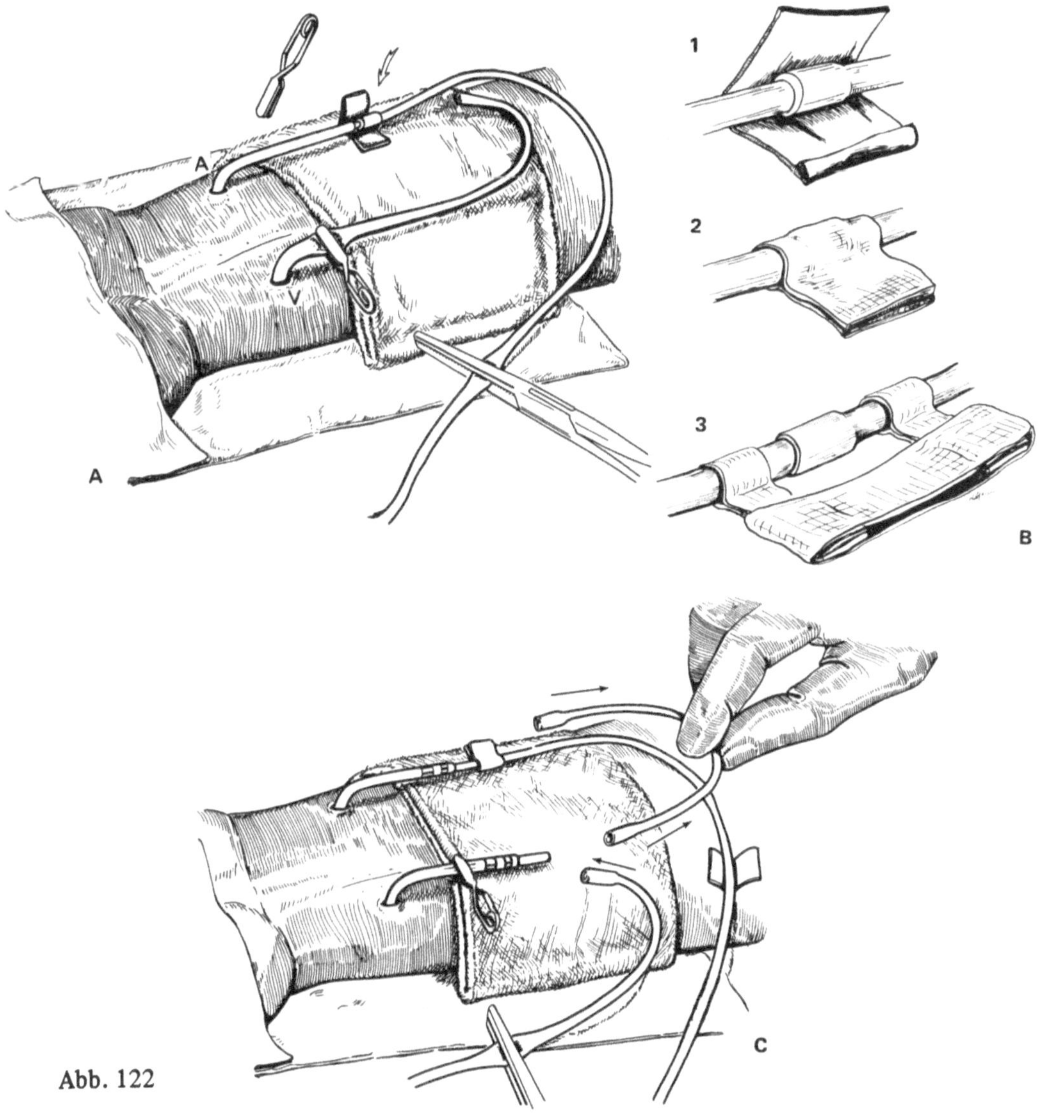

Abb. 122

rung von Silastikschlauch und Teflon-Verbindungsstück zu empfehlen. Beim Original-Quinton-Scribner-Shunt sollte das u-förmige Teflon-Teil entfernt werden (C).

Ablassen der Kochsalzlösung und Füllen des Dialysators mit Blut (Abb. 123):

Gewöhnlich wird der Dialysator vor Dialysebeginn mit isotoner Kochsalzlösung aufgefüllt. Wenn das Füllvolumen jedoch mehr als 500 ml beträgt, ist Blut zum Auffüllen nötig. Ist der Dialysator anfänglich nicht mit Blut gefüllt, ist es ratsam, die Kochsalzlösung vor Dialysebeginn durch das Blut des Patienten zu ersetzen.

Nachdem der arterielle Schlauch des Dialysators mit dem Shunt des Patienten verbunden und gesichert ist, wird die Heparin-Pumpe angestellt (s. Kapitel 7) und die Klemmen am arteriellen und venösen Schlauch ent-

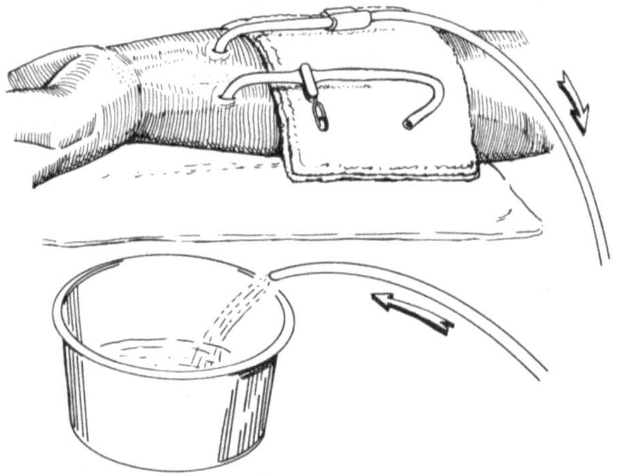

Abb. 123

fernt. Wenn sich der Dialysator mit Blut füllt, tritt die Kochsalzlösung aus dem venösen Dialysator-Schlauch aus und wird in einem Gefäß aufgefangen. Bei Verwendung einer Blutpumpe, die das Blut durch den Dialysator pumpt, sollte ihre Förderleistung so gering wie möglich eingestellt sein. Füllt sich der Dialysator zu schnell, kann der arterielle Schlauch teilweise verstopfen oder der Patient einen Blutdruckabfall bekommen. Wenn die aus dem Dialysator austretende Flüssigkeit sich rötlich färbt, werden arterielle und venöse Blutschläuche abgeklemmt. Der Dialysator ist nun mit Blut gefüllt. Wenn an Stelle der regionalen Heparinisierung intermittierend (1 mg/kg Körpergewicht) oder mit Hilfe einer Pumpe heparinisiert wird, sollte die Heparinisierung vorher erfolgen.

Anschluß des venösen Blutschlauches (Abb. 124)

Nachdem der Dialysator und die Schläuche mit Blut gefüllt sind, werden arterieller und venöser Schlauch abgeklemmt und der venöse mit dem venösen Shunt-Schlauch verbunden. Die Verbindungsstelle wird in der gleichen Weise gesichert, wie in Abb. 122 beschrieben. Bevor alle venösen

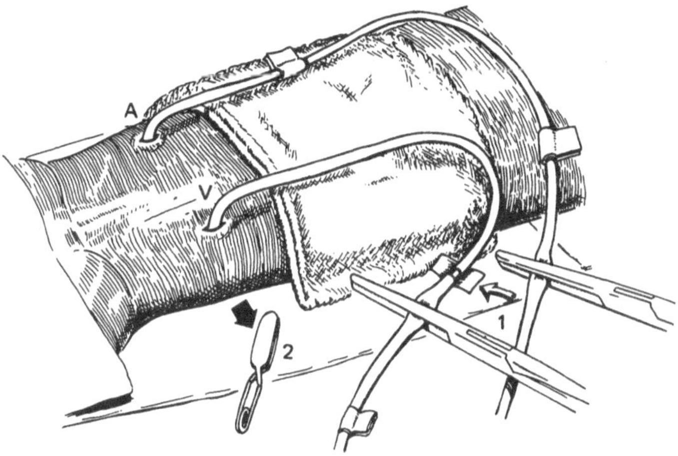

Abb. 124

Klemmen abgenommen werden, müssen alle Schläuche auf Anwesenheit von Luft überprüft werden, besonders aber das venöse Schlauchstück zwischen dem Bubble-Catcher und dem venösen Shunt-Schlauch. Sollte irgendwo noch Luft vorhanden sein, muß sie vor Dialysebeginn entfernt werden. Wenn alle Schläuche frei von Luft sind, ist der Blutkreislauf vollständig hergestellt und die venösen Schlauchklemmen können zum Beginn der Dialyse geöffnet werden.

Befestigung der Schlauchsysteme (Abb. 125)

Damit die Schläuche nicht frei herumhängen, kann man sie mit Heftpflaster umkleben, so daß ein Fähnchen entsteht. Dieses Fähnchen kann dann mit einer Sicherheitsnadel am Hemdärmel des Patienten befestigt werden (Abb. 126).

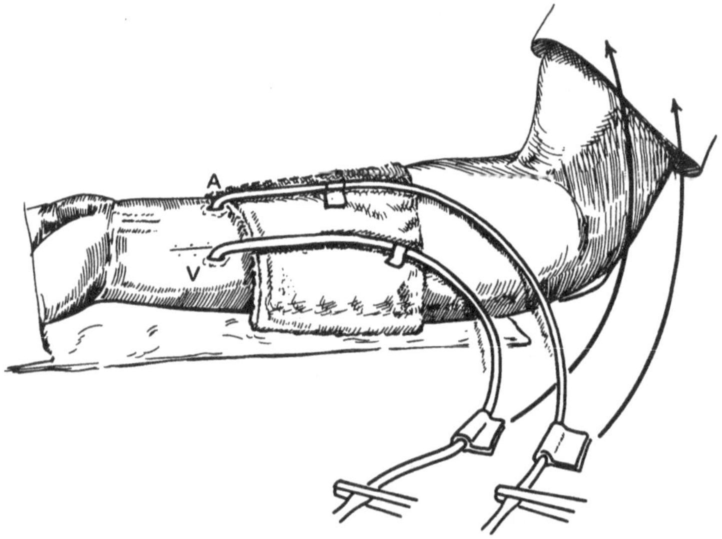

Abb. 125

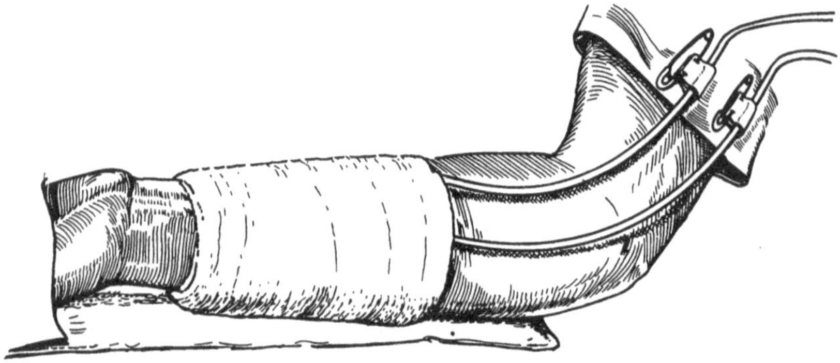

Abb. 126

Vollständiger extrakorporaler Kreislauf (Abb. 127)

Es ist nun ein vollständiges extrakorporales Kreislaufsystem entstanden. Wird eine Blutpumpe verwendet, sollte der Blutdurchfluß anfangs auf 50–100 ml/Min. eingestellt werden, bis sich die Situation des Patienten stabilisiert hat. Die Verbindungsstellen zwischen dem Shunt-Schlauch und den Blutschläuchen des Dialysators werden mit Heftpflaster gesichert. Die Pflasterstreifen an den Blutschläuchen (Abb. 125) werden mit Sicherheitsnadeln am Hemdärmel des Patienten befestigt (Abb. 126). Dadurch werden der Shunt und die Schläuche des Dialysators unabhängig von den Bewegungen des Patienten fest zusammengehalten. Die Austrittsstellen des Shunts werden mit einer sterilen Kompresse abgedeckt. Die gesamte

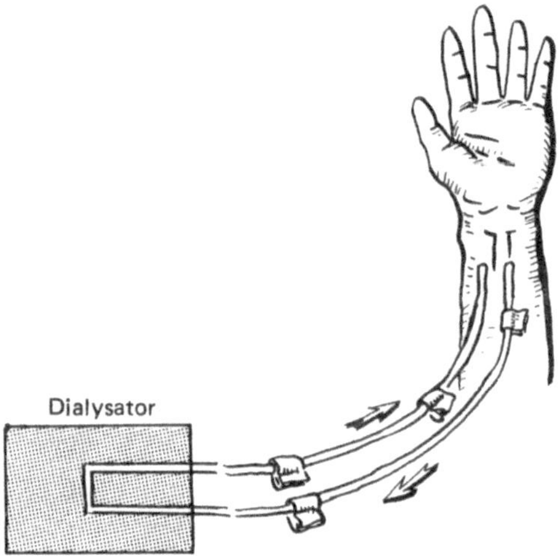

Abb. 127

Shunt-Region wird mit einer elastischen Binde umwickelt (Abb. 126), um den Arm während der Dialyse sauber zu halten. Nun kann sich der Patient frei bewegen, ohne daß die Gefahr einer Verunreinigung des Shunt-Gebietes besteht.

Abschluß der Dialyse

Reinfusion des extrakorporalen Blutes (Abb. 128)

Die Reinfusion des extrakorporalen Blutes geschieht in 2 Schritten.

1. Die extrakorporale Zirkulation wird durch Abklemmen des arteriellen Shunt-Schenkels unterbrochen und beide Schläuche voneinander getrennt.
2. Das im Dialysator verbliebene Blut wird reinfundiert. Das kann mit Kochsalzlösung oder nach der Luftmethode erfolgen.

Methode mit Kochsalzlösung. Eine 500 ml-Flasche steriler isotoner Kochsalzlösung wird an den arteriellen Blutschlauch angeschlossen und in den Dialysator einlaufen lassen. Bei Verwendung einer Pumpe sollte die Geschwindigkeit so gering wie möglich sein. Wenn ein Plattendialysator (wie z. B. der Kiil-Dialysator) verwendet wird, wird er mit dem arteriellen Ende

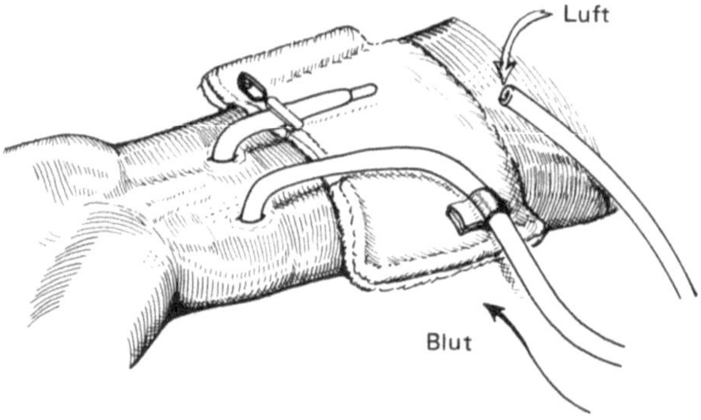

Abb. 128

nach oben angekippt. Das Blut läuft über den venösen Shunt-Schlauch in den Patienten zurück. Wenn das Blut im Bubble-Catcher durch die Verdünnung mit Kochsalzlösung ganz hell geworden ist, wird die Reinfusion abgebrochen und der venöse Shunt- und der venöse Blutschlauch abgeklemmt.

Luftmethode. Bei Verwendung eines Plattendialysators (Kiil) wird dieser mit dem arteriellen Ende nach oben angekippt. Bei einer Spulenniere soll die Pumpe auf die kleinste Geschwindigkeit eingestellt werden. Dann wird die Klemme vom arteriellen Blutschlauch entfernt. Das im Dialysator verbliebene Blut wird dem Patienten reinfundiert, wobei sich der Dialysator mit Luft füllt (bei der Plattenniere durch die Schwerkraft, bei der Spulenniere mit einer Pumpe). (Einzelheiten werden in Kapitel 4 beschrieben.) Der venöse Blutschlauch wird abgeklemmt, wenn die Luft den Bubble-Catcher erreicht hat. Es ist außerdem außerordentlich wichtig, daß der venöse Blutschlauch zur rechten Zeit abgeklemmt wird. Das Blut im Bubble-Catcher und im venösen Blutschlauch sollte möglichst vollständig reinfundiert werden. Dabei sollte mit größter Vorsicht vorgegangen werden, um zu vermeiden, daß dem Patienten Luft infundiert wird.

Abschluß des Dialysators vom Patienten (Abb. 129)

Nach der Reinfusion wird der venöse Shunt-Schlauch abgeklemmt und der venöse Blutschlauch entfernt. Arterieller und venöser Shunt-Schenkel werden mit einem Teflon-Verbindungsstück zusammengesteckt, wobei darauf geachtet werden muß, daß keine Luft in das Lumen des Shunts

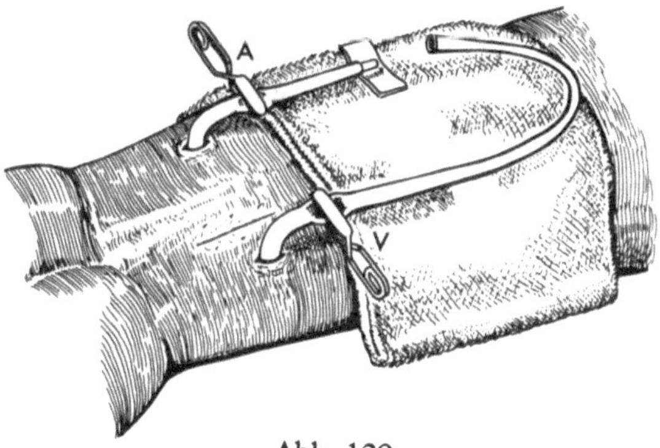

Abb. 129

gerät. Die Verbindung kann hergestellt werden, indem man die Bulldogklemme des arteriellen Shunt-Schlauches leicht öffnet und das Teflon-Verbindungsstück mit Blut auffüllt. Dann kann das Teflon-Stück vorsichtig mit dem venösen Shunt-Schlauch unter Verwendung eines Pflasters verbunden werden.

Pflege des Shunts nach der Dialyse (Abb. 130)

Auf die Austrittsstellen des Shunts wird wieder Desinfektionslösung (Merfen, Merbromin) aufgetragen. Sterile Gaze wird auf den übrigen Teil des Armes gelegt und der Arm vorsichtig mit einer elastischen Binde umwikkelt. Es ist ratsam, den Shunt so zu verbinden, daß der Patient im Falle einer Blutung aus dem arteriellen oder venösen Shunt-Schenkel leichten Zugang hat. Es hat sich in der Praxis bewährt, die beiden Alligatorklemmen für arteriellen und venösen Shunt-Schlauch im Verband selbst unter einem Heftpflasterstreifen zu belassen (Abb. 114).

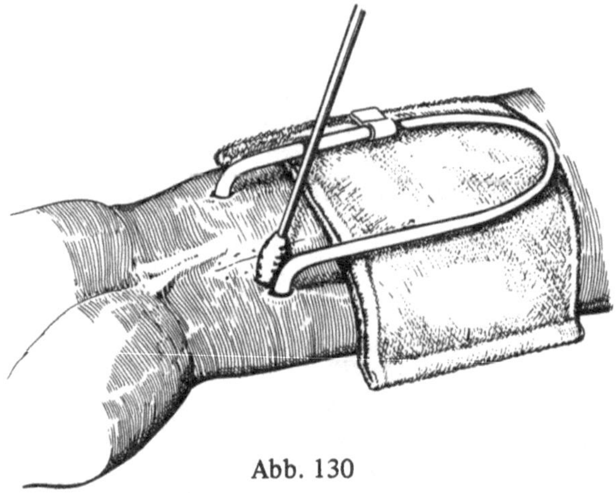

Abb. 130

Kontrollen nach der Dialyse (Abb. 131)

Der Patient darf sich nun aufsetzen. Es werden Hautfarbe, Pulsfrequenz, Körpertemperatur und Blutdruck kontrolliert. Wenn Blutdruck und Kreislauf in dieser Position nach 10 Minuten stabil bleiben, darf der Patient

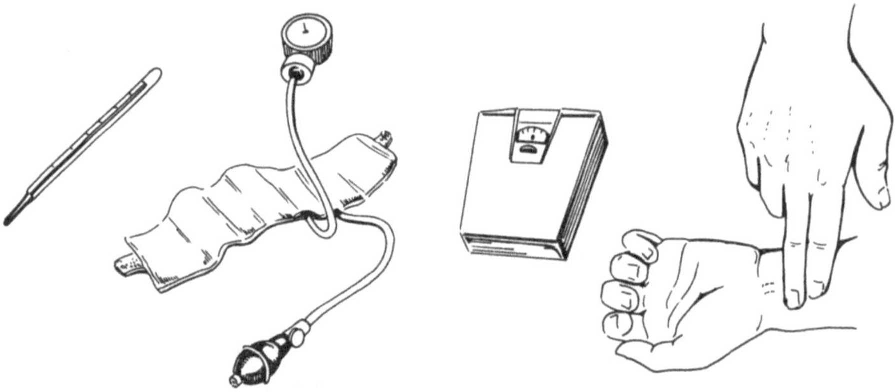

Abb. 131

aufstehen, wobei wiederum Blutdruck und Pulsfrequenz überprüft werden. Bleiben diese stabil, wird der Patient gewogen und darf in sein Zimmer oder nach Hause gehen.

Pflege der Shunt-Schläuche

Vorkehrungen gegen eine Trennung der Shunt-Schläuche

Um ein Auseinanderweichen der Shunt-Schläuche zu verhindern, wird eine Heftpflasterbrücke über die Verbindungsstelle geklebt.

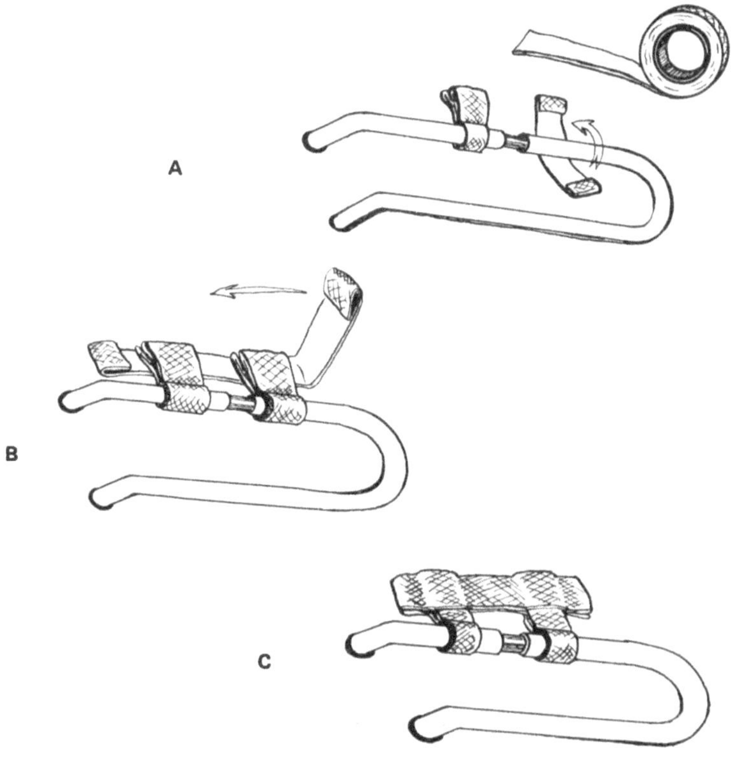

Abb. 132

Sauberes Verbinden des Shunts (Abb. 133)

Das Verbinden des Shunts zwischen den Dialysen beugt Infektionen vor und schützt die Schläuche. Der Verband sollte so angelegt werden, daß der Patient im Falle einer Blutung leichten Zugang zum Shunt hat.

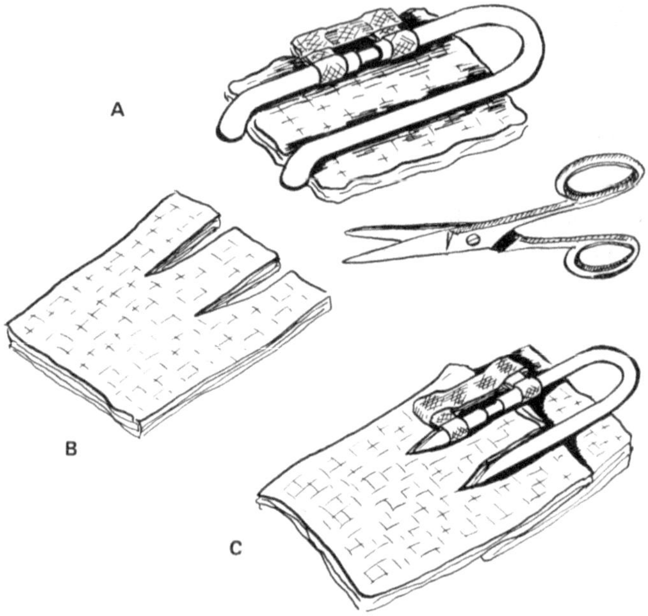

Abb. 133

Säubern der Shunt-Schläuche

Gewöhnlich genügt es, wenn die Shunt-Schläuche vor und nach jeder Hämodialyse gereinigt werden. Die tägliche Reinigung ist nur nötig, wenn Zeichen einer Infektion oder Entzündung an den Shunt-Austrittsstellen vorhanden sind.

Zeigt der Patient eine allergische Reaktion auf ein Desinfektionsmittel, sollte dieses nicht weiter verwendet werden. Die Stellen, an denen der Shunt durch die Haut tritt, sollten so wenig wie möglich berührt werden, um Verunreinigungen und Reizungen zu vermeiden.

Infektion

Die Lebensdauer des Shunts hängt weitgehend von seiner Pflege durch den Patienten ab. Bei sorgfältiger Pflege kann er über 1 Jahr halten. Die Zeichen der Infektion sind: Schmerzen, Nässen, Schwellung und Rötung im Shunt-Gebiet. Absonderung von Sekret und Blutungen können jedoch auch ohne daß eine Infektion vorliegt auftreten, wenn der Körperteil überbeansprucht wurde. Wenn eine blutig-seröse Absonderung besteht, sollte eine Kultur des Sekretes angelegt werden und die betroffene Stelle mit Desinfektionslösung abgewaschen werden. Der häufigste Infektionskeim ist Staphylococcus aureus (s. Kapitel 10).

Bei einer bestehenden Infektion sollte frühzeitig mit Antibiotika behandelt werden, da eine Verzögerung zum Verlust des Shunt-Schenkels und zur Sepsis führen kann.

Die Gabe eines als wirksam getesteten Antibiotikums für 1 Woche bis 10 Tage bringt gewöhnlich die Infektion zum Abklingen. Eine längere Behandlung ist jedoch anzuraten, um ein Wiederaufflammen zu verhindern. Kann jedoch die Infektion mit Antibiotika nicht unter Kontrolle gebracht werden, besteht die einzige Alternative darin, den Shunt zu entfernen und an einer anderen Stelle einen neuen anzulegen. Das sollte jedoch nicht an der gleichen Extremität geschehen.

Kontrolle der Durchgängigkeit des Shunts

Auskultationsmethode (Abb. 134)

Die Durchgängigkeit des Shunts wird üblicherweise durch Auskultation mit dem Stethoskop über der Vene geprüft. Der Shunt ist offen, wenn man das Stethoskop auf die abführende Vene am Unterarm unterhalb der Ellbeuge aufsetzt und ein Strömungsgeräusch hört. Dieses Schwirren entsteht durch einen vermehrten Blutdurchfluß mit erhöhtem Druck in der Vene und ist ein Zeichen dafür, daß der Shunt gut funktioniert. Die Kontrolle sollte wenigstens einmal am Tage durchgeführt werden, ohne daß der Schutzverband dabei entfernt werden muß. Ist kein Geräusch zu hören, muß der Verband abgewickelt und der Shunt sorgfältig untersucht werden.

Palpationsmethode

Die Durchgängigkeit kann auch durch Betasten der Vene überprüft werden. Der Shunt ist durchgängig, wenn man ein Schwirren fühlen kann. Diese Methode ist für den Patienten leichter als die Auskultationsmethode.

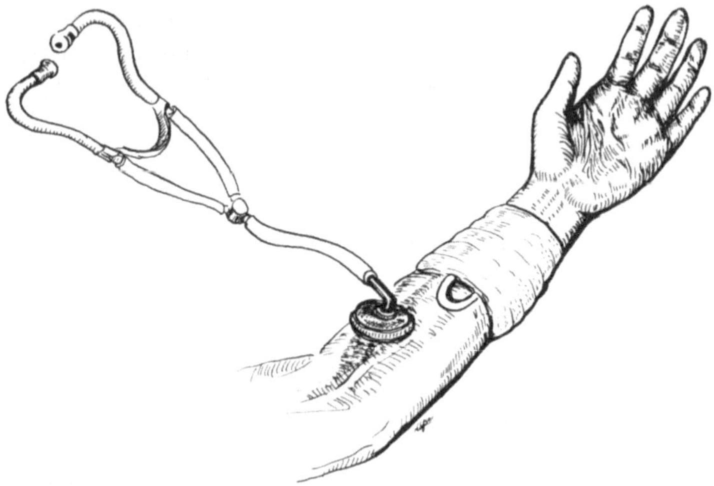

Abb. 134

Optische Methode (Abb. 135)

Wenn der Shunt ordnungsgemäß funktioniert, ist das durchströmende Blut rot. Dunkles Blut zeigt Gerinnung in ihrem ersten Stadium an, ein körneli-

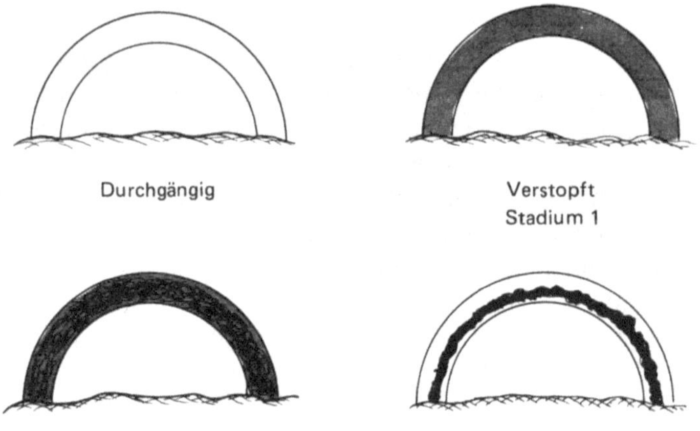

Abb. 135

ges Aussehen weist auf Blutgerinnung im 2. Stadium hin. Im 3. Stadium retrahiert sich das Gerinnsel und bildet einen dünnen axialen Faden, der von klarem Plasma umgeben ist. In einigen arteriovenösen Shunts ist der

Blutdurchfluß so gering, daß es schwierig ist, mit dem Stethoskop ein Schwirren zu hören. In diesen Fällen kann die Durchgängigkeit nur dadurch überprüft werden, daß man auf die Farbe des durchströmenden Blutes achtet.

Röntgenmethode

Ein Verstopfen des Shunts kann auch mit Hilfe eines Veno- oder Arteriogrammes nach Injektion von wenigen ml eines Röntgen-Kontrastmittels in den Shunt erkannt werden.

Blutflußmethode

Ein Verstopfen des arteriellen Shunt-Schenkels wird auch am Beginn der Dialyse sichtbar, wenn der Patient an den Dialysator angeschlossen wird. Die Kochsalzlösung wird nur langsam (weniger als 125 ml/Min.) vom Blut aus dem Dialysator gespült. Ein Verstopfen des venösen Shuntschenkels wird am Ende der Dialyse sichtbar, wenn der Rückfluß des Blutes extrem langsam ist.

Schmerzen am Shunt-Schlauch

Schmerzen am Shunt-Schlauch sind ein Anzeichen für eine Infektion, Überbeanspruchung der Extremität oder für ein drohendes Verstopfen des Shunts.

Rekanalisierung des Shunts (Declotting)

Innerhalb der ersten 6 Stunden nach dem Verstopfen des Shunts kann er erfolgreich wieder durchgängig gemacht werden. Die Shunt-Region sollte unter sterilen Bedingungen freigelegt werden.

Hilfsmittel für das Declotting (Abb. 136)

Folgende Hilfsmittel sind nötig, um den Shunt erfolgreich wieder durchgängig zu machen:

1. Tablett mit
   a) 2 Polyvinylschläuchen mit oder ohne Teflon-Verbindungsstücken,
   b) 2 Polyäthylenschläuchen,
   c) 2 20 ml-Spritzen,
   d) Abdecktüchern und Verbandsmaterial
2. 2 Shunt-Klemmen
3. Heparin (20 mg) in 500 ml körperwarmer Kochsalzlösung
4. Schälchen für Heparin
5. Handschuhe und Heftpflaster

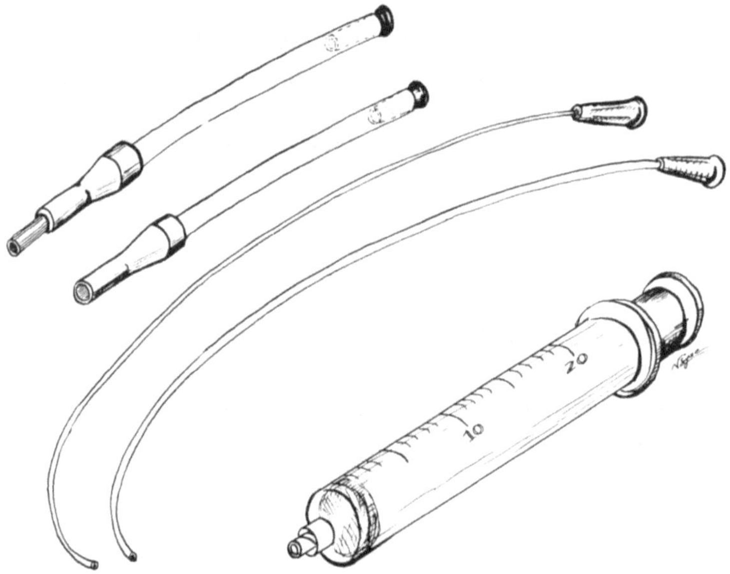

Abb. 136

Erster Schritt (Abb. 137)

Das Teflon-Verbindungsstück wird entfernt, ohne die Bulldogklemmen zu setzen. Wenn es danach blutet, werden die Shunt-Schläuche sofort abgeklemmt. Um sichtbare Gerinnsel aus dem Shunt zu entfernen, wird ein leichter Zug mit einer sterilen Spritze ausgeübt. Der arterielle Shunt-Schenkel sollte zuerst wieder durchgängig gemacht werden, denn der Vorgang ist bei der Vene gewöhnlich schwieriger und zeitraubender. Mit einer

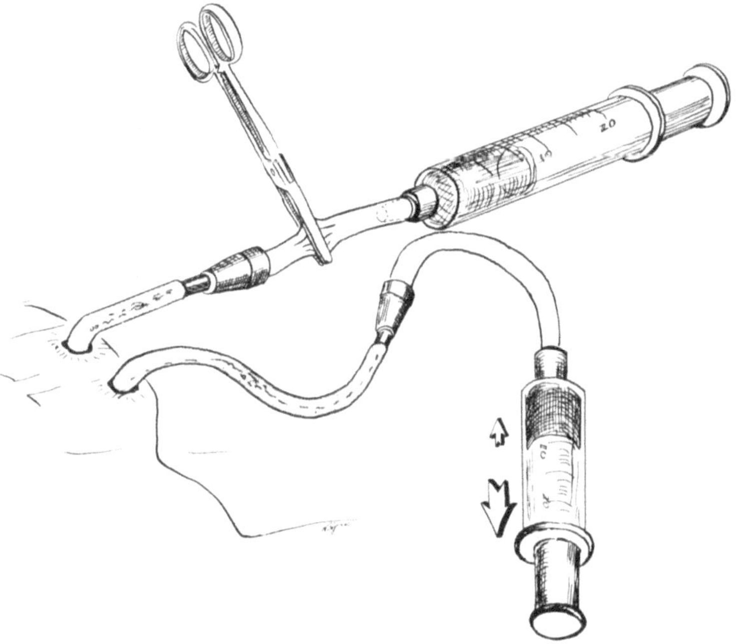

Abb. 137

20 ml-Spritze, die physiologische Kochsalzlösung und Heparin enthält und an einem der Shunt-Schläuche angesetzt ist, wird angesaugt. Das Ansaugen wird wiederholt, nachdem ein wenig Heparin injiziert wurde. Wenn Blut in die Spritze zurückfließt, wird der Shunt-Schlauch sofort abgeklemmt.

Zweiter Schritt (Abb. 138)

Wenn der erste Schritt nicht zum Erfolg führt, wird ein dünner Plastikschlauch in den Shunt-Schlauch eingeführt und mit einer Spritze angesaugt.

Nachdem der Shunt wieder durchgängig ist, sollte für wenigstens 48 Stunden Heparin gegeben werden (1 mg/kg Körpergewicht, mindestens 2–3 × tägl.).

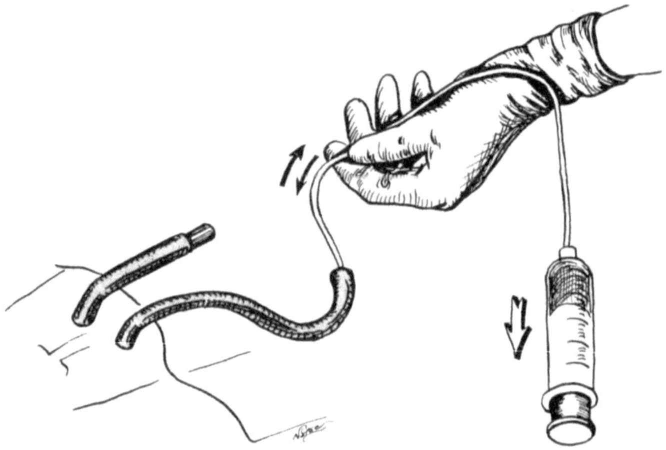

Abb. 138

Chirurgisches Declotting des Shunts

Wenn das Gerinnsel nicht im ersten oder zweiten Schritt entfernt werden kann, muß chirurgisch eingegriffen werden. Wenn dieser chirurgische Eingriff frühzeitig geschieht, kann das Gefäß häufig erhalten werden.

Ursachen für ein Verstopfen des Shunts

Mechanisch. Einengende Bekleidung, Haltung des Körperteils, schlecht befestigte Halterungen oder Pflaster und Abknicken der Shunt-Schläuche sind Beispiele mechanischer Ursachen für ein Verstopfen des Shunts.

Hämatologisch. Das Blut mancher Patienten neigt zu beschleunigter Gerinnung.

Lokal. Führt das Declotting nicht zum Erfolg, kann durch ein Versetzen der Gefäßtips manchmal wieder die Funktionsfähigkeit des Shunts erreicht werden. Dies kann in einem kleinen chirurgischen Eingriff geschehen, ohne daß der Shunt ganz entfernt zu werden braucht.

Venenentzündung. Manchmal entwickelt sich nach dem Wiedereröffnen des Shunts eine nicht bakterielle Venenentzündung. Lokale Wärme und

Ruhe sind dann indiziert. Eine bakterielle Venenentzündung sollte sofort mit Antibiotika behandelt werden.

Niedriger Blutdruck. Ein geringer Durchfluß im Shunt kann ein Verstopfen verursachen.

Dehydratation.

Infektion.

Venöse Spasmen. Nachlässige Temperaturkontrolle bei der Reinfusion des Blutes kann Venenspasmen hervorrufen.

Andere Zugänge zum Blut des Patienten

Arterio-venöse Fistel nach Brescia und Cimino

M. J. Brescia führte die erste erfolgreiche Hämodialyse mit einer am Patientenarm chirurgisch angelegten arterio-venösen Fistel durch. Der größte Vorteil dieser Methode ist, daß kein Fremdmaterial mehr implantiert werden muß und damit die Möglichkeiten für ein Verstopfen oder für eine Infektion verringert werden. Für jede Hämodialyse muß die Vene jedoch punktiert werden. Im Laufe der Zeit wird die Venenwand allerdings dicker und erleichtert die wiederholten Punktionen. Mit dieser Methode kann ein Blutdurchfluß von 200–300 ml/Min. erzielt werden. Die Möglichkeiten, daß die Fistel verstopft, sind im Vergleich zum arterio-venösen Schlauch-Shunt minimal.

Chirurgische Technik

Operationsstelle (Abb. 139). Es werden die Arteria radialis des linken Armes und eine beliebige benachbarte Vene benutzt. Die Operation wird in lokaler Anästhesie durchgeführt. Der Hautschnitt ist ähnlich dem für die Anlage des arterio-venösen Schlauch-Shunts. Etwa 3 cm jedes Gefäßes werden mobilisiert, um eine scharfe Biegung bei der Anlage der arterio-venösen Fistel zu vermeiden.

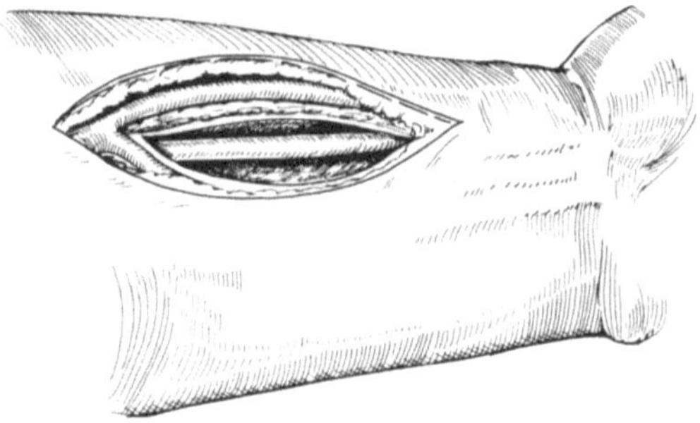

Abb. 139

Präparation der Gefäße (Abb. 140). Nachdem die Gefäße freipräpariert sind, wird die Vene proximal und distal mit 000-Seide angeschlungen. Diese Haltefäden erlauben eine ausreichende Kontrolle über Blutungen aus

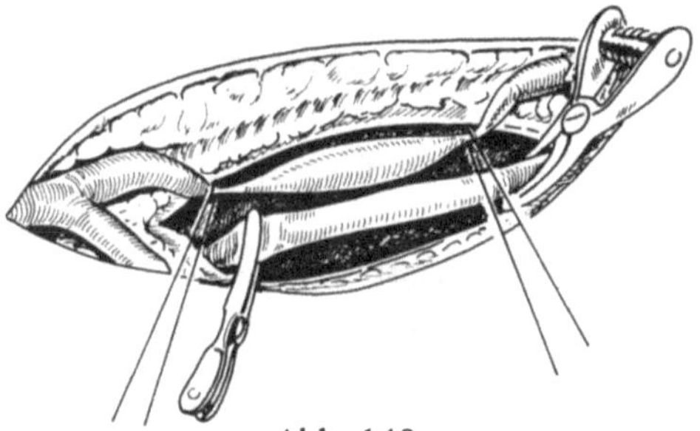

Abb. 140

der Vene während der Anlage der Anastomose. Beide Enden der mobilisierten Arterie werden mit atraumatischen Gefäßklemmen verschlossen.

Gefäßschnitt (Abb. 141). Ein 0,3 bis 0,5 cm langer Schnitt wird an der seitlichen Oberfläche der Arterie und Vene angelegt.

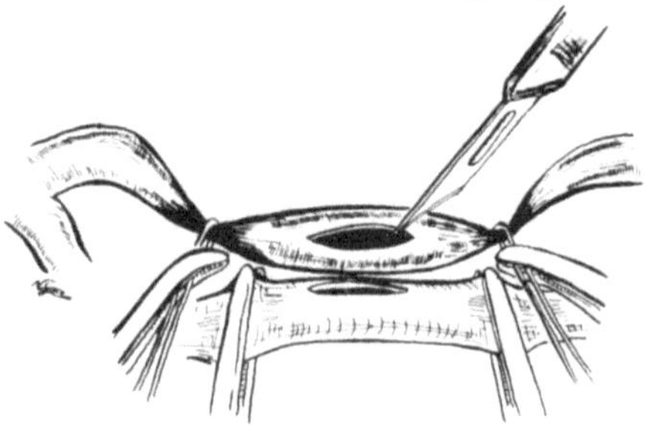

Abb. 141

Gefäßanastomose (Abb. 142). Es wird eine Seit-zu-Seit Anastomose mit Nr. 6 oder Nr. 7 Gefäßseide in fortlaufender Naht angelegt (A bis C). Nach dem Anlegen der Anastomose werden die Haltefäden und die Klemmen entfernt. Gewöhnlich kann man dann im Bereich der Fistel ein Schwirren fühlen (D). Es wird auch eine mikrochirurgische Technik empfohlen, obwohl die Anastomose auch leicht ohne sie angelegt werden kann. Manch-

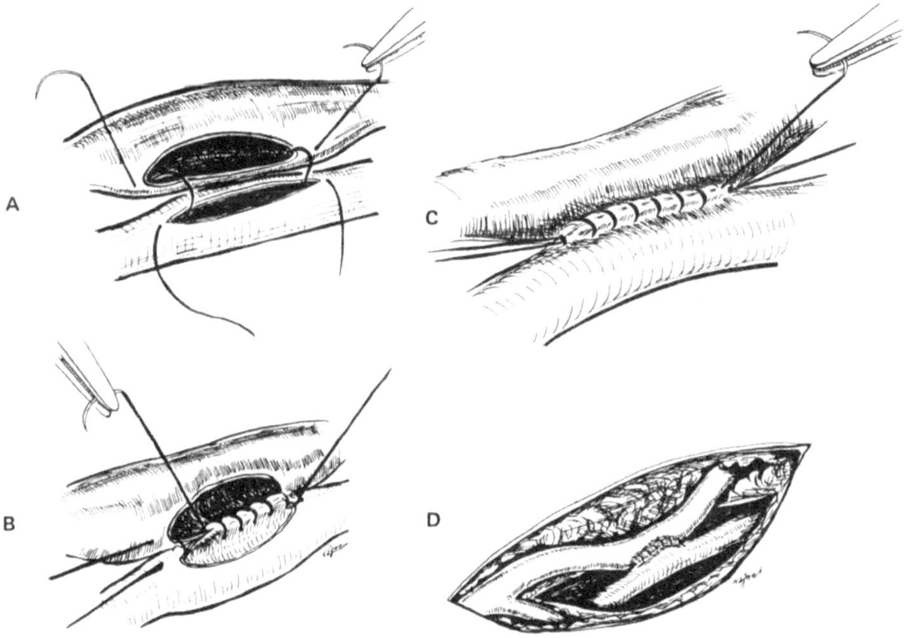

Abb. 142

mal entwickelt sich einige Tage nach der Operation eine leichte, vorübergehende Schwellung der Hand. 24 Stunden nach der Operation kann hämodialysiert werden. Es ist jedoch ratsam, damit 2 Wochen zu warten.

Bei schlechten Gefäßverhältnissen an den Armen kann die subcutane arterio-venöse Fistel auch am Unterschenkel, z. B. zwischen der A. tibialis posterior und der Vena saphena magna angelegt werden.

Dialysetechnik

Die Punktionsstelle am Unterarm sollte weit genug von der Ellenbeuge entfernt sein, so daß die Nadeln nicht die Bewegungsfreiheit des Patienten einschränken. Manchmal entsteht eine kleine aneurysmatische Erweiterung im Bereich der arterio-venösen Fistel oberhalb des Handgelenkes. Das Blut des Patienten fließt in die distale Nadel und strömt nach Passage der Künstlichen Niere durch die proximale Nadel wieder zum Patienten zurück.

Punktionsstelle (Abb. 143). Die Punktionsstellen sollten für jede Hämodialyse gewechselt werden, um die Fistel zu schonen.

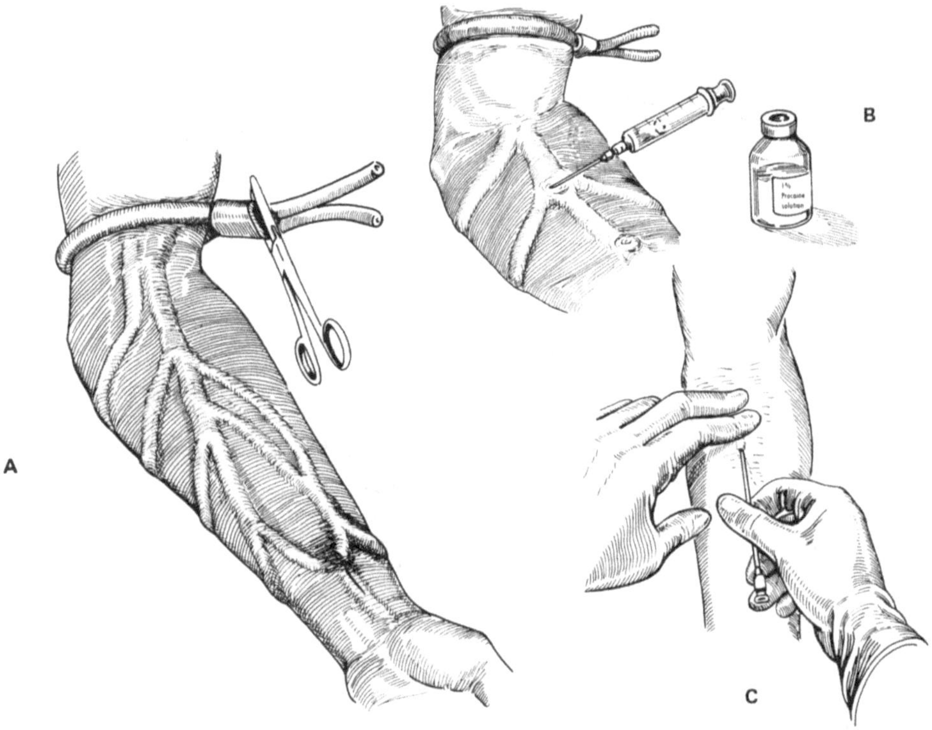

Abb. 143

Nachdem die Haut lokal desinfiziert worden ist, kann die beabsichtigte Punktionsstelle örtlich betäubt werden (Abb. 143B).

Einschieben eines intravenösen Katheters (Abb. 145). (A) Es wird ein intravenöser Katheter mit einer 14er Nadel oder eine gewöhnliche 14er Nadel in die Vene geschoben (Abb. 143, C, 144). (B) Nach dem Einschieben des Katheters wird die Nadel zurückgezogen, wobei der Katheter im

Venenlumen bleibt. (C) Die Staubinde wird geöffnet, und der Katheter wird mit einem intravenösen Infusionssystem verbunden. Die Punktionskanüle wird mit einem 2 cm breiten Heftpflaster am Arm befestigt. Dann läßt man langsam 5%ige Glukose oder Kochsalzlösung einlaufen.

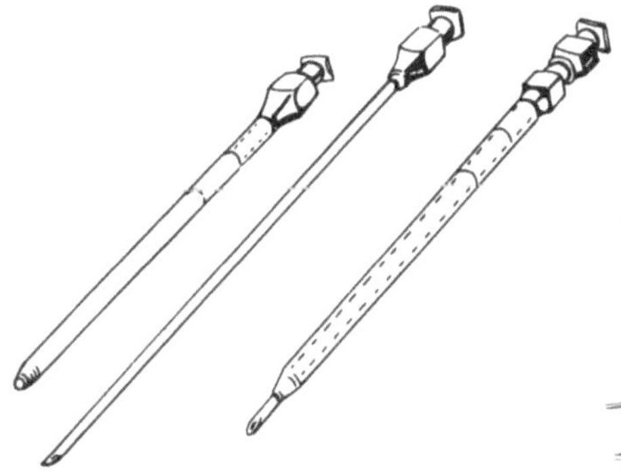

Abb. 144

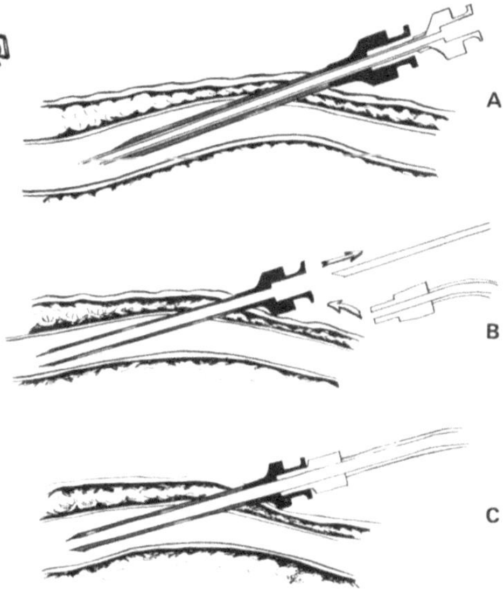

Abb. 145

Einschieben eines intraarteriellen Katheters (Abb. 146). Wenn der proximale Katheter liegt, wird die Staubinde unterhalb der proximalen Nadel wieder angelegt. Dann wird wie oben beschrieben die Vene punktiert und

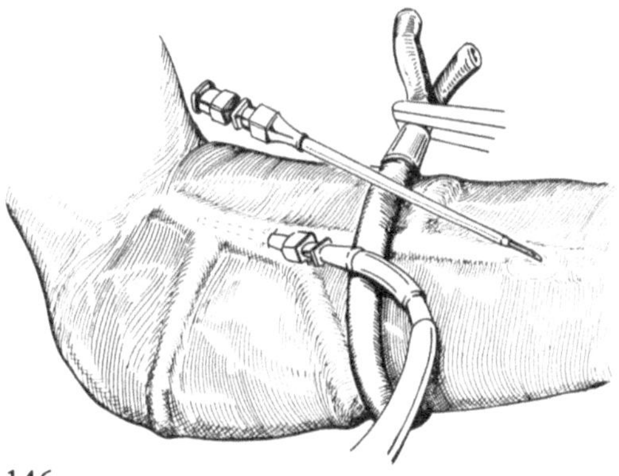

Abb. 146

der Katheter eingeschoben, nur mit dem Unterschied, daß die Nadel bei der Punktion in Richtung auf die Hand zeigt.

Sicherung des Katheters oder der Punktions-Kanülen (Abb. 147). Die Katheter oder die Punktions-Kanülen sollten nach dem Einlegen mit Heft-

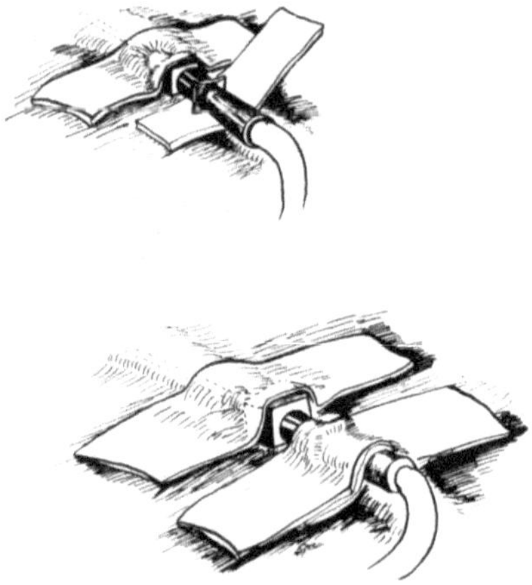

Abb. 147

pflaster auf der Haut befestigt werden. Auch die Verbindung des Katheters mit den Blutschläuchen des Dialysators sollte mit Pflaster gesichert werden.

Injektion von Heparin (Abb. 148). Wenn beide Katheter liegen, wird Heparin direkt in das angeschlossene intravenöse Infusionssystem gespritzt und dieses danach entfernt.

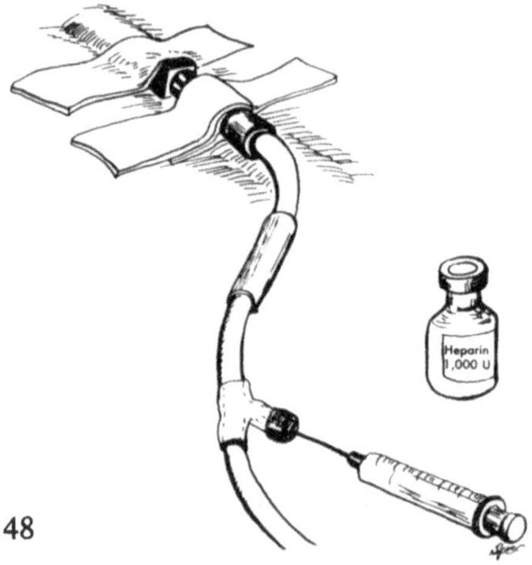

Abb. 148

Anschluß des Dialysators an die Arterie und Vene (Abb. 149, A, B). Die Schläuche des Dialysators werden in der üblichen Weise angeschlossen. Wird ein höherer Durchfluß benötigt, sollte eine Staubinde zwischen die beiden Punktionsstellen gelegt werden. Die Nadeln werden mit Kompressen abgedeckt. In den Abbildungen sind jedoch die Kompressen fortgelassen, um die einzelnen Schritte zu verdeutlichen.

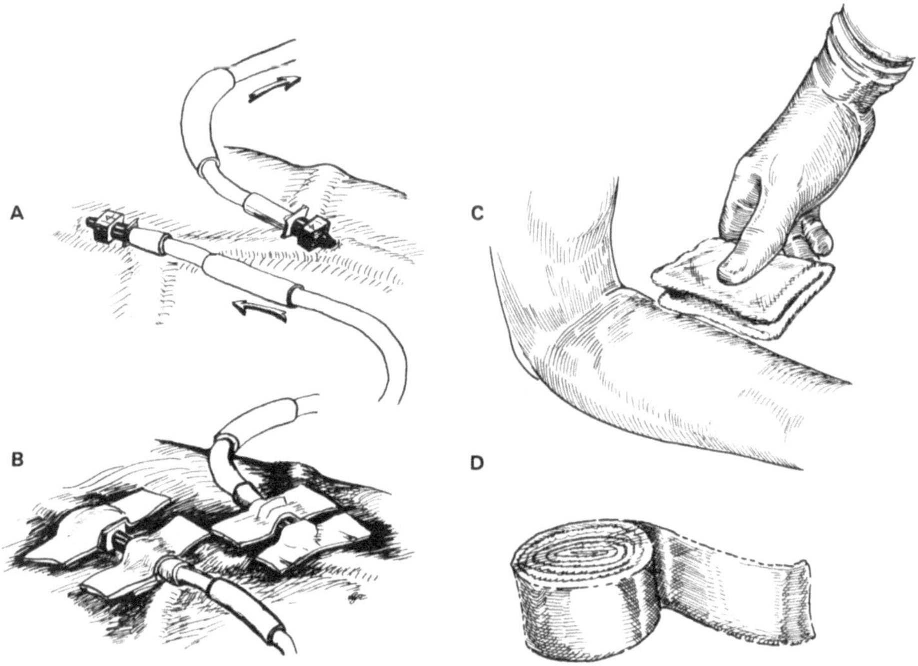

Abb. 149

Pflege nach der Dialyse (Abb. 149, C, D). Nach Beendigung der Dialyse werden beide Nadeln entfernt. Die Punktionsstellen werden für einige Stunden verbunden.

Venen-Transplantate

Sind die Venen am Arm sehr klein, durch Thromben verschlossen oder von der vorgesehenen Verbindungsstelle mit der A. radialis sehr weit entfernt, so kann dennoch häufig eine arterio-venöse Fistel angelegt werden, indem man eine größere Beinvene (Vena saphena magna) des Patienten oder eines fremden Spenders auf den Arm verpflanzt und mit der A. radialis verbindet. Diese Vene heilt im allgemeinen gut ein und wird für die Hämodialyse, wie oben für die Brescia-Cimino-Fistel angegeben, punktiert.

Der Thomas-Shunt (Abb. 150)

G. I. Thomas entwickelte 1968 einen Shunt für große Gefäße, der aus zwei Silastic-Schläuchen mit Dacron-Velours-Umhüllung besteht. Die Verbindungen zur Arterie und Vene werden mit Hilfe von angeschweißten ovalen Patches hergestellt, die auf die längs-eröffneten Gefäße aufgenäht werden. Gewöhnlich wird der Shunt in der Leistenbeuge angelegt und verbindet

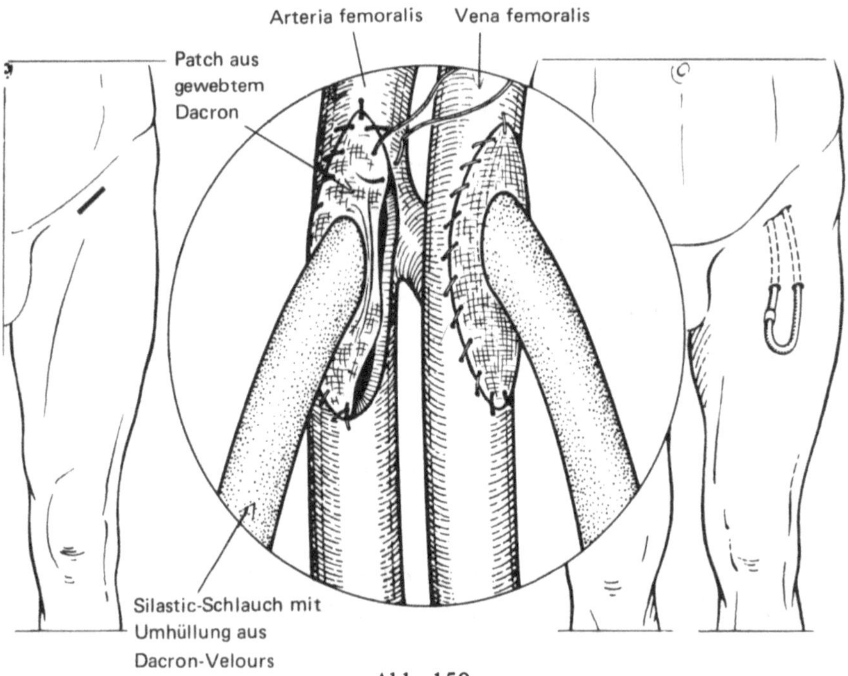

Abb. 150

die Arteria und Vena femoralis. Die Dacron-Velours-Umhüllung wird vom subkutanen Bindegewebe durchwachsen. Dadurch wird der Shunt gut im Gewebe fixiert und außerdem die Bildung eines infektionsgefährdeten Tunnels um die Silastic-Schläuche vermieden. Der Shunt, der von einem erfahrenen Gefäßchirurgen angelegt werden sollte, benötigt etwa 3–4 Wochen zum Einheilen. Während dieser Zeit sollte das Bein möglichst ruhiggestellt werden. Es sollte darauf geachtet werden, daß eine zu starke und längerdauernde Beugung im Hüftgelenk (z. B. langes Sitzen) vermieden wird, um ein Verstopfen des Shuntes nicht zu begünstigen. Der Thomas-Shunt behindert die körperliche Aktivität des Patienten nur wenig, jedoch sind Schwimmen und Wannenbäder wegen der Infektionsgefahr nicht erlaubt. Trotz mancher Vorzüge kann der Thomas-Shunt nicht generell empfohlen werden, da Infektionen, wenn sie doch stattfinden, rasch auf die großen Gefäße übergreifen und lebensbedrohlich werden.

Der Shaldon-Katheter

Katheter (Abb. 151). Der Shaldon-Katheter kann perkutan angelegt werden, um einen unmittelbaren Zugang zur Künstlichen Niere zu erhalten. Er ist vorzugsweise aus Teflon hergestellt und ist ungefähr 35 cm lang. Die

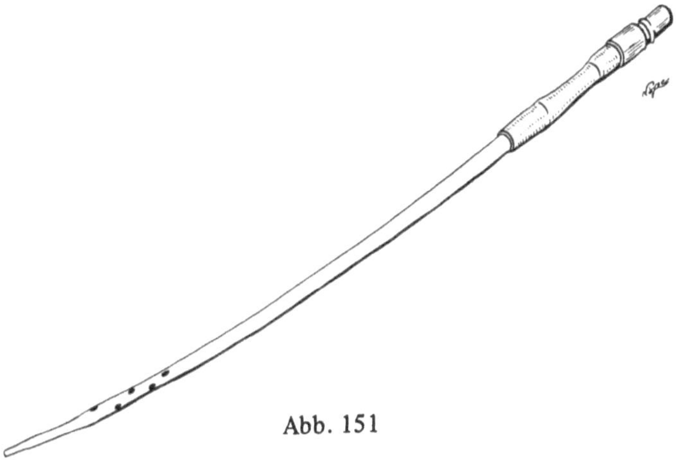

Abb. 151

Spitze des Katheters hat einen äußeren Durchmesser von 0,18 cm, und der Hauptteil des Katheters hat einen äußeren Durchmesser von 0,25 cm. Am Ende des Katheters ist ein Silasticsegment angebracht.

Anschlußstelle (Abb. 152). Die Leistenbeuge wird rasiert, desinfiziert und abgedeckt, bevor der Shaldon-Katheter in die Femoralvene eingeführt wird. Nach der Hämodialyse wird der Shaldon-Katheter wieder entfernt.

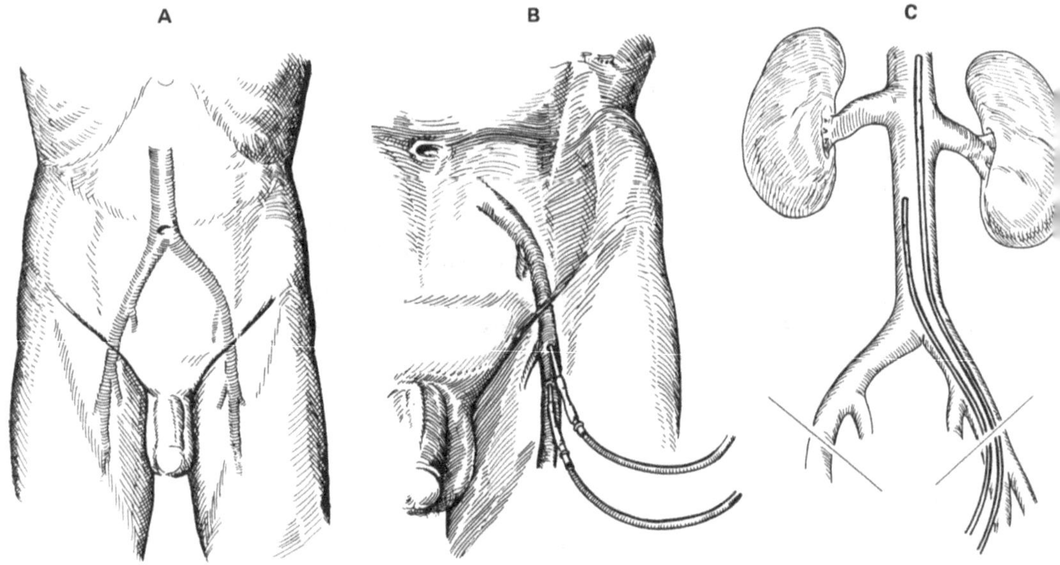

Abb. 152

Einführung des Katheters (Abb. 153). Unter Lokalanästhesie wird eine spezielle dünnwandige Nadel durch die Haut in die Vene geführt (A, B). Nachdem die Nadel in der Vene liegt, wird eine Führungssonde in die Vene

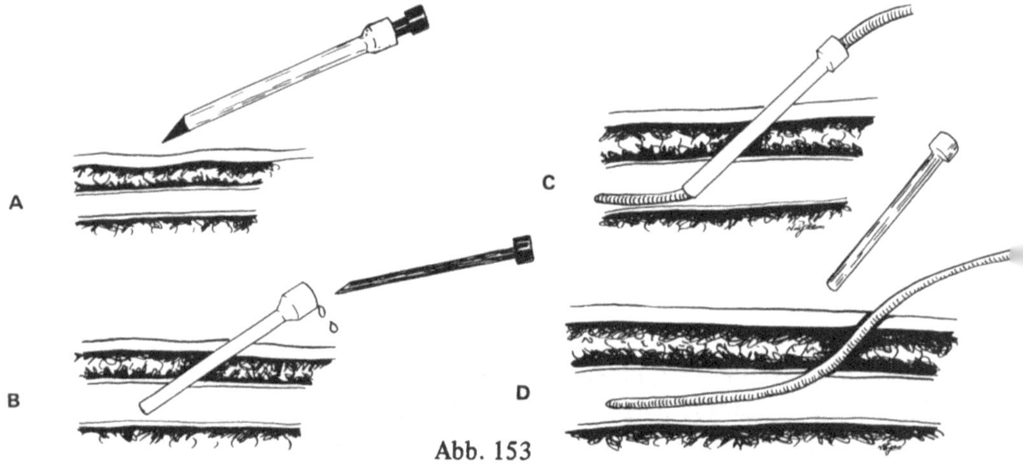

Abb. 153

durch die Nadel vorgeschoben (C, D). Die Nadel wird dann entfernt, und der Shaldon-Katheter wird über die Führungssonde in die Vene eingelegt.

Der Katheter wird so weit vorgeschoben, bis seine Spitze die Vena cava inferior erreicht (E, F), dann wird die Führungssonde entfernt und das Infusionssystem angeschlossen. Der arterielle Katheter muß niedriger als der venöse liegen. Der Abstand zwischen arterieller und venöser Katheterspitze sollte mindestens 10 cm betragen. Direkt nach Anlegen des Shaldon-

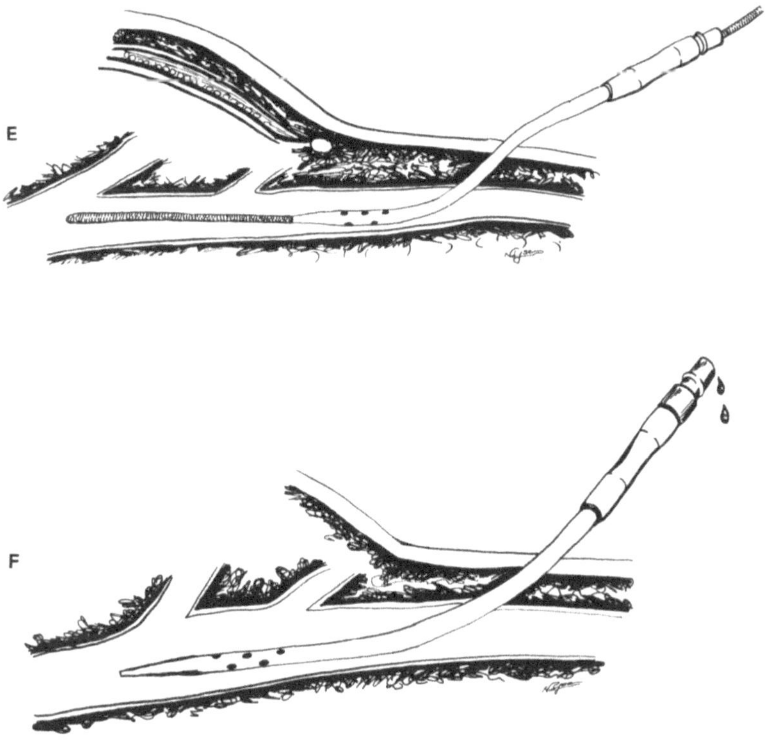

Abb. 153 (Forts.)

Katheters soll sofort Heparin zugeführt werden, weil sonst das Lumen des Katheters thrombosieren kann. Diese Thrombosierung geschieht gewöhnlich innerhalb einer Stunde. Nach der Dialyse und nach Entfernung der Katheter wird die Venenpunktionsstelle mit einem Sandsack für wenigstens 3 Stunden komprimiert und der Patient gleichzeitig aufgefordert, mindestens für 5 Stunden Bettruhe einzuhalten. Wenn eine Blutung eintritt, kann Protaminsulfat notwendig werden.

Kapitel 7
Patientenbetreuung während der Hämodialyse

Hemmung der Blutgerinnung

Allgemeine Heparinisierung. Eine allgemeine Heparinisierung ist notwendig, um eine Thrombosierung des Blutes, während es durch die Künstliche Niere fließt, zu verhindern. Heparin-Natrium (gewöhnlich 3000 E/l Blut) wird dazu verwendet. Wenn der Dialysator anfänglich mit Blut aufgefüllt ist, sollte gleichzeitig Heparin zugefügt werden (1500–2000 E). Im Körper wird Heparin schrittweise inaktiviert. Prinzipiell gibt es zwei verschiedene Arten, eine Heparinisierung durchzuführen, entweder die intermittierende Infusion oder die kontinuierliche Infusion.

Intermittierende Infusion (Abb. 154, 155)

Sofort nachdem der Patient an die Künstliche Niere angeschlossen ist, wird Heparin, und zwar in einer Dosierung von 1 mg pro kg Körpergewicht, das entspricht etwa 60–100 mg Heparin, in den venösen Schlauch gespritzt.

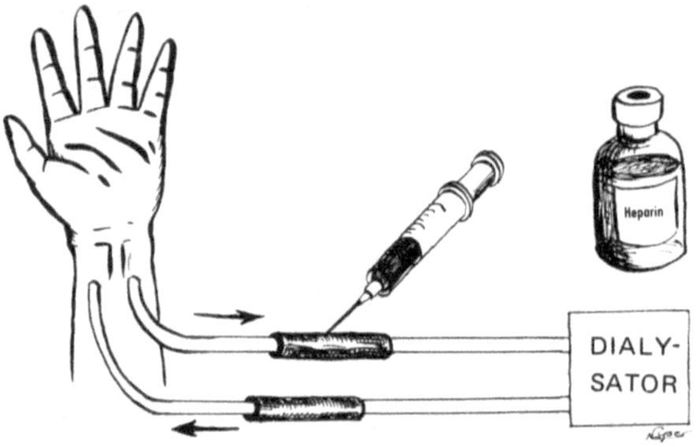

Abb. 154

Wie schon der Name sagt, bedeutet die intermittierende Infusion einen Vorgang, bei dem Heparin dann in Einzeldosen zugeführt wird, wenn es benötigt wird. Der Bedarf wird wiederum durch bestimmte Blutgerinnungstests kontrolliert. Eine Blutgerinnungszeit von 1/2 bis zu 1 Stunde wird während der extrakorporalen Blutzirkulation im allgemeinen empfohlen. Während der ersten Hämodialyse sollte die Gerinnungszeit im allgemeinen stündlich kontrolliert werden und zusätzliche Heparindosen je nach Bedarf appliziert werden. Gewöhnlich ist die halbe Anfangsdosis von Heparin, alle 2 Stunden appliziert, ausreichend. Dennoch kann es notwendig werden, daß zusätzliche oder häufigere Heparingaben durchgeführt

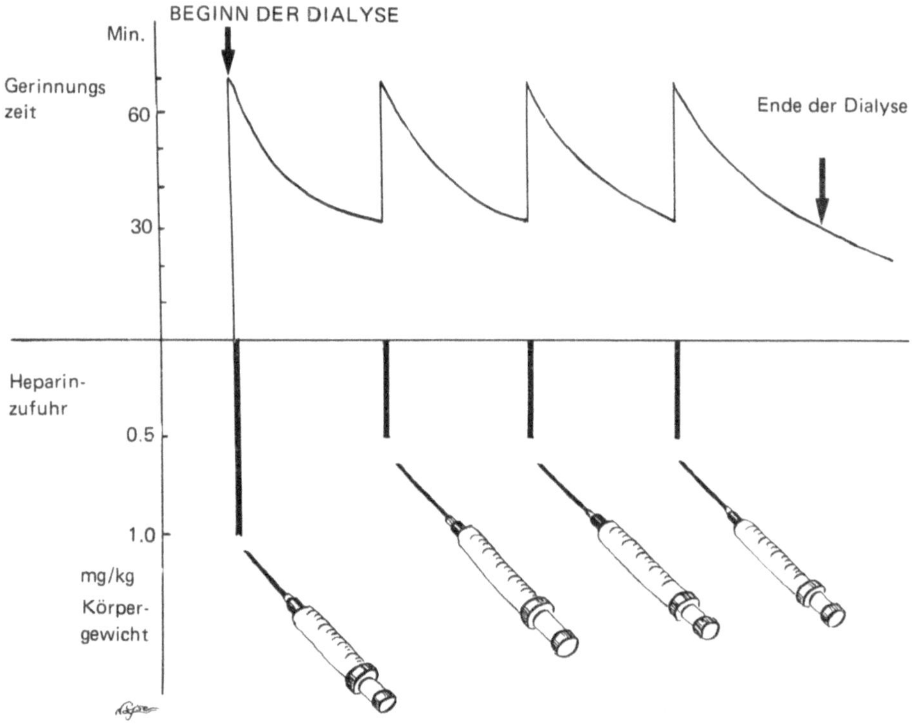

Abb. 155

werden müssen, sofern die Gerinnungszeit weniger als 1/2 Stunde beträgt. Normalerweise ist es nicht notwendig, das zugeführte Heparin nach jeder Hämodialyse zu neutralisieren. Wenn jedoch eine solche Neutralisation notwendig wird, muß Protaminsulfat (0,5–1 mg pro kg Körpergewicht) langsam infundiert werden. Nach einer 15minütigen sehr langsamen Infusion soll die Blutgerinnungszeit erneut kontrolliert werden; wenn notwendig, muß eine zusätzliche Gabe von Protaminsulfat, diesmal die halbe Dosis, zugeführt werden. Der Protaminsulfat sollte 50 mg pro Dialyse nicht übersteigen.

Der modifizierte Lee-White-Blutgerinnungstest (Abb. 156). Folgende Materialien werden für diesen speziellen Blutgerinnungstest benötigt: Spezielle Reagenzgläser von Lee-White, Reagenzglasständer, eine Stoppuhr und eine 2 ml-Spritze mit einer 20er Nadel.

Man entnimmt 1 ml Blut aus dem Blutsystem, entfernt die Nadel von der Spritze, um eine Zerstörung der roten Blutzellen zu vermeiden, und über-

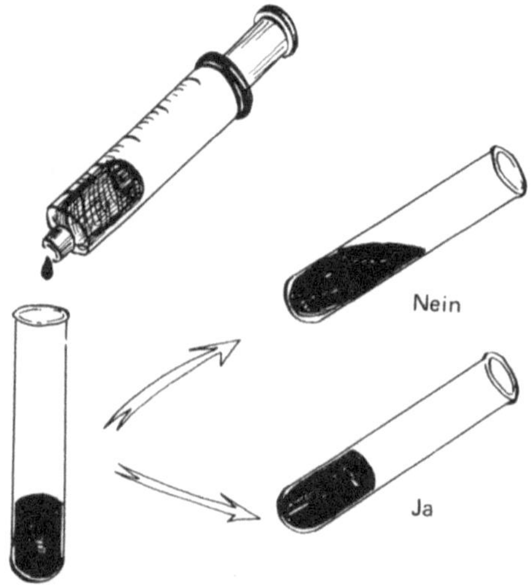

Abb. 156

führt das Blut aus der Spritze in ein Reagenzglas. Die Zeit der Blutentnahme wird notiert, dann wird das Reagenzglas mit dem Blut in den Reagenzglasständer getan, ohne es zu schütteln. Alle 15 Minuten wird dieses mit Blut gefüllte Reagenzgläschen vorsichtig bis zu einem Winkel von 45° gekippt. Der Zeitpunkt, zu dem das Blut so dickflüssig geworden ist, daß es beim Kippen des Reagenzgläschens nicht mehr ausfließt, wird notiert.

Die kontinuierliche Infusion (Abb. 157)

Es gibt 2 Möglichkeiten der kontinuierlichen Infusion von Heparin, die sogenannte regionale Heparinisierung und halbregionale Heparinisierung. Die erstere muß jedoch als schwierige Technik angesehen werden.

Die halbregionale Heparinisierung. Eine verdünnte Heparinlösung (100 mg Heparin-Natrium in 500 ml 5%iger Glukoselösung oder 10 mg Heparin/ml Lösung) wird kontinuierlich in den arteriellen Blutschlauch infundiert, so daß 10–25 mg/Stunde einfließen, nachdem anfänglich 20 mg Heparin

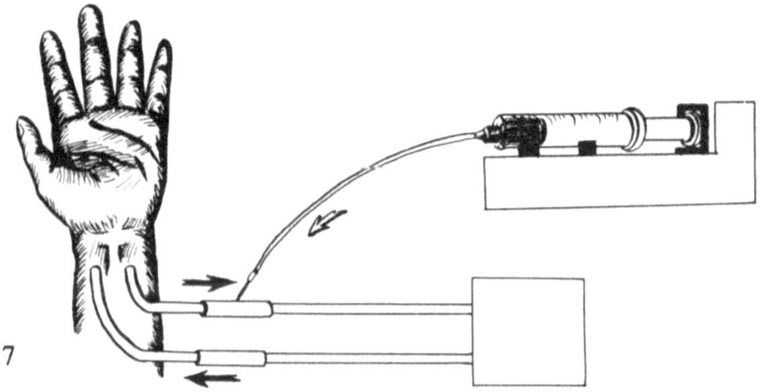

Abb. 157

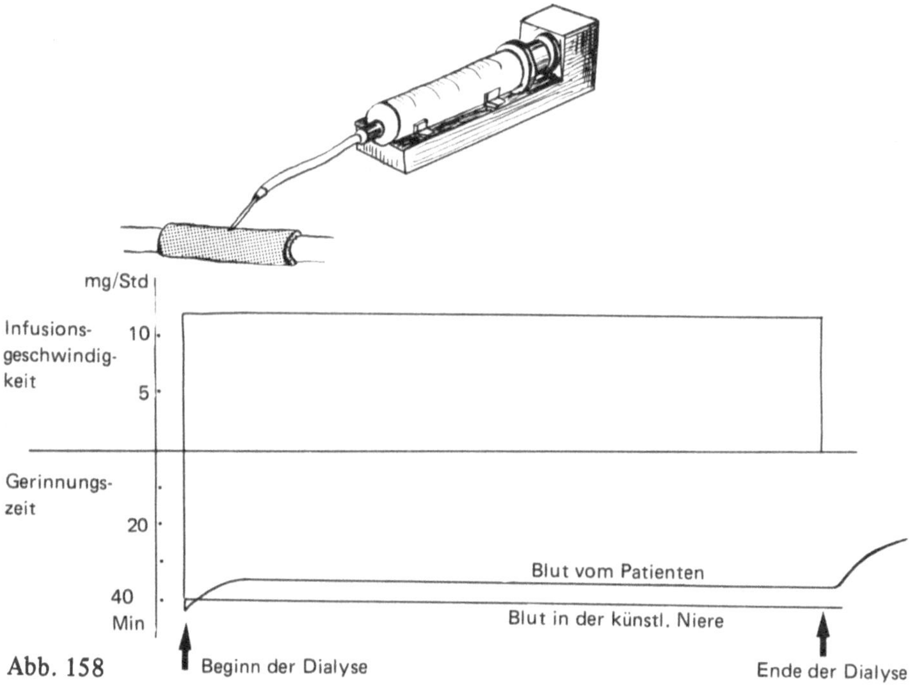

Abb. 158

vorgespritzt wurden. Die Blutgerinnungszeiten sollten regelmäßig bestimmt werden und die Infusionsgeschwindigkeit entsprechend kontrolliert werden (Abb. 158).

Die regionale Heparinisierung. Heparin und Protaminsulfat werden gleichzeitig infundiert, und zwar Heparin in den arteriellen Blutschlauch und Protamin in den venösen. Die Blutgerinnungszeit in der Künstlichen Niere wird alle 30–60 Minuten kontrolliert. Die Gerinnungszeit wird durch Regulation der Protaminsulfat- und Heparininfusion so eingestellt, daß die Blutgerinnung im Körper normal bleibt. Mit dieser Methode wird die Gerinnungszeit im Patienten normal gehalten. Lediglich das extrakorporal zirkulierende Blut ist heparinisiert. Eine sehr exakte regionale Heparinisierung ist notwendig, um die Blutgerinnungszeit wirklich normal zu halten. Die Methode sollte nur angewendet werden in Fällen gesteigerter Blutungsneigung.

Die regionale Heparinisierung kann entweder mittels einer Infusionsflasche oder einer Spritze durchgeführt werden. Auf diese beiden Methoden wird noch detailliert am Ende des Kapitels eingegangen werden.

Heparin-Protaminsulfat-Verhältnis (Abb. 159)

Das Verhältnis von Heparin zu Protaminsulfat während der regionalen Heparinisierung beträgt 1 Einheit Heparin auf 1,5 Einheiten Protaminsulfat (Durchschnitt 1,3–2). Die Wirksamkeit von Heparin und Protaminsul-

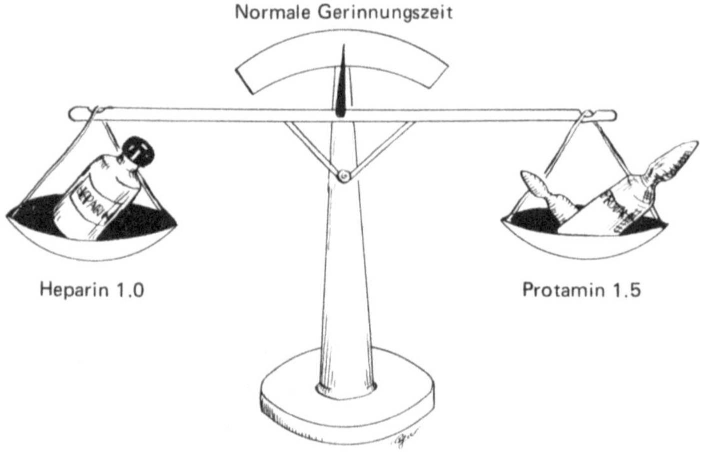

Abb. 159

fat ist abhängig von der Charge und vom Präparat. Wenn die gleiche Charge dem gleichen Patienten gegeben wird, bleibt das Verhältnis im allgemeinen konstant. Wenn jedoch der Gesundheitszustand des Patienten sich verändert, ist eine erneute Titration der Heparin- und Protaminsulfatwirkung notwendig. Nach einer regionalen Heparinisierung ist die Überwachung der Blutgerinnungszeit bis zu 10 Stunden nach der Hämodialyse notwendig.

Wie schon vorher erwähnt, sind prinzipiell 2 Möglichkeiten vorhanden, eine regionale Heparinisierung durchzuführen (Abb. 160A und B).

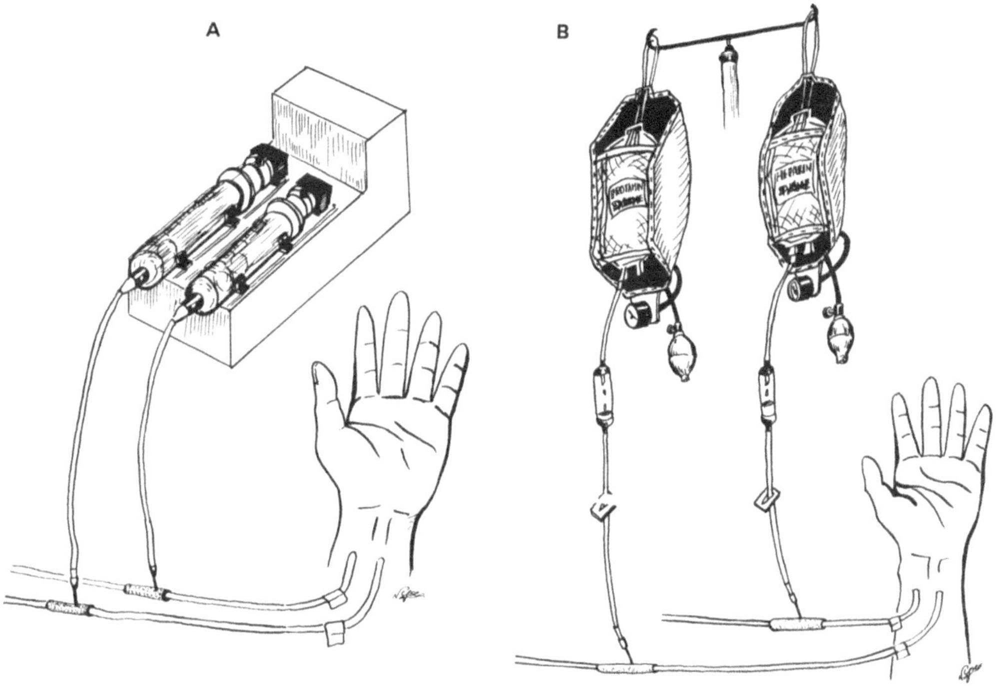

Abb. 160

Heparinisierung mittels Spritze. Wenn ein vermehrter positiver oder negativer Druck im Bereich des blutführenden Systems vorliegt, kann ein kontinuierliches Eintropfen von Heparin und Protamin gefährlich werden. In diesem vorliegenden Falle ist es sicherer, eine Heparininfusion mittels einer Infusionspumpe durchzuführen. Eine solche Heparininfusionspumpe gestattet es, eine vorher bestimmte Menge von Heparin zu infundieren, ungeachtet der Druckhöhe in dem blutführenden System. Im allgemeinen werden 2 Infusionspumpen und zwei Spritzen, eine für Heparin und eine für Protaminsulfat, gebraucht. Das Infusionssystem wird mit den Blutein- und

-ausflüssen des Dialysators verbunden. Die Heparinspritze wird mit dem Bluteinlaß und die Protaminsulfatspritze mit dem Blutauslaß verbunden. Die Spritzen werden dann in die Infusionspumpe eingelegt und die Infusionspumpe angestellt. Der Infusionsschlauch wird dabei mit Heparin gefüllt, und danach wird die Pumpe abgestellt. Jetzt wird die Gerinnungszeit des Patientenblutes und des Blutes in der Künstlichen Niere kontrolliert und entsprechend dieser Zeit die Dosierung von Protaminsulfat und Heparin vorgenommen. Die Proben für die Blutgerinnung des Patienten sollten proximal von der Heparininfusion entnommen werden. Die Blutproben zur Bestimmung der Gerinnungszeit im Dialysator werden vor der Infusionsstelle der Protaminzufuhr entnommen. Die Gerinnungszeiten des Patientenblutes sollten zwischen 15 und 30 Minuten liegen und die Gerinnungszeiten in der Künstlichen Niere 1 Stunde oder mehr betragen. Bei einer sehr konsequent durchgeführten regionalen Heparinisierung sollte dagegen die Gerinnungszeit des Patienten bei 10 Minuten liegen und die in der Künstlichen Niere bei 30 Minuten oder länger. Die Gerinnungszeiten müssen alle 15 bis 20 Minuten bestimmt werden.

Heparinisierung mittels Infusionsflasche. Wie schon oben erwähnt, kann die regionale Heparinisierung ebenfalls durchgeführt werden, indem man 2 Infusionsflaschen benutzt, eine für Heparin und eine für Protaminsulfat. Das Protaminsulfat und das Heparin werden in Dextrose (100 mg in 500 ml 5%iger Glukose) verdünnt. Die Infusionsgeschwindigkeit beträgt im allgemeinen 10–20 mg/Stunde.

Komplikationen während der Dialyse

Die Komplikationen, die während der Dialyse auftreten, sind einmal technischer Natur, also abhängig von der Künstlichen Niere, zum anderen charakterisiert durch die Reaktion des Patienten auf die Dialyse.

Technische Probleme

Membranruptur. Ein Leck in der Membran erfolgt gewöhnlich während der ersten Phase der Dialyse. Es ist wichtig, die Farbe des Dialysates, welches aus dem Dialysator kommt, genau zu beobachten. Wenn die Membran durchlässig ist, färbt sich das Dialysat rosa und wird schaumig. Gewöhnlich ist der Blutdruck höher als der Dialysatdruck, so daß das Dialysat daher nicht in die Blutbahn eintreten wird. Wenn eine Ruptur auftritt, sollte die Dialyse sofort unterbrochen werden. Man klemmt den arteriellen Schlauch ab, stoppt die Dialyse und versucht, so viel Blut wie möglich wieder in den Patienten zu infundieren. Wenn aber Zweifel bestehen, ob der Blutdruck höher als der Druck des Dialysats war, sollte das Blut nicht wieder reinfundiert werden. Persistierende kleinere Membrandurchlässigkeiten sind ebenfalls eine Indikation, die Hämodialyse zu stoppen, weil kleine Lecks die Eigenschaft haben, sich zu vergrößern und dann zu einer Kontamination mit dem Patientenblut zu führen.

Lösung der Nadel vom Schlauchsystem. Die Lösung von Kanülen vom Schlauchsystem wird praktisch kaum vollständig sein, weil die Verbindung der Kanülen mit den blutführenden Schläuchen normalerweise durch Klebestreifen gesichert ist. Das den Druck überwachende System an der Arterienseite zeigt normalerweise sofort eine Unterbrechung an. Dennoch kann ein großer Blutverlust eintreten, wenn dort kein Überwachungssystem vorhanden ist. Es ist deshalb wichtig, die Verbindung zwischen Kanüle und blutführenden Schläuchen zu sichern. Wenn der Blutverlust groß ist, muß eine Kochsalzlösung oder ein Plasmaexpander über das venöse System in den Körper infundiert werden.

Stromausfall. Das Blut wird in diesem Fall weiter durch den Dialysator fließen (wenn keine Blutpumpe benutzt wird), obwohl die Zufuhr von Dialysat und die Heizung aufgehört haben zu funktionieren. Wenn das Blut in der Künstlichen Niere sich abkühlt, soll das venöse System in heißes Wasser (40°) getan werden. Wenn der Maschinenschaden länger als 30 Minuten anhält, soll die Hämodialyse abgebrochen werden.

Versagen der Heparinpumpe. Wenn die Heparinpumpe versagt, soll man statt dessen wiederholte Heparininjektionen durchführen.

Luftblasen im Bubble-Catcher. Wenn sich Luftblasen im Bubble-Catcher ansammeln, kann man die Luft aus der venösen Kammer mit einer Spritze absaugen. Luft im Dialysator ist gefährlich, aber andererseits soll nicht eine unnötige Beunruhigung entstehen, wenn kleine Luftmengen in das venöse System geraten. Sie werden sicherlich dem Patienten nicht schaden.

Verminderter Blutfluß durch den Dialysator. Die Blutdurchflußrate sollte mindestens 125 ml/min betragen. Die Blutdurchflußrate kann bestimmt werden durch Luftinjektionen in das venöse Schlauchsystem vor dem Bubble-Catcher. Ein langsamer Blutdurchfluß ist erkennbar, wenn es zu einer Trennung des Blutes in Plasma- und Zellkomponenten im Dialysator kommt. Langsamer Blutfluß durch Hindernisse im Bereich des arteriellen Anteils wird einen niedrigen arteriellen Druck erzeugen, bei Hindernissen im venösen Anteil wird ein hoher Venendruck resultieren.

Veränderung des Füllvolumens der Künstlichen Niere. Spulennieren haben die Eigenschaft, daß manchmal ihr Auffüllvolumen variiert. Dieses kann eine Erniedrigung des Blutdrucks beim Patienten zur Folge haben.

Falsch zusammengesetztes Dialysat und Störungen in der Dialysatzufuhr. Kürzlich wurde über eine Kupfervergiftung berichtet, die durch einen kupfernen Wärmeaustauscher im Zufuhrsystem des Dialysats hervorgerufen war. Unerwünschte Bestandteile, die zufällig in die Dialyseflüssigkeit hereinkommen, sollten sorgfältig untersucht werden.

Medizinische Komplikationen

Hämodynamische Komplikationen. Wenn der Patient in einem schlechten Allgemeinzustand ist, wird der Blutdruck abnehmen und die Pulsfrequenz während der ersten Phase der Dialyse gesteigert werden. Um diese Veränderungen zu vermeiden, sollte die Hämodialyse langsam begonnen werden. In der Initialphase der Dialyse ist eine Überwachung von Pulsfrequenz und Blutdruck notwendig. Wenn eine Blutpumpe gebraucht wird, sollte die Pumpe zunächst in einer niedrigen Geschwindigkeit eingestellt werden. Am Beginn der Dialyse kann der Patient über Herzschmerzen und Schmerzen im Bereich des Kreuzbeins klagen. Dieses Symptom kommt besonders häufig bei Patienten vor, die eine ausgeprägte Hypertension mit begleitender Herzerkrankung haben. Wenn Symptome von Angina pectoris sich entwickeln, sollte der Blutfluß reduziert werden. Wenn die Spule oder die Platte mit Blut von der Blutbank gefüllt worden ist, kommt es manchmal zu Kreuzschmerzen in der ersten Phase der Dialyse. Diese Schmerzen verschwinden jedoch im allgemeinen nach 5–10 Minuten ohne weitere Betreuung.

Blutdruckanstieg. Bei einem Patienten mit erhöhten Blutdruckwerten kann ein weiterer Anstieg bei Beginn der Dialyse mit Kopfschmerzen, Übelkeit und Erbrechen verbunden sein. Diese Symptome verschwinden gewöhnlich nach kurzer Zeit, können aber ebenfalls durch eine langsame intravenöse Injektion eines blutdrucksenkenden Mittels beeinflußt werden. Die Entstehung dieses Symptoms kann nicht erklärt werden, es tritt jedoch häufiger bei Spulennieren als bei Plattennieren auf. Die Überwässerung des Dialysepatienten bedingt ebenfalls eine Erhöhung des Blutdrucks. Dennoch kann diese Komplikation durch Beschränkung der Salz- und Wasserzufuhr vermieden werden. Auch wenn man von extremer Ultrafiltration absieht, werden 20–25% der Patienten rasch hypotensiv, wenn sie nur kleine Flüssigkeitsmengen verloren haben. Dieser Zustand ist schwierig zu behandeln, da die Blutdruckwerte zwischen milder Hypertension und Hypotension schwanken. Antihypertensive Medikation kann für einige Monate notwendig werden, um mittlere Blutdruckwerte zu erreichen. Alpha-Methyl-Dopa in einer Dosierung von 250 mg 2–3mal täglich ist ein wirkungsvolles Medikament. Wenn diese Behandlung versagt, kann die Dosis von Alpha-Methyl-Dopa erhöht werden. Hydralazin kann zusätzlich appliziert werden. Eine bilaterale Nephrektomie kann zur Behandlung der Hypertonie beim Endstadium einer Nierenerkrankung indiziert sein, besonders bei Patienten mit maligner Nephroseklerose oder bei Patienten, die für eine Nierentransplantation vorgesehen werden.

Zu starke Ultrafiltration. Ein hypertensiver Patient, der mit blutdrucksenkenden Medikamenten behandelt wird, kann erheblich hypotensiv werden, wenn er ultrafiltriert wird. Die Ursache dieser Hypotension besteht in einem zu raschen Verlust von extrazellulärer Flüssigkeit. Dementsprechend sollte ein hypertensiver Patient eine längere und langsamere Dialyse erhalten als normalerweise. Antihypertensive Medikamente sollen abgesetzt werden, sobald als möglich, nachdem die Hämodialyse begonnen wurde. Ein niedriger Blutdruck, der durch zu starke Ultrafiltration verursacht wurde, kann rasch behandelt werden durch schnelle Infusion schon kleiner Flüssigkeitsmengen. Gelegentlich klagen diese Patienten über Muskelkrämpfe in den Extremitäten. Diese Krämpfe sind intermittierend und zunächst milde, aber unbehandelt werden sie zunehmend unangenehmer. Auch dieses Syndrom kann durch Flüssigkeitszufuhr korrigiert werden.

Arrhythmie. Obwohl Herzrhythmusstörungen bei Patienten, die chronisch hämodialysiert werden, nur selten vorkommen, können schnelle Veränderungen des Serum-Kaliums in der einen oder anderen Richtung solche Störungen hervorrufen. Im allgemeinen kann man sagen, daß eine Herzinsuffizienz bei Dialyse-Patienten durch Ultrafiltration und Behandlung des Blutdruckes gebessert werden kann. Selten werden Digitalisglykoside notwendig. Wenn aber dennoch eine Digitalis-Therapie aus Gründen einer Herzinsuffizienz oder Herzrhythmusstörung indiziert ist, muß die Dosis sorgfältig gewählt werden, da die Exkretion von Digoxin und Digitoxin bei Patienten mit Nierenversagen verzögert ist.

Herzbeuteltamponade. Die Diagnose einer urämischen Pericarditis kann normalerweise mit Hilfe des Stethoskopes gestellt werden. In dem Anfangsstadium der Pericarditis können die charakteristischen Geräusche allerdings häufig nicht gehört werden. Der Patient klagt lediglich über präcordiale Beschwerden. Wenn alle anderen Ursachen dieses präcordialen Schmerzes ausgeschlossen worden sind, kann man auf das Vorliegen einer urämischen Pericarditis schließen. Häufige Dialysen sind notwendig, um einen Pericarderguß zu vermeiden. Wenn eine Pericarditis besteht, kommt es darauf an, die Entwicklung einer hämorrhagischen Pericardtamponade zu vermeiden. Eine vorsichtige regionale Heparinisierung muß durchgeführt werden. Es ist gleichzeitig wünschenswert, den venösen Druck während der Hämodialyse durch einen zentralen Venenkatheter zu kontrollieren. Wenn sich eine Tamponade entwickelt, muß eine Pericardiozentese (eine Punktion des Herzbeutels) als lebensrettende Maßnahme durchgeführt werden. Sofort nach der Dialyse sollte weiterhin die Möglichkeit des Auftretens eines Heparin-Rebound-Phänomens beobachtet werden. Die urämische Myocardmyopathie macht eine beträchtlich längere Dialysedauer notwendig und gestattet nur eine sehr allmähliche Ultrafiltration.

Akute Blutung. Wenn sich eine gastrointestinale Blutung beim Patienten während der Hämodialyse entwickelt, ist ebenfalls eine regionale Heparinisierung erforderlich. Es wird über peptische Geschwüre berichtet, die durch langzeitige Hämodialyse entstanden sind. Ihre Pathogenese ist nicht geklärt. Es ist schwierig, ein peptisches Geschwür von einer gastrointestinalen Blutung unter Heparinisierung zu unterscheiden, sofern nicht typische röntgenologische Zeichen vorhanden sind. Die Häufigkeit von Magengeschwüren bei Hämodialyse-Patienten liegt bei kaum 10%.

Fieber und Schüttelfröste. Pyrogene Reaktionen oder Bakteriämien können die Ursache für Fieber oder Schüttelfröste während der Dialyse sein. Pyrogene Reaktionen können z. B. durch Bluttransfusion bedingt sein.

Antihistaminika beheben die Symphtome. Das Fieber kann nach erheblichem Schwitzen verschwinden, aber häufig klagt der Patient danach über Übelkeit und Erbrechen. Wenn pyrogene Reaktionen vorkommen, sollte eine sorgfältige Untersuchung des Dialysats erfolgen. Gleichzeitig sollten Blutkulturen abgenommen werden. Manchmal erscheint die Dialysatlösung schon wolkig getrübt und hat einen fauligen Geruch.

Übelkeit und Erbrechen. Übelkeit und Erbrechen sind Symptome von niedrigem Blutdruck, pyrogenen Reaktionen, Dysäquilibriumsyndrom und psychogener Belastung. Ein niedriger Blutdruck kann hervorgerufen werden durch eine Ruptur der Dialysemembran, durch extremer Dehydratation des Patienten oder durch Ausdehnung des Füllvolumens der Spule.

Kopfschmerzen. Kopfschmerzen sind häufig Ausdruck eines Dysäquilibriumsyndroms oder werden durch eine Alkalose im Blut verursacht. Sie können, aber müssen nicht von Übelkeit und Erbrechen begleitet sein. Wenn man die Konzentration des Azetats in der Spülflüssigkeit erniedrigt oder aber die Konzentration des Natriums erhöht, können diese Symptome verschwinden. Eine langsamere und häufigere Dialyse kann ebenfalls erforderlich werden; die Ursache für die Kopfschmerzen ist nicht bekannt.

Das Dysäquilibriumsyndrom. Dieses Syndrom tritt meistens dann auf, wenn die Dialyse zu schnell durchgeführt wird, besonders bei der ersten Dialyse von sehr urämischen Patienten. Das Syndrom wird verursacht durch eine zu plötzliche Abnahme von Harnstoff im Blut. Unruhe, Hautjucken, Verwirrtheitszustände, Kopfschmerzen und hoher Blutdruck sind Symptome dieses Syndroms. Weil die Harnstoffkonzentration in der cerebro-spinalen Flüssigkeit nicht so schnell wie die im Blut gesenkt wird, entsteht ein osmotischer Gradient. Konsequenterweise kommt es bei zu schneller Dialyse zu einem Eintritt von Wasser in das zentrale Nervensystem, und dieses Wasser steigert den Druck der cerebro-spinalen Flüssigkeit. Verschiedene Faktoren, auch andere als eine Abnahme des Harnstoffes, z. B. Änderungen im Säure-Basen-Haushalt und eine zu schnelle Veränderung von Ionenkonzentrationen können ebenfalls dieses Dysäquilibriumsyndrom bedingen. Dieses Syndrom kann verhindert werden, und zwar geschieht das im allgemeinen durch 2 Methoden: entweder durch intravenöse Injektionen von 50%iger Glukoselösung oder durch eine Erhöhung der Glukosekonzentration im Dialysebad auf 1000–1200 mg/ 100 ml Dialysebadflüssigkeit. Wenn der Patient dennoch einen Krampfanfall bekommt, empfiehlt es sich, 200–300 mg Diphenylhydantoin zu injizieren. Wenn sich das Disäquilibrium in den obengenannten Symptomen ankündigt, sollte Diphenylhydantoin appliziert werden, um die Entwicklung von Krampfanfällen zu verhindern. Normalerweise verschwindet das Syndrom etwa 12 Stunden nach der Hämodialyse häufig auch ohne Behandlung.

Komplikationen, die indirekt mit der Hämodialyse verbunden sind

Die meisten der jetzt zu besprechenden Komplikationen können durch häufigere und längere Hämodialyse verhindert werden.

Hämatologische Komplikation. Die hämatologischen Komplikationen, die indirekt mit der Dialyse zusammenhängen, sind Anämie und erhöhte Blutgerinnung.

Anämie. Ein Patient, der mit der chronischen Hämodialyse behandelt wird, hat gewöhnlich eine Anämie, die durch verminderte Produktion von Erythrozyten, durch Blutverlust während der Hämodialyse oder durch eine Schädigung von Blutzellen durch die Hämodialyse bedingt ist.
Ein Patient mit Niereninsuffizienz hat in der Regel eine normochrome oder normozytäre Anämie. Burr-Zellen werden in mehr als der Hälfte der Patienten nachgewiesen. Hypersegmentierte, polymorphkernige Leukozyten kommen vor. Der Vitamin B_{12}- und Folsäurespiegel des Patientenblutes ist niedrig. Folsäure hat ein niedriges Molekulargewicht und ist nicht an Protein gebunden. Sie kann deshalb leicht dialysiert werden. Die Mehrheit der Hämodialyse-Patienten benötigt Bluttransfusionen, welche während der Hämodialyse appliziert werden. Erythrozytenkonzentrate werden Blutvollkonserven vorgezogen. Die Indikation für eine Bluttransfusion stellt sich aus dem Allgemeinzustand des Patienten. Der Hämatokritwert, der ein wichtiger Indikator ist, sollte ungefähr 20% sein, besonders bei Patienten mit einer ausgeprägten Herzinsuffizienz, Hochdruck oder ähnlichen Herz-Kreislauf-Erkrankungen. Oft werden 2 Blutkonserven bzw. Erythrozytenkonserven pro Monat benötigt. Ein sehr gefährlicher Aspekt der Hämodialyse ist das Auftreten von Hepatitis. Deshalb sollte besondere Vorsicht beim Umgang mit Blutkonserven walten. Blut für Bluttransfusionen sollte mit besonderer Sorgfalt gekreuzt werden.

Blutgerinnung. Da Heparin und Protaminsulfat für die Dialyse benutzt werden, sind die Werte für die nun aufgezählten Gerinnungsfaktoren nur mit Schwierigkeit zu bestimmen: Blutungszeit, Gerinnungszeit, Prothrombinzeit, Prothrombinverbrauch, partielle Thromboplastinzeit, Thromboplastinbildung und Thrombelastogramm. Ein Patient, der wiederholt einen thrombosierten Shunt hat, muß mit Marcumar^{R} (Cumarinderivat) behandelt werden. Patienten, die lange Zeit hämodialysiert werden, haben normalerweise keine Blutungsneigung.

Knochenkomplikationen. Veränderungen des Skelettsystems sind häufig bei Patienten, die mit der Künstlichen Niere behandelt werden, nachweisbar. Im wesentlichen unterscheidet man 2 Knochenveränderungen, die Osteomalazie und den Hyperparathyreoidismus. Die Ursache der urämischen Osteopathie ist bisher nicht vollkommen geklärt. Festzustehen scheint jedoch, daß es schon im Frühstadium der Nierenerkrankung durch vorübergehende Senkungen des Kalziumspiegels zu einer vermehrten Sekretion von Parathormon kommt. Bei fortschreitender Stimulation der Nebenschilddrüsen können schließlich erhebliche Veränderungen des Knochens resultieren, die histologisch als Ostitis fibrosa charakterisiert sind. Neben dieser Aktivierung der Nebenschilddrüsen ist regelmäßig beim nierenkranken Patienten eine verminderte Aufnahme von Kalzium über den Darm festzustellen. Die Ursache dieser fehlenden Aufnahme von Kalzium wird in einer verminderten Wirkung von Vitamin D gesehen. Der eigentliche Grund für die verminderte Vitamin D-Wirkung bei Urämie ist bis heute nicht endgültig zu beantworten. Immerhin scheint es jedoch möglich, daß ein aktives Stoffwechselprodukt des Vitamin D (1,25-Dihydroxycholecalciferol), welches in der Niere gebildet wird, mit zunehmender Schrumpfung dieses Organs immer weniger synthetisiert werden kann. Die daraus resultierende fehlende Bildung dieses Metaboliten könnte als Erklärung für die zu beobachtende verminderte Kalziumaufnahme herangeführt werden. Darüber hinaus scheint es jedoch möglich, daß die chronische Niereninsuffizienz per se die Aufnahme von Kalzium aus dem Darm zu verhindern vermag. Die Therapie der geschilderten Knochenkomplikationen ist vielfältig, sie muß im Einzelfall entschieden werden. Eine Therapie mit Vitamin D bietet sich dann an, wenn die Knochenveränderungen vorwiegend vom Osteomalazie-Typ sind. Herrschen jedoch Veränderungen im Sinne eines Hyperparathyreoidismus vor, kann eine Vitamin D-Therapie aus verschiedenen Gründen (zu hoher Serum-Kalzium-Spiegel, Gefahr von extraossalen Verkalkungen) häufig nicht angewandt werden. Bei stark ausgeprägten Formen eines Hyperparathyreoidismus wird die Entfernung der Nebenschilddrüsen erwogen werden müssen. Von besonderer Bedeutung ist die Konzentration des Kalziums in der Dialyseflüssigkeit. Aufgrund neuerer Untersuchungen erscheint es sinnvoll, den Kalziumspiegel zwischen 7 und 8 mg% zu halten. Mit dieser Konzentration ist die Gewähr gegeben, daß während der Dialyse der Kalziumspiegel im Blut des Patienten nicht absinkt und damit die Stimulation der Nebenschilddrüsen behoben wird. Gleichzeitig gelingt es durch eine derartige Kalziumkonzentration eine Positivierung der Kalziumbilanz während der Dialyse, d. h. einen Einstrom von Kalzium vom Dialysebad in den Patientenkörper zu ermöglichen. Von großer zusätzlicher Bedeutung ist die Normalisierung des Phosphatspiegels, der normalerweise bei Patienten mit terminaler Nierenerkrankung und Hämodialyse sehr erhöht ist. In einigen Fällen wird es notwendig, die Zufuhr von Nahrungsmitteln mit einem hohen Phosphatgehalt einzuschränken, praktisch immer ist die Einnahme von Aludrox notwendig. Dieses Medikament bindet im Darm Phosphat und verhindert so seine Aufnahme in den Körper.

Gelenkkomplikationen. Urämische Gelenkbeschwerden sind abhängig sowohl von der Konzentration von Harnsäure im Blut wie auch vom Calcium-Stoffwechsel. Die Harnsäurespiegel, die bei Patienten mit chronischer Hämodialyse-Therapie gefunden werden, sind unterschiedlich. Wenn es zu einem Anstieg von Harnsäure im Blut kommt, kann sich eine Gicht entwickeln. Falls die Hyperurikämie zu klinischen Symptomen führt, sollte eine Behandlung mit Allopurinol (100 bis 300 mg tägl.) durchgeführt werden, um den Harnsäurespiegel im Blut zu senken. Ebenfalls wird eine häufigere Hämodialyse zur Besserung dieser Komplikation führen.

Periphere Neuropathie. Die periphere Neuropathie ist charakterisiert durch Schmerzen und Parästhesien der unteren Extremitäten. Weitere Symptome sind Berührungsempfindlichkeit und die sogenannten „brennenden Füße" (burning feet). Meist manifestiert sich die Polyneuropathie an den sensiblen Nerven. Einige Patienten entwickeln jedoch auch Paralysen der Extremitäten. Der Patient bemerkt in der Regel eine Art Taubheit der Hände und Füße. Schmerz, allgemeine Muskelschwäche und Lähmung sind die hervorstechenden Symptome. Die Bestimmung der Nervenleitgeschwindigkeit ist der beste Indikator für das Bestehen einer peripheren Neuropathie. Obwohl die periphere Neuropathie zum Stillstand gebracht werden kann oder aber mindestens gebessert werden kann durch häufigere Dialyse, erscheint die Nierentransplantation die wirkungsvollere Behandlung zu sein. Nach Nierentransplantation werden die sensiblen Manifestationen erheblich gebessert. Die motorische Funktion der Nerven bildet sich jedoch nur langsam zurück.

Schlaflosigkeit. Schlaflosigkeit kann manchmal durch häufigere und effektivere Hämodialyse beeinflußt werden.

Juckreiz. Die meisten Patienten, die lange dialysiert werden, klagen über dieses Symptom. Verschiedene Behandlungen sind vorgeschlagen worden, aber auch hier scheint die beste Methode die effektivere Dialyse zu sein. Antihistaminika und Sedativa können von Nutzen sein.

Müdigkeit. Müdigkeit sollte ebenfalls durch häufigere Dialyse beeinflußt werden können. Plötzliches Auftreten von Müdigkeit erfordert jedoch eine sorgfältige Berücksichtigung aller in Frage kommenden Faktoren. Laboruntersuchungen können das Vorliegen einer Hypercalciämie, Hyperkaliämie, Hypokaliämie oder Überwässerung aufdecken. Komplikationen seitens des Herzens sollten zunächst ausgeschaltet werden. Ebenfalls kann eine Vitamin D-Intoxikation diese Symptome hervorrufen.

Hepatitis. Die infektiöse Hepatitis und Serumhepatitis sind häufig. Es wird allgemein empfohlen, γ-Globulin alle 6 Monate zu geben. Regelmäßige Bestimmungen des Australia-Antigens können vielleicht helfen, Infektionsketten frühzeitig zu unterbrechen.

Metabolische Komplikation:

Säurebasenhaushalt. Während der ersten Hämodialyse kommt es zu bemerkenswerten Veränderungen der Serumosmolarität und des Säurebasenhaushaltes. Die Serumosmolarität, charakterisiert in diesem Falle durch die Serum-Natrium-Konzentration, kann ein spezielles Natrium-haltiges Dialysat erforderlich machen, wenn Veränderungen in der Osmolarität zu schnell auftreten.

Metabolische Azidose. Die metabolische Azidose eines Patienten mit einer chronischen Urämie soll nicht zu schnell korrigiert werden. Wenn Natrium-Bikarbonat zu schnell appliziert wird, kann eine metabolische Alkalose resultieren, verbunden mit Krämpfen und Koma. Eine langsame Korrektur dieser Stoffwechselstörung ist deshalb wünschenswert. Besonders für den digitalisierten Patienten ist der Serum-Kaliumspiegel von größter Wichtigkeit, weil ein zu rascher Wechsel des Kaliumspiegels kardiale Komplikationen verursachen kann. Der Kaliumspiegel sollte zwischen 4 und 5,5 mVal/l gehalten werden.

Hyperkaliämie. Wenn der Kaliumspiegel im Serum zu hoch ist, können folgende Ursachen angenommen werden: hohe Aufnahme von Kalium mit der Nahrung, Hämolyse des Blutes, schlechte Dialyse oder ein sehr hoher Kaliumspiegel im Dialysat. Im Notfall kann die Hyperkaliämie durch intravenöse Injektion von Calciumgluconat (3 g), Natriumlaktat (3 g) oder 10 bis 12 Einheiten Alt-Insulin in 20%iger Glukoselösung behoben werden.

Hypokaliämie. Wenn der Patient gegen ein Kalium-freies Dialysat dialysiert wird, wird er am Ende der Dialyse einen niedrigen Kaliumspiegel aufweisen. Wenn der Patient Zeichen einer Hypokaliämie hat, muß die Konzentration des Kaliums im Dialysat erhöht werden.

Hyponatriämie. Wenn die Natrium-Konzentration im Serum niedrig ist, z. B. weniger als 130 mVal/l, muß daran gedacht werden, daß die Dialyseflüssigkeit nicht ordnungsgemäß zusammengesetzt worden ist.

Hypernatriämie. Eine sehr erhöhte Natrium-Konzentration im Blut ist ebenfalls meistens hervorgerufen durch eine unsachgemäß präparierte Dialyseflüssigkeit oder durch eine exzessive Einnahme von Natrium seitens des Patienten.

Kohlehydratstoffwechsel. Der urämische Patient hat eine verminderte Ansprechbarkeit für exogenes Insulin. Diese verminderte Ansprechbarkeit kann ebenfalls durch eine konsequent durchgeführte Hämodialyse beeinflußt werden.

Eiweiß. Die Reduktion des Eiweißgehaltes in der Nahrung sollte nicht zu streng sein. Mindestens 1 g Eiweiß/kg Körpergewicht wird empfohlen. Der Patient sollte genügend Protein einnehmen, um eine anabole Stoffwechsellage zu haben und gleichzeitig, um den Verlust von Stickstoff, der während der Dialyse auftritt, zu kompensieren. Bei häufigen Dialysen (3 × die Woche) wird keine Eiweißrestriktion notwendig sein. Eine Diät mit einem normalen Proteingehalt ist deshalb sinnvoll, weil sie das Auftreten von metabolischen Knochenerkrankungen und der urämischen Neuropathie verhindern kann. Multivitamin-Tabletten sollten täglich genommen werden. Sie sollten jedoch kein Vitamin D enthalten, das, falls notwendig, gesondert dosiert werden sollte.

Wasserhaushalt. Ein Patient mit einem terminalen Nierenversagen kann sich häufig nicht vorstellen, daß eine exzessive Aufnahme von Wasser größere Probleme hervorrufen kann als die Anhäufung von Stoffwechselschlacken. Es ist nicht ungewöhnlich, daß ein Patient, der chronisch hämodialysiert wird, eine tägliche Urinproduktion von weniger als 100 ml hat. Die über die tägliche Ausscheidung durch Urin, Stuhl, Atmung und Schwitzen hinausgehende Flüssigkeitszufuhr führt zu einem Gewichtsanstieg zwischen den Dialysen. Die Flüssigkeitsmenge, die pro Dialyse unter Berücksichtigung klinischer Aspekte entfernt werden kann, liegt zwischen 1 bis 2 l (obwohl sie manchmal auch 3 l beträgt). Wenn ein Patient mehr als 2 l Wasser zwischen den Dialysen einlagert, wird es notwendig, Glukose zum Dialysebad zuzusetzen, um das zusätzliche Wasser durch Erhöhung des osmotischen Druckes zu entziehen. Eine andere Möglichkeit besteht darin, eine Pumpe am Dialysatausgang anzubringen, um die Ultrafiltration zu erhöhen. Vergleiche dazu auch Tab. 21.

Tab. 21

Körperlicher Zustand	Gewichtszunahme zwischen 2 Dialysen in Liter	Glukosegehalt im Dialysebad in %
erträglich	0 bis 1,5 l	0,5
kaum erträglich	1,5 bis 2 l	1,0
gefährlich	2 bis 3 bzw. 3 bis 4 l	1,5 bis 2

Häufig gelingt es, mehr als 3 l Flüssigkeit auch ohne Zugabe von Glukose im Dialysebad zu beseitigen. Es soll jedoch hier betont werden, daß die Patienten wirklich jede Anstrengung unternehmen sollten, um die Gewichtszunahme zwischen den Dialysen möglichst gering zu halten. Die Gewichtszunahme zwischen den Dialysen sollte nicht mehr als 2 Kilo betragen. Eine Gewichtszunahme von mehr als 3% des Körpergewichtes zwischen den Dialysen ist ganz sicher gefährlich und muß unter allen Umständen vermieden werden. Auch in diesen Fällen ist eine energischere und häufigere Dialyse indiziert. Das Körpergewicht sollte sorgfältig jeden Tag auf einem speziellen Bogen notiert werden, so daß der totale Gewichtsgewinn während der Dialysezeiten vorhergesagt werden kann. Die Aufnahme von mehr Flüssigkeit als der Körper erfordert, kann zu Herzversagen führen und zum Tod durch Lungenödem. Es sollten alle Anstrengungen unternommen werden, um die Flüssigkeitsbilanz genau und sorgfältig zu regulieren.

Chirurgie und Hämodialyse

Ein Patient, der über lange Zeit hämodialysiert worden ist, kann chirurgische Eingriffe sowohl in allgemeiner als auch in Lumbalanästhesie gut tolerieren. Es ist empfehlenswert, die letzte Hämodialyse am Tag vor dem chirurgischen Eingriff durchzuführen. Es ist besonders wichtig, den präoperativen Serum-Kaliumspiegel zu bestimmten. 24 Stunden nach dem chirurgischen Eingriff kann die Hämodialyse ohne Gefahren durchgeführt werden, jedoch mit regionaler oder knapp eingestellter halbregionaler Heparinisierung. Dennoch ist es empfehlenswert, 48 Stunden zu warten, sofern es möglich ist.

Kapitel 8

Die Peritonealdialyse

Indikationen* für die Peritonealdialyse sind: Ergänzung zur Hämodialyse oder zur Transplantation; Shunt-Komplikationen; eine erhöhte Blutungsbereitschaft; eine Sensibilität gegenüber Heparin; als vorläufige Behandlung eines schwer erkrankten urämischen Patienten, bevor er hämodialysiert wird.

Material (Abb. 161)

Peritonealdialyse-Katheter, Stilett, Verbindungssysteme. Wenn diese Geräte nicht vorhanden sind, kann man im Notfall Troikare benutzen, die für verschiedene chirurgische Eingriffe angewandt werden. Bei sehr dicken Patienten sollte das Troikar mindestens 10 cm lang sein. Der als Katheter verwendete Schlauch sollte leicht durch das Lumen des Troikars gehen.

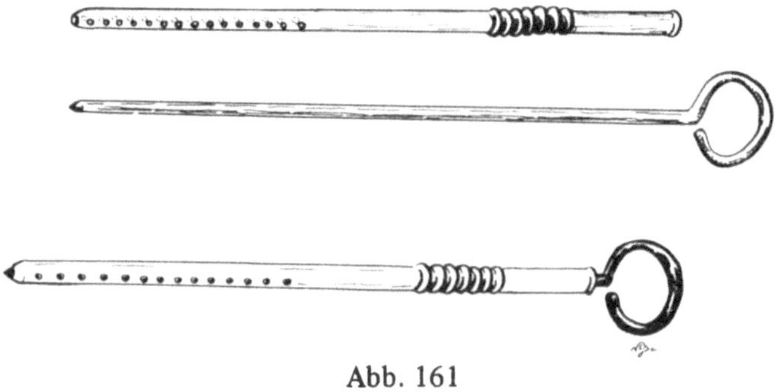

Abb. 161

Das Peritonealdialyse-Set (Abb. 162). Das Peritonealdialyse-Set besteht

1. aus einem Überleitungssystem mit einem Y-System zum Anschluß an den Katheter sowie

* Im Grunde genommen sind die Indikationen zur Peritonealdialyse die gleichen wie die für die Hämodialyse. Die hier aufgeführten sind nur zusätzliche Indikationen, wenn die Hämodialyse nicht durchführbar ist.

2. mindestens aus 30 2-Liter-Flaschen mit Peritonealdialyseflüssigkeit und

3. einem Behälter, in den die ablaufende Dialyseflüssigkeit drainiert werden kann. Man benötigt

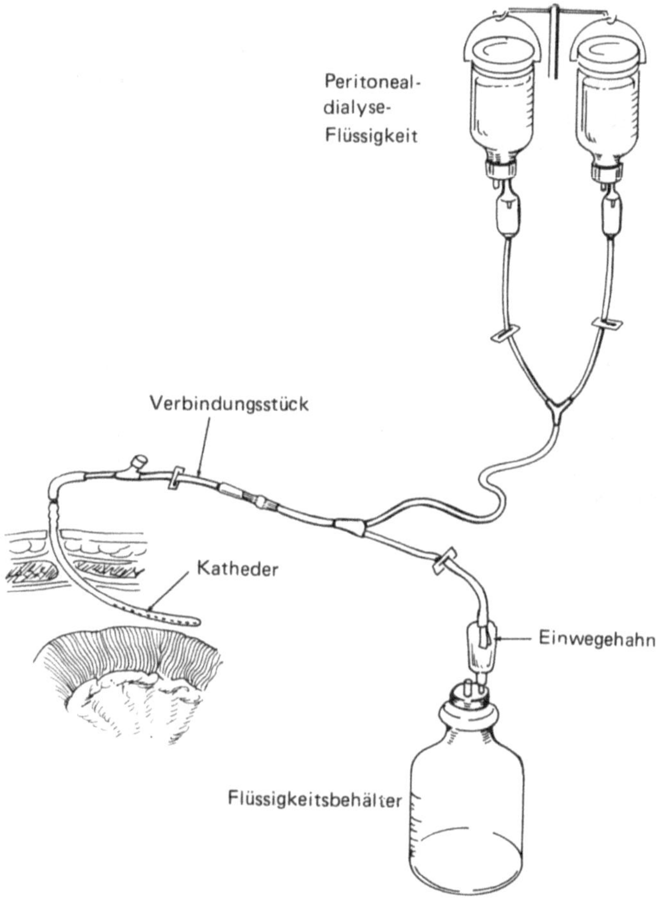

Abb. 162

4. ferner eine 5 ml-Spritze mit Nadel für Lokalanästhesie, ein Skalpell, eine chirurgische Pinzette, Blutgerinnungsmittel, einen Nadelhalter, Schere sowie Nahtmaterial, 1%ige Novocainlösung, chirurgische Handschuhe, Abdecktücher sowie Verbandsmaterial.

Vorbereitung:

Vorbereitung des Patienten auf die Peritonealdialyse (Abb. 163)

Bevor eine Peritonealdialyse angelegt wird, muß die Harnblase des Patienten entleert sein. Wenn eine Prämedikation notwendig ist, sollte eine Kombination von Diazepam oder ähnlichem und Atropin angewandt werden. Atropin ist indiziert, um vagovasale Reflexe zu vermeiden. Normalerweise kann die Punktion an einer beliebigen Stelle des Abdomens durchgeführt werden, jedoch ist es empfehlenswert, etwa 3 Fingerbreit unterhalb des Na-

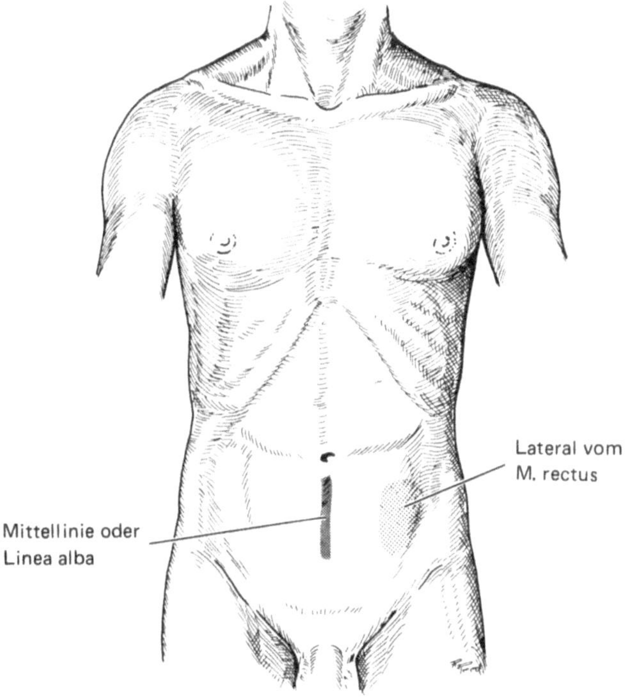

Abb. 163

bels einzugehen oder 1 bis 2 Fingerbreit medial von der Spina iliaca anterior. In der Abb. 163 ist der Punktionsort durch das etwas dunkel schraffierte Gebiet gekennzeichnet. Die helleren schraffierten Zonen sind ebenfalls als Punktionsort anwendbar. Wenn die Milz vergrößert ist, muß die Punktion mit besonderer Sorgfalt durchgeführt werden. Wenn Punktionen auf der rechten Abdominalseite vorgenommen werden, kommt es häufiger zu Komplikationen, und es ist auch schwieriger, den Katheter in eine geeignete Position zu bringen. Die wiederholte Punktionstechnik mit einem speziell dafür präparierten Katheter ist die einfachste und sicherste Weise, um eine Peritonealdialyse durchzuführen. Es gibt viele Katheter für diesen Zweck im Handel („Troicath" ist einer der meist gebrauchten Katheter für die Peritonealdialyse, jedoch kann jeder Katheter, der für eine wiederholte Punktion vorgesehen ist, erfolgreich benutzt werden).

Lokalanästhesie (Abb. 164)

Bei dem auf dem Rücken liegenden Patienten wird die gewählte Punktionsstelle in üblicher Weise desinfiziert. Haut- und Unterhautgewebe werden

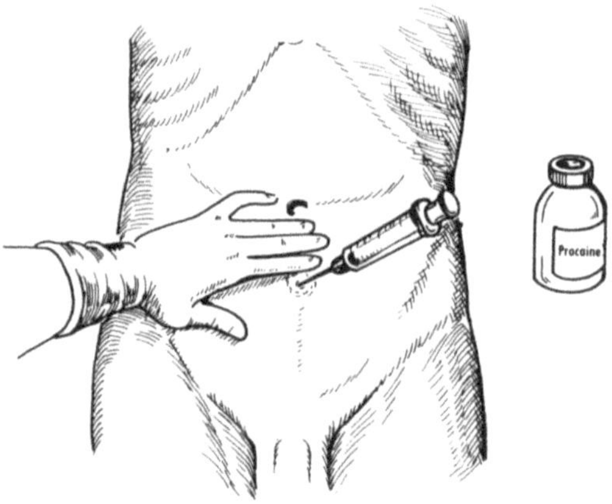

Abb. 164

mit 1%iger Novocain-Lösung infiltriert. Der Patient spürt, wenn die Nadel das Peritoneum erreicht.

Die Inzision der Haut (Abb. 165)

Mit dem Skalpell wird eine 4 bis 5 mm lange Inzision vorgenommen, deren Tiefe nicht mehr als 2 cm betragen soll. In diese Wunde wird zunächst der Katheter eingeführt.

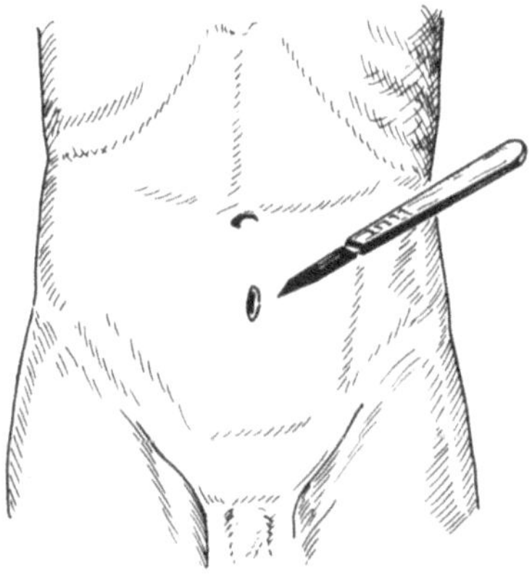

Abb. 165

Die Haltung des Patienten (Abb. 166)

Zu diesem Zeitpunkt ist es sinnvoll, den liegenden Patienten zu bitten, seinen Kopf vom Kissen zu heben, um dadurch die Bauchdecken zu spannen. In dieser Position kann man die Gefahr, intraabdominelle Organe zu

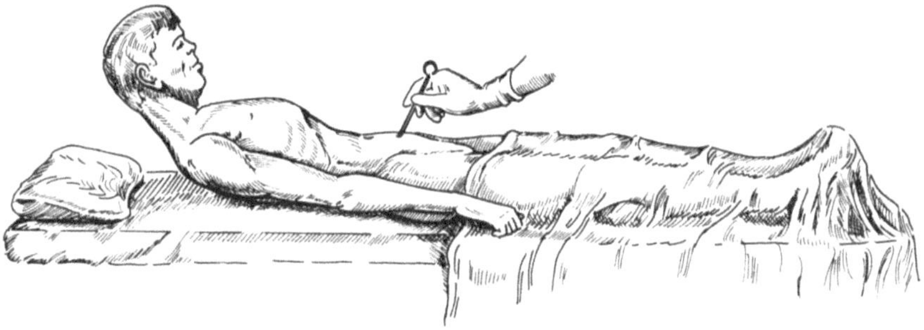

Abb. 166

punktieren, vermeiden. Der Katheter sollte nicht kopfwärts geführt werden. Wenn der Katheter an seinem Platz liegt, kann der Patient wieder seine Ausgangsposition einnehmen. Stärkerer Meteorismus sollte vor Anlegen einer Peritonealdialyse behandelt werden.

Die Einführung des Katheters (Abb. 167)

(A) Der Katheter wird senkrecht eingeführt, bis das Peritoneum punktiert ist. Das Durchdringen des Peritoneums wird als charakteristischer „Plop“ vom Arzt empfunden. (B) Wenn der Katheter im Bauchraum ist, wird er so angewinkelt, daß die Spitze zur linken Seite zeigt. Dann wird das Stilett zurückgezogen und der Katheter ohne Anwendung von Gewalt vorgeschoben. Bei der Punktion sollen energische Drehbewegungen vermieden wer-

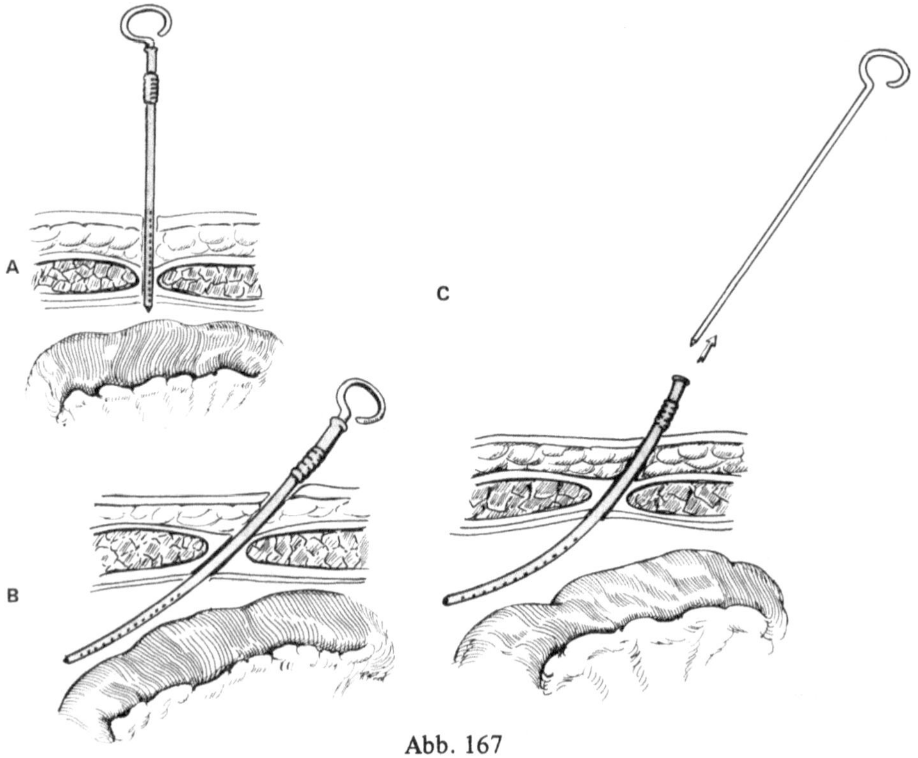

Abb. 167

den, weil es sonst zu einer Traumatisierung oder Blutung des Gewebes kommen kann. Es ist sinnvoll, die Spitze des Katheters in Heparin zu tauchen, bevor die Punktion vorgenommen wird, um dadurch die Bildung von Blutkoageln zu vermeiden. Normalerweise wird die Punktion keine Beschwerden bei dem Patienten verursachen. Schmerzen oder irgendwelche epigastrischen Beschwerden sind gewöhnlicherweise hervorgerufen dadurch, daß der Katheter am großen Netz zieht. Rückenschmerzen werden durch Zug am Mesenterium hervorgerufen und sind häufiger, wenn man die Punktion auf der rechten Seite vornimmt. (C) Wenn der Katheter seine normale Lage erreicht hat, wird das Stilett entfernt. Der Einfluß und Ausfluß soll kontrolliert werden, bevor die Insertionsstelle verbunden wird. (D) In der Folge werden durch das Verbindungsstück ungefähr 500 ml der Flüssigkeit im regelmäßigen Fluß eingeführt. Ein unregelmäßiger Einlauf ist ein Hinweis für eine Verlegung des Katheters. Veränderungen der Position des Katheters werden diese Komplikation beheben. Wenn die 500 ml eingelassen sind, werden etwa 100 bis 200 ml dieser Flüssigkeit

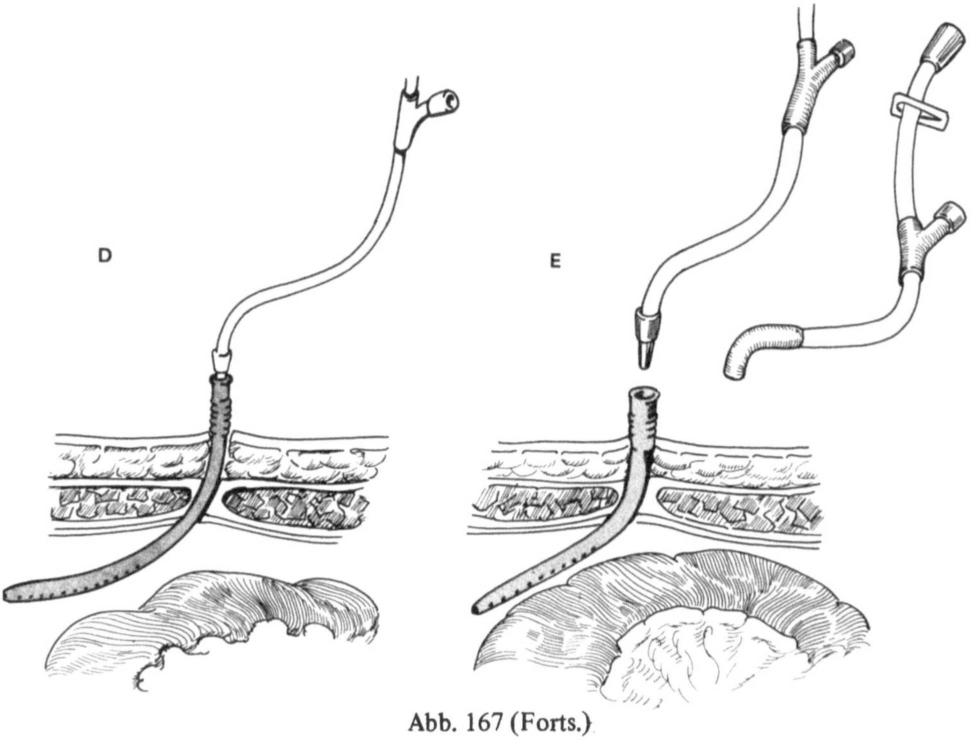

Abb. 167 (Forts.)

wieder abgelassen. (E) Nachdem man sich von dem guten Ein- und Auslauf überzeugt hat, wird ein spezielles Verbindungsstück mit einem L-förmigen Konvektor an das Schlauchsystem angeschlossen, das zu dem Peritonealdialyse-Flüssigkeitsbehälter führt. Hierdurch werden Abknickungen durch den Verband vermieden. Wie schon oben erwähnt, kann ein normales Infusionssystem oder ein spezielles Überleitungssystem mit dem Katheter verbunden werden (Abb. 167). Die Katheter, die normalerweise benutzt werden, sind 27 cm lang und aus Silastik oder Polyvinyl hergestellt.

Die Befestigung des Katheters (Abb. 168)

(A) Normalerweise reicht es aus, den Katheter mit Klebestreifen zu befestigen. (B) Eine Naht sollte dann um den Katheter gelegt werden, wenn der Katheter für eine wiederholte Peritonealdialyse vorgesehen ist. Austre-

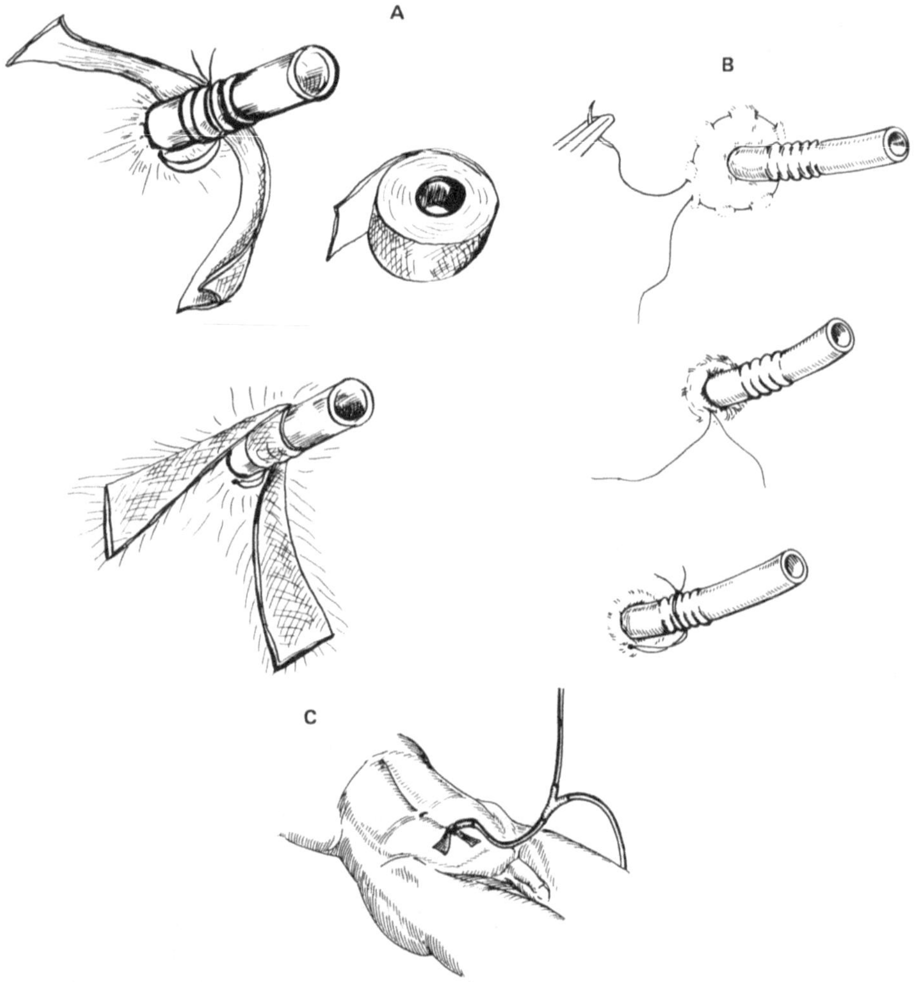

Abb. 168

ten von Dialyseflüssigkeit neben dem Katheter ist ebenfalls eine Indikation für das Anlegen einer Naht. (C) Normalerweise sollte der Katheter nicht mehr als 2 cm aus der Insertionsstelle herausragen (ein längeres Herausragen ist gefährlich). Ein Plastikgefäß, das üblicherweise für Urinsammeln benutzt wird oder irgendeine größere Flasche kann für die Drainage benutzt werden. Wenn die Punktionsstelle verbunden wird, ist es wichtig, den Katheter zu sichern und ebenfalls das Verbindungsstück, um ein unbemerktes Herausziehen des Katheters zu vermeiden. Einen brauchbaren Verband zeigt die Abb. 171.

Komplikationen der Peritonealdialyse

Lokalinfektion und Peritonitis. Infektionen sind hauptsächlich Folge mangelnder Sorgfalt. Für eine Dialyse müssen 30 bis 60 Dialyseflaschen angestochen werden. Wenn das nicht steril durchgeführt wird, kann es leicht zu Infektionen kommen. Ein Austreten von Dialyseflüssigkeit aus der Insertionsstelle kann ebenfalls zur Infektion führen. Zur Drainage ist es sinnvoll, ein geschlossenes steriles System mit einem großen Behälter oder aber ein System mit einem Einweghahn zu benutzen. Die Peritonitis ist schwierig zu diagnostizieren. Die Symptome der Peritonitis können bedingt sein durch chemische, bakterielle oder mechanische Irritation oder aber auch durch eine Kombination dieser 3 Faktoren. Wenn der Katheter für längere Zeit im Körper verbleibt, beobachtet man im allgemeinen eine gewisse Reizung um den Katheter. Wachstum von Bakterien innerhalb der Dialyseflüssigkeit ist manchmal an einer Trübung erkennbar. In diesem Fall ist es wichtig, ein Gram-Präparat anzufertigen und eine Kultur der drainierten Flüssigkeit anzulegen. Systemische wie auch lokale Anwendung von Antibiotika ist empfehlenswert.

Perforation von Darm und Harnblase. Eine Perforation ist äußerst selten, nur Patienten mit Adhäsionen oder mit einer Peritonitis in der Anamnese sind, ebenso wie Patienten mit einem Heus, von einer Perforation bedroht.

Schmerzen. Schmerzen sind häufig dann vorhanden, wenn die Lage des Katheters nicht korrekt ist. Weitere Ursachen für Schmerzen sind der Gebrauch von hypertonischen Lösungen mit einem hohen Gehalt von Glukose oder wenn der pH-Wert der kommerziell erhältlichen Dialyseflüssigkeit nicht normal ist. Die Korrektur des pH-Wertes und die Verminderung der Glukosekonzentration kann notwendig werden. Schmerzen in der Rektalgegend werden dann verursacht, wenn der Katheter auf das Rektum drückt oder auf andere Segmente des Colons. Auch hier kann durch eine Positionsänderung Erleichterung geschaffen werden.

Blutung. Man braucht sich nicht zu beunruhigen, wenn das Dialysat rosa gefärbt aus dem Bauch abläuft. Allerdings sollte die Färbung nach einigen Zyklen verschwinden. Wenn eine Blutung selbst nach lokaler Applikation von Epinephrin oder nach Beendigung der Dialyse anhält, wird es manchmal notwendig, 1 oder 2 tiefe Nähte um die Insertionsstelle zu legen. Wenn eine schwere Blutung auftritt, thrombosiert der Katheter und muß entfernt werden. Anschließend ist eine komplette Blutstillung notwendig.

Eiweißverlust. Während der Peritonealdialyse geht das Serum-Eiweiß gewöhnlich durch das Peritoneum. Insbesondere kann es zu einem signifikanten Verlust von Serum-Albumin kommen. Die Konzentration von Serum-Albumin sollte in regelmäßigen Abständen bestimmt werden, so daß im Falle von sehr starken Verlusten rechtzeitig Albumin dem Patienten zugeführt werden kann.

Das Austreten von Dialyseflüssigkeit. Das Austreten von Dialyseflüssigkeit kommt vor

1. wenn der Katheter nicht intraperitoneal liegt,
2. wenn sich eine Hypoalbuminämie entwickelt,
3. wenn die Stichwunde zu groß ist und die Öffnung nicht durch eine Naht verringert wurde.

Um Komplikationen zu vermeiden, ist es wichtig, eine gute Drainage der Dialyseflüssigkeit zu erzielen.

Das Vorgehen während der Peritonealdialyse und beim Abschluß

Die Dauer und die Häufigkeit von Dialysen

Die Dauer und die Häufigkeit von Peritonealdialysen hängt von der Stoffwechsellage und der Größe des Patienten ab. Der Effekt einer Peritonealdialyse ist beim Patienten niemals so voraussagbar wie z. B. bei der Hämodialyse. Im allgemeinen kann man jedoch sagen, daß Peritonealdialysen von 20 bis 24 Stunden Dauer, die jeden 3. Tag durchgeführt werden, ausreichen müßten, um einen Patienten von normaler Körpergröße für einige

Zeit in annehmbarem Allgemeinzustand zu halten. Über längere Zeit ist, wenn überhaupt möglich, eine höhere Peritonealdialyse-Frequenz notwendig.

Zykluslänge (Abb. 169)

Wasser passiert das Peritoneum sehr schnell. Harnstoff, Kalium und die meisten anderen Substanzen diffundieren eher langsam. Dementsprechend muß darauf geachtet werden, daß ein möglichst großer Konzentrations-

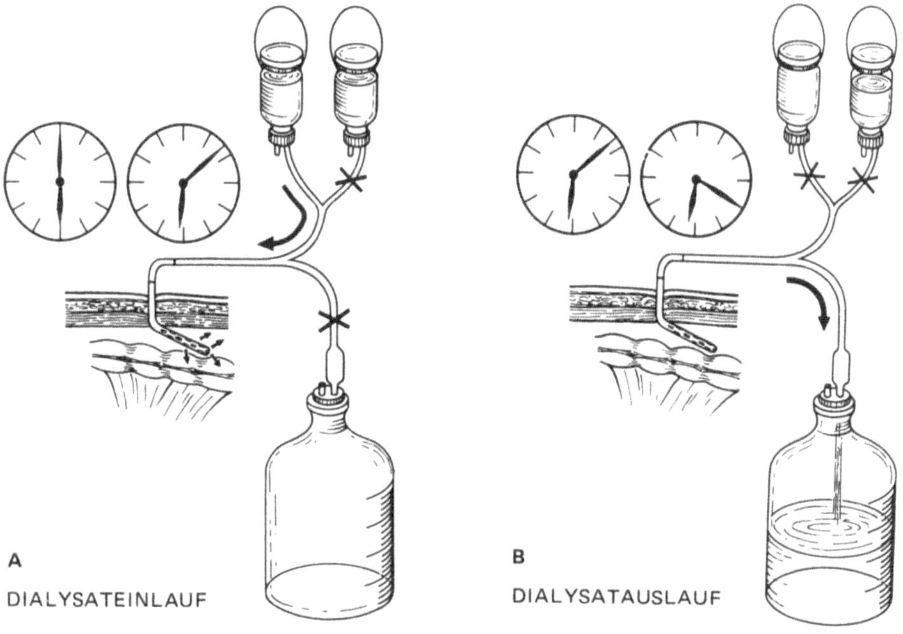

Abb. 169

gradient dadurch aufrechterhalten wird, daß die Verweilzeit der Dialyseflüssigkeit im Bauchraum möglichst kurzgehalten wird. Aus diesem Grund sind auch ohne jede Hilfsgeräte 3 Zyklen à 2 l in der Stunde anzustreben (Abb. 169).

Zusammensetzung der Dialyseflüssigkeit:

Eine Analyse der Zusammensetzung der meisten handelsüblichen Dialyseflüssigkeiten ist in Tab. 22 wiedergegeben. Das pH der Dialyseflüssigkeiten liegt meistens bei 6,0 wegen des hohen Laktatgehaltes. Dialyseflüssigkeit ist erhältlich in 1- oder 10-Liter-Flaschen. Verschiedene osmotische Konzentrationen sind im Handel: 1,5% Glukose = 372 mOsmol/l und 7% Glukose = 677 mOsmol/l. Bei einem Erwachsenen können normalerweise 2 l Flüssigkeit/Dialysezyklus instilliert werden. Bei kleineren Patienten oder Kindern muß das Volumen reduziert werden. Bei einer Frau kann mehr Dialyseflüssigkeit eingeführt werden als bei einem Mann gleicher Größe.

Tab. 22 Zusammensetzung der handelsüblichen Dialyseflüssigkeiten

Natrium	140,4 mVal/l
Chlorid	101 mVal/l
Calcium	3,5 mVal/l
Magnesium	1,5 mVal/l
Laktat	44,5 mVal/l
Kalium	0–4 mVal/l

Wird die zulässige Menge überschritten, wird die Atmung erschwert. Man sollte vor jeder Dialyse das Flüssigkeitsvolumen des Peritonealraumes bestimmen. Normalerweise werden 500 Einheiten Heparin mindestens während der ersten Zyklen hinzugefügt, um eine Verlegung des Katheters zu vermeiden. Antibiotika sind normalerweise nicht während der Peritonealdialyse indiziert. Die Dialyseflüssigkeit sollte auf Körpertemperatur erwärmt werden.

Entfernung des Katheters

Bei ambulanten Patienten kann der Katheter nach Ende der Dialyse entfernt werden und die Insertionsstelle in typischer Weise verbunden werden. Es reicht dazu eine Metallklammer aus, in seltenen Fällen ist eine Naht notwendig. Bevor die Wunde geschlossen wird, sollte jedoch die Bauch-

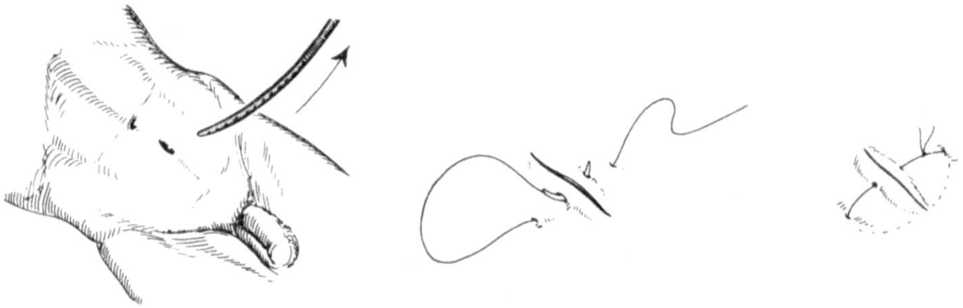

Abb. 170

höhle vollständig entleert sein. Eine vollständige Dialysatentleerung aus dem Abdominalraum ist sehr wichtig, was jedoch bei sehr stark geblähten Darmschlingen schwierig sein kann. Meistens gelingt es auch hier durch Reposition der Katheterspitze, verbliebene Flüssigkeit zu drainieren. Ein Eindringen von Dialyseflüssigkeit in das subkutane Gewebe wird durch hohen Druck im Abdominalbereich oder aber durch Husten hervorgerufen.

Dauerperitoneal-Katheter (Abb. 171)

Wenn der Katheter im Abdomen belassen wird, ist folgendes zu beachten: (A) Abklemmen des Verbindungsstückes und Abschneiden mit einer sterilen Schere. (B) Abtrocknen des freien Endes des Verbindungsstückes und Verschließen mit sterilem Verbandsmaterial. (C und D) Umknicken des freien Endes des Verbindungsstückes gegen den Katheter und sorgfältiges Verschließen mit Klebestreifen (E und F). Jedes Leck der Punktionsstelle wird eine Infektion begünstigen. Der Patient sollte nicht mit immunosuppressiven Medikamenten oder Steroiden behandelt werden. Wenn Hinweise für einen Defekt an der Verbindung oder für eine Blutung vorhanden sind, sollte der Verband entfernt werden, der Katheter gesäubert werden mit einem Antiseptikum und ein frischer steriler Verband angelegt werden. Die Katheterpflege ist genau so sorgfältig durchzuführen wie die Shunt-Pflege bei der chronischen Hämodialyse-Behandlung.

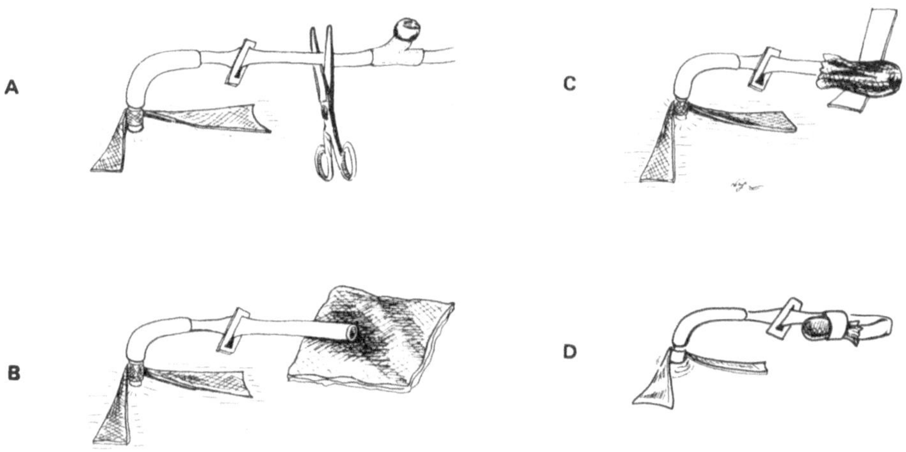

Abb. 171

E

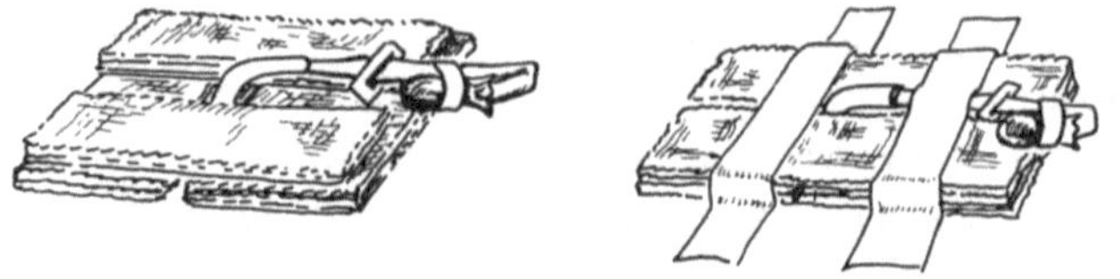

F

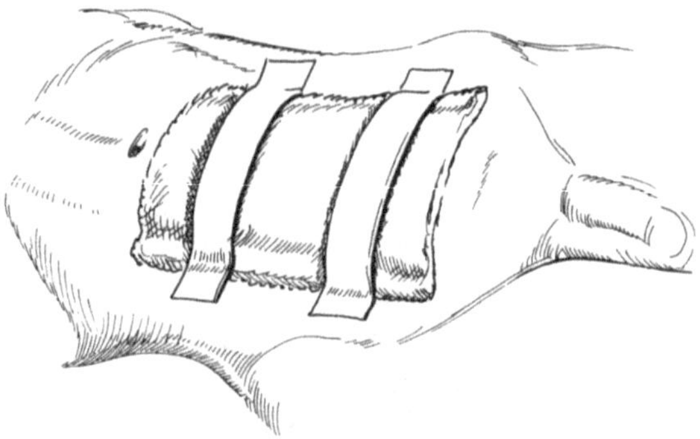

Abb. 171 (Forts.)

Katheterwechsel:

Wenn es notwendig wird, den Katheter zu wechseln, sei es, daß er nicht mehr durchlässig ist oder aus irgendwelchen anderen Komplikationen, soll der neue Katheter durch die gleiche Insertionsstelle in den Abdominalraum gebracht werden, um eine erneute Punktion zu vermeiden.

Das Protokoll. Es ist selbstverständlich, daß ein sorgfältiges Dialyseprotokoll geführt werden muß, um insbesondere die Wasserbilanz zu kontrollieren. Im übrigen sollten folgende Dinge protokolliert werden:

1. das Flüssigkeitsvolumen, das infundiert und das drainiert wurde bei jedem Zyklus,
2. die Uhrzeit am Dialysebeginn und Ende der Dialyse und die Dauer eines jeden Zyklus,
3. die Nettoflüssigkeitsbilanz,
4. die Zahl der Zyklen,
5. evtl. Medikamente, die dem Dialysat zugefügt worden sind, ebenso wie Medikamente, die dem Patienten gegeben worden sind,

6. der Allgemeinzustand des Patienten,
7. das Gewicht,
8. Blutdruck und Pulsfrequenz.

Verweilkatheder nach Tenckhoff

Um die wiederholte Punktion bei der chronischen Peritonealdialyse zu vermeiden, hat Tenckhoff einen Verweilkatheter angegeben, der aus weichem Silikon-Kautschuk besteht. Um Infektionen zu verhindern, wird er in einem subkutanen Gewebetunnel durch die Bauchdecken nach außen geführt. Ein- und Austrittstelle werden zusätzlich mit Dacronmuffen verschlossen, die von Bindegewebe durchwachsen werden und dann einen guten zusätzlichen Infektionsschutz bieten.

Einlegen des Tenckhoff-Katheters:

Einige Zentimeter unterhalb des Nabels wird eine ca 8 cm lange Längsincision gemacht, subkutanes Gewebe und Fascie des (li) M. rectus durchtrennt, der Muskel stumpf gespalten, das Peritoneum eröffnet und der Katheter mit einer Kornzange in das kleine Becken eingelegt. Beim schichtweisen Wundverschluß wird die eine Dacronmuffe subfascial verankert, ein subkutaner Tunnel zum äußeren Rand des anderen (re.) M. rectus gebohrt, dort der Katheter durch eine Stichincision nach außen geleitet und die zweite Muffe an dieser Incision subkutan vernäht.

Möglichst bald danach sollte der Katheter benutzt werden, um eine Verstopfung durch Blutgerinnung zu verhindern.

Relative Kontraindikation der Peritonealdialyse

Es gibt keine absolute Kontraindikation zur Peritonealdialyse, es gibt jedoch relative Kontraindikationen. Diese sind:

1. Verdacht auf Vorliegen einer intraabdominellen Blutung,
2. frische bauchchirurgische Eingriffe,
3. Verwachsungen,
4. Lebererkrankungen.

Die Peritonitis ist keine Kontraindikation für eine Peritonealdialyse, sofern sie nicht lokalisiert ist. Wenn sie lokalisiert ist, kann die Dialyse zu einer Ausbreitung der Peritonitis führen.

Kapitel 9

Die Zukunft der Hämodialyse

In den letzten Jahren wurden vielfältige Anstrengungen unternommen, Fortschritte in der Dialyse-Technik zu erzielen. Die Verbesserung herkömmlicher Dialysatoren mit dem Ziel, die Leistungsfähigkeit zu steigern, die Handhabung zu vereinfachen und die Kosten zu senken, steht ebenso im Mittelpunkt des Interesses wie die Entwicklung neuer Dialysator-Typen, die mit anderen technischen Prinzipien arbeiten. Aus der Vielzahl der wissenschaftlichen Vorhaben und industriellen Produkte sollen in diesem Kapitel einige Projekte erwähnt werden, die repräsentativ für die Entwicklung der Dialyse-Technik sind.

Verbesserung der Hämodialysatoren

Membranfolien

Die im Cuoxam-Verfahren hergestellte Zellulose-Hydratfolie (Cuprophan) hat sich allgemein beim Bau der meisten Platten- und Spulendialysatoren gegenüber der Viscose-Zellulose (Zellophan) durchgesetzt, weil dieses Material in geringen Stärken bis zu 10 μ herstellbar ist und im Hinblick auf die Größe, Form und Anzahl der Poren günstige Eigenschaften bei Diffusion und Ultrafiltration besitzt.

Durch Modifikationen der Zellulose-Regeneration wurden neue Folien wie Cuenophan entwickelt, die gegenüber dem Cuprophan eine höhere Filtrationsleistung bei vergleichbarer Permeabilität besitzen. Neue Verfahren bei der Nachbehandlung der Zellulosemembranen führten zu Folien, die neben einer größeren Ultrafiltrationsleistung auch den Durchtritt mittelgroßer Moleküle schneller ermöglichen (Nephrophan) oder auch durch Faserverstärkung eine größere mechanische Festigkeit besitzen (Neflex).

Dialysatherstellung

Die Aufbereitung des Dialysats ist teuer und erfordert viel Platz für den Vorratstank. Es wurden mehrfach Vorschläge zur Vereinfachung gemacht, etwa die Verwendung der häuslichen Badewanne (Abb. 172) oder die

Benutzung einer Waschmaschine als Dialysattank. Heute wird die Anwendung von Geräten mit Proportionierungspumpen, die das Dialysat kontinuierlich aus einem Konzentrat und Weichwasser herstellen, allgemein bevorzugt. Die meisten Heimdialysegeräte arbeiten nach diesem Prinzip.

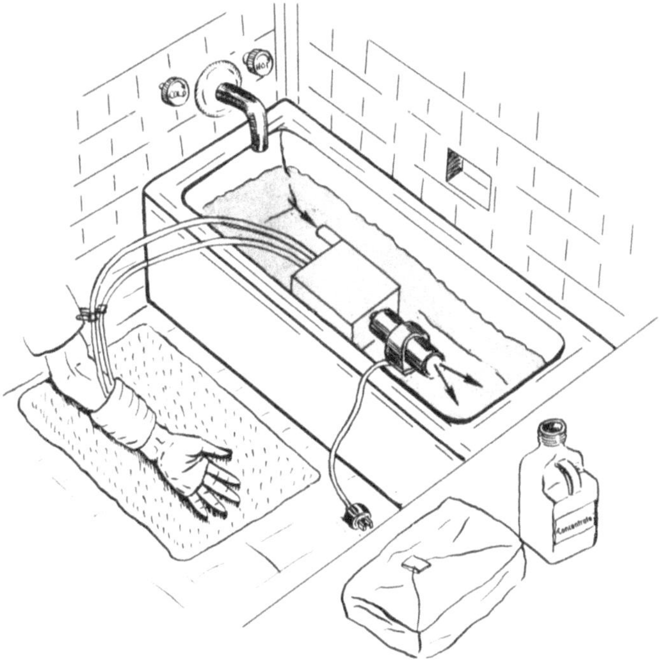

Abb. 172

Für Dialyseeinrichtungen in Krankenhäusern, die eine zentrale Tankanlage haben, gibt es die Möglichkeit, steriles Dialysat mit dem Verfahren der umgekehrten Osmose herzustellen oder das Dialysat nachträglich steril zu filtrieren, um pyrogene Reaktionen der Patienten zu vermeiden. Ein völlig anderes Prinzip liegt dem Redy-System (Recirculating Dialysate System) zu Grunde. In einer auswechselbaren Kartusche sind Aktivkohle, Urease, Zirkoniumphosphat und -oxid enthalten, um aus dem rezirkulierten Dialysat Schlackenstoffe und Elektrolyte zu entfernen. Calcium und Magnesium werden durch automatische Infusion ersetzt. Durch diese Kombination von Adsorption und Infusion kann das Dialysatvolumen auf wenige Liter beschränkt werden. Die Dialyse kann an wechselnden Orten ohne Anschluß an eine Wasserleitung durchgeführt werden.

Dialysatoren

Um den Arbeitsaufwand zu vermindern, wurden von Alwall und von Funk-Brentano gebrauchsfertige Einmaldialysatoren vom Typ der Kiil-Niere entwickelt, die inzwischen weite Verbreitung gefunden haben und sich besonders in der Heimdialyse bewähren. Weniger kostenaufwendig ist die Stabniere nach Sieberth und Werner, ebenfalls eine Niere vom Kiil-Typ, bei der vorgefertigte Cuprophan-Schläuche anstelle der Membranen zum Aufbau benutzt werden. Neuere Entwicklungen zielen in erster Linie dar-

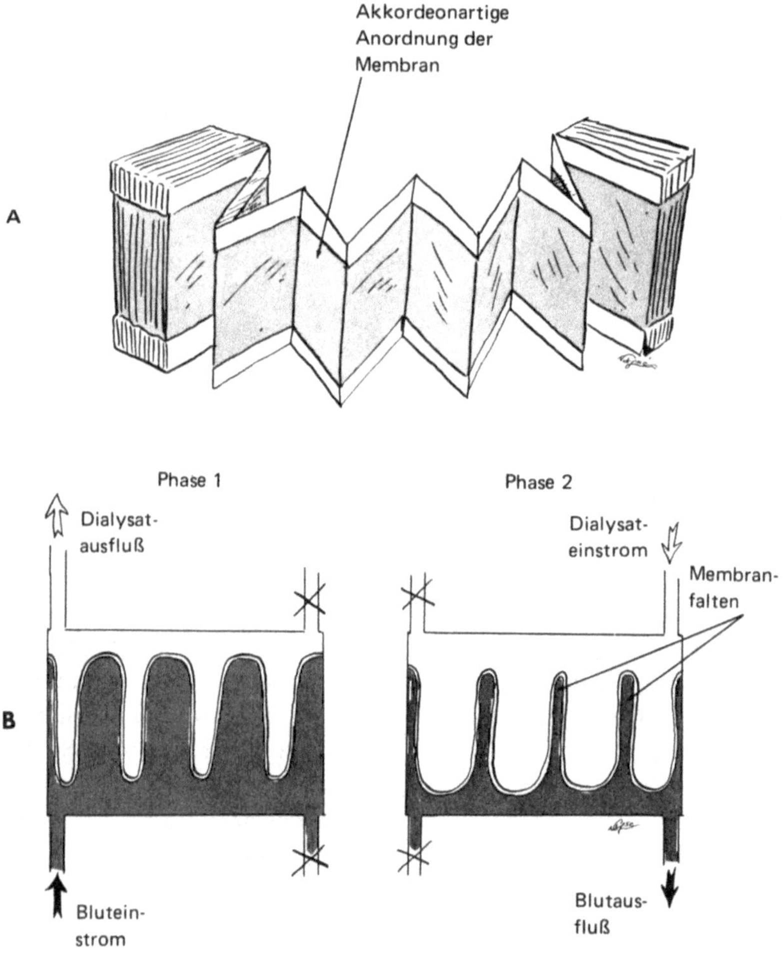

Abb. 173

auf ab, die Dialysatoren ohne Leistungsverlust zu verkleinern und gleichzeitig die Herstellungskosten zu senken. Beispiele sind die Versuche mit einer Akkordeon-Niere (Bluemle und Ushakoff) Abb. 173 oder die Kapillar-Niere (Stewart u. a., Lipps u. a.) Abb. 174.

A

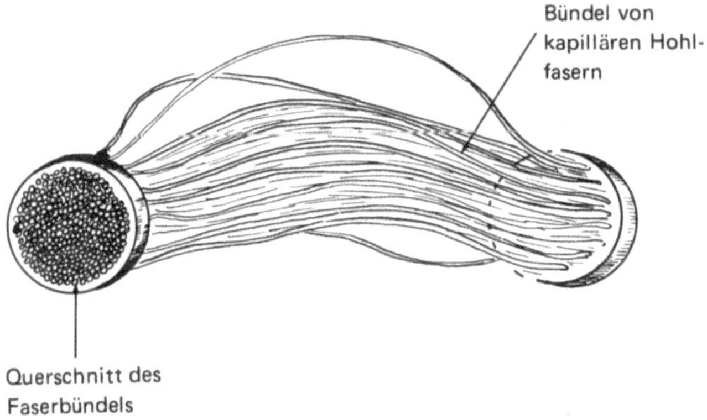

B

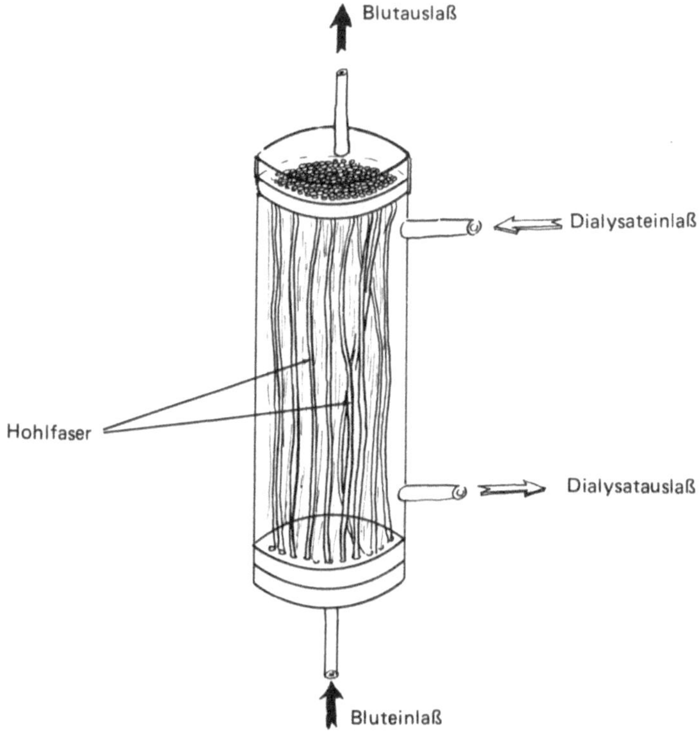

Abb. 174

Bei der Kapillar-Niere werden etwa 13 500 Hohlfasern, die einen Innendurchmesser von 200 μ haben, gebündelt. Eine solche Einheit besitzt bei einem Füllvolumen von 130–140 ml eine Oberfläche von ca. 1,3 m^2.
Die Fasern werden außen – nach dem Gegenstromprinzip – von Dialysat umflossen.

Besondere Beachtung verdient in diesem Zusammenhang eine von Höltzenbein neu entwickelte „Mini-Niere", eine Modifikation des Kiil-Dialysators, die kleiner ist als eine Zigarrenschachtel. Bei einem sehr geringen Füllvolumen ist die Dialyseleistung durch die günstige Strömungsführung von Blut und Dialysat unter Verwendung des Kreuzriefenprofils größer als bei den herkömmlichen Kiil-Platten. Die primär geringe Ultrafiltrationsleistung kann bei Anwendung von Dialysatunterdruck ausreichend gesteigert werden. Es ist zu hoffen, daß mit diesem noch in der Erprobung befindlichen Modell ein billigerer, gebrauchsfertiger Einmaldialysator verfügbar wird.

Neue technische Prinzipien

Plasmadialyse und Diafiltration

Bei allen bisher beschriebenen Dialysatoren fließt auf der einen Seite der Membran Vollblut und die Leistungsfähigkeit ist im wesentlichen von der Membranoberfläche abhängig. Neuerdings wurde versucht, zellfreies Plasma zu benutzen und so eine höhere Diffusionsleistung zu erreichen. Nachdem Versuche mit Lymphe, die durch Drainage aus dem Ductus thoracicus gewonnen wurde, an der geringen zur Verfügung stehenden Lymphmenge scheiterten (Sarles u. a.), berichteten Snyder und Pulido über eine Methode mit zellfreiem Plasma. Sie schalteten in das arterielle Schlauchsystem eine Ultrazentrifuge ein, die das Plasma abtrennt, das dann mit hoher Flußgeschwindigkeit mehrfach durch einen Spulendialysator gepumpt wird.
Es wird danach wieder mit den Blutzellen vereinigt und fließt zum Patienten zurück. Die Leistung dieses Gerätes soll so hoch sein, daß mit 3 × 90 Minuten Dialysezeit pro Woche ein ausreichender Dialyseeffekt erzielt werden kann.

Seit einigen Jahren wird an der Entwicklung künstlicher Nieren gearbeitet, die völlig auf das Diffusionsprinzip (Dialyse) verzichten und die harnpflichtigen Substanzen ähnlich wie bei der normalen glomerulären Filtration durch Ultrafiltration (Dia-Filtration) entfernen (Henderson u. a.,

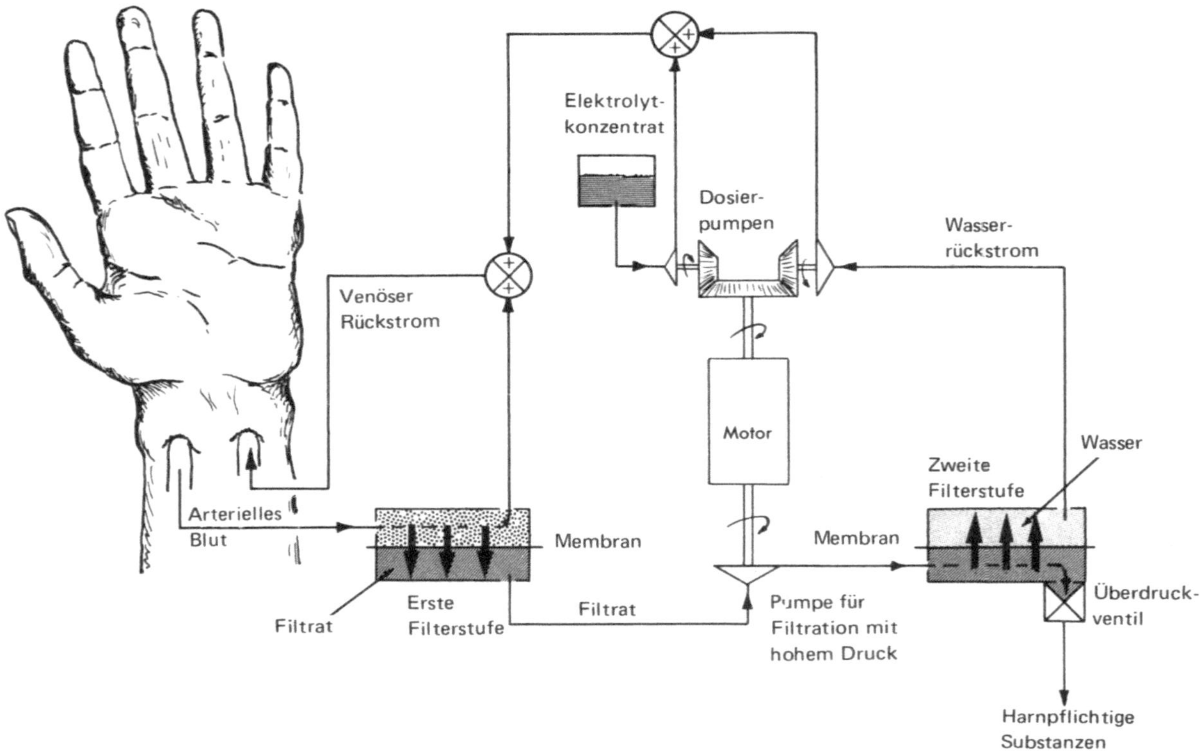
Elektrolyt-
konzentrat
Dosier-
pumpen
Wasser-
rückstrom
Venöser
Rückstrom
Motor
Wasser
Zweite
Filterstufe
Arterielles
Blut
Membran
Membran
Filtrat
Erste
Filterstufe
Filtrat
Pumpe für
Filtration mit
hohem Druck
Überdruck-
ventil
Harnpflichtige
Substanzen

Abb. 175

Bixler u. a.). Bei diesem Verfahren (Abb. 175) werden in einem ersten Filtrationsschritt die Blutzellen und die großmolekularen Substanzen abgetrennt, bei der zweiten, unter hohem Druck stattfindenden Filtration wird das Plasmawasser wiedergewonnen und nach Ersatz der Elektrolyte wieder mit den großen Blutbestandteilen vereinigt. Die Diafiltration kann bei Verwendung von kapillären Filtern (Henderson) mit geringerem technischen Aufwand erfolgen. Das arterielle Blut wird in einer Mischkammer mit einer Elektrolytlösung verdünnt und durch ein Bündel von Kapillaren aus Amicon XM 50-Membranen gepumpt. Jede dieser Kapillaren hat einen Durchmesser von 200 μ und eine Wanddicke von etwa 75 μ. Das Kapillarbündel zieht durch eine Plexiglasröhre, an die eine Vacuumpumpe angeschlossen ist, um eine hohe Druckdifferenz zwischen dem Kapillarinneren und dem Innenraum der Plexiglasröhre zu erreichen und damit eine Diafiltration zu ermöglichen. Die Poren der Kapillarwände lassen größere Moleküle* passieren als die herkömmlichen Dialysemembranen, eine Eigenschaft, die für die Entfernung von Urämiegiften vielleicht von großer Bedeutung ist. Nach der Passage des Ultrafilters hat das anfangs verdünnte Blut wieder sein Ausgangsvolumen erreicht und einen großen Teil der gelösten Substanzen mit Ausnahme der Zellen, Eiweiße und der in der Verdünnungsflüssigkeit enthaltenen Elektrolyte verloren.

Mikroenkapsulation

Es ist der „Traum“ vieler Konstrukteure von Dialysegeräten, ein tragbares Modell (Abb. 176) zu entwickeln, das ständig im Einsatz ist und wie die normalen Nieren einen gleichmäßig niedrigen Spiegel an harnpflichtigen Substanzen aufrecht erhält. Bei der Verwendung von semipermeablen Mikrokapseln (Chang) kann in einem Volumen von 10 ml eine Membranoberfläche von über 20 000 cm^2 untergebracht werden. Diese Mikrokapseln haben einen Durchmesser von 20–100 μ und bestehen aus semipermeablen Membranen von außerordentlich geringer Wandstärke (unter 500 Ångström). Im Inneren dieser Kapseln können nun Substanzen aufbewahrt werden, die harnpflichtige Substanzen absorbieren oder abbauen, ohne daß sie mit den empfindlichen Blutzellen in Berührung kommen. Bis heute gibt es erst für einen Teil der harnpflichtigen Substanzen Absorbentien: Kreatinin und Harnsäure werden durch Aktivkohle gebunden, Harnstoff kann durch eingebrachte Urease und Elektrolyte durch Ionenaustauscher entfernt werden. Bis zum klinischen Einsatz solcher mit chemischen Prinzipien arbeitenden künstlichen Nieren ist es heute noch ein weiter Weg.

* Sog. "middle molecules".

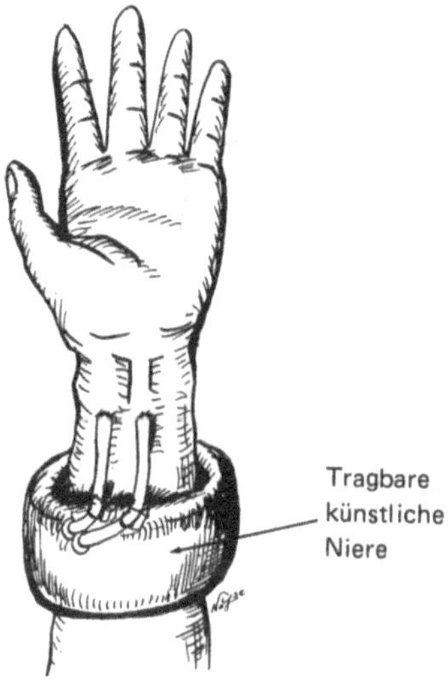

Abb. 176

Kapitel 10

Bakteriologische Probleme

Desinfektion und Sterilisation

Um Komplikationen zu vermeiden, sind Desinfektion und Sterilisation von äußerster Wichtigkeit für die Hämodialyse. Sterilisation ist ein Vorgang, bei dem Mikroorganismen vollständig zerstört werden. In anderen Worten: steril bedeutet die vollständige Abwesenheit von lebenden Organismen*.

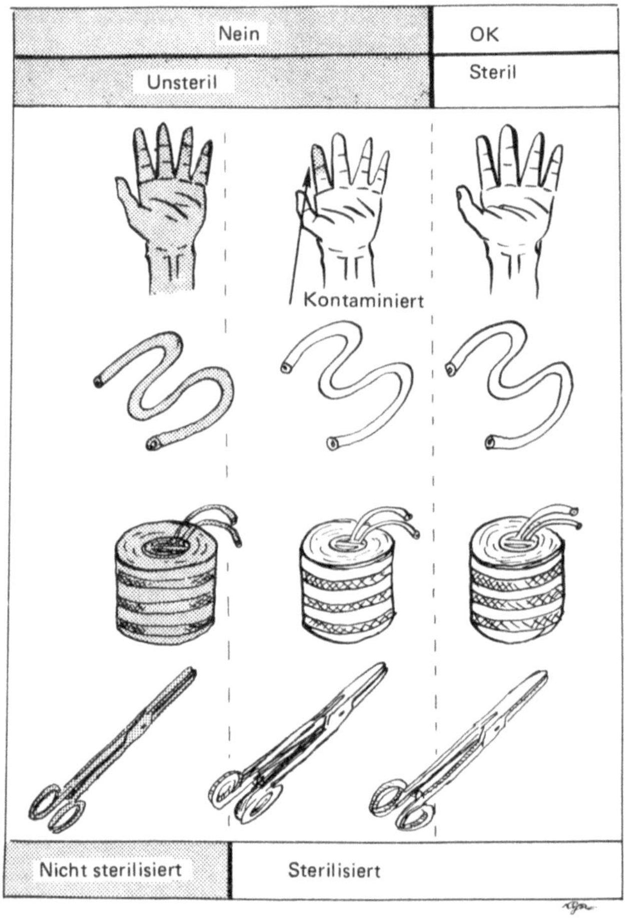

Abb. 177

* Allerdings ist in früheren Kapiteln der Begriff steril in einem weiteren Zusammenhang gebraucht worden.

Bei der Desinfektion dagegen werden Mikroorganismen nicht vollständig zerstört. Einige, wie bakterielle Sporen, Tuberkelbazillen und resistente Viren können überleben.

Aseptisches Vorgehen (Abb. 177)

Um eine Infektion während der Hämodialyse zu vermeiden, ist ein keimfreies und aseptisches Vorgehen notwendig. Alle Gegenstände, die während einer Hämodialyse benutzt werden, müssen steril sein. Wenn ein steriler Gegenstand in Kontakt mit einem unsterilen kommt oder ihn berührt, wird er mit Keimen kontaminiert, z. B. darf ein steriler Gegenstand nicht mit bloßen Händen angefaßt werden, statt dessen sollten sterile Handschuhe getragen werden. Handdesinfizientien und kräftiges Händewaschen können zwar die meisten Bakterien von der Hautoberfläche entfernen, die Hände werden jedoch nicht vollständig steril. Unabhängig davon, welche Art der Hämodialyse durchgeführt wird, ist eine vollständige und gründliche Reinigung der Hände mit Händedesinfektionsmitteln sowie einer Handbürste unter fließendem Wasser notwendig (Abb. 178). Mikroorganismen, die in der Mundhöhle und in der Nase vorhanden sind, werden durch die ausgeatmete Luft übertragen und sind ebenfalls eine bedeutende Quelle

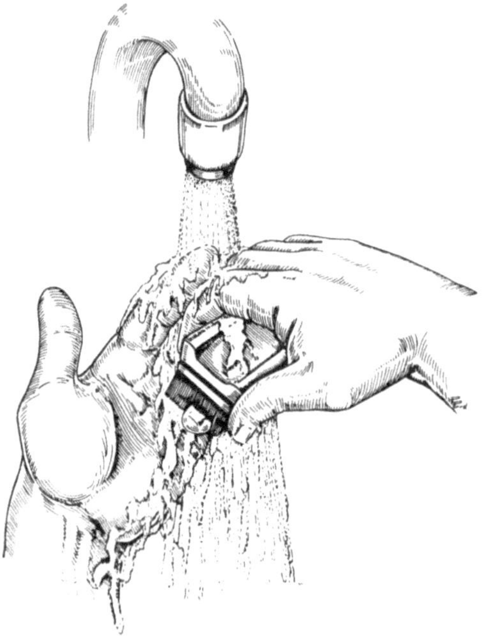

Abb. 178

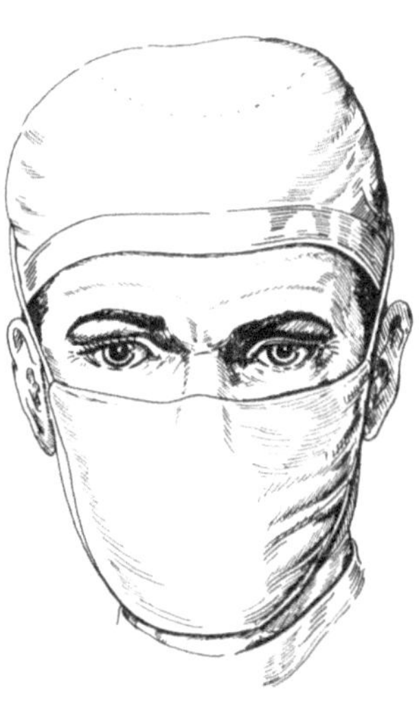

Abb. 179

der Kontamination. Wenn der Shunt offenliegt oder an ihm gearbeitet wird, ist es deshalb notwendig, einen Mundschutz zu tragen (Abb. 179), um eine bakterielle Verunreinigung zu vermeiden. Der Gebrauch einer OP-Mütze ist ebenfalls empfehlenswert und vermeidet die Kontamination mit Mikroorganismen, die im Haar vorkommen.

Häufige Bakterien

Infektionen, die während einer chronischen Hämodialyse vorkommen, sind in Tab. 23 aufgeführt. Die Bakterien, die diese einzelnen Infektionen verursache, sind in Tab. 24 erwähnt. Es gibt im wesentlichen 2 Gruppen von Bakterien, die während der Hämodialyse vorkommen. Die eine verursacht Hautinfektionen, während die andere im Dialysat wächst. Die Bakterien, die im Dialysat gefunden werden, können manchmal dialysable Toxine produzieren. Die Kontrolle von Blut und Dialysat auf Bakterien ist deshalb notwendig. Tab. 25 zeigt akzeptable Werte für Bakterienzahlen vor und nach der Dialyse.

Tab. 23 Infektionen während der Hämodialyse

	Symptome	Blutkultur	Ursache
Toxikämie:	Schüttelfrost und Fieber und manchmal Erbrechen am Ende der Dialyse	negativ	über 10^6 Bakterien/ml Dialysat*
Septikämie:	Die Symptome treten auch unabhängig von der Dialyse auf	positiv	gewöhnlich durch den Shunt oder durch die Kanüle, durch einen kontaminierten Dialysator oder durch das Blutsystem
Shunt-Infektion:	–	negativ	Staphylococcus aureus, Pseudomonas und Streptococcus
Viren:	a) Infektiöse Hepatitis, 1 Monat nach Infektion	negativ	Kontakt von Person zu Person. Der Patient sollte isoliert werden
	b) Serumhepatitis, 2 bis 3 Monate nach Infektion	negativ	nicht notwendig zu isolieren, jedoch sollte man den Kontakt mit dem Patienten vermeiden oder auch verhindern, daß das Blut irgendwelche Gegenstände kontaminiert

* Die Hämodialysemembran ist meistens nicht für Toxine durchgängig, wenn der Konzentrationsgradient jedoch sehr hoch ist, können Toxine passieren.

Tab. 24 Bakterien

Organismen	Gram		Shunt	Pathogen	Dialysat
Pseudomonas aeruginosa	–		+	+	+
Pseudomonas (andere Arten)	–		±	±	+
Aerobacter und Klebsiella	–		±	+	+
Achromobacter-Arten	–			–	±
Escherichia coli	–		+	+	+
Flavobacterium-Arten	–			±	+
Bacillus subtilis und Bacillus aerulens	+	Toxin kann dialysierbar sein		–	+
Staphylococcus epidermidis	+		+	±	–
Staphylococcus aureus	+		+++	+	–
Streptococcus (verschiedene Stämme	+		+	+	–

Tab. 25 Bakterienkulturen vor und nach Dialyse

	Proben			
	Blut (Organismen pro milliliter)		Dialysat (Organismen pro milliliter)	
	Einlaß	Auslaß	Einlaß	Auslaß
Vor Dialyse	0	0	0–100	0–100
Nach Dialyse (kurz vor dem Ende)	0	0	0–100	10 000

Pyrogene Reaktion

Ein Pyrogen ist eine Substanz, die bisher nicht definiert ist. Wahrscheinlich handelt es sich um ein Protein. Die Protein-Pyrogene werden im Wasser gefunden. Wenn ein Pyrogen in den Blutstrom des Körpers eintritt, antwortet dieser mit Fieber. Pyrogene Reaktionen kommen häufig und schnell während der Hämodialyse vor, einfach durch die Tatsache, daß eine extrakorporale Blutzirkulation notwendig ist. Pyrogene können in das Blut durch das normale Leitungswasser gelangen oder von unsauberen, häufig benutzten Teilen, aus Desinfektionsmittelbehältern, aus Membranwannen usw. stammen. Die Anhäufung von Pyrogenen kann verhindert werden, indem man sorgfältig die einzelnen Teile säubert, sofort nach dem Gebrauch trocknet und sie staubfrei hält. Da aber Bakterientoxine die wichtigsten und häufigsten Pyrogene sind, ist die Verminderung des Bakterienwachstums im Dialysat (s. o.) die entscheidende Maßnahme zur Verhütung pyrogener Reaktionen.

Steriler Zugang zum Blut (Abb. 180)

Um eine Kontamination des Patientenblutes im extrakorporalen System zu vermeiden, sollte der Zugang zum Blut steril sein. Normalerweise findet sich eine Gummimanschette über dem Teil des Dialyseschlauches, der für Injektionen während der Dialyse benutzt wird. Desinfektion mit 70%igem Alkohol ist notwendig, bevor dieser Bereich mit einer Nadel punktiert wird. Die gleiche Desinfektion ist bei Entnahme von Blutproben erforderlich (A und B).

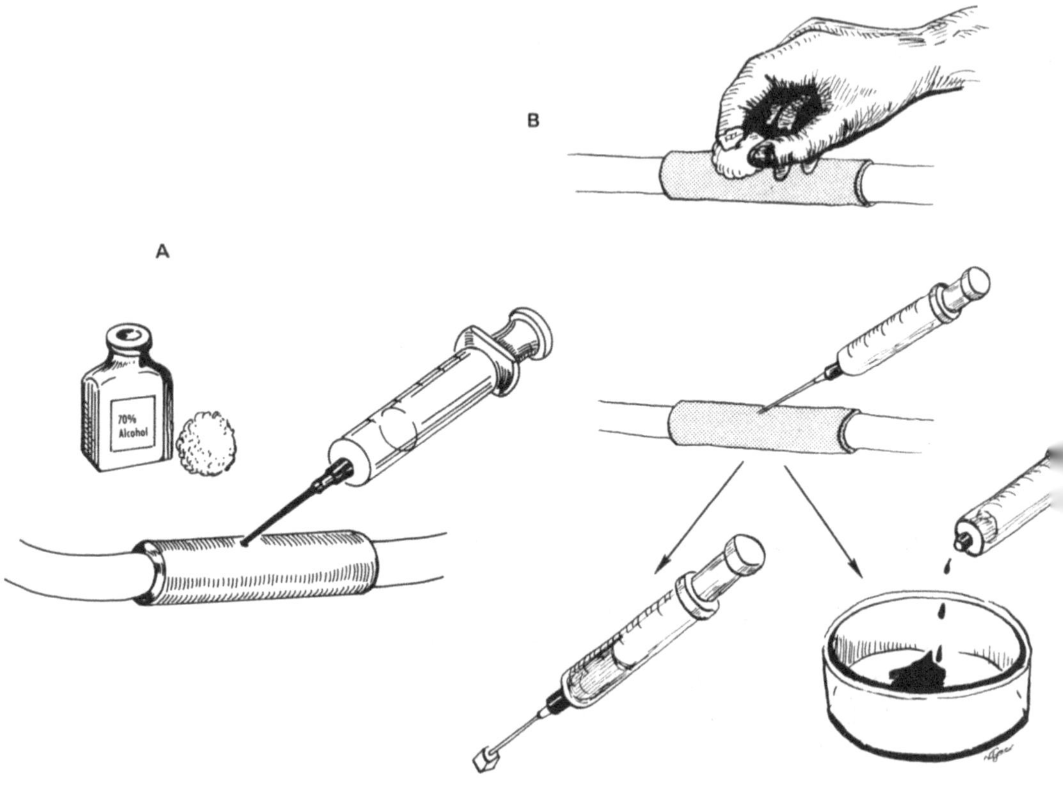

Abb. 180

Vermeidung von Infektionen bei chronischen Hämodialysen

Maßnahmen, die notwendig sind, um eine Infektion während einer Hämodialyse zu verhindern, sind in Tab. 26 aufgeführt.

Tab. 26 Vermeidung von Infektionen während der Hämodialyse

Septikämie:	Desinfektion und Sterilisation der Hämodialysegeräte
Toxikämie:	Desinfektion und Sterilisation der Hämodialysegeräte
Infektion im Bereich des Shunts:	Mundschutz und sterile Handschuhe sollten getragen werden, wenn an den Kanülen oder am Shunt manipuliert wird. Bakterienkulturen sollten beim Personal abgenommen werden und untersucht werden. Pseudomonas (ein Keim, der gegenüber Chemotherapeutika resistent sein kann) kann im Dialysat vorhanden sein. Nach Kontakt mit dem Dialysat sollte man sich die Hände waschen. Verschüttetes Dialysat sollte sofort weggewischt und der Boden gereinigt werden.
Epidemische Hepatitis:	Infektion durch Kontaktpersonen oder durch Einnahme von kontaminierter Nahrung, der Patient sollte isoliert werden. Material, welches aus einem Raum mit Hepatitiskranken kommt, muß getrennt sterilisiert werden.
Serumhepatitis:	Infiziertes Blut ist die Quelle, um diese Erkrankung zu übertragen. Man sollte alle Gegenstände sterilisieren, die mit dem Blut Kontakt hatten. Der Patient muß nicht isoliert werden. MTA sollten jedoch sehr sorgfältig und vorsichtig arbeiten.

Autoklavieren (Dampfsterilisation) (Abb. 181)

Die Kombination aus Hitze mit gesättigtem Dampf ist das beste Mittel, um Gegenstände, die während der Hämodialyse gebraucht worden sind, zu sterilisieren. Ein gesättigter Dampf bei 121° und einem Druck von 1 atü zerstört alle Bakterien, Viren und Sporen innerhalb von 30 Minuten. Danach müssen die Gegenstände sorgfältig getrocknet werden. Bessere Resultate durch das Autoklavieren werden dann erzielt, wenn die verschiedenen Gegenstände in einem Tuch oder in Papier eingewickelt worden sind. Verschlüsse sollten geöffnet sein, Schlauchenden nicht verschlossen werden. Ein eingewickelter trockener autoklavierter Gegenstand bleibt mindestens für 4 Wochen steril. Die Sterilität wird aufgehoben, wenn der betreffende Gegenstand naß wird oder wenn die Verpackung geöffnet wird. Die Autoklavierbarkeit einzelner Gegenstände, die für die Hämodialyse benötigt werden, ist in Tab. 27 aufgeführt.

Tab. 27 Autoklavierbare Gegenstände

Material	Autoklavierbarkeit	Bemerkung
Polyvinyl: die blutführenden Systeme	(+)	Verfärbung verkleben
Polyäthylen: blutführende Schläuche Shunt-Teile	–	schmilzt
Silikon: Shunt	+	
Teflon: Shunt	+	
Dacron: Naht	+	
Polypropylen: Bestandteile der Kiilplatte	+	
Gummi	(+)	wird durch mehrmaliges Autoklavieren porös

\+ = wird gut vertragen
(+) = wird schlecht vertragen
– = unverträglich

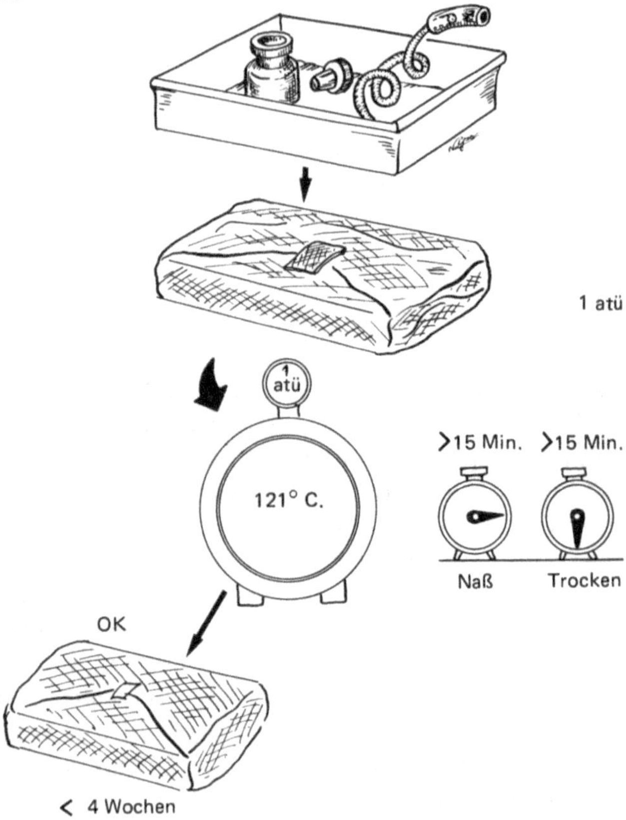

Abb. 181

Gassterilisation (Abb. 182)

Bei der Gassterilisation wird Äthylenoxydgas, ein wirksames Bakterizid und Sporozid, in einen Behälter geleitet, in dem die Gegenstände sterilisiert werden sollen. Diese Methode ist weit verbreitet in Krankenhäusern. Gegenstände, die einfach und wirkungsvoll auf diese Weise sterilisiert werden können, sind im folgenden aufgeführt:

Katheter:	Plastik, Gummi, Tuch
Schlauchsysteme:	Plastik, Gummi, Metall, Glas, Tuch
Anästhesiezubehör:	Endotracheale Tuben, Gesichtsmasken, Schläuche, Bandagen, sterile Bekleidung
Spritzen:	Plastik, Gummi, Glas
Handschuhe:	Plastik, Gummi, Tuch
Chirurgische Instrumente:	Stahl, Chrom, Metall, Plastik
Optische Instrumente:	Kamera, Linsen, Spiegel, Optiken
Elektrisches Zubehör:	soweit nicht autoklavierbar
Gestrichenes Zubehör:	Metall, Holz
Hochtourige Geräte:	Bohrer, Meißel
Beatmungszubehör:	Plastik, Metall
Gewebe:	Tuch, Gummi, Plastik, Leder
Elektrische Apparate:	soweit nicht autoklavierbar
Trockenbatterien:	Glühbirnen, Batteriegehäuse
Nähte:	Plastik, Seide, Baumwolle, Draht
Thermometer, Zungenspatel, Specula, Darmrohre:	Plastik, Metall, Gummi

Je höher die Gastemperatur ist, desto geringer ist die Zeit, die für die Sterilisation benötigt wird. Wenn das Gas unter Druck ist, ist die Sterilisationszeit sehr kurz. Im Durchschnitt ist eine Sterilisationszeit von 4 bis 8 Stunden anzusetzen. Wenn man die Gassterilisation zu Hause durchführen muß, gibt es selbst für ungeübte Personen eine gebrauchsfertige Äthylenoxyd-Ampulle käuflich zu erwerben. Jede Ampulle ist von einer Plastikhülle umgeben und in einem Plastikbehälter verschlossen aufzubewahren (A). Der Plastiksack stellt die Gasdiffusionsmembran mit einer bekannten Durchlässigkeit dar. Der Plastiksack enthält das Gas, das von der Ampulle freigesetzt wird. Die Plastikschale, die um die Ampulle herum angebracht ist, verhindert, daß das aus der zerbrochenen Ampulle stammende Gas den Plastikbehälter zerstört. Gegenstände, die mittels dieser Ausrüstung sterilisiert werden, müßten auf folgende Art und Weise vorbereitet werden. Die Verschlüsse, Stöpsel oder Stilette müssen von den Instrumenten entfernt werden, so daß das Gas zu den Gegenständen einen freien Zugang hat. Die Kolben müssen ebenfalls aus den Spritzen entfernt werden. Das gassterilisierte Material muß chirurgisch sauber und trocken sein. Getrocknete

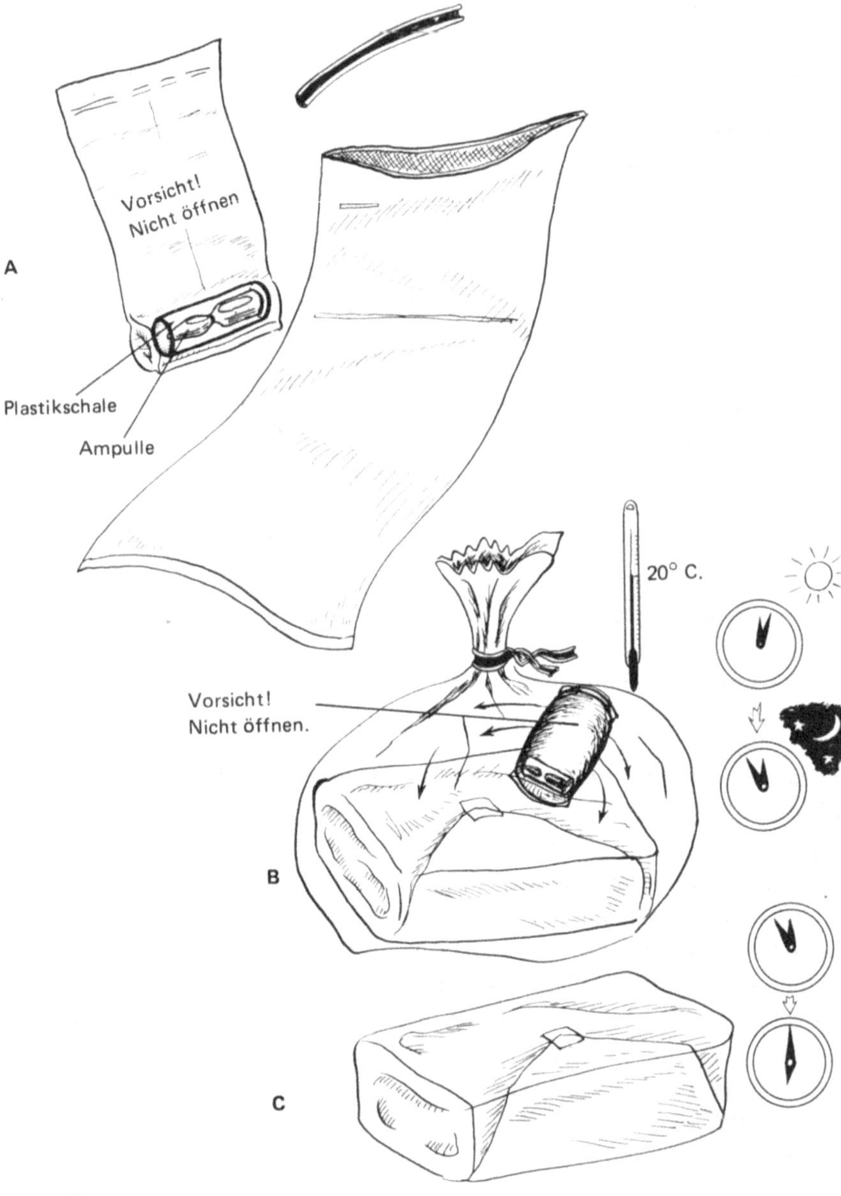

Abb. 182

Eiweißreste wie trockenes Blut oder Eiter schützen die Mikroorganismen und machen den Sterilisationsprozeß unmöglich. Alle Gegenstände sollten in ein Tuch oder in Papier eingewickelt werden, ähnlich wie beim Autoklavieren. Nachdem das zu sterilisierende Material vorbereitet worden ist, kann es in den erwähnten Sack getan werden. Dann greift man durch den Sack und in die Schutzhülle der Ampulle und bricht ihre Spitze ab. Daraufhin wird das Gas aus der Ampulle treten, dabei ist es notwendig, daß die Ampulle mit ihrer Plastikhülle und dem verschlossenen Plastiksack auf die Spitze des zu sterilisierenden Materials gebracht wird (B). Es ist empfehlenswert, aus dem Wäschesack alle Luft zu entfernen, bevor man die Öffnung des Wäschesackes verschließt. Dann tut man den gefüllten Wäschesack in den Behälter und verschließt diesen sorgfältig. Es ist ratsam, den Behälter mit Zeit und Datum zu beschriften, an dem die Sterilisation begonnen hat. Der Behälter soll an einem sicheren und gut belüfteten Ort außerhalb der Reichweite von Flammen und Funken aufbewahrt werden. Man läßt den Behälter bei Raumtemperatur bis zu 12 Stunden stehen, bevor man das sterilisierte Material aus ihm entnimmt (C). Nachdem das sterilisierte Material aus dem Wäschesack entnommen wurde, kann die Leerampulle und der Sack wie normaler Abfall weggeworfen werden. Jede Ampulle enthält bei 20 °C und normalem atmosphärischem Druck 3800 ml Sterilisationsgas entsprechend einer Mindestkonzentration von 500 mg/l im Sterilisationssack. Um größere Gegenstände zu sterilisieren, benötigt man 2 Ampullen und dehnt die Sterilisationszeit auf 24 Stunden aus. Gummi, Plastik oder Kleidung, die durch diese Methode sterilisiert worden sind und die im direkten Kontakt mit Haut oder mit Schleimhautmembranen kommt, müssen für 6 Stunden gelüftet werden, nachdem sie vom Sterilisationsbehälter entnommen wurden. Äthylenoxydgas, das in dem System noch vorhanden ist, kann Hämolyse im Blut verursachen. In jedem Fall müssen gewisse Vorsichtsmaßregeln beachtet werden, wenn man mit dem Sterilisationsgas arbeitet. Nach der Sterilisation sollten die Gegenstände in jedem Fall gelüftet werden, bevor sie gebraucht werden. Um diese zu lüften, ist es nicht notwendig, von dem sterilisierten Material Tuch oder Papier zu entfernen. Das Sterilisationsgas ist leicht entflammbar, deshalb soll man nicht die Ampulle oder den Sterilisator in die Nähe von offenem Feuer bringen. Weiterhin soll man nicht in der Nähe des Behälters rauchen. Man soll vermeiden, Äthylenoxyddämpfe einzuatmen. In konzentrierten Mengen vermag dieses Gas Lungen und Schleimhäute, ähnlich wie Ammoniak, zu reizen. Gasabsorbierende Gegenstände wie Gummi oder Plastik, die in den Körper eingeführt werden, sollten zumindest bis 24 Stunden gelüftet werden. Weiterhin vermag Äthylenoxyd gelegentlich

Tab. 28 Desinfektionsmittel

Desinfektionsmittel	Haut, Shunt	Dialysator	Konzentration	Stunden	Vorteile	Nachteile	Nachweis
Quarternäre Ammoniumbase	nicht gut verträglich	Glukose stört beim Nachweis	1:750	12	geringe Gewebstoxizität	nicht effektiv gegen Pseudomonas, Sporen und Viren	Natrium, Tetraphenylboron (1 250 000)
Essigsäure	unverträglich	gut verträglich	3%ige Lösung	12	geringe Gewebstoxizität	nicht effektiv gegen Bakterien und Sporen	1. pH-Messung 2. schwarzrot mit Blut
Formaldehyd (37–40%ige Lösung = 100% Formalin)	nicht verträglich	sehr gut verträglich	1,5–6%	2–6	effektiv gegen Sporen und resistente Viren	sehr toxisch, unangenehm damit zu arbeiten, da die Augen gereizt und manchmal Hautreaktionen verursacht werden	Schiff'sche Reagens (1:50 000) Clini-Test-Tabletten 1:20 000
Natriumhypochlorit	nicht verträglich	gut verträglich	–	–	effektiv gegen Sporen, wahrscheinlich resistent gegen Viren	Schicht Zellophanmembran korrodiert Stahl	Testsatz erhältlich (Orthotoluiden)
Phenolische Desinfektionsmittel	nicht verträglich	nicht verträglich	2–3%	–	gut für Oberflächen des Zubehörs	reizt die Haut nicht sporozid	–
Isopropyl-Alkohol	sehr gut verträglich	sehr gut verträglich	70%	–	–	nicht sporozid, teuer	–
Hexachlorophen	sehr gut verträglich	nicht verträglich	–	–	gut zum Händewaschen	–	–

allergische Reaktionen zu verursachen. Man soll weiterhin keine Gegenstände sterilisieren, die nicht vorher sorgfältig mit Wasser oder Detergentien gespült worden sind, denn sie können getrocknete Sporen enthalten. Äthylenoxyd sollte nicht dazu benutzt werden, um Medikamente oder Nahrungsmittel zu sterilisieren.

Desinfektionsmittel:

Die 4 häufigsten Desinfektionsmittel, die für die Hämodialyse benutzt werden, sind Formaldehyd, Essigsäure, quaternäre Ammoniumbasen, Isopropyl-Alkohol. Einzelheiten über diese Desinfektionsmittel werden in der Tab. 28 erwähnt. Es ist wichtig, daß man zwischen Formalin und Formaldehyd unterscheidet. Formaldehyd ist ein Gas, während Formalin eine gesättigte Lösung von Formaldehyd in Wasser darstellt (37 bis 40%); 100%iges Formalin ist = 37 bis 40% Formaldehyd. Normalerweise wird eine 2 bis 4%ige Formalinlösung empfohlen, da sie leichter zu handhaben ist.

Anhangsteil

Anhang A

Dosierungshinweise für Medikamente zur Anwendung bei Hämodialysepatienten

Vorbemerkung: Über eine Vielzahl von Medikamenten, die bei Hämodialysepatienten gelegentlich oder regelmäßig angewandt werden müssen, liegen eingehende Untersuchungen, die exakte Dosierungsempfehlungen ermöglichten, nicht vor. Außer mit Ausscheidungsstörungen im eigentlichen Sinne muß mit Störungen der Entgiftung im Stoffwechsel und mit erhöhter Empfindlichkeit des Patienten für ein beliebiges Medikament und seine Nebenwirkungen gerechnet werden. Es wird daher empfohlen, die Indikation zur Therapie mit nicht ausreichend untersuchten Medikamenten streng zu stellen, mit der kleinsten möglichen Dosierung zu beginnen und besonders aufmerksam auf Anzeichen der Unverträglichkeit zu achten.

Antibakterielle Medikamente

In diese Gruppe gehören die meisten gut untersuchten Medikamente überhaupt, dazu liegen naturgemäß reiche Erfahrungen in der praktischen Anwendung vor, so daß relativ genaue Dosierungsanweisungen in vielen Fällen möglich sind.

Medikament	Ausscheidung durch die Niere*	Dosierung
Ampicillin	über 50%	(0,5–) 1 g tägl.**
Carbenicillin	über 80%	(1–) 2 g tägl.**
Cephaloridin	über 80%	0,5 (–1) g tägl.

* Die angegebenen Prozentsätze beziehen sich auf antibakteriell wirksame Substanz; darüber hinaus werden oft erhebliche Mengen unwirksamer Abbauprodukte ausgeschieden, die bei Dialysepatienten kumulieren können und dann toxikologisch nicht unbedenklich sind (Beispiel: Sulfamethoxydiazin und andere Sulfonamide)

** Dosierung kann unbedenklich bis zum 3–5 fachen gesteigert werden; Maximaldosen sollten allerdings nur beschränkte Zeit gegeben werden wegen des Risikos des Neurotoxizität (Krämpfe)

Medikament	Ausscheidung durch die Niere*	Dosierung
Cephalothin	ca. 60%	2 g zweimal tägl.
Cephalexin	70–100%	1 g 1 (–2) × tägl.
Chloramphenicol	ca. 10%	normal, Gesamtmenge max. 30g
Dicloxacillin	ca. 70%	1 g 1–2 × tägl.
Doxycyclin	ca. 20% (bis zu 40% in 3 Tagen)	normal
Erythromycin	unter 15%	normal
Gentamycin	ca. 80% (und mehr)	20 mg 1 (–2) × tägl. (unter Vestibulariskontrollen)
Lincomycin	1–30%	125–250 mg 2–3 × tägl.
Novobiocin	2–3%	normal
Oxacillin	ca. 30%	2 g 2–3 × tägl.
Penicillin G	ca. 40–70%	Maximal 10 Mega tägl. (EEG-Kontrollen)
Vancomycin	ca. 90%	0,5 g pro Woche
Trimethoprim + Sulfamethoxazol	T: 70%, S: 55% (bis zu 90% in 72 Std.)	mit Blutspiegelkontrollen 1/2 Tab. 2 × tägl.
Sulfamethoxydiazin	ca. 10%	normal für max. 14 Tage

Antituberkulöse Medikamente

Die gegebenen Empfehlungen basieren mehr auf klinischen Erfahrungen als auf exakten Untersuchungen; es werden daher nur solche Medikamente aufgeführt, mit denen ausreichende Erfahrungen vorliegen.

Medikament	Hauptausscheidungsweg	Dosierung
Ethambutol	80–90% Niere	ca 1/4 der Norm
Cycloserin	ca. 50% Niere (und Stoffwechselprod.)	reduziert
INH	Abbau stark schwankend, bis 20% freies INH durch die Niere	ca. 1/3 bis 1/4 der Norm (häufige Kontrollen auf Polyneuropathie!)
PAS	ca. 25% (bis 60% in drei Tagen)	vermindert: pro Dialyse 2–3 g
Rifampicin	bis 25%	normal
Streptomycin	60–100%	Initial 1–2 g, weiter 0,5–1 g pro Dialyse

Fungistatische Antibiotika

Medikament	Ausscheidung	Dosierung
Amphotericin B	unter 5% über Niere	unbekannt
Nystatin	im Stuhl	normal (nur oral!)
Griseofulvin	Verstoffwechselung, Metaboliten über Niere	normal für kurze Zeit

Verschiedene Medikamentegruppen

Allen Gruppen gemeinsam ist, daß entweder keine exakten Daten vorliegen oder/und ohnehin starke individuelle Unterschiede der Wirksamkeit bestehen, so daß bestenfalls Dosierungshinweise gegeben werden können – meist auf Grund der Ausscheidungsverhältnisse bei Nierengesunden.

Medikament	Ausscheidung	Dosierung
Antikonvulsiva u. Hypnotica		
Diphenylhydantoin	Leber	normal*
Trimethadion	Leber	normal*
Phenobarbital	Leber, Niere	normal*
(Barbiturate insgesamt mit Zurückhaltung verwenden, da sie von urämischen Patienten oft schlecht vertragen werden; zudem erhebliche, im Einzelnen unbekannte Unterschiede im Stoffwechsel und in der Ausscheidung der Stoffwechselprodukte.)		
Chlormethiazol	Verstoffwechselung und Niere	normal bis vermindert (nur akut!)
Diazepam	Leber	normal (?)
Chloraldehyd	Leber	normal
Paraldehyd	Leber u. Lunge	normal
Gluthethimid	Leber	normal*
Morphin	Niere 1–14%	normal – nur akut
Codein	Niere 3–16%	normal – nur akut
Methadon	Niere ca. 4%	normal – nur akut
Meperidin	Niere 2–20%	normal – nur akut
Propoxyphen	Niere 2–10%	normal – nur akut

Medikament	Ausscheidung	Dosierung
Antikonvulsiva u. Hypnotica		
Acetylsalicylsäure	Leber	normal (beachte die mögliche Gerinnungsstörung!)
Phenacetin	Leber und Niere	normal
Acetaminophen (NAPAP)	Leber und Niere	normal
Noramidopyrinmethansulfonat-Na	Leber und Niere	normal

(Bei allen Stoffen und ihren Verwandten ist das Schicksal der meist nierengängigen Stoffwechselprodukte bei Dialysepatienten weitgehend unbekannt.)

Tranquilizer

Phenothiazine	Leber (u. Niere)	normal bis vermindert
Imipramin	Leber	normal
Meprobamat	Leber und Niere	vermindert

Immunosuppressiva und Cytostatika

Die Dosierung richtet sich wie beim Nierengesunden in der Regel nach dem Effekt und der Verträglichkeit.

Azathioprin und 6-Merkaptopurin	Verstoffwechselung	normal
Cyclophoshamid	Verstoffwechselung	normal
Methotrexat	Niere 50–80%	normal (bis vermindert)
Fluorouracil	Verstoffwechselung und Niere	mäßig vermindert
Thiotepa	Niere bis zu 30%	normal bis vermindert (?)
Busulfan	Verstoffwechselung	normal (zeitlich beschränkt!)

Antihypertensiva

Methyldopa	Niere und Leber	normal bis vermindert
Reserpin	Leber (u. Niere)	normal
Dihydralazin	Leber	normal
Guanethidin	Leber und Niere	normal (Wirkung scheint verlängert)
Phenoxybenzamin	Verstoffwechselung	normal (?)
Diazoxid	Leber	0,3 g bis zu mehrmals täglich (Blutzuckerkontrolle)

Medikament	Ausscheidung	Dosierung
Herzmittel		
k-Strophantin	Niere und Leber	stark reduziert
Digoxin und β-Acethyldigoxin	Niere und Leber	stark reduziert (z. B. 0,1–0,125 mg täglich oral)
Digitoxin	nur wenig über die Niere	gering vermindert (z. B. 0,1 mg 4–5 × wöchentlich)
Propanolol	Verstoffwechselung	normal (?)
Procainamid	Niere 50–60%	vermindert (?)
Chinidin	Niere und Leber	vermindert

Anhang B

Wasseraufbereitung

Die Bedeutung von reinem Leitungswasser für die Dialyseflüssigkeit wurde bereits vorher in diesem Buch erwähnt; obwohl das Wasser nicht steril zu sein braucht, sollte es jedoch nicht mehr als Spuren der verschiedenen Mineralien oder andere Substanzen enthalten, die durch die Poren der Dialysemembran hindurchgehen können. Im folgenden werden Probleme des „harten" und kontaminierten Wassers behandelt.

„Hartes" und kontaminiertes Wasser. Das Wort kontaminiert soll im Rahmen dieses Buches nicht so verstanden werden als ob das Wasser nicht für menschlichen Verbrauch zuträglich wäre. Es meint hier lediglich, daß das Wasser nicht gut genug für die Hämodialyse ist. Selbst von den Städtischen Wasserwerken aufbereitetes Wasser kann von Zeit zu Zeit Chemikalien enthalten, die, obwohl nicht gefährlich für die Allgemeinheit, dennoch im Rahmen der Hämodialyse Probleme mit sich bringen. Einige der häufigeren kontaminierenden Substanzen, die in den verschiedenen Wassern gefunden werden und die die Dialyse beeinflussen können, sind ein Überschuß von Fluor, Nitraten, sauren Substanzen, Calcium-, Magnesium-, Kalium-, Eisen- und Natriumsalzen sowie hydrogenen Sulfiden. Von den erwähnten Salzen wird gewöhnlich in einer anderen Terminologie gesprochen besonders bei der Härte des Wassers. Diese Mineralien verursachen Probleme mit den verschiedenen Detergentien und Seifen ebenso wie bei der Hämodialyse, sie werden deshalb getrennt behandelt. Im Kapitel 5 sind die Effekte, die aus besonders hartem Wasser während der Hämodialyse resultieren, bereits diskutiert worden. Der Einfluß von kontaminierenden Substanzen muß jeweils vom Arzt bestimmt werden, der eine Dialyse-Einrichtung erstellt. Aus diesem Grunde ist es notwendig, daß die häusliche Wasserzufuhr analysiert werden sollte, bevor man sie gebraucht.

Die Entfernung von kontaminierenden Substanzen: Art und Ausmaß der Wasseraufbereitung hängt von vielen Faktoren ab, in erster Linie von den Erfordernissen des Patienten und der Beschaffeneit des Rohwassers. Im Einzelfall muß der Arzt darüber entscheiden, nachdem er sich sehr genau über Beschaffenheit und Qualitätsschwankungen des zu verwendenden Wassers informiert hat. Auch bei Wassern, die normalerweise für die Dialyse geeignet wären, sollte wegen der Möglichkeit plötzlicher Änderungen auf eine Wasseraufbereitung nicht verzichtet werden.

Technische Einzelheiten werden am besten mit einschlägig erfahrenen Fachleuten besprochen. Am häufigsten sind sogenannte Austauscheranlagen in Gebrauch. Sie enthalten Kunstharze ("Resine"), die vom Rohwasser durchströmt werden. Dabei werden unerwünschte Substanzen dem Wasser entzogen und gegen andere, harmlosere ausgetauscht. Die einfachsten Geräte dieser Art sind Enthärter, die Kalzium und Magnesium gegen Natrium austauschen, das dann bei der Zusammensetzung des Dialysats leicht berücksichtigt werden kann. Ist das Harz einer solchen Anlage weitgehend mit Kalzium und Magnesium gesättigt, beginnt es hartes Wasser durchzulassen und muß mit einer Kochsalzlösung regeneriert werden.

Höhere Anforderungen erfüllen Entsalzungsanlagen wie zum Beispiel die Mischbettfilter. Sie bestehen aus in einer Säule völlig vermischten Kationen- und Anionen-Austauschern. Diese Anordnung hat eine Reihe von Vorteilen. Das Weichwasser hat einen elektrischen Widerstand (Maß der Wasserreinheit) nahe dem theoretisch möglichen Wert, es ist von gleichbleibenden Reinheitsgrad auch bezüglich der organischen Bestandteile, und der pH-Wert ist konstanter als bei Vollentsalzungsanlagen mit getrennten Kationen- und Anionen-Austauschersäulen.

Allen diesen Aufbereitungsverfahren gemeinsam ist der Nachteil, daß sie verkeimen können – Desinfektion ist nur nach Entfernen des verkeimten Resins möglich – und daß sie keinen Schutz gegen Spurenelemente und elektrisch neutrale organische Bestandteile bieten. Diesen Nachteil vermeidet die Umkehrosmose, bei der Wasser mit hohen Drucken durch Membranen, ähnlich den in der Dialyse verwendeten, gepreßt wird. Dabei verliert das Rohrwasser über 95% seiner organischen und anorganischen gelösten Bestandteile, und es wird steril. Der hohe Reinheitsgrad macht das Weichwasser sehr aggressiv, sodaß nur V_4A-Stahl oder spezielle Kunststoffe (z. B. Hart-PVC) für Leitungen und Behälter verwendet werden dürfen. Die Investitionskosten sind zwar viel höher als bei Austauscheranlagen, die Betriebskosten aber so viel geringer, daß die Kostenkalkulation insgesamt günstiger sein dürfte. Die Kombination mit einer kleinen Deionisierungsanlage scheint besonders günstig, weil Stromverbrauch und Geräuschentwicklung der Druckpumpen wesentlich vermindert sind, die Abmessungen kleiner und die Gefahr von Membranrupturen geringer. Demgegenüber kann der Aufwand für das Regenerieren des Entionisierers vernachlässigt werden, da sie nur alle drei bis sechs Monate notwendig wird.

Anhang C

Diät

Es soll darauf verzichtet werden, dieses Buch mit einem zusätzlichen, ausführlichen Kapitel über die vielen diätetischen Probleme, die im Rahmen einer chronischen Niereninsuffizienz aktuell werden können, zu versehen. Die Gründe dafür bestehen nicht nur im Vorhandensein einer vorzüglichen detaillierten Diätanweisung, die in Buchform von R. Kluthe und H. Quirin (Georg Thieme Verlag, Stuttgart) vorliegt, sondern auch darin, daß wir glauben, daß eine optimal durchgeführte Hämodialysebehandlung eine strenge Diät überflüssig macht.

Wir beschränken uns deshalb auf die Tabellen 1–3, die den Kalium-, den Wasser- und den Phosphatgehalt der wichtigsten Nahrungsmittel enthalten.

Die potentiellen Gefahren der Hyperkaliämie sind früher erörtert worden und sollen hier ebenso wie die Gefahren, die mit undisziplinierter Flüssigkeitsaufnahme verbunden sind, nicht erneut beschrieben werden. Die Indikation zu einer phosphatarmen Kost wird vom behandelnden Arzt gestellt.

Diese Diät wird dann indiziert sein, wenn es trotz Einnahme (oder wegen mangelnder Einnahme) von Aluminiumhydroxyd zu erhöhten Phosphatspiegeln im Blut kommt. Hier ist dann die Gefahr von Weichteil- und lebensbedrohlichen Organverkalkungen gegeben.

Kalium-Gehalt des Essens

100 Gramm enthalten:	*mg Kalium*
Fleisch	
Rindfleisch	342
Kalbfleisch	370
Schweinefleisch	250
Leber (Kalb)	295
Leber (Rind)	292
Leber (Schwein)	350
Zunge (Rind)	255
Schinken (geräuchert)	580
Schinken (geräuchert und gesalzen gekocht)	290
Speck (geräuchert und gesalzen)	230
Salami	302
Wienerwürstchen	204
Leberwurst	143
Hase	400
Hirsch (Keule)	336
Ente	293
Huhn	264
Gänseleber	218
Hühnerleber	
Fische	
Hering	317
Forelle	470

100 Gramm enthalten	*mg Kalium*
Matjes	187
Thunfisch	343
Milch und Käse	
Milch	155
Buttermilch	147
Butter	17
Rahm	78
Joghurt	190
Margarine	7
Camembert	109
Brie	90
Emmentaler	100
Edamer	76
Schmelzkäse	65
Quark	95
Eier	50–60
Schweineschmalz	1,0
Mehl und Brot	
Weizenmehl	108
Weizengrieß	112
Hafer	360
Mais	320
Reis (gekocht)	103
Schwarzbrot	450
Vollkornbrot	209
Pumpernickel	338
Graubrot	100
Brötchen	125
Weißbrot	132
Zwieback	160
Nudeln und Süßwaren	
Nudeln (Makkaroni)	37,4
Eier-Nudeln	157
Honig	47
Rohzucker	90
Traubenzuscker	
Traubenzucker	keine
Kakaopuder	1920
Milchschokolade	360
Bitterschokolade	520
Obst	
Ananas	191
Apfel	137

100 Gramm enthalten:	*mg Kalium*
Aprikosen, Marillen	302
Bananen	370
Birnen	122
Erdbeeren	144
Pampelmuse	181
Hagebutten	512
Himbeeren	170
Heidelbeeren, Blaubeeren	65
Johannisbeeren (rot)	244
Johannisbeeren (schwarz)	336
Kirschen (sauer)	272
Kirschen (süß)	227
Mandarinen	210
Melone	158
Mirabellen	230
Orangen	170
Oliven	43
Pfirsiche	220
Pflaumen	167
Preisselbeeren	71,7
Stachelbeeren, grün	142
Weintrauben	250
Zitronen	149
Zwetschgen	120
Reineclauden	243
Getrocknete Aprikosen	1140
Avokado	503
Datteln	650
Feigen, frisch	240
Feigen, getrocknete	850
Dosen Pfirsich	107
Korinthen	729
Rosinen	630
Sultaninen	710
Erdnüsse	518
Haselnüsse	674
Kastanie	707
Kokosnuß, frisch	379
Kokosnuß, getrocknete	639
Mandeln	835
Paranüsse	606
Walnüsse	575
Wassermelone	121
Gemüse	
Blumenkohl	328
Schnittbohnen	256
Wachsbohnen	990
Chicorée	192

100 Gramm enthalten:	*mg Kalium*	*100 Gramm enthalten:*	*mg Kalium*
Auberginen	266	Tomate	297
Endiviensalat	346	Zwiebel	175
Erbsen (grüne Schoten)	296		
Erbsen (gelb)	944	*Dosen-Gemüse*	
Feldsalat	421		
Fenchel	494	Bohnen	374
Gartenkresse.	550	Karotten	210
Gurke	141	Sauerkraut	288
Karotten	282	Spargel	104
Mohrrübe	320	Spinat	213
Kartoffeln (gekocht)	325	Tomaten	230
Kohlrabi	392	Erbsen	139
Grünkohl	490		
Rosenkohl	411	*Pilze*	
Rotkohl	266	Pfifferlinge	507
Weißkohl	227	Steinpilze	486
Wirsingkohl	282	getrocknete Pilze	2000
Kürbis	383	Faßbier	38
Linsen	1024	Flaschenbier	46
Paprika	212	Nährbier	47
Radieschen	255	Ale	57
Rettich (weiß)	360	Branntwein	0
Rhabarber	286	Sekt	120
Rote Beete	336	Bordeaux Wein	165
Steckrübe	420	Rhein-Weißwein	41
Grüner Salat	218	Mosel	48
Schwarzwurzel	320	Franken	62
Sellerie	321	Kaffee	161
Spargel	267	Tee	1485
Spinat	662	Apfelwein	80

Achtung!!

Die Überschreitung von 2000 mg Kalium täglich ist für Sie sehr gefährlich!!

Wassergehalt der wichtigsten Nahrungsmittel

100 g enthalten:		*100 g enthalten:*	
Früchte und Fruchtsäfte		Erdbeeren	95%
		Oliven (grün)	80%
Äpfel	95%	Orangen	95%
Birnen	95%	Pfirsiche	95%
Brombeeren	95%	Rosinen	20%
Datteln	95%	Trauben	95%

100 g enthalten:	
Gemüse	
Blumenkohl	92%
Bohnen	92%
Endivien	95%
Erbsen	76%
Gurken	98%
Karotten	90%
Kartoffeln	80%
Grünkohl	87%
Rotkohl	92%
Weißkohl	93%
Kohlrabi	91%
Kürbis	98%
Lauch	90%
Linsen (getrocknet)	12%
Meerrettich	75%
Petersilie	85%
Radieschen	95%
Rhabarber	98%
Rosenkohl	84%
Kopfsalat	95%
Sauerkraut	93%
Schwarzwurzel	80%
Spargel	95%
Spinat	90%
Zwiebel	89%
Getreide und Mehl	
Haferflocken	11%
Grieß	11%
Cornflakes	4%
Reis (getrocknet)	12%
Brötchen	34%
Grahambrot	40%
Pumpernickel	34%
Roggenbrot	38%
Weißbrot	38%
Zwieback	9%
Spagetti	11%
Zucker und Süßigkeiten	
Honig	20%
Marmelade	30%
Zucker	Spur
Marzipan	8%
Fette und Öle	
Butter	20%
Mayonnaise	18%

100 g enthalten:	
Kokosfett	0,1%
Senf	80%
Eier	
Hühnerei	74%
Eidotter	50%
Eiweiß	88%
Milchprodukte	
Camembert	52%
Edamer	44%
Emmentaler	35%
Schmelzkäse	52%
Rahmkäse	50%
Quark	80%
Sahne	65%
Joghurt	87%
Fleisch	
Ente	55%
Hase	73%
Huhn	78%
Kalb	
Kotelettstück	70%
Leber	72%
Zunge	75%
Schwein	
Filet	72%
Kotelettstück	54%
Schinken (roh)	53%
Schinken (gekocht)	57%
Kamm	54%
Truthahn	64%
Wurstwaren	
Cervelat	56%
Mortadella	52%
Salami	28%
Dosenwürstchen	66%
Gelatine	13%
Fisch	
Aal (geräuchert)	51%
Austern	83%

100 g enthalten:		*100 g enthalten:*	
Barsch	80%	Hering	61%
Flunder	82%	Schnecken	82%
Forelle	78%	Sardinen	51%
Heilbutt	75%	Thunfisch	53%

Tab. III

Phosphat-Gehalt verschiedener Nahrungsmittel*

100 g eßbare Substanz (wenn nicht anders vermerkt) enthalten	Phosphor mg
Früchte oder Fruchtsäfte	
Ananas	8
In Büchsen, gesüßt	5
Ananassaft in Büchsen	9
Äpfel, süß	10
Per Kilogramm im Handel	82
Getrocknet	52
Apfelmus, gesüßt	5
Apfelmus, frisch	9
Apfelsaft, frisch	9
Aprikosen	23
Per Kilogramm im Handel	216
In Büchsen, gesüßt	15
Getrocknet	119
Avocado	42
Bananen	28
Per Kilogramm im Handel	190
Birnen	11
Per Kilogramm im Handel	100
In Büchsen, gesüßt	7
Brombeeren	19
Gefroren, gesüßt	17
Datteln, getrocknet	63
Erdbeeren	21
Gefroren, gesüßt	16
Feigen	22
Getrocknet	116
Fruchtcocktail, in Büchsen	12
Grapefruit	16
Per Kilogramm im Handel	78
In Büchsen, gesüßt	14
Grapefruitsaft, frisch	14
Heidelbeeren	13
Gefroren, gesüßt	11
Himbeeren	22
Gefroren, gesüßt	17
Himbeersaft, frisch	14
Holunderbeeren, schwarz	57
Johannisbeeren, rote und weiße	23
Schwarz	28
Kakipflaume (chinesische Dattelpflaume)	26
Kirschen	19
Per Kilogramm im Handel	171
Krannbeeren	11
Krannbeerenmus, in Büchsen, gesüßt	4
Limettensaft	11
Mandarinen	18
Per Kilogramm im Handel	133
Melonen und Kantalupen	16
Per Kilogramm im Handel	80
Oliven, grün, mariniert	17

* Nach Geigy-Tabellen 1968.

100 g eßbare Substanz (wenn nicht anders vermerkt) enthalten	Phosphor mg	100 g eßbare Substanz (wenn nicht anders vermerkt) enthalten	Phosphor mg
Orangen	23	Endivien	38
Per Kilogramm im Handel	168	Erbsen, grün	116
Orangensaft, frisch	17	Grün, gefroren	90
Pfirsiche	19	Grün, in Büchsen	67
Per Kilogramm im Handel	165	Getrocknet, Split	303
In Büchsen, gesüßt	12	Schoten (Kefern, Zuckererbsen)	54
Getrocknet	117	Fenchel	51
Pflaumen	23	Gurken	27
Per Kilogramm im Handel	216	Karotten (Möhren)	36
In Büchsen, gesüßt	10	*Per Kilogramm im Handel*	295
Getrocknet	79	In Büchsen, ohne Flüssigkeit	22
Preiselbeeren	10	Karottensaft, frisch	31
Quitten	19	Kartoffeln	53
Rosinen	101	*Per Kilogramm im Handel*	429
		Getrocknet	203
Stachelbeeren	31	Chips	139
Trauben	18	Knoblauch, Knollen	134
Traubensaft	12	Kohl, Grünkohl	73
		Rotkohl (Blaukraut)	30
Wassermelone	10	Weißkohl (Weißkraut)	27,5
Zitronen	16	Wirsingkohl	56
Zitronensaft, frisch	11	Kohlrabi , Knollen	51
Zwetschgen, siehe Pflaumen		Kresse, Brunnenkresse	46
		Gartenkresse	76
Gemüse		Kürbis	44
Artischocken	94	Lauch (Porree)	50
Bataten (Süßkartoffeln)	47	Linsen, getrocknet	377
Blumenkohl	56	Löwenzahnblätter	66
Bohnen, Grüne (Gartenbohnen)	44	Mais, süß	111
Per Kilogramm im Handel	387	Süß, in Büchsen, ohne Flüssigkeit	49
In Büchsen, ohne Flüssigkeit	25	Mangold	29
Weiße (Bohnensamen)	429	Meerrettich (Kren)	70
Limabohnen	142	Pastinake	77
In Büchsen, ohne Flüssigkeit	70	Petersilie	63
Pferdebohnen (Feldbohnen), getrocknet	374	Pfefferschote (Paprika), grüne	25
Broccoli (Federkohl)	78	Portulak	39
Eierfrucht (Aubergine)	26	Radieschen	31

100 g eßbare Substanz (wenn nicht anders vermerkt) enthalten	Phosphor mg
Randen, siehe Rüben	
Rharbarber	18
Rosenkohl	80
Per Kilogramm im Handel	592
Rüben, weiße	30
Blätter	58
Gelbe Kohlrübe, Steckrübe, Wruke, Unterkohlrabi	
Rübe	39
Rote (rote Beete, Rande) Rübe	33
Blätter	40
Salat, Kopfsalat	26
Feldsalat (Pflücksalat)	49
Sauerkraut	18
Schnittlauch	26
Schwarzwurzel	76
Sellerie, Blätter	40
Knollen	60
Sojabohnen, getrocknet	554
Spargel	62
Per Kilogramm im Handel	347
In Büchsen, ohne Flüssigkeit	53
Spinat	51
Per Kilogramm im Handel	469
In Büchsen	26
Gefroren, ungetaut, Blätter	45
Tomaten	27
In Büchsen	19
Tomatenketchup	50
Tomatenmark	34
Tomatensaft, in Büchsen	18
Zichorien	21
Zucchetti	29
Zwiebeln, reif	36
Getrocknet	256
Pilze	
Champignon	116
Pfifferling	44

100 g eßbare Substanz (wenn nicht anders vermerkt) enthalten	Phosphor mg
Steinpilz	115
Getrocknet	642
Hefe, Bierhefe, getrocknet	1753
Preßhefe (Bäckerhefe)	394
Torulahefe	1713
Nüsse	
Akajounüsse (Cashewnüsse) Kerne	373
Erdnüsse, geröstet	407
Erdnußbutter (Erdnußpaste)	407
Haselnüsse, trocken	320
Kastanien	74
Getrocknet	170
Kokosnüsse	95
Getrocknet	187
Kokosmilch (Kokoswasser)	13
Mandeln	504
Paranüsse	600
Pekannüsse	289
Pinienkerne	604
Pistazienkerne	500
Walnüsse	380
Getreide und Mehle	
Buchweizen, Vollmehl	263
Gerste (Perl-)	189
Haferflocken	407
Mais, Vollmehl	164
Grieß	73
Corn-flakes	45
Popcorn	281
Stärke (Maizena)	30
Reis, Vollreis	221
Glaciert	94
Glaciert, gekocht	28
Roggen, Vollmehl	362
Feinmehl	185
Soja, Vollfett	558
Halb entfettet	634

100 g eßbare Substanz (wenn nicht anders vermerkt) enthalten	Phosphor mg
Tapiokastärke	12
Weizen, Vollmehl	372
Feinmehl	87
Grieß	87
Weizenkeime	1118
Brote und Teigwaren	
Brötchen (Semmeln)	109
Grahambrot	187
Knäckebrot	400
Pumpernickel	229
Roggenbrot	134
Weißbrot	89
Zwieback	120
Eierteigwaren	196
Spaghetti	165
Zucker und Süßigkeiten	
Caramel	122
Honig	6
Kakao (schwach entölt)	709
Marmelade	9
Marzipan	–
Melasse	69
Schokolade, Milchschokolade	251
Milchfrei, süß	142
Traubenzucker	–
Zucker, unraffiniert	19
Raffiniert	0
Getränke	
Kaffee (ungezuckert)	5
Tee (ungezuckert)	1–4
Bier, hell	–
dunkel	–
Branntweine	–
Cola-Typus	–

100 g eßbare Substanz (wenn nicht anders vemerkt) enthalten	Phosphor mg
Limonaden, durchschnittlich	–
Most (Obstwein)	–
Portwein	11
Rum	–
Wein, durchschnittlich	10
Whisky (Scotch)	–
Fette und Öle	
Butter	16
Kokosfett	–
Lebertran	–
Margarine	15
Mayonnaise	28
Öle, Baumwollsamenöl	–
Erdnußöl	–
Färberdistelöl (safflower oil)	–
Maisöl	–
Olivenöl	–
Palmöl	–
Sojabohnenöl	–
Sonnenblumenöl	–
Schweineschmalz	3
Senf, braun	134
Eier	
Hühnereier, Vollei, roh	205
Eidotter, roh	569
Eiweiß, roh	17
1 Ei, mittelgroß (48 g)	98
1 Eidotter, mittelgroß (17 g)	93
1 Eiweiß, mittelgroß (31 g)	5
Eipulver	800
Milch und Milchprodukte	
Milch, Kamelmilch	–
Kuhmilch, frisch	88
Muttermilch, frisch	14
Schafmilch	150
Stutenmilch	60
Ziegenmilch	103
Buttermilch	95

100 g eßbare Substanz (wenn nicht anders vermerkt) enthalten	Phosphor mg
Kondensierte Milch, gesüßt	206
Ungesüßt	205
Magermilch (entrahmte Milch)	97
Milchpulver, aus Vollmilch	708
Aus entrahmter Milch	1016
Milchprodukte, Käse	
Camembert	184
Edamer	455
Emmentaler	860
Rahmkäse	189
Roquefort	–
Schmelzkäse (45% Fett i. T.)	944
Molke	53
Quark, fett	–
mager	189
Schlagrahm (Sahne), 30%	63
Yoghurt	135
Fleisch	
Ente	188
Gans	188
Leber	180
Hase	157
Huhn (Brathuhn), Poulet	200
Leber	236
Magen	113
Kalb, Schlegel	206
Kotelettstück	200
Herz	350
Hirn	353
Leber	311
Niere	171
Thymus (Milke, Bries)	–
Zunge	190
Kaninchen	210
Lamm (Hammel), Schlegel	213
Kotelettstück	138
Leber	349
Nieren	218
Pferd, Muskelfleisch	150

100 g eßbare Substanz (wenn nicht anders vermerkt) enthalten	Phosphor mg
Reh, Muskelfleisch	183
Rind, Filet	164
Lende	154
Schlegel	180
Getrocknet, gesalzen	404
Corned beef	106
Euter	160
Herz	195
Hirn	265
Kutteln	132
Leber	352
Lunge	196
Milz	236
Niere	219
Pankreas	335
Zunge	182
Schwein, Filet	234
Kamm	157
Kotelettstück	170
Schinken (Schlegel), roh	168
Gesalzen, gekocht	150
Geräuchert, roh	207
Geräuchert, in Büchsen	156
Speck, durchwachsen	108
Herz	132
Hirn	300
Leber	316
Niere	218
Zunge	186
Truthahn	212
Wal	144
Ziege, Muskelfleisch	–
Wurstwaren	
Frankfurter, Cervelat	133
Mortadella	238
Salami (deutsche)	–
Weißwurst (Münchner)	–
Dosenwürstchen	185
Gelatine, trocken	–

100 g eßbare Substanz (wenn nicht anders vermerkt) enthalten	Phosphor mg	100 g eßbare Substanz (wenn nicht anders vermerkt) enthalten	Phosphor mg
Fleisch von Kaltblütern		Garnelen (Cervetten)	300
		In Büchsen	263
Aal	166	Hecht	210
Geräuchert	211	Heilbutt	211
Austern	143	Hering	240
Barsch (Flußbarsch)	198	Mariniert (Bismarckhering)	150
Flunder	195	Geräuchert (Bückling)	254
Forelle	220	Hummer	200
Froschschenkel	147	Kabeljau (Dorsch)	190

Anhang D

Rechnerische Begriffe bei der Dialyse

Clearance. Die Clearance einer Substanz bezeichnet dasjenige Plasmavolumen, das bei einem Durchgang durch den Dialysator vollständig von dieser Substanz befreit wird. Sie ist ein Maß für die Wirksamkeit der Dialyse und berechnet sich aus

$$C = \frac{a - v}{a} \cdot V/t,$$

darin ist C = Clearance in ml/min,

a = Plasmakonzentration der Substanz im arteriellen Blut am Dialysatoreingang, meistens in mg% angegeben,

v = Plasmakonzentration der Substanz im venösen Blut am Dialysatorausgang, meistens in mg% angegeben,

V/t = Plasmafluß durch den Dialysator in ml/min, der aus dem Blutfluß und dem Hämatokrit berechnet werden kann.

Bei vollständiger Entfernung der Substanz aus dem Blut während eines Durchganges durch den Dialysator wird v = 0 sein, die Clearance ist dann identisch mit dem Plasmadurchfluß/min. Bei geringerer Effektivität der Dialyse wird der Wert für v größer sein und entsprechend die Clearance kleiner sein als der Plasmastrom durch den Dialysator. Definitionsgemäß gehen in die Berechnung der Clearance bei der Dialyse nur Plasmakonzentrationen ein, die Konzentration der Substanz auf der anderen Seite der Membran, also die Dialysatkonzentration, wird nicht berücksichtigt. Da die Konzentration im Dialysat die Wirksamkeit eines Dialysators beeinflußt, ist die Clearance lediglich dazu geeignet, die Effektivität der Dialyse für den Patienten zu beurteilen.

Dialysance. Die Dialysance gibt an, welches Plasmavolumen pro Minute von einer Substanz befreit werden kann, wenn die Konzentration dieser Substanz im Dialysat stets gleich null ist. Sie ist ein Maß für die Wirksamkeit des Dialysators und errechnet sich aus

$$D = \frac{a - v}{a - d} \cdot V/t.$$

Darin ist D = Dialysance in ml/min,

a = Plasmakonzentration der Substanz im arteriellen Blut am Dialysatoreingang, meistens in mg% angegeben,

v = Plasmakonzentration der Substanz im venösen Blut am Dialysatorausgang, meistens in mg% angegeben,

d = Konzentration der Substanz im Dialysat (am Dialysatabfluß oder im Dialysetopf gemessen), meistens in mg% angegeben,

V/t = Plasmafluß durch den Dialysator in ml/min, der aus dem Blutfluß und dem Hämatokrit berechnet werden kann.

Die Dialysance ist mit dem Plasmafluß durch den Dialysator identisch, wenn die Konzentration der Substanz im venösen Blut genauso groß ist wie im Dialysat. Da bei der Berechnung der Dialysance der Einfluß der Dialysatkonzentration berücksichtig wird, kann dieser Wert zur Beurteilung der Leistungsfähigkeit eines Dialysators herangezogen werden.

Konzentration von Lösungen. Lösungen sind gleichmäßige Mischungen von 2 oder mehr Substanzen. Man bezeichnet die gelöste Substanz als Solut, das Lösungsmittel als Solvens. Bei der Angabe von Konzentrationen werden im allgemeinen Gewichts- und Volumeneinheiten verwandt. Im folgenden sollen einige Beispiele für die verschiedenen Konzentrationsangaben genannt werden.

1. Gewichtsangaben: Das Gewicht der gelösten Substanz wird in % des Gewichtes der gesamten Lösung angegeben. Z. B. ergeben 1 g Zucker und 9 g Wasser eine 10%ige Zuckerlösung. Allgemein ausgedrückt ist

$$\text{Konzentration in \%} = \frac{\text{Solut in g}}{\text{Solut in g + Solvens in g}} \cdot 100$$

2. Molare Lösungen: Anzahl der Mole gelöster Substanz pro Liter Lösungsmittel. Z. B. enthält eine 0,1 molare Zuckerlösung 34,2 g Zucker/l Lösungsmittel, da das Molekulargewicht des Zuckers 342 g beträgt.

3. Molale Lösungen: Anzahl der Mole gelöster Substanz pro kg Lösungsmittel. Z. B. enthält eine 0,1 molale Zuckerlösung 34,2 g Zucker pro 1000 g Lösungsmittel.

4. mg % : mg gelöste Substanz pro 100 ml Lösungsmittel. Z. B. enthält eine 200 mg %ige Harnstofflösung 200 mg Harnstoff pro 100 ml Lösungsmittel.

Verdünnung von Lösungen. Bei der Dialyse müssen häufiger Lösungen verdünnt werden, so muß das Dialyse-Konzentrat ebenso mit Wasser verdünnt werden wie die Desinfektionsmittel. Wenn die Konzentration einer Lösung in Gewichtsprozent ausgedrückt wird, kann die weitere Verdünnung nach der Gleichung

$$M = s \cdot V \cdot \left(\frac{c_1}{c_2} - 1\right)$$

erfolgen.

Darin ist M = Menge des Lösungsmittels in g, die der ursprünglichen Lösung hinzugefügt werden muß, um eine Lösung der gewünschten Konzentration zu erhalten.

s = spezifisches Gewicht der ursprünglichen Lösung in g/ml.

V = Volumen der ursprünglichen Lösung in ml.

c_1 = Konzentration der ursprünglichen Lösung in Prozent,

c_2 = Konzentration der gewünschten verdünnten Lösung in Prozent.

Als Beispiel sei die Verdünnung von Formalin angegeben: Zur Desinfektion von Dialysegeräten wird 1%ige Formaldehydlösung in Wasser benutzt. Formalin ist eine 37%ige wässrige Lösung von Formaldehyd, die ein spezifisches Gewicht von 1,08 g/ml bei 25° C hat. Die Wassermenge, die zu 50 ml einer käuflichen Formalinlösung hinzugegeben werden muß, um eine 1%ige Formaldehydlösung zu erreichen, errechnet sich dann wie folgt:

$$M = 1{,}08 \cdot 50 \cdot \left(\frac{37}{1} - 1\right) = 1944 \text{ g Wasser.}$$

Membrantransport. Die Menge einer gelösten Substanz, die pro Minute durch eine Membran transportiert wird, kann berechnet werden aus

$$M = kF \cdot \Delta$$

darin ist M = Menge transportiertes Solut in g/min,

k = Membranmassentransportkoeffizient in $\frac{\text{ml}}{\text{min} \cdot \text{cm}^2}$

F = Membranfläche in cm^2,

Δ = mittlere logarithmische Konzentrationsdifferenz in g/ml, zur Berechnung wird die Differenz des größten Konzentrationsunterschiedes zum kleinsten Konzentrationsunterschied durch den natürlichen Logarithmus des Quotienten der beiden Werte geteilt.

Entfernung von Substanzen aus dem Blut durch Dialyse. Die Menge einer aus dem Blut entfernten Substanz ist identisch mit der Menge, die im Dialysat von dieser Substanz aufgenommen wird. Rechnerisch ausgedrückt bedeutet das

$$V_b/t \cdot (a - v) = V_d/t \cdot (d_1 - d_2) = M/t,$$

darin ist

V_b/t = Blutflußrate in ml/min,

a = Plasmakonzentration der Substanz im arteriellen Blut am Dialysatoreingang in g/ml,

v = Plasmakonzentration der Substanz im venösen Blut am Dialysatorausgang in g/ml,

V_d/t = Dialysatfluß in ml/min,

d_1 = Konzentration der Substanz im Dialysat am Dialysatausgang in g/ml,

d_2 = Konzentration der Substanz im Dialysat am Dialysateingang in g/ml,

M/t = Geschwindigkeit des Transportes der Substanz durch die Membran in g/min.

Anhang E

Hersteller und Vertriebsfirmen von Dialysezubehör

Deutsche Abbott GmbH, 6507 Ingelheim am Rhein
Tel. 06132/771, Telex 4187 755

AV-Fistel Kanülen

Bemberg Folien GmbH, 56 Wuppertal-Barmen, Postfach
Tel. 02121/55 13 91, Telex 8591 832 bem d

Cuprophan Dialysemembranen

B. Braun-Fraba, 5 Köln 60, Bremerhavener Str. 29
Tel. 0221/74 90 18, Telex 8/882 887

Dialysegeräte (Heimdialyse und Klinikanlagen), Monitore, Stative für verschiedene Dialysatoren, Rollenpumpe, Perfusionspumpe, Platten- (Stabniere und Gambro) und Spulendialysatoren (Osmo), Dialysekonzentrat, diverse Schlauchsysteme und Anschlußstücke, Schläuche und Verbindungen für Scribner Shunts, AV-Fistel Kanülen, Enthärtungs-, Demineralisations- und Osmoseanlagen, Filter, Desinfektionslösungen, Betten- und Personenwaagen, zahlreiches Dialysezubehör

B. Braun Melsungen, 3508 Melsungen, Postfach 110 und 120
Tel. 05661/711, Telex 09-9944

Peritonealdialysegerät, Dialysat für Peritonealdialyse, Schlauchsysteme, Punktionsset, diverses Peritonealdialysezubehör

Capon Heaton + Co. Ltd., Birmingham 30, England
Tel. Kings Norton 35 11

Spulendialysator (Minicoil)

Chemikor Wasseraufbereitung GmbH, 1 Berlin 36, Lausitzer Platz 14/15,
Tel. 0311/6 18 57 70 u. 6 18 57 94

Enthärtungs- und Osmoseanlagen

Dosapro Milton Roy Medical GmbH, 6078 Neu Isenburg, Taunusstr. 67
Tel. 06102/71 17

Dialysegeräte, Kiil-Dialysator (Meltec)

Fresenius Apparate KG, 638 Bad Homburg v. d. H., Gluckensteinweg 5, Tel. 06172/2 00 94, Telex 415 190 freka d

Dialysegeräte (Heimdialyse und Klinikanlagen), Vertrieb der Drake-Willock Geräte, Leitfähigkeitsmesser, Spulen- (EX) und Plattendialysatoren (Rhone-Poulenc), Dialysekonzentrat, Schläuche und Verbindungen für Scribner Shunt, AV-Fistel Kanüle, Enthärtungs-, Demineralisations- und Osmoseanlagen, Bettenwaage
Für Peritonealdialyse: Dialysegeräte, Vertrieb des AP Hauni Gerätes, Dialysat, Schlauchsysteme, Stilett- und Tenckhoffkatheter

Gambro Medizintechnik, 8 München 13, Wormser Str. 1
Tel. 188692/19 24 52

Dialysegeräte (Heimdialyse und Klinikanlagen), Luftdetektor, Blutpumpe, Perfusionspumpe, Plattendialysatoren, Schlauchsysteme, diverses Dialysezubehör

Dr. A. W. Grogger O.H.G., 1080 Wien, Piaristengasse 5/44
Tel. 0222/43 51 27

Spulendialysatoren (Osmo), Schlauchsysteme, Spulenbehälter

Henkel u. Cie GmbH, Düsseldorf 1, Postfach 1100
Tel. 7 97 20 03

Desinfektionsmittel

Hilekes, Amsterdam, Sarphatistraat 9, Niederlande
Tel. 244514/22 63 06, Telex 13 429

Dialysegeräte (Nycotron), Blutpumpen (Sarns), Leitfähigkeitsmesser (Myron), Kiil-Dialysatoren (TMI), Schläuche und Verbindungen für Scribner Shunt (Quinton), AV-Fistel Kanülen, Tenckhoff-Katheter, diverses Zubehör

Hirtz u. Co., 5 Köln 51, Bonner Str. 180
Tel. 0221/38 00 41-45, Telex hico koeln 8881 264

Produkte der Fa. Sweden-Freezer, Seattle, USA: Dialysegeräte (Heimdialyse und Klinikanlagen), Monitore, Perfusionspumpe, Kiil-Platten und Montagezubehör, diverses Dialysezubehör

Lucas Medical Equipment, London NW 10, Electral House, Neasden Lane
Tel. 01-4 50 78 11, Telex 25 583
(regionale Vertretungen in Deutschland)

Dialysegeräte

J. Pfrimmer u. Co., Erlangen

Produkte der A/S Nycotron, Drammen, Norwegen: Dialysegeräte, Plattendialysatoren, Blutpumpe, Perfusionspumpe, Rezirkulationspumpe, Blutleckdetektor, Membranen, Filter, diverse Schläuche und Dialysezubehör

Sandoz AG, Vertriebsabteilung Medizintechnik, 78 Freiburg i. Br., Schwarzwaldstr. 63/65, Tel. 0761/2 61 28, Telex 0772 525

Produkte der zum Sandoz-Konzern gehörenden Fa. Dasco, Mirandola, Italien: Dialysegeräte (Heimdialyse und Klinikanlagen), Monitore, Blutpumpen, Perfusionspumpen, Rezirkulationspumpen, Platten- und Spulendialysatoren, Schlauchsysteme, Dialysemembranen, AV-Fistelkanülen, Aktivkohle-Filter, Bettenwaage, diverses Dialysezubehör

Seitz-Werke GmbH, 6550 Bad Kreuznach, Postfach 1049
Tel. 0671/21 01, Telex 4-2851 seitz d

Filterapparate, Filter, Druckbehälter zur Dialysatherstellung, Dialysatpumpen

Siemens AG, Bereich Medizinische Technik, Hamburg 70, Walddörferstr. 70

Anlage zur zentralen Dialysataufbereitung

Travenol International GmbH, Artificial Organs Division, 8 München 15, Landwehrstr. 64a, Tel. 0811/53 93 76, Telex 524 163 tramu d

Dialysegeräte, Monitore, Rollenpumpe, Spulendialysatoren, Schlauchsysteme, Dialysekonzentrat, Schläuche und Verbindungen für Scribner Shunts, AV-Fistel Kanülen

A. F. Verder, Vleuten (U), Utrechtseweg 23, Niederlande
Tel. 03407/16 41, Telex 47 338

Dialysegeräte (Heimdialyse und Klinikanlagen), RSP-System für EX-Spulen, Dialysatförderpumpe, Dialysatentlüftungssystem, diverses Dialysezubehör

Anhang F

Zusammenstellung von Dialyse-Geräten

Hersteller:	B. Braun–Fraba GmbH, 5 Köln 60, Bremerhavener Straße 29 Tel. 0221/74 90 18, Telex 8/882 887
Modell:	HD 100 (HD 101)

1. Patientenzahl:	1
2. Dialysatherstellung:	kontinuierlich durch Proportionalpumpe, 34 Teile Wasser : 1 Teil Konzentrat
3. Dialysatfluß:	max. 1,2 l/min (1,4 l/min) bei 10°C Eingangstemperatur, SPS*
4. Dialysatheizung:	2,7 kW (3 kW) Heizelement in einem Thermostatbad
5. Dialysatpumpen:	
a) Proportionierung:	verstellbare Mischpumpe, Förderleistung 1,3 l/min (1,6 l/min)
b) Dialysatdruck:	regelbare Unterdruckpumpe im Dialysatablauf
c) andere:	Umwälzpumpe im Nebenschluß des Thermostatbades, 2 l/min
6. Monitore und andere Zusatzeinrichtungen:	
a) Dialysatkonzentration:	temperaturkompensierter Leitfähigkeitsmesser im Nebenschluß des Thermostatbades, Alarmanzeige
b) Dialysatfluß:	Durchflußmesser, Regelventil
c) Dialysattemperatur:	Thermostat und Übertemperaturschutz, Temperaturanzeige mit einstellbaren Grenzwertkontakten, Alarmanzeige
d) Dialysatdruck:	Manometer mit einstellbaren Grenzwertkontakten, Alarmanzeige
e) Blutleckdetektor:	regelbare Empfindlichkeit bis 1:2000 Wirbelstromprinzip mit Reflektion
f) Drucke im Blutsystem:	venöse Druckanzeige mit einstellbaren Grenzwertkontakten, Alarmanzeige**
e) Luftfalle:	Anschlußmöglichkeit**
h) Sicherheitsvorkehrungen:	optische und akustische Alarmanzeige, Alarm bei Stromausfall, Trenntransformator mit Isolationswächter
7. Blutpumpe:	–**
8. Heparinpumpe:	–**
9. Abmessungen, Anschlußwerte:	ca. 50 x 60 cm Grundfläche, 175 cm Höhe, 220 V, 50 Hz, 16 A
10. Empfohlener Dialysator:	Plattendialysator
11. Desinfektion:	mit Desinfektionslösungen über den Konzentrateingang

* einfacher Dialysatdurchlauf (single pass system)

** zum Gerät ist ein Stativ für verschiedene Plattendialysatoren oder Rezirkulationstopf erhältlich, das eine Blutpumpe, einen Heparinperfusor, eine Luftfalle, einen arteriellen Druckkissenschalter und Quetschventile für das arterielle und venöse System enthält, Kopplung mit dem Monitorsystem.

Hersteller:	B. Braun–Fraba GmbH, 5 Köln 60, Bremerhavener Straße 29 Tel. 0221/74 90 18, Telex 8/882 887
Modell:	HD 103

1. Patientenzahl:	1
2. Dialysatherstellung:	kontinierlich durch Proportionalpumpe, 34 Teile Wasser : 1 Teil Konzentrat
3. Dialysatfluß:	max. 1,5 l/min, SPS
4. Dialysatheizung:	durch Abflußdialysat temperierter Wärmeaustauscher und Thermostatbad mit 3,0 kW vor der Mischpumpe
5. Dialysatpumpen:	
a) Proportionierung:	verstellbare Mischpumpe, Förderleistung 1,5 l/min
b) Dialysatdruck:	regelbare Unterdruckpumpe im Dialysatablauf
c) andere:	Umwälzpumpe zur Wasserentgasung im Nebenschluß des Thermostatbades
6. Monitore und andere Zusatzeinrichtungen:	
a) Dialysatkonzentration:	temperaturkompensierter Leitfähigkeitsmesser im Bypass, der auch während der Dialyse mit 50 ml/min durchströmt wird, Alarmanzeige
b) Dialysatfluß:	regelbarer Durchflußmesser
c) Dialysattemperatur:	Thermostat mit Übertemperaturschutz, Thermometer im Bypass, Alarmanzeige
d) Dialysatdruck:	Manometer mit einstellbaren Grenzwertkontakten, Alarmanzeige
e) Blutleckdetektor:	im Dialysatabfluß, Alarmanzeige
f) Drucke im Blutsystem:	Druckkissenschalter im arteriellen System, venöse Druckanzeige mit einstellbaren Grenzwertkontakten, Alarmanzeige
g) Luftfalle:	photometrische Kontrolle am Blasenfänger, Alarmanzeige
h) Sicherheitsvorkehrungen:	optische und akustische Alarmanzeige, Bypass-Schaltung durch Hauptschlußventil bei Störungen im Dialysatkreislauf, bei Störungen im Blutkreislauf automatisch schließende Quetschventile im arteriellen und venösen System, Trenntransformator
7. Blutpumpe:	regelbare Drei-Rollen-Pumpe mit Zentralverstellung
8. Heparinpumpe:	stufenweise regelbarer Perfusor
9. Abmessungen, Anschlußwerte:	67,5 x 52,5 x 85 cm, 220 V, 50 Hz, 16 A
10. Empfohlener Dialysator:	Plattendialysator, Rezirkulationsgerät zur Verwendung von Spulen erhältlich (Modell HD 103 Sp.).
11. Desinfektion:	Mischbehälter und äußere Dialysatleitung als steriles Einmal-Set, Heißwasserdesinfektion bei 90°C für das innere Wasser- und Konzentratsystem, Anwendung von Desinfektionslösungen möglich

Hersteller:	B. Braun–Fraba GmbH, 5 Köln 60, Bremerhavener Straße 29 Tel.: 0221/74 90 18, Telex 8/882 887
Modell:	HD 110

1. Patientenzahl:	2
2. Dialysatherstellung:	kontinuierlich durch Proportionalpumpe, 34 Teile Wasser : 1 Teil Konzentrat
3. Dialysatfluß:	max. 1,6 l/min (0,8 l/min pro Patient) bei 10°C Eingangstemperatur, SPS
4. Dialysatheizung:	3 kW Heizelement in einem Thermostatbad
5. Dialysatpumpen:	
a) Proportionierung:	verstellbare Mischpumpe, Förderleistung 2,6 l/min
b) Dialysatdruck:	2 regelbare Unterdruckpumpen im Dialysatablauf
c) andere:	Umwälzpumpe im Nebenschluß des Thermostatbades
6. Monitore und andere Zusatzeinrichtungen:	
a) Dialysatkonzentration:	temperaturkompensierter Leitfähigkeitsmesser im Nebenschluß des Thermostatbades, Alarmanzeige
b) Dialysatfluß:	2 Durchflußmesser mit Regelventil
c) Dialysattemperatur:	Thermostat mit Übertemperaturschutz, Temperaturanzeige mit einstellbaren Grenzwertkontakten, Alarmanzeige
d) Dialysatdruck:	2 Manometer mit einstellbaren Grenzwertkontakten, Alarmanzeige
e) Blutleckdetektor:	2 Detektoren (Wirbelstromprinzip mit Reflektion), regelbare Empfindlichkeit bis 1:2000
f) Drucke im Blutsystem:	2 venöse Druckanzeigen mit einstellbaren Grenzwertkontakten, Alarmanzeige**
g) Luftfalle:	Anschlußmöglichkeit**
h) Sicherheitsvorkehrungen:	optische und akustische Alarmanzeige, zweifach, getrennt arbeitend, Stromausfallsicherung, Trenntransformator mit Isolationswächter
7. Blutpumpe:	–**
8. Heparinpumpe:	–**
9. Abmessungen, Anschlußwerte:	50 x 61 x 175 cm, 200 kg, 220 V, 50 Hz, 20 A
10. Empfohlener Dialysator:	Plattendialysator
11. Desinfektion:	mit Desinfektionslösungen über den Konzentrateingang

** zum Gerät sind Stative mit Anschlußmöglichkeit an das Monitorsystem wie für die Modelle HD 100 und HD 101 erhältlich

Hersteller:	DWS, Inc., 16222 S. E. Oatfield Rd., Portland, Ore. 97222, USA
Vertrieb:	Fresenius Apparate KG, 638 Bad Homburg v. d. H., Gluckensteinweg 5 Tel. 06172/2 00 94, Telex: 415 190 freka d
Modell:	Drake–Willock 4015

1. Patientenzahl:	1
2. Dialysatherstellung:	kontinuierlich durch Proportionalpumpe, 34 Teile Wasser : 1 Teil Konzentrat
3. Dialysatfluß:	500–700 ml/min, SPS
4. Dialysatheizung:	1,5 kW regulierbarer Durchlauferhitzer für das Wasser vor Mischung mit dem Konzentrat
5. Dialysatpumpen:	
a) Proportionierung:	wassergetriebene Proportionalpumpe, erforderlicher Leitungsdruck 2 atü, in besonderen Fällen 1,4 atü möglich, Manometer im Gerät
b) Dialysatdruck:	regulierbare Wasserstrahlpumpe zur Unterdruckerzeugung am Dialysatausgang (2. Hartwasseranschluß)
c) andere:	Förderpumpe zur Dialysatentgasung**
6. Monitore und andere Zusatzeinrichtungen:	
a) Dialysatkonzentration:	Leitfähigkeitsmessung mit einstellbaren Grenzwertkontakten, Alarmanzeige, Bypass-Schaltung
b) Dialysatfluß:	Durchflußmesser, Regelventil
c) Dialysattemperatur:	einstellbarer Thermostat, Thermometer, bei Übertemperatur Alarmanzeige und Bypass-Schaltung
d) Dialysatdruck:	Manometer, Überdruckventil
e) Blutleckdetektor:	regulierbare Empfindlichkeit bis 1:2000
f) Drucke im Blutsystem:	arterielle und venöse Druckanzeige mit einstellbaren Grenzwertkontakten, Alarmanzeige
g) Luftfalle:	Photozelle am Blasenfänger, Alarmanzeige
h) Sicherheitsvorkehrungen:	optische und akustische Alarmanzeige, akustisches Signal kann für 45 sec. gelöscht werden, Stillstand der Blutpumpe und Verschluß des venösen Schlauches durch eine Magnetklemme bei Störungen im Blutkreislauf (Blutleck, Luftfalle, arterieller und venöser Druck), automatische Bypass-Schaltung bei Störungen der Leitfähigkeit und bei Übertemperatur, Alarm bei Stromausfall
7. Blutpumpe:	Anschlußmöglichkeit, 2-Rollen-Blutpumpe N 4504 mit flexiblem Außenring zusätzlich lieferbar
8. Perfusor:	Anschlußmöglichkeit, Heparinperfusor N 4502 A mit konstanter Perfusionsgeschwindigkeit zusätzlich lieferbar
9. Abmessungen, Anschlußwerte:	Grundfläche 61 x 46 cm, Höhe 90 cm, 220 V, 50 Hz, 15 A
10. Empfohlener Dialysator:	Plattendialysator*
11. Desinfektion:**	mit Desinfektionslösungen über den Konzentrateingang

* Modell 4015 A für Plattendialysatoren, 4015 A1 für RP-Platten, 4015 B für Spulendialysatoren (ohne Unterdruck, aufsetzbarer Rezirkulationsteil), 4015 C Universalgerät für Platten- und Spulendialysatoren

** Neuerdings sind Geräte lieferbar, die Heißwasserdesinfektion erlauben (max. 95° C im Gerät); Anwendung von Desinf.-Lösg. weiterhin möglich. Die zusätzliche Heizung dient gleichzeitig zur Dialysatentgasung, die entsprechende Pumpe entfällt. Diese Geräte sind 102 cm hoch.

Hersteller:	Fresenius Apparatebau KG, 6380 Bad Homburg v. d. Höhe, Daimlerstraße 22, Tel.: 06172/2 00 94, Telex: 415 190 freka d
Modell:	Künstliche Niere Stuttgart

1. Patientenzahl:	1
2. Dialysatherstellung:	Beistelltank mit Umwälz- und Abförderpumpen, Füllvolumen 180 oder 250 l, Anschluß an zentrale Tankanlage möglich
3. Dialysatfluß:	max. 1000 ml/min, RSP und SPS möglich
4. Dialysatheizung:	2 kW, kann durch Ausschalten eines Heizelementes auf 1 kW herabgesetzt werden.
5. Dialysatpumpen:	
a) Proportionierung:	entfällt
b) Dialysatdruck:	Abförderpumpe zur Unterdruckerzeugung bei SPS und bei hohem Dialysatablauf
c) andere:	Rezirkulationspumpe für RSP
6. Monitore und andere Zusatzeinrichtungen:	
a) Dialysatkonzentration:	–
b) Dialysatfluß:	regulierbarer Durchflußmesser, Druckkontrolle im Spüllösungszufluß, bei Druckabfall Alarmanzeige
c) Dialysattemperatur:	regelbarer Thermostat, einstellbarer oberer und unterer Grenzwert, bei Überschreiten Alarmanzeige
d) Dialysatdruck:	Druckkontrolle im Spüllösungszufluß, regelbares Unterdruckmanometer mit einstellbaren Grenzwertkontakten, Alarmanzeige
e) Blutleckdetektor:	Alarmanzeige bei 2 ml pro 10 sec. Blutaustritt, Empfindlichkeit regelbar
f) Drucke im Blutsystem:	Unterdruckschalter im arteriellen System (Druckkissen), Druckanzeige für das venöse System (Tropfkammer), einstellbare Grenzwertkontakte, Alarmanzeige
g) Luftfalle:	Fotozelle an der Tropfkammer, Empfindlichkeit einstellbar
h) Sicherheitsvorkehrungen:	optische und akustische Alarmanzeigen, Anschluß an zentrale Überwachung möglich, der akustische Alarm kann gelöscht werden, bei Störungen werden die Heizung und die Dialysatpumpen automatisch abgestellt und ein Magnetventil unter der Tropfkammer schließt sich. Diese Blockierung kann über einen Druckknopf für 30 sec. überbrückt werden.
7. Blutpumpe:	Dreirollenpumpe, stufenlos einstellbare Drehzahl, Zentralverstellung
8. Heparinpumpe:	Mini-Rollen-Pumpe, Heparinlösung in einer Infusionsflasche
9. Abmessungen, Anschlußwerte:	Grundfläche 52 x 52 cm, Höhe 160 cm ohne Beistelltank, zusätzl. Platzbedarf bei Verwendung von Plattendialysatoren, Leistungsaufnahme 2,5 kWh, 220 V, 50 Hz, Absicherung mit 15 A.
10. Empfohlener Dialysator:	Wahlweise Spulen (RSP) oder Plattendialysatoren (SPS) mit Unterdruck
11. Desinfektion:	mit üblichen Desinfektionslösungen über den Tank, bei RSP ist eine manuelle Vorreinigung notwendig.

Hersteller:	AB Gambro, 220 10 L und 10, Magistratsvägen 16, Box 10015, Schweden Tel. 046-11 77 00, Telex 3144 Lundia S
Vertrieb:	Gambro Medizintechnik, 8 München 13, Wormser Straße 1 Tel. 18 86 92/19 24 52
Modell:	Typ AK 3 A

1. Patientenzahl:	1
2. Dialysatherstellung:	Kontinuierlich durch Proportionalpumpe, 34 Teile Wasser : 1 Teil Konzentrat
3. Dialysatfluß:	bis 800 ml/min, SPS
4. Dialysatheizung:	elektrische Heizung
5. Dialysatpumpen:	
a) Proportionierung:	Dosierpumpe
b) Dialysatdruck:	Flußpumpe zur gleichzeitigen Erzeugung von variablen Unterdrucken
c) andere:	–
6. Monitore und andere Zusatzeinrichtungen:	
a) Dialysatkonzentration:	Leitfähigkeitsmessung, optische Alarmanzeige, automatische Unterbrechung des Dialysatflusses
b) Dialysatfluß:	Durchflußmesser
c) Dialysattemperatur:	Thermostat mit Sicherheitsthermostat, optische Fehleranzeige
d) Dialysatdruck:	Manometer
e) Blutleckdetektor:	vorhanden, optisches Signal, bei Störungen werden die Blutleitungen automatisch abgeklemmt
f) Drucke im Blutsystem:	arterieller und venöser Druckmonitor mit verstellbaren Grenzwertanzeigen, optisches Signal, automatischer Stillstand von Blut- und Heparinpumpe
g) Luftfalle:	zusätzlich lieferbar
h) Sicherheitsvorkehrungen:	zu den optischen Signalen ist zusätzlich ein akustisches Signal erhältlich, Anschlußmöglichkeit an zentrale Überwachung, schwenkbare Anzeige
7. Blutpumpe:	vorhanden
8. Perfusor:	Rollenpumpe für Heparininfusion
9. Abmessungen, Anschlußwerte:	220 V, 50 Hz, 4,5 kW
10. Empfohlener Dialysator:	Plattendialysator, bewegliche Halterung für Gambroplatten serienmäßig vorhanden
11. Desinfektion:	automatische Heißwasserdesinfektion bis 95°C möglich
12. Verschiedenes:	das Gerät kann an eine zentrale Dialysatversorgung mit konstantem Druck von 0,7 atü angeschlossen werden, dazu wird die Dosierpumpe durch ein Ventil ersetzt. Anstelle der Flußpumpe kann ein zentrales Saugsystem verwandt werden

Hersteller:	Lucas Medical Equipment, Electral House, Neasden Lane, London NW 10, England Tel.: 01-4 50 7811, Telex: 25 583 · Joseph Lucas Ltd. Great King Street, Birmingham 19
Vertrieb:	Verschiedene regionale Vertretungen
Modell:	I

1. Patientenzahl:	1
2. Dialysatherstellung:	kontinuierlich, 1 Teil Konzentrat A; 1 Teil Konzentrat B: 33 Teile Wasser, feste Einstellung, Mischung 1:34 möglich, wenn der Konzentratbehälter B Wasser enthält, Mischtank
3. Dialysatfluß:	SPS, 550 ml/Min.
4. Dialysatheizung:	2 kW Heizung im Mischtank
5. Dialysatpumpen:	
a) Proportionierung:	wassergetriebene Dosierpumpe, erforderlicher Betriebsdruck minimal 0,34 kg/qcm, Druckreduzierventil vor der Pumpe.
b) Dialysatdruck:	Unterdruckpumpe im Dialysatablauf bis – 100 mm Hg
c) andere:	Antriebsmotor für das rotierende Zweiwegeventil der Dosierpumpe
6. Monitore und andere Zusatzeinrichtungen:	
a) Dialysatkonzentration:	Messung der Leitfähigkeit im Mischtank und in einer Standardlösung, Anzeige der prozentualen Abweichung vom Sollwert, einstellbare Grenzwertkontakte (max. +/– 5 %), Alarmanzeige, automatische Bypass-Schaltung
b) Dialysatfluß:	Durchflußmesser, Regelventil
c) Dialysattemperatur:	Thermostat, Anzeige mit verstellbaren Grenzwertkontakten, Alarmanzeige, automatische Bypass-Schaltung, Übertemperaturschutz mit Unterbrechung der Stromzufuhr
d) Dialysatdruck:	Druckanzeige mit einstellbaren Grenzwertkontakten, Alarmanzeige u. autom. Abschalten der Unterdruckpumpe
e) Blutleckdetektor:	einstellbare Empfindlichkeit bis 0,5 ml Blut/l, Spektrographisch-fotometrisch, Anzeige durch Amp.-Meter, Zeitverzögerung von 10 sec. bei Alarm, Alarmanzeige, Unterbrechung der Dialysatzufuhr, das direkt durch den Überlauf des Mischtanks abläuft, Stillstand von Blut- und Unterdruckpumpe. Blutleckdetektor abschaltbar, Kontrollampe
f) Drucke im Blutsystem:	Venöse Druckanzeige mit einstellbaren Grenzwertkontakten, bei Überschreiten Alarmanzeige, automatischer Stillstand der Blutpumpe
g) Luftfalle:	–
h) Sicherheitsvorkehrungen	optische und akustische Alarmanzeige, automatische Bypass-Schaltung, Koppelung der Blut- und Unterdruckpumpe mit den Monitoren, Stromausfall-Alarm, Wasserfilter, manometrische Wasserdruckanzeige, Betriebsstundenzähler, Dialysatentlüftung
7. Blutpumpe:	Regelbare Förderpumpe (Minirollenpumpe)
8. Heparinpumpe:	Regelbare Pumpe für die Infusion einer Heparinlösung (Minirollenpumpe)
9. Abmessungen, Anschlußwerte:	Grundfläche 64 x 53 cm, Höhe 132 cm mit Laufrollen, Gewicht 118 kg, 220–250 V, 50 Hz, 10 A
10. Empfohlener Dialysator:	Plattendialysator, Klapptisch für Spulendialysatoren am Gerät vorhanden
11. Desinfektion:	Formalindesinfektion über die Konzentratleitung

Hersteller:	Lucas Medical Equipment, Electral House, Neasden Lane London NW 10, England Tel.: 01-4 50 78 11, Telex: 25 583 Joseph Lucas Ltd., Great King Street, Birmingham 19,
Vertrieb:	Verschiedene regionale Vertretungen
Modell:	II

1. Patientenzahl:	1
2. Dialysatherstellung:	kontinuierlich durch Proportionalpumpe, 34 Teile Wasser : 1 Teil Konzentrat
3. Dialysatfluß:	SPS 500 ml/min, bei Wassertemperaturen von 2–25°C.
4. Dialysatheizung:	elektrisch
5. Dialysatpumpen:	
a) Proportionierung:	festeingestellte wassergetriebene Dosierpumpe, Druckbereich 1, 2–4, 2 kg/qcm
b) Dialysatdruck:	Unterdruckpumpe im Dialysatabfluß
c) andere:	–
6. Monitore und andere Zusatzeinrichtungen:	
a) Dialysatkonzentration:	Leitfähigkeitsmessung, Anzeige der Abweichung vom Normalwert bis um max. +/- 10 %, Grenzwertkontakte bis max. +/- 5 % Abweichung, bei Überschreiten Alarmanzeige
b) Dialysatfluß:	Durchflußmesser
c) Dialysattemperatur:	Anzeige mit einstellbaren Grenzwertkontakten, max. Warnschwellen 36° u. 42°C, Alarmanzeige
d) Dialysatdruck:	Anzeige mit Grenzwerten, Warnschwelle 0 und –150 mm Hg, Alarmanzeige
e) Blutleckdetektor:	Fotozelle, Empfindlichkeit unter 0,25 ml Blut/l, Alarmanzeige
f) Drucke im Blutsystem:	Venöse Druckanzeige mit einstellbaren Grenzwertkontakten, Warnschwelle 0 u. + 150 mm Hg
g) Luftfalle:	Anschlußmöglichkeit
h) Sicherheitsvorkehrungen:	optische und akustische Alarmanzeigen, akustischer Alarm kann für eine einstellbare Zeit von 14–140 sec. unterdrückt werden. Automatische Bypass-Schaltung bei Störungen der Leitfähigkeit, Temperatur, Blutleckkontrolle, Dialysat- und Venendruckwerte. Dialysatentlüftung
7. Blutpumpe:	Anschlußmöglichkeit mit Schaltersteuerung an der Frontplatte
8. Heparinpumpe:	Anschlußmöglichkeit mit Schaltersteuerung an der Frontplatte
9. Abmessungen, Anschlußwerte:	Grundfläche 57 x 48 cm, Höhe 109 cm, Gewicht 68 kg, 220–250 V, 50 Hz, 10 A, bei Desinfektion 20 A
10. Empfohlener Dialysator:	Plattendialysator
11. Desinfektion:	Heißwasserdesinfektion, Anwendung von Desinfektionslösungen möglich

Hersteller:	Milton Roy Company, P. O. Box 12169, St. Petersburg, FLA. 33733, USA
Vertrieb:	Dosapro Milton Roy Medical GmbH., 6078 Neu-Isenburg, Taunusstraße 67 Tel.: 06102/71 17
Modell:	Dialysegerät Serie II

1. Patientenzahl:	1
2. Dialysatherstellung:	kontinuierlich durch Proportionalpumpe, 34 Teile Wasser : 1 Teil Konzentrat
3. Dialysatfluß:	SPS, 500 ml/min
4. Dialysatheizung:	elektr. Heizung des Dialysats in einer Misch- und Heizkammer
5. Dialysatpumpen:	
a) Proportionierung:	Duplex-head-Pumpe, Mischungsverhältnis einstellbar, Normaleinstellung: 530 ml/min Wasser und 15,3 ml/min Konzentrat. Fördert das Dialysat in einen Kopftank mit dem Fassungsvermögen von 750 ml
b) Dialysatdruck:	Saugpumpe
c) andere:	–
6. Monitore und andere Zusatzeinrichtungen:	
a) Dialysatkonzentration:	Leitfähigkeitsmessung, Alarmanzeige bei Überschreiten der Grenzwerte
b) Dialysatfluß:	Durchflußmesser, Druchflußregulierhahn
c) Dialysattemperatur:	Temperaturanzeige, Einstellung zwischen 36 u. 42°C möglich, Temperaturregler und Grenzwertkontakte, Alarmanzeige
d) Dialysatdruck:	Dialysatdruckanzeige zur Überwachung des negativen Druckes mit Grenzwertkontakten, Alarmanzeige. Manometer zur Druckkontrolle am Wasseranschluß
e) Blutleckdetektor:	Ansprechen bei 0,2 ml Blut/1, Alarmanzeige
f) Drucke im Blutsystem:	Venöse Druckanzeige mit verstellbaren Grenzwertkontakten, Alarmanzeige
g) Luftfalle:	–
h) Sicherheitsvorkehrungen:	optische und akustische Alarmanzeige, der Dialysatfluß wird bei Alarm unterbrochen, bei Ansprechen des Blutleckdetektors oder der venösen Druckanzeige wird die Blutpumpe ausgeschaltet. Akustischer Alarm bei Stromausfall, Ausfall der Wasserversorgung und Leerlauf des Konzentrattankes.
7. Blutpumpe:	Anschlußmöglichkeit mit Verbindung zum Alarmsystem
8. Heparinpumpe:	Anschlußmöglichkeit für Perfusor
9. Abmessungen, Anschlußwerte:	61 x 74 x 107 cm, 177 kg, 220 V, 50 Hz, 6–8 A bei Dialyse 12–16 A, bei Desinfektion
10. Empfohlener Dialysator:	Plattendialysator
11. Desinfektion:	Automatische Heißwasserdesinfektion bei 85–90°C.

Hersteller:	A/S Nycotron, Postfach 425, 3001 Drammen, Norwegen
Vertrieb:	J. Pfrimmer & Co., Erlangen
Modell:	ADPAC Unit 562 aus dem System Mk II

1. Patientenzahl:	1
2. Dialysatherstellung:	kontinuierlich durch proportioniertes Ansaugen von Konzentrat nach dem Prinzip der Wasserstrahlpumpe. Steuerung automatisch über die temperaturabhängige Viskosität des Konzentrats. Erforderlicher Wasserdruck 1,7 kp/qcm.
3. Dialysatfluß:	SPS, 600 ml/min konstant. Kombination mit Rezirkulationspumpe 593 möglich.
4. Dialysatheizung:	Entgasung des Wassers bei 85°C, danach Kühlung auf unter 37°C und erneute Erwärmung in einem Heizsystem auf Sollwerttemperatur zwischen 36–41°C
5. Dialysatpumpen:	
a) Proportionierung:	entfällt
b) Dialysatdruck:	Unterdruckpumpe am Dialysatausgang, regulierbarer Dialysatdruck von - 30–- 300 mm Hg bei konstantem Durchfluß
c) andere:	–
6. Monitore und andere Zusatzeinrichtungen:	
a) Dialysatkonzentration:	2 unabhängige Systeme zur Leitfähigkeitmessung (1) Kontrolle des Dialysatmischsystems (2) Dialysatkontrolle mit Anzeige, Alarmanzeige bei Abweichung vom Sollwert
b) Dialysatfluß:	Durchflußmesser, Ja-oder Neinanzeige, da der Durchfluß konstant bei 600 ml/Min. liegt
c) Dialysattemperatur:	2 Temperaturkontrollen im Dialysatmischsystem, Temperaturkontrolle am Dialysatausgang, Alarmanzeige bei Übertemperatur (41°C)
d) Dialysatdruck:	Dialysatdruckanzeige mit einstellbarem Sollwert, Alarmanzeige bei Abweichungen über 15–20 mm Hg.
e) Blutleckdetektor:	Einbau des Blutleckdetektors 588 mit Anschluß an das Alarmsystem möglich. Spricht bei 0,2 ml Blut/1 an.
f) Drucke im Blutsystem:	Venöse Druckanzeige (Tropfkammer) mit Alarmanzeige
g) Luftfalle:	–
h) Sicherheitsvorkehrungen:	optische und akustische Alarmanzeige, akustischer Alarm für 30 sec auszuschalten. Bei Abweichungen der Dialysattemperatur, -konzentration u. -druckwerte automatische Bypass-Schaltung und Stillstand einer angeschlossenen Blut- oder Heparinpumpe. Bei Abweichung des venösen Drucks Stillstand der angeschlossenen Pumpen. Max. Anschlußwert der alarmkontrollierten Geräte: 300 W
7. Blutpumpe:	Anschlußmöglichkeit, regelbare 2-Rollen-Blutpumpe 595 wird angeboten (30–300 ml/Min.)
8. Heparinpumpe:	Anschlußmöglichkeit, Zwillingsperfusor mit konstanter Geschwindigkeit (Heparininfusionspumpe 596) wird angeboten.
9. Abmessungen, Anschlußwerte:	40 x 40 x 32 cm, 29 kg, 230 V, +/- 10 %, 50 Hz, 10 A
10. Empfohlener Dialysator:	Plattendialysator, RSP-System anschließbar
11. Desinfektion:	Automatische Sterilisation durch Selbstautoklavierung bei 120°C über 20 Minuten, Warnanzeige bei vorübergehender Stromunterbrechung.

Hersteller:	Travenol Laboratories Inc. Morton Grove Ill. 60053, USA
Vertrieb:	Travenol International GmbH., Arteficial Organs Division, 8 München 15, Landwehrstraße 64a (Postanschrift: 8 München 2, Postfach 202429) Tel.: 0811/53 93 76 Telex: 524 163 tramu d
Modell:	5 M 0091 RSP. künstliche Niere

1. Patientenzahl:	1
2. Dialysatherstellung:	120 l-Tank
3. Dialysatfluß:	RSP, 8 l werden mit einem Minutenvolumen von 30 l/min rezirkuliert, laufende Zufuhr frischer Spüllösung (250 ml/min bei achtstündiger Dialyse).
4. Dialysatheizung:	elektr. Heizung am Eingang der Dialysierkammer
5. Dialysatpumpen:	
a) Proportionierung:	entfällt
b) Dialysatdruck:	–
c) andere:	Dialysatpumpe zum regelbaren Spüllösungsersatz, Rezirkulationspumpe für 30 l/min, Pumpe zur Entleerung des Tanks
6. Monitore und andere Zusatzeinrichtungen:	
a) Dialysatkonzentration:	–
b) Dialysatfluß:	regelbarer Durchflußmesser
c) Dialysattemperatur:	Temperaturanzeige, Thermostat mit Alarmanzeige als Übertemperaturschutz separat lieferbar
d) Dialysatdruck:	nicht notwendig
e) Blutleckdetektor:	Einbaumöglichkeit
f) Drucke im Blutsystem:	negative Druckkontrolle über Druckkissen im arteriellen System, Alarmanzeige, manometrische Druckanzeige im venösen System, Alarmanzeige bei Überschreiten eines oberen Grenzwertes (Mercoid-Kippschalter), bei Alarm wird die Blutpumpe ausgeschaltet
g) Luftfalle:	–
h) Sicherheitsvorkehrungen:	optische und akustische Alarmanzeigen, schwenkbare Schalttafel
7. Blutpumpe:	regelbare 2-Rollenpumpe, 10–1000 ml/min, Zentralverstellung, speziell für Blutsysteme der Fa. Travenol ausgelegt
8. Heparinpumpe:	–
9. Abmessungen, Anschlußwerte:	60 x 86 x 110,5 cm, 136 kg, 220 V, 50 Hz, 10 A
10. Empfohlener Dialysator:	Spulendialysator
11. Desinfektion:	Mit Desinfektionslösung über den Tank, manuelle Vorreinigung der Dialysierkammer erforderlich
12. Verschiedenes:	Zusammenstellung eines ähnlichen Systems mit RSP Canister Module, 240 l Tanksystem und gesondert lieferbaren Zubehörteilen möglich

Hersteller:	Artificeal Kidney Supply Co. Tochter der Sweden-Freezer Manufacturing Company, 3410, 17th Avenue West, Seattle, Washington 98119,
Vertrieb:	Hirtz u. Co., 5 Köln 51, Bonner Straße 180, Tel.: 0221/38 00 41-45, Telex heco koeln 881 264
Modell:	11-5-400 C1

1. Patientenzahl:	1
2. Dialysatherstellung:	kontinuierlich durch Proportionalpumpe, feste Einstellung: 34 Teile Wasser: 1 Teil Konzentrat
3. Dialysatfluß:	SPS
4. Dialysatheizung:	elektrische Heizung des Wassers im Durchfluß vor der Proportionalpumpe
5. Dialysatpumpen:	
a) Proportionierung:	wassergetriebene Proportionalpumpe, erforderlicher Wasserdruck ca. 2,7 atm, wenn ein Dialysatunterdruck von - 150 mm Hg erreicht werden soll
b) Dialysatdruck:	Wasserstrahlpumpe zur regelbaren Unterdruckerzeugung bis - 150 mm Hg, gesonderter Anschluß an Hartwasserleitung möglich (Modell 11-5-400 D 2)
c) andere:	elektrische Entlüftungspumpe
6. Monitore und andere Zusatzeinrichtungen:	
a) Dialysatkonzentration:	temperaturkompensierter Leitfähigkeitsmesser, einstellbare Grenzwertkontakte, Alarmanzeige und automatische Bypassschaltung
b) Dialysatfluß:	Durchflußmesser
c) Dialysattemperatur:	Temperaturanzeige, Alarmanzeige bei Übertemperatur
d) Dialysatdruck:	Manometer, Sicherheitsventile für positiven und negativen Druckanstieg
e) Blutleckdetektor:	Empfindlichkeit bis 0,25 ml Blut/l. Alarmanzeige, Empfindlichkeit regelbar. Entlüftung und Zeitverzögerung zur Vermeidung von Fehlalarmen
f) Drucke im Blutsystem:	Druckanzeigegerät (11-1-3000) separat lieferbar, eigene optische und akustische Alarmanzeige bei Überschreiten der Grenzwertkontakte, im Gerät ist ein Stromausfallalarm enthalten
g) Luftfalle:	–
h) Sicherheitsvorkehrungen:	akustische Alarmanzeigen, Bypassschaltung bei Störung der Leitfähigkeit, Wasserfilter
7. Blutpumpe:	–
8. Heparinpumpe:	–
9. Abmessungen, Anschlußwerte:	Grundfläche 77 x 40 cm, Höhe 81 cm, Gewicht 51 kg, 230 V, 50 Hz, 8 A
10. Empfohlener Dialysator:	Plattendialysator
11. Desinfektion:	Heißwasserdesinfektion, Reinigung mit Desinfektionslösungen möglich

Hersteller:	A. F. Verder, Vleuten, Utrechtseweg, Holland Tel.: 03407/16 41, Telex 47 338
Modell:	S. P. U.-2 (3)

1. Patientenzahl:	1
2. Dialysatherstellung:	kontinuierlich in einem Mischbehälter
3. Dialysatfluß:	SPS, bis 1500 ml/min (bis 3000 ml/Min.)
4. Dialysatheizung:	elektrisch, 2 KW
5. Dialysatpumpen:	
a) Proportionierung:	elektronisch gesteuerte Konzentrateinspritzung in den Mischbehälter
b) Dialysatdruck:	Negativ-Druckpumpe, regelbar von 0 bis 130 mm Hg
c) andere:	–
6. Monitore und andere Zusatzeinrichtungen:	
a) Dialysatkonzentration:	Leitfähigkeitsmessung, Alarmanzeige
b) Dialysatfluß:	Durchflußmesser, 150–1500 (800–3000) ml/min
c) Dialysattemperatur:	Temperaturanzeige, Alarmanzeige, Überlastungsschutz
d) Dialysatdruck:	Druckanzeige von + 250– – 250 mm Hg, Grenzwertkontakte, Alarmanzeige
e) Blutleckdetektor:	–
f) Drucke im Blutsystem:	1 Blutdruckmessgerät mit Grenzwertkontakten, Alarmanzeige
g) Luftfalle:	–
h) Sicherheitsvorkehrungen:	optische und akustische Alarmanzeige, spezielles Kontrollgerät für die Steuerung und Überwachung der Dialysatherstellung. Bei Alarm automatisches Abschalten der Heizung und der Negativ-Druckpumpe. Bei Überschreiten der Grenzwerte des Blutdrucks wird der Blutpumpenanschluß abgeschaltet. Anschluß an Fernalarm möglich.
7. Blutpumpe:	Anschlußmöglichkeit
8. Heparinpumpe:	–
9. Abmessungen, Anschlußwerte:	Grundfläche 55 x 35 cm ohne Fahrgestell, zusätzliches Steuerpult zur Dialysatherstellung
10. Empfohlener Dialysator:	Plattendialysator
11. Desinfektion:	Formalindesinfektion, Heißwasserdesinfektion bis 90°C möglich.

Der Versuch einer kritischen Beurteilung der verschiedenen in Deutschland erhältlichen Dialysegeräte wurde erstmals von der Arbeitsgemeinschaft für klinische Nephrologie auf ihrer Tagung im November 1972 unternommen. Da vorab Bewertungsmaßstäbe vereinbart worden waren, ergab sich die Möglichkeit zu einem kritischen Vergleich. Es muß aber darauf hingewiesen werden, daß direkte vergleichende Untersuchungen nach Art der von Testinstituten durchgeführten Warentests weder beabsichtigt noch möglich waren. Mit diesem Vorbehalt werden diese Gerätebeurteilungen als Hilfe bei der Geräteauswahl empfohlen. Zusammen mit Stellungnahmen der Hersteller oder Vertriebsfirmen sind sie abgedruckt in: Mitteilungen der Arbeitsgemeinschaft für Klinische Nephrologie, Band II (1973), Heft 1/2, Seiten 105–163.

Literaturverzeichnis

Standardliteratur

American Institute of Chemical Engineers: Adsorption, dialysis, and ion exchange, Chem. Eng. Prog. Symp. Series, Amer. Inst. Chem. Eng. **24**:55, 1959.

Brest, A. N., und Moyer, J. H.: Renal failure, Philadelphia, 1967, J. B. Lippincott Co.

Burton, B. T.: Kidney diseases, program analysis: A report to the surgeon general, U. S. Dept. of Health, Education, and Welfare, Public Health Service, Washington, D. C., July 1967.

Dedrick, R. L., Bischoff, K. B., und Leonard E. F.: The artificial kidney, Chem. Eng. Prog. Symp. Series, Amer. Inst. Chem. Eng. **84**:64, 1968.

Dittrich, P., Gurland, H. J., Kessel, M., Massini, M.-A., Wetzels, E.: Hämodialyse und Peritonealdialyse, Springer Verlag, Berlin-Heidelberg-Stuttgart 1969.

Doyle, J. E.: Extracorporeal hemodialysis therapy in blood chemistry discorders, Springfield, Ill., 1962, Charles C Thomas, Publisher.

Franz, H. E.: Dialysebehandlung – Eine Anleitung für Patienten und Pflegepersonal, Georg Thieme Verlag, Stuttgart 1971.

Franz, H. E. (Hg): Praxis der Dialysebehandlung, Georg Thieme Verlag, Stuttgart 1973.

Gottschalk, C. W.: Report of the Committee on Chronic Kidney Disease to the Director, Bureau of the Budget. GPO 935-109, Sept. 1967.

Hampers, C. L., und Schupak, E.: Longterm hemodialysis, New York, 1967, Grune and Stratton, Inc.

Höffler, D.: Antibakterielle Therapie bei Niereninsuffizienz, Beecham Pharma GmbH. 1971.

Hoeltzenbein, J.: Die künstliche Niere, Ferdinand Enke Verlag, Stuttgart 1969.

Kerr. D. N. S.: Proceedings of the European Dialysis and Transplant Association, I-IV, 1967, Excerpta Medica Foundation.

Kluthe, R. Quirin, H.: Diätbuch für Nierenkranke, Georg Thieme Verlag, Stuttgart 1971. (2. Aufl.)

Leonard, E. F.: Chemical engineering in medicine, Chem Eng. Prog. Symp. Series, Amer. Inst. Chem. Eng. **66**:62, 1966.

Merrill, J. P.: Treatment of renal failure: Therapeutic principles in management of acute and chronic uremia, New York York, 1955, Grune and Stratton, Inc.

National Institute of Arthritis and Metabolic Diseases: Artificial kidney bibliography, Atrificial kidney program, U. S. Dept. of Health, Education, and Welfare, Public Health Service, National Institutes of Health, Bethesda, Md.

National Institute of Arthritis and Metabolic Diseases: Proceedings of a conference on hemodialysis, PB-1349, National Institutes of Health, Bethesda, Md., Nov. 9-10, 1964.

National Institute of Arthritis and Metabolic Diseases: A review of the development and performance of hemodialyzers. Artificial kidney–chronic uremia program, National Institutes of Health, Bethesda, Md.

National Institute of Arthritis and Metabolic Diseases: First annual contractors' conference, Artificial kidney programm, National Institutes of Health, Bethesda, Md., 1968.

National Institute of Arthritis and Metabolic Diseases: Second annual contractors' conference. Artificial kidney program, National Institutes of Health, Bethesda, Md., 1969.

Riedenberg, M. M.: Rcnal function and drug action, W. B. Saunders Comp., Philadelphia-London-Toronto 1971.

Rubini, M. E.: Developments in dialysis, Veteıans Administıation Hospital, Los Angeles, vol. I, 1965; vol. II, 1966.

Schreiner, G. E., und Maher, J. F.: Uremia, Springfield, Ill., 1961, Charles C. Thomas, Publisher.

Schreiner, G. E. , editor: Transactions of the American Sciety for Artificial Internal Organs, 1 (1955)-14 (1968), Georgetown University Printing Department.

Streicher, E.: Hämodialyse-Grundlagen, Technik, Raum- und Personalbedarf, Kostenrechnung; Hg. Dr. E. Fresenius, Verlag Carl Bindernagel, Friedberg/Hessen, 1972 (3. Aufl.).

Sweden Freezer Manufacturing Company: Manual of instruction and operation for the Sweden-Seattle Artificial Kidney System, Seattle, Wash.

University of Washington: Proceedings of the working conference on chronic dialysis, Seattle, Wash., Dec. 3-5, 1964.

University of Washington: Seattle Artificial Kidney Center dialysis teaching manual for technicians, Seattle, Wash.

University of Washington: Seattle Artificial Kidney Center dialysis teaching manual for nurses, Seattle, Wash.

University of Washington: Home dialysis patients' manual, Seattle, Wash.

University of Washington: A physician's syllabus for the treatment of chronic uremia, Seattle, Wash.

Walter, M., Heilmeyer, L.: Antibiotika-Fibel, Georg Thieme Verlag, Stuttgart 1969 (3. Aufl.)

Spezielle Literatur

Abel, J. J., Rowntree, L. G., und Turner, B. B.: On the removal of diffusible substances from circulation blood by means of dialysis, Trans. Ass. Amer. Physicians, **28**:51, 1913.

Abella, R., Blondeel, N. J., Roguska, J., Walker, C., Simon, N. M., und del Greco, F.: Periodic dialysis in terminal uremia, J.A.M.A. **199**:362, 1967.

Ackerman, G. L., Doherty, J. E., und Flanigan, W. J.: Peritoneal dialysis and hemodialysis of tritiated digoxin, Ann. Intern. Med. **67**: 718, 1967.

Ackman, C. F., Handa, S. P., und Morrin, P. A.: An artificial kidney system suitable for multiple simultaneous dialysis, Canad. Med. Ass. J. **96**:528, 1967.

Ackman, C. F., Khonsari, H., Mount, B., Rege, P., und Dossetor, J. B.: Arteriovenous fistulae for hemodialysis: Advantage with cadaver renal transplantation, Proc. Europ. Dial. Transpl. Ass. **4**:86, 1967.

Agranenko, V. A., und Kaveshinikova, B. F.: The use of regional heparinization in hemodialysis operations („artificial kidney"), Khirurgiia (Moskva) **41**:84, 1965.

Albers, J. R., und Smith, J. M.: A conductive technique for rapid measurement of in vitro dialyzer performance,

Trans. Amer. Soc. Artif. Intern. Organs **11**:161, 1965.

Alberts, C., und Drukker, W.: Report on regular dialysis treatment in Europe, Proc. Europ. Dial, Transpl. Ass. **2**:82, 1965.

Alberts, C., Drukker, W., und Grijm, R.: Renal insufficiency and replacement of kidney function, 2nd symposium organized by the European Dialysis and Transplant Association, Nederl. T. Geneesk. **110**:43, 1966.

Alexander, R. W., und Galetti, P. W.: The transfer of macromolecules in an artificial kidney, Trans. Amer. Soc. Artif. Intern. Organs **11**:95, 1965.

Alfrey, A. C., Sussmann, K. E., und Homes, J. H.: Changes in glucose and insulin metabolism induced by dialysis in patients with chronic uremia, Metabolism **16**:733, 1967.

Alfrey, A. C., Sussmann, K. E., und Holmes, J. H.: Effect of hemodialysis on glucose-insulin metabolism in chronic uremia, Clin. Res. **14**:370, 1966.

Alwall N.: On the artificial kidney: I. Apparatus for dialysis of blood in vivo, Acta Med. Scand. **128**:317, 1947.

Alwall, N.: On the artificial kidney, VIII-XIII, Acta Med. Scand. (Supp. 229) **133**:3. 1949.

Alwall, N.: On of the artificial kidney: XIX. Suitable equipment of localities for the dialyzer, Acta Med. Scand. **143**: 296, 1952.

Alwall, N.: Clinical extracorporeal dialysis of blood with artificial kidney, Lancet **1**:60, 1948.

Alwall, N.: Development of dialysis activities in Sweden, need for dialysis and planning for the future, Proc. Europ. Dial. Transpl. Ass. **3**:149, 1966.

Alwall, N.: On renal failure complicating surgical diseases (laparotomy, etc.) with special regard to conservative treatment and the need for the artificial kidney (dialyzer, ultrafilter) in rational renal therapy (acute tubular nephritis, chronic phyelonephritis and prostatic hypertrophy with urinary retention), Acta Chir. Scand. **108**:95, 1954.

Alwall N.: A unit for simultaneous dialysis of fourteen patients, Proc. Europ. Dial. Transpl. Ass. **2**:93, 1965.

Alwall, N., Dutz, H., und Klinkmann, H.: A survey of the work at 35 dialysis centres in Eastern Europe and the Norhtern countries over the period 1946–July 1, 1964: Results and further planning of interchange of information, Proc. Europ. Dial. Transpl. Ass. **2**:3, 1965.

Alwall, N., Eglistis P., Norviit, L., und Tornberg, A.: On the artificial kidney: XIV. The influence of saline with high glucose content on the fluid balance of rabbits treatment by dialysis, Acta Med. Scand. **137**:233, 1950.

Alwall, N., Erlandson, P. Nyman, M., und Tornberg, A.: On the artificial kidney, Acta Med Scand. **152**:353 1955.

Alwall N., Erlandson, P., Tornberg, A., Moell, H., und Fajers C. M.: Two cases of gross renal cortical necrosis in pregnancy with severe oliguria and anuria for 116 and 79 days respectively; clinical course, roentgenologic studies of the kidneys (size, outline and calcification), and postmorten findings, Acta Med. Scand. **161**:93, 1958.

Alwall, N., Lindgren, P., und Lunderquist, A.: On the artificial kidney: XX. Treatment of severe phenobarbital poisoning in rabbits, by means of forced polyuria, exchange ultrafiltration and dialysis, and a preliminary report on dialytic treatment of barbiturate poisoning in patients, Acta Med Scand. **143**:299, 1952.

Alwall, N., Lindgren, P., und Lunderquist, A.: On the artificial kidney: XVIII. The efficacy of the modified dialyzer, Acta Med. Scand. **143**:288, 1952.

Alwall, N., und Lunderquist, A.: On the artificial kidney: XVII. A modified dialyzer, Acta Med. Scand. **143**:150, 1952.

Alwall, N., und Lunderquist, A.: On the artificial kidney: XXV. Dialytic treatment of severe barbiturate poisoning in two patients, Acta Med. Scand. **147**:119, 1953.

Alwall, N., Lunderquist, A., und Tornberg, A.: On the artificial kidney: XXIII. Casuistics of 14 cases of acute tubular nehritis with anuria or severe oliguria of 4-28 days duration, treated conservatively and on vital indication with dialysis, Acta Med. Scand. **147**:19, 1953.

Alwall, N., Lunderquist, A., und Tornberg, A.: Dialytic treatment in four selected cases of acute glomerulonephritis: A contribution to the question of the need for dialysis in rational renal therapy, Acta Med. Scand. **145**:175, 1953.

Alwall, N., und Tornberg, A.: On the artificial kidney: XV. Fluid balance between blood and saline during dialytic treatment, Acta Med. Scand. **138**:246, 1950.

Alwall, N., und Tornberg, A.: On the artificial kidney: XXIV. On the indications for dialytic treatment in acute renal failure and the need for dialysis in rational renal therapy, Acta Med. Scand. **147**:31, 1953.

Anderson, A., und Kolff, W. J.: Artificial kidney in the treatment of uremia associated with acute glomerulonephritis (with a note on regional heparinization), Ann. Int. Med. **51**: 476, 1959.

Anderson, C. F., und DePalme, J. R.: Platelet counts and adhesiveness during hemodialysis, Trans. Amer. Soc. Artif. Intern. Organs **12**:210, 1966.

Anderson, C. K.: The causes of death in 14 cases of acute renal failure, Proc. Royal Soc. Med. **51**:965, 1958.

Anderson, D. C., Martin, A. M., Clunie, G. J., Stewart, W. K., und Robson, J. S.: Eight months' experience in the use of streptokinase locally for declotting arteriovenous cannulae, Proc. Europ. Dial. Transpl. Ass. **4**:55, 1967.

Anderson, M. N., Mendelow, M., und Alfano, G. A.: Experimental studies of heparin-protamine activity with special reference to protamine inhibition of clotting, Surgery **46**:1060, 1959.

Anderson, W. W., Mann, J. B., Kenyon, N., Farrell, J. J., und Hills, A. G.: Subtotal parathyroidectomy in azotemic renal osteodystrophy, New Eng. J. Med. **268**:575, 1963.

Andolfatto Zalia, G.: The organization of the laboratory in centers of extracorporeal dialysis and renal transplantation, Minerva Med. **58**:2074, 1967.

Andreas, B. F., Murphy, J. P., und Zipf, R. E.: Changes in blood volume during use of artificial kidney, J.A.M.A. **170**:2167, 1959.

Ansell, J. S., Reiser, M. P., Abernathy, R., Kane, D., Hyman, H., III, und Kolodny, A.: Evaluation of the role of the artificial kidney in the treatment of acute renal failure, Surg. Forum. **8**:627, 1957.

Anthone, R., und Anthone, S.: Experiences with hemodialysis in surgical patients, Arch. Surg. **81**:205, 1960.

Anthone, R., und Anthone, S.: Recent advances in the application of a dialyzer, New York J. Med. **63**:1129, 1963.

Anthone, S., und Anthone, R.: Treatment of chronic intractable edema by extracorporeal ultrafiltration, Geriatrics **18**:636, 1963.

Anthone, S., Anthone, R., und Doyle, J. E.: Acute renal failure in obstetric patients–treatment by hemodialysis, Obstet. Gynec. **15**(2):146, 1960.

Anthone, S., Anthone, R., und Doyle, J. E.: The problem of acute failure in obstetrical patients–its treatment by hemodialysis, Obstet. Gynec. **15**(2): 146, 1960.

Anthone, S., Anthone, R., und Rodriquez, J.: Chemical correction of citrated bank blood by means of a parallel flow dialyzer, Surg. Forum **11**:182, 1960.

Anthonisen, P., Brun, C., Crone, C. Lassen, N. A., Munck, O., und Thomsen, A. C.: Clinical experience with the Skeggs-Leonards type of artificial kidney: Report on 46 consecutive patients, Lancet **2**:1277, 1956.

Aoyama, S., und Kolff, W. J.: Severe diabetic acidosis treated with the artificial kidney–report of a case complicated with acute renal failure, J.A.M.A. **166**:9, 1958.

Aoyama, S., und Kolff, W. J.: Treatment of renal failure with the disposable artificial kidney: Results in 52 patients, Amer. J. Med. **23**:565, 1957.

Artificial kidneys, Lancet **1**:792, 1956.

Artificial kidney, Lancet **2**:1297, 1956.

The artificial kidney, Brit. Med. J. **1**:772, 1959.

Asbury, A. K., Victor, M., und Adams, R. D.: Uremic polyneuropathy, Arch. Neurol. **8**:413, 1963.

Askari, S., Morales, P., und Hotchkiss, R. S.: Peritoneal dialysis, New York J. Med. **59**:1981, 1959.

Atuk, N. O., Mosca, A., und Kunin, C.: The use of potentially nephrotoxic antibiotics in the treatment of gram-negative infections in uremic patients, Ann. Intern. Med. **60**:28, 1964.

Avram, M. M., und McGinn, J. T.: Extracorporeal hemodialysis in phenothiazine overdosage, J.A.M.A. **197**:142, 1966.

Aye, M. M., Kulatilake, A. K., und Shackman, R.,: Peritoneal dialysis in surgery, Proc. Europ. Dial. Transp. Ass. **2**:49, 1965.

Babb, A. L., und Grimsrud, L.: A new concept in hemodialyzer membrane support, Trans. Amer. Soc. Artif. Intern. Organs **10**:31, 1964.

Babb, A. L., Grimsrud, L., und Scribner, B. H.: Clinical experience with the Babb-Grimsrud high efficiency dialyzer, Proc. Europ. Dial. Transpl. Ass. **4**:114, 1967.

Baczyk, K.: Probabilistic evaluation of hemodialysis influence of the concentration of some blood components, Poznan. Tow. Przyjac. Nauk. Wydz. L k. **35**:5, 1967.

Baillod, R. A., Compty, C., Ilahi, M., Konotey-Ahula, F. I., Sevitt, L., und Shaldon, S.: Overnight haemodialysis in the home. Proc. Europ. Dial. Transpl. Ass. **2**:99, 1965.

Baillod, R. A., Shaldon, S., und Ramalingum, C.: Bedside control unit for hospital dialysis. Proc. Europ. Dial. Transpl. Ass. **2**:278, 1965.

Baillod, R. A.. Comty, C., und Shaldon, S.: Eighteen months experience with chronic peritoneal dialysis, Proc. Europ. Dial. Transpl. Ass. **2**:109, 1965.

Baillod, R. A., Crockett, R. E., Lee, B. N., Moorhead, J. F., und Stevenson, C. M.: Establishment of a home dialysis day training center with continuation of improved nocturnal hospital dialysis, Proc. Europ. Dial. Transpl. Ass. **4**:30, 1967.

Balme, R. H., Lloyd-Thomas, H. G., und Shead, G. V.: Severe barbitone

poisoning treatment by haemodialysis, Brit. Med. J. **2**:231, 1962.
Balslov, J. T., und Jorgensen, H. E.: A survey pf 499 patients with acute anuric renal insufficiency: Causes, treatment, complications and mortality, Amer. J. Med. **34**:753, 1963.
Barber, N. D., Nakamoto, S., McCormack, L., J., und Kolff, W. J.: Pathologic anatomy of 13 patients after prolonged periodic hemodialyses, Trans. Amer. Soc. Artif. Intern. Organs **11**:21, 1963.
Barenberg, R., und Kiley, J.: Effect of ultrafiltration on artificial kidney kinetics, Trans. Amer. Soc. Artif. Intern. Organs **7**:9, 1961.
Barlas, G. M., und Kolff, W. J.: Transfusion reactions and their treatment, especially with the artificial kidney, J.A.M.A. **169**:1969, 1959.
Barnett, B. M., Cole, J. J., Daly, S., Typler, L., und Eschbach, J. W., Jr.: A report of local and remote home haemodialysis, Proc. Europ. Dial. Transpl. Ass. **3**:132, 1966.
Barry, K. G., Schwartz, F. D., und Matthews, F. E.: Further experience with the flexible peritoneal cannula in several hospital centers, Trans. Amer. Soc. Artif. Intern. Organs **10**:400, 1964.
Barry, K. G., Shambough, G. E., Goler, D., und Matthews, F. E.: A new flexible cannula and seal to provide prolonged access to the peritoneal cavity for dialysis, Trans. Amer. Soc. Artif. Intern. Organs **9**:105, 1963.
Bartell, G. M.: The hemodialysis unit, Oregon Nurse **30**:7, 1965.
Bartos, J., Bednarik, T., Stejskal, J., Tomasek, R., und Valek A.: Arteriovenous subcutaneous fistula performed by means of the fibrin tunnel non-suture anastomosis, Proc. Europ. Dial. Transpl. Ass. **4**:359, 1967.
Beaudry, C., Nakamoto, S., und Kolff, W. J.: Uremic pericarditis and cardiac temponade in chronic renal failure, Ann. Intern. Med. **64**:990, 1966.
Beisel, W. R., Herndon, E. G., Jr., Myers, J. E., und Stones, L.: Acute renal failure as a complication of acute pancreatitis, Arch. Intern. Med. **104**:539, 1959.
Bell, N. H., und Bartter, F. C.: Transient reversal of hyperabsorption of calcium and of abnormal sensitivity to vitamin D in a patient with sarcoidosis during episode of nephritis, Ann. Intern. Med. **61**:702, 1964.
Bell, R. L., Kingsbury Curtis, F., und Babb, A.: Analog simulation of the patient–artificial kidney system, Trans. Amer. Soc. Artif. Intern. Organs **11**:183, 1965.
Berkowitz, H., und Bluemle, L. W.: Electrodialysis: Concept and preliminary studies on its application to blood, Trans. Amer. Soc. Artif. Intern. Organs **8**:197, 1962.
Berkowitz, H., und Bluemle, L. W., Jr.: Electrodialysis of blood: some problems and approaches to their solution. Trans. Amer. Soc. Artif. Intern. Organs **9**:97, 1963.
Berlyne, G. M.: Chronic haemodialysis, Manchester Med. Gaz. **45**:10, 1965.
Berlyne, G. M., und Crooks, L. G.: Use of gamma ray sterilized cellophane membranes in Kiil kidney, Proc. Europ. Dial. Transpl. Ass. **2**:285, 1965.
Berlyne, G. M., Jones, J. H., Hewitt, V., und Nilwarangkur, S.: Protein loss in peritoneal dialysis, Lancet **1**:738, 1964.
Berlyne, G. M., Lee, H. A., Giorando, C., de Pascale, C., und Esposito, R.: Aminoacid loss in peritoneal dialysis, Lancet **1**:1339, 1967.s
Berlyne, G. M., und McLeish, R. D.: Use of double venous line in Kiil haemo-

dialyzer, Proc. Europ. Dial. Transpl. Ass. **2**:288, 1965.
Berlyne, G. M., Lee, H. A., und Rose, C. H.: Bubble-trap bloodlevel detector for haemodialysis, Lancet **1**:184, 1968.
Berlyne, G. M., und Shaw, A. B.: Giordano-Giovannetti diet in terminal renal failure, Lancet **2**:7, 1965.
Berlyne, G. M., Shaw, A. B., und Nilwarangkur, S.: Dietary treatment of chronic renal failure, Nephron **2**:129, 1965.
Berman, L. B., Jeghers, H. J., Schreiner, G. E., und Pallotta, A. J.: Hemodialysis, an effective therapy for acute barbiturate poisoning, J.A.M.A.s **161**:820, 1956.
Berman, L. B., und Ross, J. C.: The referring physician and the artificial kidney, G. P. **17**:95, 1958.
Berman, L. B., und Schreiner, G. E., Pressure flow relationsships and urea dialysance: Determinations in vivo in the twin coil kidney, Trans. Amer. Soc. Artif. Intern. Organs **3**:12, 1957.
Berman, L. W.: The use of dialysis in postpartum renal insufficiency, Trans. Amer. Soc. Artif. Intern. Organs **1**:50, 1955.
Bernard, H. R., Fischer, H. W., und Bassett, J. W.: Reduction in elevated ceresbrospinal fluid pressure by artificial kidney; experiments of acute overhydration in renal insufficiency, Arch. Surg. **64**:365. 1952.
Bernstein, A., und Bronsky, D.: Barbiturate intoxication, Med. Clin. N. Amer. **42**:523, 1958.
Berry, E. R., Rambach, W. A., Alt, H. L., und del Greco, F.: Effect of peritoneal dialysis on erythrokinetics and ferrokinetics of azotemic anemia, Trans. Amer. Soc. Artif. Intern. Organs **10**:415, 1964.
Bidder, T. G., und Sunshine, I.: Efficient handling of poisoning emergencies, J.A.M.A. **168**:514, 1958.
Bier, M., Bruckner, G. C., und Roy, H. E.: Blood electrodialysis, Trans. Amer. Soc. Artif. Intern. Organs **13**:227, 1967. 1967.
Bixler, H. J., Nelson, L. M., und Bluemle, L. W. Jr.: The development of a diafiltration system for blood purification, Trans. Amer. Soc. Artif. Intern. Organs **14**:99, 1968.
Black, M. W.: Clinical guides for the estimation of water and urea removed during hemodialysis with the Kolff twin coil kidney, Trans. Amer. Soc. Artif. Intern. Organs **5**:50, 1959.
Blackmore, D. J., und Mitchell, G.: Use of a modified minicoil for continuous dialysis, Brit. Med. J. **2**:847, 1964.
Blagg, C. R.: The management of acute reversible intrinsic renal failure, Postgrad. Med. **43**:290, 1967.
Blagg, C. R.: Treatment of acute renal failure, Med. Press **246**(6381):199, 1961.
Blagg, C. R., und Parsons, F. M.: Earlier dialysis and anabolic steroids in acute renal failure, Amer. Heart J. **61**:287, 1961.
Blakely, J. A.: Rapid bedside method of control of heparin therapy, Canad. Med. Ass. J. **99**:1072, 1968.
Blakey, H. H., Barringer, T., und Billig, O.: Acute doriden intoxication, Southern Med. J. **49**:172, 1956.
Blaney, T. L., Lindan, O., und Sparks, R. E.: Adsorption: A step toward a wearable artificial kidney, Trans. Amer. Soc. Artif. Intern. Organs **12**:7, 1966.
Blatt, B., und Tsushima, W. T.: A psychological survey of uremic patients being considered for the chronic hemodialysis program: Intellectual and emotional patterns in uremic patients, Nephron **3**:206, 1966.
Blaufox, M. D., Hampers, C. L., und Merrill, J. P.: Rebound anticoagulation occurring after regional heparinization

for hemodialysis, Trans. Amer. Sc. Artif. Intern. Organs **12**:207, 1966.

Blenkiron, C. H.: Peritoneal dialysis, Nurs. Times **63**:719, 1967.

Bluemle, L. W., Jr.: Extracorporeal hemodialysis: Clinical experience, Trans. Amer. Soc. Artif. Intern. Organs **1**:55, 1955.

Bluemle, L. W., Jr.: Dickson, J. G., Jr., Mitchell, J., und Podolnick, M. S.: Permeability and hydrodynamic studies on the MacNeill-Collins dialyzer using conventional and modified membrane supports, Trans. Amer. Soc. Artif. Intern. Organs **6**:38, 1960.

Bluemle, L. W., Jr., Ushakoff, A., und Murphy, W. P., Jr.: A compact blood dialyzer without membrane supports: Design and fabrication, Trans. Amer. Soc. Artif. Intern. Organs **11**:157, 1965.

Bluemle, L. W., Jr., Webster, G. D., Jr., Elkinton, J. R.: Acute tubular necrosis, Arch. Intern. Med. **104**:180, 1959.

Blumberg, A.: Die Langzeit-Dialysebehandlung der chronischen Niereninsuffizienz nach Scribner, Schweiz. Med. Wschr. **96**:247, 1966.

Boelaert, J., Verberckmoes, R., und Michielsen, P.: A comparative study of the twin coils with different lengths of cellophane and different types of screening, Proc. Europ. Dial. Transpl. Ass. **4**:128, 1967.

Boen, S. T.: Kinetics of peritoneal dialysis: Comparison with artificial kidney, Medicine **40**:243, 1961.

Boen, S. T., Mion, C. M., Curtis, F. K., und Shilipetar, G.: Periodic peritoneal dialysis using the repeated puncture technique and an automatic cycling machine, Trans. Amer. Soc. Artif. Intern. Organs **10**:409, 1964.

Boen, S. T., Mulinari, A. S., Dillard, D. H., und Schribner, B. H.: Periodic peritoneal dialysis in the management of chronic uremia, Trans. Amer. Soc. Artif. Intern. Organs **8**:256, 1962.

Bonanome, A.: Artificial kidney, Atti Soc. Romana Chir. **10**:77, 1953.

Bonomini, V., Zucchelli, P., und Mioli, V.: Our experience with hemodialysis and dietetic therapy of terminal chronic uremia, Minerva Med. **56**:4258, 1965.

Bonomini, V., Zucchelli, P., und Mioli, V.: Selective and unselective protein loss in peritoneal dialysis, Proc. Europ. Dial. Transpl. Ass. **4**:146, 1967.

Bower, J. D., Belle, C. H., und Hench, M. E.: Bactericidal properties of the concentrated artificial kidney bath solution, Appl. Microbiol. **14**:45, 1966.

Bower, J. D., und Hume, D. M.: Experience with the Seattle hemodialysis system in renal homotransplantation, Trans. Amer. Soc. Artif. Intern. Organs **11**: 225, 1965.

Bower, J. D., und Magee, J. H.: The use of the Seattle hemodialysis system in renal homotransplantation, Trans. Amer. Soc. Artif. Intern. Organs **10**: 251, 1964.

Boyer, J., Gill, G. N., und Epstein, F. H.: Hyperglycemia and hyperosmolality complicating peritoneal dialysis Ann. Intern. Med. **67**:568, 1967.

Braasch, W. F., und Schacht, F. W.: Pathological and clinical data concerning polycystic kidney, Surg. Gynec. Obstet. **57**:467, 1933.

Bradbury, M. W., und Coxon, R. V.: The penetration of urea into the central central nervous system at high blood levels, J. Physiol. **163**:423, 1962.

Brandon, J. M., Nakamoto, S., Rosenbaum, J., Franklin, M., und Kolff, W. J.: Experience with periodic, long (± 20 hours) dialyses, Trans. Amer. Soc. Artif. Intern. Organs. **7**:130, 1961.

Braun, L., und Krasemann, P. H.: Extracorporeal hemodialysis and surgical indication in single kidneys and damaged kidneys, Med. Klin. **61**:546, 1966.

Brescia, M. J., Cimino, J. E., Appel, K., und Hurwith, B. J.: Chronic hemodialysis using venipuncture and a surgically created arteriovenous fistula, New Eng. J. Med. **275**:1089, 1966.

Brian, P. L.: Concentration polarization in reverse osmosis desalination with variable flux and incomplete salt rejection, Ind. Eng. Chem. Fund **4**:439, 1965.

Brinsfield, D. B., Hope, M. A., Geering, R. B., and Galletti, P. M.: Hematologic changes in long-term perfusion, J. Appl. Physiol. **17**:581, 1962.

Britton, R. C., und Nakamoto, S.: Intravenous infusion of dialyzed, autogenous, ascitic fluid in the management of cirrhotic ascites – a preliminary report of favorable results in 6 patients, Cleveland Clin. Quart. **27**:82, 1960.

Broadbent, J. C., and Odel, H. M.: Observations on the clinical use of artificial kidney, Proc. Staff Meet. Mayo Clin. **31**:365, 1956.

Bromberg-Sznek, S., Lyczewska, J., und Vertun, B.: The behavior of protein and glucose levels in the blood and the dialyzing fluid during peritoneal dialysis in patients with renal failure, Pol. Med. J. **6**:556, 1967.

Brown, C. E., und Kramer, N. C.: Factors in membrane design and selection as a step toward a useable artificial kidney, Trans. Amer. Soc. Artif. Intern. Organs **14**:36, 1968.

Brown, H. W., Maher, J. F., Lapierre, L., Bledsoe, F. H., und Schreiner, G. E.: Clinical problems related to the prolonged artificial maintenance of life by hemodialysis in chronic renal failure, Trans. Amer. Soc. Artif. Organs.**8**:281, 1962.

Brown, H. W., und Schreiner, G. E.: Prolonged hemodialysis with bath refrigeration: The influence of dialyzer membrane thickness, temperature and other variables on performance, Trans. Amer. Soc. Artif. Intern. Organs **8**:187, 1962.

Brown, I. A., Ansell, J. S., und Schiele, B. C.: The use of hemodialysis in the treatment of barbiturate intoxication, Minnesota Med. **37**:650 1954.

Brun, C., und Munck, C.: Lesions of the kidney in acute renal failure following shock, Lancet **1**:603, 1957.

Bruscagli, G. F., und Cerulli, N.: Cardiocirculatory changes in the course of extracorporeal dialysis, Minerva Med. **58**:2084, 1967.

Bryan, C. W., und Healey, J. K.: Acute renal failure in multiple myeloma, Amer. J. Med. **44**:128, 1968.

Bucht, H., und Wehle, B.: Symposium on hepatitis risks in hospitals and laboratories (5): Problems in hemodialysis, Lakartidningen **64**:1441, 1967.

Buhs, R. P., Beck, J. L., Speth, O. C., Smith, J. L., Thenner, N. R., Cannon, P. J., und Laragh, J. H.: The metabolism of methyldopa in hypertensive human subjects, J. Pharmacol. Exp. Ther. **143**:205, 1964.

Bulger, R. J., Lindholm, D. D., Murray, J. S., und Kirby, W. M.: Effect of uremia on methicillin aund oxacillin blood levels, J.A.M.A. **187**:319, 1964.

Bunker, J. P., Stetson, J. B., Coe, R. C., Grillo, H. C., und Murphy, A. J.: Citric acid intoxication, J.A.M.A. **157**:1361, 1955.

Bunn, H. F., und Lubash, G. D.: A controlled study of induced diuresis in barbiturate intoxication, Ann. Intern. Med. **62**:246, 1965.

Burke, E. C.: Management of the complications of acute nehritis in childhood,

Proc. Staff Meet. Mayo Clin. **33**:23, 1958.

Burns, R. O., Henderson, L. W., Hager, E. B., und Merrill, J. P.: Peritoneal dialysis, clinical experience, New Eng. J. Med. **267**:1060, 1962.

Bywater, E. G., und Beall, D.: Crush injuries with impairment of renal function, Brit. Med. J. **1**:427, 1941.

Cahalane, S. F., Johnson, S. A., Monto, R. W., und Caldwell, M. J.: Acquired thrombocytopathy: Oberservations ond the coagulation defect in uremia, Amer, J. Clin. Path. **30**:507, 1958.

Cahill, J. J., und Kolff, W. J.: Hemolysis caused by pumps in extracorporeal circulation, J. Appl. Physiol. **14**:1039, 1959.

Caleel, R. T., und Fetzer, J. A.: Dialysis via isolated jejunal loops of dogs in renal failure: A preliminar report, J. Amer. Osteopath. Ass. **67**:99, 1967.

Callen, I. R., und Limarzi, L. R.: Blood and bone marrow studies in renal disease, Amer. J. Clin. Path. **20**:3, 1950.

Cameron, J. S., Ogg, C. S., und Trounce, J. R.: Peritoneal dialysis in hypercatabolic acute renal failure, Lancet **1**:1188, 1967.

Cameron, J. S., Ogg, C. S., und Trounce, J. R.: Peritoneal dialysis in renal failure, Lancet **1**:1385, 1967.

Campion, D. S., und North, J. D.: Effect of protein binding of barbiturates on their rate of removal during peritoneal dialysis, J. Lab. Clin. Med. **66**:549, 1965.

Caner, J. E., und Decker, J. L.: Recurrent acute (? gouty) arthritis in chronic renal failure treated with periodic hemodialysis, Amer. J. Med. **36**:571, 1964.

Caplan, H. L.: Recovery in severe glutethimide poisoning, Postgrad. Med. **43**:611, 1967.

Caridis, D. T., McAndrew, G. M., und Matheson, N. A.: Hemodialysis in poisoning with methaqualone and diphenydramine, Lancet **1**:51, 1967.

Carter, F. H., Jr., Aoyama, S., Mercer, R. D., und Kolff, W. J.: Hemodialysis in children, report of 5 cases, J. Pediat. **51**:125, 1957.

Casciani, C.: Limitations of prolonged extracorporeal hemodialysis in patients with terminal chronic uremia, Minerva Med. **58**:2096, 1967.

Case, T. C.: Peritoneal lavage for generalized peritonitis, J. Amer. Geriat. Soc. **12**:694, 1964.

Castell, D. O., und Sode, J.: Mephrobamate intoxication treated with peritoneal dialysis, Illinois Med. J. **131**:298, 1967.

Chamberlain, G., Lee, H. A., und Ames, A. A.: Membrane oxygenator-dialyzer for the newborn: A possible adjunct in the management of respiratory distress syndrome, J.A.M.A. **202**:302, 1967.

Chandler, B. F., Meroney, W. H., Czarnecki, S. W., Herman, R. H., Cheitlin, M. D., Goldbaum, L. R. und Herndon, E. G., Jr.: Artificial hemodialysis in management of gluthethimide intoxication, J.A.M.A. **170**:914, 1959.

Chang, T. M.: Semipermeable aqueous microcapsules ("artificial cells") with emphasis on experiments in an extracorporeal shunt system, Trans. Amer. Soc. Artif. Intern. Organs **12**:13, 1966.

Chang, T. M.: Semipermeable microcapsules, Science **146**:524, 1964.

Chang, T. M., Johnson, L. J., und Ransome, O. J.: Semipermeable aqueous microcapsules: Nonthrombogenic microcapsules with heparin-complexed membranes, Canad. J. Phsiol. Pharmacol. **45**:705, 1967.

Chang, T. M., MacIntosh, F. C., und Mason, S. G.: Semipermeable aqueous microcapsules: Preparation and proper-

ties, Canad. J. Physiol. Pharmacol. **44**:115, 1966.
Chargraff, E., und Olson, K. B.: Studies in the chemistry of blood coagulation: Studies in the action of heparin and other anticoagulants–the influence of protamine on the anticoagulation effect in vivo, J. Biol. Chem. **122**:153, 1937.
Charles, A. F., und Scott, D. A.: Studies on heparin: Preparation of heparin, J. Biol. Chem. **102**:425, 1933.
Chebanov, K.: A case of treatment of acute renal insufficiency with an artificial kidney, Voennomed. Zh. **9**:82, 1965.
Cheney, K., und Bonnin, J. A.: Haemorrhage, platelet dysfunction and other coagulation defects in uremia, Brit. J. Haemat. **8**:215, 1962.
Chisholm, G. D.: Dialysis for renal failure in children, S. Afr. Med. J. **41**:1169, 1967.
Chisholm, G. D.: The Scribner arteriovenous fistula for hemodialysis, Brit. Med. J. **5**:30, 1961.
Chodos, R. B.: The pathogenesis of anemia in chronic renal disease, Clin. Res. **4**:141, 1956.
Cimino, J. E., und Brescia, M. J.: Simple venipuncture for hemodialysis, New Eng. J. Med. **267**:608, 1962.
Clapp, W. M., Holmes, J., und O'Brien, D.: Extracorporeal hemodialysis in children, Amer. J. Dis. Child. **104**:45, 1962.
Clark, J. E.: An introduction to home dialysis, Nurs. Times **63**:1269, 1967.
Clark, J. E., und Soricelli, R. R.: Indications for dialysis, Med. Clin. N. Amer. **49**:1213, 1965.
Clark, J. E., Templeton, J. Y., Cohn, H. E., und Soricelli, R. R.: Isolated small bowel dialysis in 23 patients, Trans. Amer. Soc. Artif. Intern. Organs **11**:18, 1965.
Clark, J. E., Templeton, J. Y., und McCurdy, D. K.: Perfusion of isolated intestinal loops in the management of chronic renal failure, Trans. Amer. Soc. Artif. Intern. Organs **8**:246, 1962.
Clunie, G. J., Martin, A. M., und Nolan, B.: Intermittent haemodialysis: Insertion and care of the Silastic-Teflon cannula, Brit. Med. J. **3**:88, 1967.
Cohen, B. D.: Abnormal carbohydrate metabolism in renal diesease: Blood glucose unresponsiveness to hyperglycemia, epinephrine, and glucagon, Ann. Intern. Med. **57**:204, 1962.
Cohn, J. N., Gombos, E. A., und Tristani, F. E.: Disturbed baroreceptor and peripheral vascular control in chronic uremia, Clin. Res. **14**:374, 1966.
Cole, J. J., Fritzen, J. R., Vizzo, J. E., Von Paasschen, W. H., und Grimsrod, L.: One year's experience with a central dialysate supply system in a hospital, Trans. Amer. Soc. Artif. Intern. Organs **11**:22, 1965.
Cole, J. J., Pollard, T. L., und Murray, J. S.: Studies on the modified polypropylene Kiil dialyzer, Trans. Amer. Soc. Artif. Intern. Organs **9**:67, 1963.
Cole, J. J., Quinton, W. E., Williams, C., Murray, J. S., und Sherris, J. C.: The pumpless low temperature hemodialysis system, Trans. Amer. Soc. Artif. Intern. Organs **8**:209, 1962.
Collins, D. L., und Esperanca, M. G.: A miniature disposable artificial kidney, J. Pediat. **66**:103, 1965.
Collipp, P. J.: Peritoneal dialysis for the respiratory distress syndrome, J.A.M.A. **203**:235, 1968.
Comty, C. M.: Factors influencing body composition in terminal uraemics treated by regular haemodialysis, Proc. Europ. Dial. Ass. **4**:216, 1967.
Comty, C. M., Baillod, R. A., Crockett, R., und Shaldon, S.: Forty month's experience with a nurse-patient operated chronic dialysis unit, Proc.

Europ. Dial. Transpl. Ass. **3**:98, 1966.

Comty, C. M., Baillod, R. A., und Shaldon, S.: 2.5 years experience with a nurse-patient operated chronic dialysis unit, Proc. Europ. Dial. Transpl. Ass. **2**:88, 1965.

Confortini, P., und Galanti, G.: Clinical use and efficiency of an apparatus modified for the "twin coil kidney," Chir. Pat. Sper. **12**:1385, 1964.

Confortini, P., Galanti, G., und Ancona, G.: Periodic treatment with the artificial kidney of chronic kidney disease: Notes on technic, Minerva Med. **56**: 4053, 1965.

Confortini, P., Galanti, G., und Ancona, G.: Recnet progress in the technic of periodic hemodialysis, Minerva Med. **56**:5263, 1965.

Conn, J., Jr., Roguska, J., und Bergan, J.: Venous arterialization for hemodialysis, Amer. J. Surg. **116**:813, 1968.

Cook, E.: Dialysis and its nursing implications, Bull. Mass. Nurses Ass. **35**:10, 1966.

Cooper, A. J.: Hypomanic psychosis precipitated by hemodialysis, Compr. Psychiat. **8**:168, 1967.

Cora, D., Dalla Rosa, C., und Galanti, G.: Our experience in treatment of chronic kidney diseases with periodic hemodialysis, Minerva Med. **56**:5266, 1965.

Corradi, F., und Pisseri, P.: Clinical and experimental data on the use of the artificial kidney with ion exchange, Minerva Med. **57**:1215, 1966.

Cortesini, R.: Organizational problems of a department of dialysis and renal transplantation, Minerva Med. **58**: 2068, 1967.

Cosla, H. W., Friedman, E. A., und Silber, M.: Protection of plastic A-V shunts un uremic patients undergoing hemodialysis, Amer. J. Phys. Med. **47**:72, 1968.

Costa, J. S., Nenno, R. P., Schreiner, G. E., und Berman, L.: Some observations of a case of bromide intoxication undergoing hemodialysis, Amer. J. Psychiat. **113**:1030, 1957.

Cowen, D. L.: Extracorporeal dialysis in methanol poisoning, Ann. Intern. Med. **61**:134, 1964.

Craig, L. C., und Stewart, K.: Dialysis X on thin film countercurrent dialysis, Bio. Chem. **4**:2712, 1965.

Cramond, W. A., Knight, P. R., und Lawrence, J. R.: The psychiatric contribution to a renal unit undertaking chronic haemodialysis and renal homotransplantation, Brit. J. Psychiat. **113**:1201, 1967.

Crandell, D. L., und Page, W. G.: The comatose patient, Southern Med. J. **51**:14, 1958.

Crockett, R. E., Baillod, R. A., Lee. B. N., Moorhead, J. F., Stevenson, C. M., Varghese, Z., und Shaldon, S.: Maintenance of fifty patients on intermittent haemodialysis without blood transfusion, Proc. Europ. Dial. Transpl. Ass. **4**:17, 1967.

Crus, I. A., Cramer, N. C., und Parrish, A. E.: Hemodialysis in chlordiazepoxide toxicity, J.A.M.A. **202**:438, 1967.

Cucchi, J. M., Piulats, E., und Rosello, M. S.: Peritoneal dialysis: Clinical results and complications, Presna, Med. Argent. **52**:1611, 1965.

Cucchi, J. M., Rosello, M., und Gassol, A. C.: Peritoneal dialysis with the use of the artificial kidney, Rev. Med. Chile **93**:362, 1965.

Curtis, D. A.: Physiotherapy for patients with renal failure, Physiotherapy **54**: 17, 1968.

Curtis, F. K., Cole, J. J., Fellows, B. J., Tyler, L. L., und Scribner, B. H.: Hemodialysis in the home, Trans.

Amer. Soc. Artif. Intern. Organs 11:7, 1965.

Curtis, F. K., Davidson, R. C., und Pendras, J. P.: Metabolic bone disease and chronic dialysis, Proc. III. Int. Cong. Nephrol. 3:176, 1966.

Curtis, J. R., und DeWardener, H. E.: Intermittent haemodialysis, Israel J. Med. Sci. 3:1, 1967.

Curtis, J. R., und Estwood, J. B.: Colistin sulphomethate sodium administration in the presence of severe renal failure and during haemodialysis and peritoneal dialysis, Brit. Med. J. 1:484, 1968.

Curtis, J. R., McDonald, S. J., und Weston, J. H.: Parenteral administration of gentamicin in renal failure: Patients undergoing intermittent Haemodialysis, Brit. Med. J. = 2:537, 1967.

Curtis, J. R., Wing, A. J., und Coleman, J. C.: Bacillus cereus bacteremia: A complication of intermittent hemodialysis, Lancet 1:136, 1967.

Cutforth, R., Michtchell, R. M., und Mundy, G. R.: Cytomegalovirus mononucleosis following renal hemodialysis, Med. J. Aust. 2:1103, 1968.

Czaczkes, J. W., Keynan, A., Benbassat, J., und Aviram, A.: A possible way of preventing haemochromatosis in patients undergoing intermittent haemodialysis, Proc. Europ. Dial. Transpl. Ass. 4:267, 1967.

Dahlberg, W. H., Sreebny, L. M., und King, B.: Studies of parotid saliva and blood in hemodialysis patients, J. Appl. Physiol. 23:100, 1967.

Dalla Rosa, C., Galanti, G., Ancona, G., Bruschi, E., und Confortini, P.: Clinical results of treatment of chronic renal insufficiency by periodic haemodialysis, Proc. Europ. Dial. Transpl. Ass. 3:107, 1966.

Danjo, Y.: Studies on implantable artificial kidney, J. Jap. Soc. Artif. Organs Tissues 3:215, 1966.

Danzig, L. E.: Dynamics of thiocyanate dialysis; artificial kidney in therapy of thiocyanate intoxication, New. Eng. Eng. J. Med. 252:49, 1955.

Danzig, L. E., und Abels, G. H.: Hemodialysis of acute renal failure following rattlesnake bite with recovery, J.A.M.A. J.A.M.A. 175:136, 1961.

Danzig, L. E., und Kringel, A. J.: Use of artificial kidney in treatment of thiocyanate psychosis, J.A.M.A. 158: 560, 1955.

Darmady, E. M.: Dialysis of blood for treatment of uraemia, Proc. Royal Soc. Med. 41:418, 1948.

Davidson, R. C., und Pendras, J. P.: The integration of home dialysis into an established chronic dialysis center, Trans. Amer. Soc. Artif. Intern. Organs 13:20, 1967.

Davis, R. P., Blythe, W. B., Newton, M., und Welt, L. G.: The treatment of intoxication with ethanyl-cyclohexyl carbamate (Valmid) by extracorporeal hemodialysis: A case report, Yale J. Biol. Med. 32:192, 1959.

Dawson, J. L.: Acute post-operative renal failure in obstructive jaundice, Ann. Roy. Coll. Surg. Eng. 42:163, 1968.

Day, S. W., Crystal, D. K., Wagner, C. L., Koreski, W. R., und Kranz, J. M.: Combination membrane oxygenator-dialyzer, Trans. Amer. Soc. Artif. Intern. Organs 10:69; 1964.

Dedrick, R. L., Vantoch, P., Gombos, E. A., und Moore, R.: Kinetics of activated carbon kidney, Trans. Amer. Soc. Artif. Intern. Organs 13: 326, 1967.

Del Angel-Ochoa, I.: Role of the nurse in peritoneal dialysis, Rev. Assoc. Mex. Enferm. 12:4, 1965.

Deleeuw, N. K., und Blaustein, A.: Studies of blood passed through an artificial kidney, Blood **4**:653, 1949.

Delleeuw, N. K., Wener, J., und Juklicek, L. B.: Use of artificial kidney in treatment of uremia, Canad. Ass. Med. Students Internes **8**:9, 1949.

Del Greco, F., Arieff, A. J., und Simon, N. M.: Acute barbiturate and glutethimide intoxication, Quart. Bull. Northwest. U. Med. Sch. **36**:306, 1962.

Del Greco, F., und Grumer, H.: Electrolyte and electrocardiographic changes in the course of hemodialysis, Amer. J. Cardiol. **91**:43, 1962.

Del Greco, F., Shere, J., und Simon, N. M.: Hemodynamic effects of hemodialysis in chronic and renal failure, Trans. Amer. Soc. Artif. Intern. Organs **10**:353, 1964.

Demarco, C. J.: The artificial kidney: A clinical therapeutic tool, Georgetown Univ. Med. Center Bull. **6**:36, 1952.

De Nour, A. K., and Czaczkes, J. W.: Emotional problems and reactions of medical unit in chronic hemodialysis unit, Lancet **2**:987, 1968.

Dent, C. E., Harper, C. M., und Philpot, G. R.: The treatment of renal glomerular osteodystrophy, Quart. J. Med. **30**:1, 1961.

Derot, M., Jacobs, C., und Petrover, M.: On 1,119 cases of acute tubular nephropathies treated by extrarenal purification, Prensa. Med. Argent. **53**:336, 1966.

Derot, M., Legrain, M., und Jacobs, C.: Indications for the use of the artificial kidney and of peritoneal dialysis in the treatment of acute renal failure, Proc. Europ. Dial. Transpl. Ass. **2**:44, 1965.

Desforges, J. F., und Dawson, J. P.: The anemia of renal failure, Arch. Intern. Med. **101**:326, 1958.

De Wardener, H. E., Evans, D. B., und Curtis, J. R.: Ultrafiltration by gravity in maintenance haemodialysis, Proc. Europ. Dial. Transpl. Ass. **2**:263, 1965.

Dinàpoli, R. P., Johnson, W. J., und Lambert, E. H.: Experience with a combined hemodialysis-renal transplantation program: Neurologic aspects, Proc. Mayo Clin. **41**:809, 1966.

Doherty, J. E., Ackerman, G. L., und Flanigan, W. J.: Dialysis of tritiated digoxin, presented at III International Congress of Nephrology, Washington, D. C., 1966.

Doherty, J E., Perkins, W. H., und Wilson, M. C.: Studies with tritiated digoxin in renal failure, Amer. J. Med. **37**:536, 1964.

Donn, R.: Peritoneal dialysis cart, Amer. J. Hosp. Pharm. **24**:323, 1967.

Doolan, P. D., Murphy, W. P., Jr., Wiggins, R. A., Carter, N. W., Cooper, W. C., Watten, R. H., und Alpen, E. L.: An evaluation of intermittent peritoneal lavage, Amer. J. Med. **26**:831, 1959.

Doolan, P. D., Walsh, W. P., Kyle, L. H., und Wishinsky, H.: Acetylsalicylic acid intoxication: A proposed method of treatment, J.A.M.A. **146**:105, 1951.

Dossetor, J. B., Oh, J. H., Dayes, L., und Pappius, H. M.: Brain urea and water changes with rapid hemodialysis of uremic dogs. Trans. Amer. Soc. Artif. Intern. Organs **10**:323, 1964.

Downey, H. F., Stewart, W. E., und Cragie, R. G.: Depletion of strontium from calves by hemodialysis, Trans. Amer. Soc. Artif. Intern. Organs **10**: 350, 1964.

Downing, S. R.: The patient who has peritoneal dialysis: Care during the exchange, Amer. J. Nurs. **66**: 1572, 1966.

Doyle, J. E., Anthone, R., Anthone, S., und MacNeill, A. E.: Treatment of renal failure with a parallel-flow straight tube, blood dialyzer, New York J. Med. **59**:4149, 1959.

Doyle, J. E., Anthone, S., Anthone, R., und MacNeill, A. E.: Ultrafiltration with a parallel flow, straight tube blood dialyzer–introduction and historical review, New York J. Med. **62**:185, 1962.

Doyle, J. E., MacNeill, A. E., Anthone, S., und Anthone, R.: Dialysis of urea in a parallel tube blood dialyzer, Fred. Proc. **17**:38, 1958.

Drukker, W.: De behandeling van chronische nierinsufficientie en vervanging van nierfunctie, Nederl. T. Geneesk. **110**:1798, 1966.

Drukker, W.: Inrichting en organisatie van een dialyse-afdeling, Folia Med. Neerl. **9**:78, 1966.

Drukker, W.: Rinsing the dialyzer, Brit. Med. J. **1**:250, 1968.

Drukker, W., Alberts, C., und Jungerius, N. A.: Dialysate glucose concentration and plasma osmolality during haemodialysis in acute renal failure, Proc. Europ. Dial. Transpl. Ass. **2**:7, 1965.

Drukker, W., Alberts, C., Ode, A., Roozendaal, K. J., und Wilmink, J.: Report on regular dialysis treatment in Europe, Proc. Europ. Dial. Transpl. Ass. **3**:90, 1966.

Drukker, W., Jungerius, N. A., und Alberts, C.: Report on regular dialysis treatment in Europe, Proc. Europ. Dial. Transpl. Ass. **4**:3, 1967.

Dunaevskii, L. I., und Iazhgur, F. M.: Treatment of acute renal failure with the use of peritoneal dialysis, Urol. Nefrol. (Moskva) **30**:24, 1965.

Dunea, G., und Kolff, W. J.: Clinical experience with the yatzidis charcoal artificial kidney, Trans. Amer. Soc. Artif. Intern. Organs **11**:178, 1965.

Durbin, R. P.: Osmotic flow of water across permeable cellulose membranes, J. Gen. Physiol. **44**:315, 1960.

Durr, F., Zysno, E., und Nieth, H.: Influence of the extracorporeal hemodialysis on the electroencephalogram in acute and chronic renal failure, Klin. Wschr. **43**:1140, 1965.

Durr, V. F., und Missmahl, H. P.: Extracorporeal hemodialysis in acute isoniazid intoxication, Deutsch. Med. Wschr. **90**:1174, 1965.

Dutz, H.: Selection system for patients, Proc. Europ. Dial. Tanspl. Ass. **3**:146, 1966.

Dyrbye, M.: Decompenseref mb. cordis behandlet med peritoneal dialyse Nord. Med. **78**:972, 1967.

Earley, L. E.: Effects of uremia on the cardiovascular and central nervous systems, Surg. Chlin. N. Amer. **48**:371, 1968.

Easterling, R. E., und Forland, M.: A five-year experience with prophylactic dialysis for acute renal failure, Trans. Amer. Soc. Artif. Intern. Organs **10**: 200, 1964.

Eber, H. B., und Danishefsky, I.: The fate of injected heparin, Trans. Amer. Soc. Artif. Intern. Organs **4**:152, 1958.

Edel, H. H., Gurland, H. J., und Renner, E.: Das Verhalten der Blut-Liquor-gradienten bei Azotämie und ihre Beeinflußung durch die Hämodialyse, Klin. Wschr. **43**:1081, 1965.

Edwards, K. D., und Whyte, H. M.: Streptomycin poisoning in renal failure; an indication for treatment with an artificial kidney, Brit. Med. J. **1**:752, 1959.

Edwards, S. R., und Unger, A. M.: Acute hydrothorax–a new complication of peritoneal dialysis, J.A.M.A. **199**:853, 1967.

El-Badry, A., Hassaballa, A., und El Ayadi, A.: Treatment of a nonbarbiturate hypnotic poisoning–methyprylon–by extra-corporeal haemodialysis (a description of a case), J. Egypt. Med. Ass. **48**:605, 1965.

Elejalde, R., und Borrero, J.: Description of a new cannula for intermittent peritoneal dialysis, Antioguia Med. **15**:217, 1965.

Elkington. J. R.: Moral problems in the use of borrowed organs, artificial and transplanted, Ann. Intern. Med. **60**:309, 1964.

Elliott, R. W., Clarkson, B. A., Kerr, D. N., Massey, Smart, G. A., Swinney, J., Uldall, R., und Wilkinson, R.: Regular dialysis treatment at Newcastle-upon-Tyne, Proc. Europ. Dial. Transpl. Ass. 2:304, 1965.

Elliott, R. W., Horn, D. B., Kerr, D. N. und Pearson, D. T.: In vitro performance of the twin-coil artificial kidney, Lancet **1**:248, 1961.

Emerson, C. P., Jr., und Burrows, B. A.: The mechanism of anemia and its influence on renal function in chronic uremia, J. Clin. Invest. **28**:779, 1949.

Emoto, T., Asamizu, Y., Shikata, U., und Takahashi, M.: Hemodialyzer using ion exchange membrane, J. Jap. Soc. Artif. Organs Tissues 2:41, 1965.

Emoto, T., Nomura, H., Saito, K., und Takahashi, M.: Studies of artificial kidney by using ion exchange membrane, J. Jap. Soc. Artif. Organs Tissues **3**:215, 1966.

Enelow, A. J., und Freed, G. O.: Psychosocial aspects of chronic hemodialysis, Arizona Med. **24**:337, 1967.

Engel, H. P., und Metcalfe, J. O.: Extracorporeal hemodialysis in treatment of salicylate intoxication in dogs, Arch. Int. Pharmacodyn. **120**:31, 1959.

Enger, E.: Current views of intermittent hemodialysis treatment and kidney transplantation, T. Norsk. Laegeforen. **87**:313, 1967.

Enger, E.: New methods in the treatment of barbiturate poisoning, T. Norsk. Laegeforen. **85**:785, 1965.

Erbe, R. W., Greene, J. A., Jr., und Weller, J. M.: Peritoneal dialysis during hemorrhagic shock, J. Appl. Physiol. **22**:131, 1967.

Erben, J.: The artificial kidney and its role in the treatment of renal fialure, Sborn. Ved. Prac. Lek. Fak. Karlov. Univ. 8:291, 1965.

Erben, J., und Groh, J.: New modification of the met al-coil-kidney, Proc. Europ. Dial. Transpl. Ass. **4**:397, 1967.

Erickson, R. V., Williman, M., und Pendras, J. P.: A true hypercoagulability state in patients on chronic hemodialysis, Trans. Amer. Soc. Artif. Intern. Organs **12**:205, 1966.

Eschbach, J. W., Jr., Barnett, B. M., Cole, J. J., und Scribner, B. H.: Hemodialysis in the home: A new approach to the treatment of chronic uremia, Ann. Intern. Med. **67**:1149, 1967.

Eschbach, J. W., Jr., Funk, D., Adamson, J., Kuhn, I., Scribner, B. H., und Finch, C. A.: Erythropoiesis in patients with renal failure undergoing chronic dialysis, New Eng. J. Med. **276**:653, 1967.

Eschbach, J. W., Jr., Funk, D. D., Scribner, B. H., und Finch, C. A.: A study of the anemia of chronic renal failure, Clin. Res. **14**:167, 1966.

Eschbach, J. W., Jr., Wilson, W. E., Jr., Peoples, R. W., Wakefield, A. W., Babb, A. L., und Scribner, B. H.: Unattended overnight home hemodialysis Trans. Amer. Soc. Artif. Intern. Organs **12**: 346, 1966.

Esmond, G. W., und Strauch, M.: Successful treatment of a severe glutethimide (Doriden) poisoning with an optimized artificial kidney (Dialung), Invest. Urol. **3**:512, 1966.

Esmond, W. G., Strauch, M., Clark, H., Lewitinn, A., und Moore, S.: The dialung artificial kidney—a compact, pumpless, low cost hand portable, clinical hemodialysis system, Bull. Sch. Med., Univ. Maryland **51**:3, 1966.

Esmond, W. G., Strauch, M., Zapata, A., und Hernandez, F.: Fourteen patient-years experience with a simplified home-hospital chronic hemodialysis system, Trans. Amer. Soc. Artif. Intern. Organs **13**:254, 1967.

Esmond, W. G., Strauch, M., Zapata, A., Hernendez, F., Lewitinn, A., und Moor Moore, S.: Chronic periodic hemodialysis in Maryland; fifteen patient-years experience with a simplified, low cost system, Bull. Sch. Med., Univ. Maryland **52**:2, 1967.

Etteldorf, J. N., Montalvo, J. M., Kaplan, S., und Sheffield, J. A.: Intermittent peritoneal dialysis in treatment of experimental salicylate intoxication, J. Pediat. **56**:1, 1960.

Evans, D. B., Clarkson, E. M., und Curtis, J. R.: Blood loss using the modified two-layer Kiil dialyzer, Brit. Med. J. **4**:651, 1957.

Eyschen, J. M., Nakamoto, S., und Kolff, W. J.: Neuromuscular syndrome after electrolyte disturbance and severe acidosis: Treatment with the artificial kidney, Minnesota Med. **43**:693, 1960.

Falk, J. L., und Lipton, J. M.: Temporal factors in the genesis of NaCl appetite by intraperitoneal dialysis, J. Comp. Physiol. Psychol. **63**:247, 1967.

Faris, T. D., and Carey, T. A.: Arteriovenous shunts for hemodialysis, Amer. J. Surg. **113**:679, 1967.

Fattorusso, V.: Technic of dialysis and renal transplantation, Presse. Med. **75**:337, 1967.

Felts, J. G., Barringer, M., und Meredith, J. H.: Combined chelation, hemodialysis and alkalinization a possible treatment for iron poisoning, Trans. Amer. Soc. Artif. Intern. Organs **8**:229, 1962.

Fenton, S. S., Blagg, C. R., Eschbach, J. W., Jr., und Scribner, B. H.: Treatment of endstage renal disease by home hemodialysis, J.A.M.A. **23**: 1096, 1968.

Fernandez, J. C., Pann, W., und Kessel, M.: Inflow and outflow pressure in twin-coil, single coil and chron-a-coil kidney during hemodialysis and ultrafiltration, Proc. Europ. Dial. Transpl. Ass. 2:260, 1965.

Figueroa, J. E.: Management of uremia in older patients: Hemodialysis and renal transplantation, J. Amer. Geriat. Soc. **16**:1323, 1968.

Finberg, L., Kiley, J., und Luttrell, C. N.: Mass accident salt poisoning in infancy, J.A.M.A. **184**:187, 1963.

Fine, R. N., DePalma, J. R., Liebermann, E., Donnell, G. N., Gordon, A., und Maxwell, M. H.: Extended hemodialysis in children with chronic renal failure, J. Pediat. **73**:706, 1968.

Fine, R. N., Stiles, Q., DePalma, J. R., und Donnell, G. N.: Hemodialysis in infants under 1 year of age for acute poisoning, Amer. J. Dis. Child. **116**:657, 1968.

Finkenstaedt, J. T., und Merrill, J. P.: Renal function after recovery from acute renal failure, New Eng. J. Med. **254**:1023, 1956.

Firme, C. N., Anthone, R., Anthone, S. und MacNeill, A. E.: Studies with a cellulose membrane oxygenator, J. Thorac. Cardiov. Surg. **40**:253, 1960.

Fishman, A. P., Kroop, I. G., Leiter, H. E., und Hyman, A.: Experiences with the Kolff artificial kidney, Amer. J. Med. **7**:15, 1949.

Fitzgerald, O., und Murphy, P.: Studies on the physiological chemistry and clinical significance of urease and urea with special reference to the stomach, Irish J. Med. Sci. **6**:97, 1950.

Flanigan, W. J., Henderson, L. W., und Merrill, J. P.: The clinical application and technique of peritoneal dialysis, G. P. **29**:98, 1963.

Flynn, C. T.: Peritoneal dialysis in hypercatabolic acute renal failure, Lancet **1**:1331, 1967.

Freake, R., Nayman, J., und Gurr, F. W.: A review of the incidence of septicaemia as a complication in 85 cases of acute and chronic renal failure, Med. J. Aust. **2**:507, 1966.

Freeman, R. M., Lawton, R. L., und Chamberlain, M. A.: Dialysis-induced vomiting due to a malfunctioning water softener: The hard water syndrome, Proc. III Int. Cong. Nephrol. **3**:193, 1966.

Freeman, R. M., Lawton, R. L., und Chamberlain, M. A.: Hard-water syndrome, New Eng. J. Med. **276**:1113, 1967.

Freeman, R. B., Maher, J. F., und Schreiner, G. E.: The affinity of synthetic membranes for calcium, Trans. Amer. Soc. Artif. Intern. Organs **11**:99, 1965.

Freeman, R. B., Maher, J. F., und Schreiner, G. E.: Hemodialysis for chronic renal failure: Technical considerations, Ann. Intern. Med. **62**:519, 1965.

Freeman, R. B., Setter, J. G., Maher, J. R., und Schreiner, G. E.: Characteristics and comparative efficiencies of coil and parallel flow hemodialyzers, Trans. Amer. Soc. Artif. Intern. Organs **10**:174, 1964.

Freireich, A. W., Cinque, T. J., Zanthaky, G., und Landau, D.: Hemodialysis for isopropanolol poisoning, New Eng. J. Med. **277**:699, 1967.

Freis, E. D.: Rationale and methods for treatment of early essential hypertension, J. Nat. Med. Ass. **50**:405, 1958.

Fretter, C.: Peritoneal dialysis, Nurs. Times **62**:42, 1966.

Friedlander, H., and Rickles, R.: Membrane technology: Theory and development, Anal. Chem. **37**:27A, 1965.

Friedman, E. A., und Thomas, G. E.: Hepatitis complicating chronic hemodialysis, Lancet **2**:675, 1966.

Frimpter, G. W., und Thompson, D. D.: Conjugated amino acids in deproteinized plasma of patients with renal failure, J. Clin. Invest. **36**:1672, 1957.

Fritz, K. W.: Die Modifizierung einer künstlichen Niere für Kurzzeit- und Langzeitdialysen, Deutsch. Arch, Klin. Med. **209**:663, 1964.

Fritz, K. W.: Über die Prüfung der Dialysierfähigkeit einer Künstlichen Niere, Deutsch. Arch. Klin. Med. **209**:651, 1964.

Fritz, K. W., und Neuhaus, G.: Dialysancebestimmung mit der Künstlichen Niere nach Moeller, Deutsch. Arch. Klin. Med. **211**:59, 1965.

Fritzer, W., Jahn, O., und Pinggera, W.: Recannulation of the Scribner bypass, Proc. Europ. Dial. Transpl. Ass. **4**: 366, 1967.

Frost, T. H., Rastogi, S. P., Ashcrost, R., und Kerr, D. N.: Dialysis fluid requirements in single pass and recirculation dialysis, Proc., Europ. Dial. Transpl. Ass. **4**:400, 1967.

Fry, D. L., und Hoover, P. L.: Single pass dialysate flow for the Seattle pumpless hemodialysis system, Trans. Amer. Soc. Artif. Intern. Organs **10**:98, 1964.

Fujii, T., Watanuki, S., Hiravayashi, K., Higuchi, M., Miyauchi, Y., Noguchi, T., Taguchi, M., Fujita, M., Suzuki, S., Yoshii, I., Otsuka, N., Fujimoto, S., Yamanaka, Y., Maruyama, T., und Shima, T.: Experimental studies of hemodynamics of dialysis in serious renal failure cases, J. Jap. Soc. Artif. Organs Tissues **4**:64, 1967.

Funck-Brentano, J. L., und Zingraff, J.: Etude de l'épuration du D.T.P.A. lanthone 140 par le rein artificiel chez l'homme, Proc. Europ. Dial. Transpl. Ass. **3**:48, 1966.

Funder, J., und Wieth, J. O.: Changes in cerebrospinal fluid composition following hemodialysis, Scand. J. Clin. Lab. Invest. **19**:301, 1967.

Gallagher, N. I., McCarthy, J. M., Hart, K. T., und Lange, R. D.: Evaluation of plasma erythropoietic stimulating factors in anemic patients, Blood **14**:662, 1959.

Gallagher, N. I., McCarthy, J. M., und Lange, R. D.: Observations on erythropoietic-stimulating factor (ESF) in the plasma of uremic and nonuremic anemic patients, Ann. Intern. Med. **52**:1201, 1960.

Galletti, P. M., Hopf, M. A., Peirce, E. C., II: A membrane lung-kidney, Trans. Amer. Soc. Artif. Intern. Organs **8**:47, 1962.

Galletti, P. M., Pasqualino, A., und Geering, R. G.: Hemodialysis in cancer chemotherapy, Trans. Amer. Soc. Intern Intern. Organs **12**:20, 1966.

Ganter, G.: Über die Beseitigung giftiger Stoffe aus dem Blute durch Dialyse, München. Med. Wschr. **70**:1478, 1923.

Garrett, J. J.: Acute renal failure in pregnancy, Illinois Med. J. **133**:699, 1968.

Gary, N. E., Maher, J. F., und Schreiner, G. E.: Lupus nephritis: Renal function after prolonged survival, New Eng. J. Med. **276**:73, 1967.

Gasteyer, K. H.: Intermittent peritoneal dialysis in renal insufficiency–its performance, indication and evaluation, Med. Welt **42**:2390, 1965.

Geiger, A.: Method of ultrafiltration in vivo, J. Physiol. **71**:111, 1931.

Gelman, C.: Microporous membrane technology: Historical development and applications, Anal. Chem. **37**:29A, 1965.

Gerdts, E.: Peritoneal dialysis in toxemia with anuaria and hemolysis, T. Norsk, Laegeforen. **87**:1203, 1967.

Gettler, D. T., und Schloerb, P. R.: Nutriodialysis; a new method for administration of glucose and amino acids, Surg. Forum **8**:46, 1957.

Geutch, C. F., Stevens, S. C., und Watkins, F. L.: Periodic peritoneal dialysis in chronic renal insufficiency, Ann. Intern. Med. **60**:289, 1964.

Gilliland, K. G., und Hegstrom, R. M.: The effect of hemodialysis on cerebrospinal fluid pressure in uremic dogs, Trans. Amer. Soc. Artif. Intern. Organs **9**:44, 1963.

Ginn, H. E., Anderson, K. E., Mercier, R. K., Stevens, T. W., und Matter, B. J.: Camphor intoxication treated by lipid dialysis, J.A.M.A. **203**:230, 1968.

Ginzburg, B. Z., und Katchalsky, A.: The fractional coefficients of the flow of non-electrolytes through artificial membranes, J. Gen. Physiol. **47**:403, 1963.

Giovannetti, S.: Low nitrogen diet in severe chronic uraemia: Clinical experience of 18 months' duration, Proc. Europ. Dial. Transpl. Ass. **1**:147, 1964.

Giovannetti, S., Cioni, L., Maggiore, Q., Balestri, P. L., und Biagini, M.: A "clotscrew" for the winged-in line shunt. Proc. Europ. Dial. Transpl. Ass. **4**:363, 1967.

Giovannetti, S., and Maggiore, Q.: A low nitrogen diet with proteins of high biological value for severe chronic uraemia, Lancet **1**:1000, 1964.

Giuliano, H.: Acute poisoning with aniline treated with exchange transfusion and peritoneal dialysis, Hospital (Rio) **68**:1377, 1965.

Gjessing, J.: Addition of amino acids to peritoneal dialysis fluid, Lancet **2**:812, 1968.

Gjessing, J.: Bacterial growth in the dialysate fluid and the reaction of peritoneum to peritoneal dialysis, Acta Med. Scand. **182**:509, 1967.

Gjessing, J.: Effects of peritoneal dialysis on respiration, J. Lakartidningen **64**: 26; 1967.

Gjessing, J.: Pleural dialysis, Acta Med. Scand. **182**:259, 1967.

Goldner, F.: The artificial kidney, Southern Med. J. **50**:1301, 1957.

Goldner, F., Gordon, G. L., und Danzig, L. E.: Use of artificial kidney in chronic renal disease, Arch. Intern. Med. **93**:61, 1954.

Goldner, D., Gordon, G. L., und Danzig, L. E.: Use of artificial kidney in chronic renal disease, Arch. Intern. Med. **93**:61, 1954.

Goldner, F., und Grossman, L. A.: The artificial kidney, J. Tenn. Med. Ass. **52**:480, 1959.

Goldsmith, H. J., Nakamoto, S., und Kolff, W. J.: Expanding the indications for treatment with the artificial kidney, Lancet **2**:111, 1960.

Goldsmith, E. I., Whitsell, J. C., II. Skelley, K., und Lubash, G. D.: Repeated peritoneal dialysis in preparation for renal transplantation, Surg. Gynec. Obstet. **121**:42, 1965.

Goldstein, H., Murphy, D., Sokol, A., und Rubini, M. D.: Gastric acid secretion in patients undergoing chronic dialysis, Arch. Intern. Med. **120**:645, 1967.

Gombos, E. A., Hendler, E. D., und Hendler, R. G.: Arteriovenous shunt survival and pressure-flow relationships in the extracoporeal circuit of patients undergoing chronic haemodialysis, Proc. Europ. Dial. Transpl. Ass. **4**:43, 1967.

Gombos, E. A., Lee. T. H., Harton, M. R., und Cummings, J. W.: One year's experience with an intermittent dialysis program, Ann. Intern. Med. **61**:462, 1964.

Gonzalez, F. M., Pabico, R. C., Brown, H. W., Maher, J. F., und Schreiner, G. E.: Further experience with the use of routine intermittent hemodialysis in chronic renal failure, Trans. Amer. Soc. Artif. Intern. Organs **9**:11, 1963.

Goodey, J., und Kelly, J.: Social and economic effects of regular dialysis, Lancet **2**:147, 1967.

Goodwin, N. J., und Friedman, E. A.: The effects of renal impairment, peritoneal dialysis and hemodialysis on serum sodium colisthimethate levels, Ann. Intern. Med. **68**:984, 1968.

Goodwin, N. J., Valenti, C., Hall, J. E., und Friedman, E. A.: Effects of uremia and chronic hemodialysis on the reproductive cycle, Amer. J. Obstet. Gynec. **100**:528, 1958.

Gorbovitskii, E. B., Gol'dina, B. G., und Unik, V. I.: On the evaluation of the effectiveness of peritoneal dialysis Biull Eksp. Biol. Med. **60**:42, 1965.

Gordon, L. A., Richards, V., und Perkins, H. A.: Studies in regional heparinization: The use of simultaneous neutralization with protamine–preliminary studies, New Eng. J. Med. **255**:1025, 1956.

Gordon, L. A., Simon, E. R., Rukes, J. M., Richards, V., und Perkins, H. A.: Studies in regional heparinization: Artificial kidney hemodialysis without systemic heparinization. Preliminary report of a method using simultaneous infusion of heparin and protamine, New. Eng. J. Med. **255**:1063, 1956.

Gordon, S., und Rubini, M. E.: Protein losses during peritoneal dialysis,

Amer. J. Med. Sci. **253**:283, 1967.
Goss, J. E., Alfrey, A. C., Vogel, J. H., und Holmes, J. H.: Hemodynamic changes during hemodialysis, Trans. Amer. Soc. Artif. Intern. Organs **13**: 68, 1967.
Graham, R. H., und Radermacher, T. P.: Effects of dialyzer construction on transferrates, J. Lab. Clin. Med. **40**: 271, 1952.
Gral, T., Sokol, A., und Rubini, M. E.: Iron overload on patients on chronic hemodialysis: C.C.D. role of dialysate iron, Trans. Int. Cong. Nephrol. **3**: 202, 1966.
Gral, R., Sokol, A., und Rubini, M. E.: Some medical problems of chronic hemodialysis, Israel J. Med. Sci. **3**: 14, 1967.
Grantham, J. J., und Schloerb, P. R.: Acute magnesium depletion and excess induced by hemodialysis, Amer. J. Phsiol. **189**:1211, 1960.
Green, A. A.: Peritoneal dialysis in a severely burnt child, Guy Hosp. Rep. **115**:129, 1966.
Greenberg, P. A., und Stanford, J. P.: Removal and absorption of antibiotics in patients with renal failure undergoing peritoneal dialysis: Tetracyclin, chloramphenicol, kanamycin, and colistimethate, Ann. Intern. Med. **66**:465, 1967.
Greville, C.: Blood pressure control in regular dialysis therapy, Irish Nurses J. **1**:13, 1968.
Griffith, G. C., Nichols, G., Asher, J. D., und Flannagan, B.: Heparin osteoporosis, J.A.M.A. **193**:91, 1965.
Grimsrud, L., und Babb, A. L.: Optimization of dialyzer design for the hemodialysis system, Trans. Amer. Soc. Artif. Intern. Organs **10**:101, 1964.
Grimsrud, L., und Babb, A. L.: Velocity and concentration profiles from laminar flow of a Newtonian fluid in an dialyzer, Chem. Eng. Prog. Symp. Series, Chem. Engr. Med. **66**:19, 1966.
Grimsrud, L., Cole, J. J., Eschbach, J. W., Babb. A. L., und Scribner, B. H.: Safety aspects of hemodialysis, Trans. Amer. Soc. Artif. Intern. Organs **13**:1, 1967.
Grimsrud, L., Cole, J. J., Lehman, G. A., Babb, A. L., und Scribner, B. H.: A central system for the continuous preparation and distribution of hemodialysis fluid, Trans. Amer. Soc. Artif. Intern. Organs **10**:107, 1964.
Grimsrud, L., Fry, D. L., und Babb, A. L.: Permeability measurements of membranes, Proc. Europ. Dial. Transpl. Ass. **4**:101, 1967.
Grollman, A. P.: Removal of bilirubin by albumin binding during intermittent peritoneal dialysis, New Eng. J. Med. **267**:279, 1962.
Grollman, A., Muirhead, E. E., und Vana Vanatta, J.: Role of kidney in pathogenesis of hypertension as determined by study of effects of bilateral nephrectomy and other experimental procedure on blood pressure of dogs, Amer. J. Physiol. **157**:21, 1949.
Grollman, A., Turner, L. B., und McLean, J. A.: Intermittent peritoneal lavage in the nephrectomized dog and its application to the human being, Arch. Intern. Med. **87**:379, 1951.
Gross, M., und McDonald, H. P., Jr.: Effect of dialysate temperature and flow rate on peritoneal clearance, J.A.M.A. **202**:363, 1967.
Grossman, D. F., Kopp, K. F., und Frey, J.: Transport of urea by erythrocytes during haemodialysis, Proc. Europ. Dial. Transpl. Ass. **4**:250, 1967.
Grumer, H. A., Stannus, D. G., und Stoddard, G. R.: The feasibility of a hemodialysis unit in a community hospital, Southern Med. J. **59**:789, 1966.

Guarino, J. R., und Guarino, L. J.: An artificial kidney: A simplified apparatus, Science **115**:285, 1952.

Guedon, J., und Jacobs, C.: Repeated hemodialysis in chronic renal insufficiency, Rev. Infirm. Assist. Soc. **17**: 301, 1967.

Gunn, A. D.: Renal dialysis; where life depends on a machine, Nurs. Times **63**:3, 1967.

Gurland, H. J., und Hertel, G.: Problems of organization and financing of permanent dialysis centers in Germany, Med. Klin. **61**:644, 1966.

Gutch, C. F.: Peritoneal dialysis, Trans. Amer. Soc. Artif. Intern. Organs **10**: 406, 1964.

Gutch, C. F., und Stevens, S. C.: Silastic catheter for peritoneal dialysis, Trans. Amer. Soc. Artif. Intern. Organs **12**: 106, 1966.

Gutch, C. F., Stevens, S. C., und Watkins, F. L.: Periodic peritoneal dialysis in chronic renal insufficiency, Ann. Intern. Med. **60**:289, 1964.

Gutierrez, M. R., und Lewis, J. A.: A prolonged dialysis, Med. Serv. J. Canada **22**:423, 1966.

Gutman, R. A., Hickman, R. O., Chatrian, G. E., und Scribner, B. H.: Failure of high dialysis-fluid glucose to prevent the disequilibrium syndrome, Lancet **1**:295, 1967.

Haas, G.: Die Methoden der Blutauswaschung. In Abderhaldens Handbuch der biol. Arbeitmethoden **8**:717, 1935.

Haas, G.: Über Versuche der Blutauswaschung am Lebenden mit Hilfe der Dialyse, Arch. Exp. Path. Pharmacol. **116**:158, 1926.

Haas, G.: Versuche der Blutauswaschung am Lebenden mit Hilfe der Dialyse, Klin. Wschr. **4**:13, 1925.

Hach, W., und Brass, H.: Experiences in the performance of the Scribner-Quinton shunt for extracorporeal dialysis, Med. Welt **16**:874, 1966.

Hager, E. B.: Clinical observations on 5 patients with chronic uremia, New Eng. J. Med. **273**:304, 1965.

Hagstam, K., und Lindholm, T.: Treatment of exogenous poisoning with special regard to the need for artificial kidney in severe complicated cases, Acta Med. Scand. **175**:507, 1964.

Hall, M., Kerr, D., Smart, G., Ashcroft, R., Elliott, W., und Swinney, J.: The atwall artificial kidney: An assesment after one year, Brit. J. Urol. **33**:2, 1961.

Hamburger, J.: Anuaria in carbon tetra chloride poisoning, J.A.M.A. **171**: 578, 1959.

Hamburger, J., Halpern, B., und Mathe, G.: Etude expérimentale de la perfusion intestinale chez le chine et de ses conséquences, en particular sur l'équilbre hydrique de l'organisme, Sem. Hôp. Paris **75**:1, 1950.

Hamburger, J., Richet, G., und Funck-Brentano, J. L.: Recherches sur le rein artificiel, Rev. Med. Liège 13:**74**, 1958.

Hampers, C. L., Blaufox, M. D., und Merrill, J. P.: Anticoagulation rebound after hemodialysis, New Eng. J. Med. **275**:776, 1966.

Hampers, C. L., Doak, P. B., Callaghan, M. N., Tyler, H. R., und Merrill, J. P.: The electroencephalogram and spinal fluid during hemodialysis, Arch. Intern. Med. **118**:340, 1966.

Hampers, C. L., und Merrill, J. P.: Hemodialysis in the home–13 months' experience, Ann. Intern. Med. **64**:276, 1966.

Hampers, C. L., Merrill, J. P., und Cameron, E.: Hemodialysis in the home–a family affair, Trans. Amer. Soc. Artif. Intern. Organs **11**:3, 1965.

Hampers, C. L., Skillman, J. J., Lyons, J. J., Olsen, J. E., und Merrill, J. P.: A hemodynamic evaluation of bilateral nephrectomy and hemodialysis in hypertensive man, Circulation **25**: 272, 1967.

Hampers, C. L., Soeldner, J. S., Doak, P. B., and Merrill, J. P.: Effect of chronic renal failure and hemodialysis on carbohydrate metabolism, J. Clin. Invest. **45**:1719, 1966.

Hanicki, Z.: On the dialysis treatment of patients with chronic renal failure, Pol. Tyg. Lek. 22:1137, 1967.

Hanson, J. S., Carmody, M., und Keogh, B.: Access to circulation by permenent arteriovenous fistula in regular dialysis treatment, Proc. Europ. Dial. Transpl. Ass. **4**:91, 1967.

Hanson, J. S., Carmody, M., Keogh, B., und O'Dwyer, W. F.: Access to circulation by permenent arteriovenous fistula in regular dialysis treatment, Brit. Med. J. **4**:586, 1967.

Hardenburg, H. C., Jr., und Day, K. L.: Extracorporeal hemodialysis in a 350-bed community hospital, J. Urol. **96**:976, 1966.

Harris, A. H., und Vertes, V.: Peritoneal lavage in control of edema: Report of its use in chronic renal failure, Ohio Med. J. **62**:64, 1967.

Harthorne, J. W., Marcus, A. M., und Kaye, M.: Management of massive imipramine overdosage with mannitol and artificial dialysis, New. Eng. J. Med. **268**:33, 1963.

Haviland, J. W.: Experiences in establishing a community artificial kidney center, Trans. Amer. Clin. Climat. Ass. **77**:125, 1965.

Hayes, C. P., Jr., Gunnells, J. C., Jr., und Robinson, R. R.: Percutaneous insertion of Teflon needles for hemodialysis, Trans. Amer. Soc. Artif. Intern. Organs **12**:215, 1966.

Hayes, C. P., Metz, E. N., Robinson, R. R., und Rundles, R. W.: The use of allopurinal (HPP) to control hyperuricemia in patients on chronic intermittent hemodialysis, Trans. Amer. Soc. Artif. Intern. Organs **11**: 247, 1965.

Hayes, C. P., Jr., und Robinson, R. R.: Fecal potassium excretion in patients on chronic intermittent hemodialysis, Trans. Amer. Soc. Artif. Intern. Organs **11**:242, 1965.

Heap, G. J., und Hughes, P. D.: Emptying the Kiil kidney, Lancet **2**:1148, 1967.

Hegstrom, R. M., Murray, J. S., Pendras, J. P., Burnell, J. M., und Scribner, B. H.: Artificial kidney–hemodialysis in the treatment of chronic uremia, Trans. Amer. Soc. Artif. Intern. Organs **7**:136, 1961.

Hegstrom, R. M., Murray, J. S., und Scribner, B. H.: Two years' experience with periodic hemodialysis in the treatment of chronic uremia, Trans. Amer. Soc. Artif. Intern. Organs **8**:266, 1962.

Hegstrom, R. M., Quinton, W. E., Dillard, D. H., Cole, J. J., und Scribner, B. H.: Teflon cannula (dialysis)–one year's experience with the use of indwelling Teflon cannulas and bypass, Trans. Amer. Soc. Artif. Intern. Organs **7**:47, 1961.

Hemodialysis in the treatment of barbiturate poisoning J.A.M.A. **152**:822, 1953.

Henderson, L. W.: Peritoneal ultrafiltration dialysis: Enhenced urea transfer using hypertonic peritoneal dialysis fluid, J. Clin. Invest. **45**:950, 1966.

Henderson, L. W., Besarab, A., Michaels, A., und Bluemle, L. W., Jr.: Blood purification by ultrafiltration and fluid replacement (diafiltration), Trans. Amer. Soc. Artif. Intern. Organs **13**: 216, 1967.

Henderson, L. W., Merrill, J. P., und Crane, C.: Further experience with inlying plastic conduit for chronic peritoneal dialysis, Trans. Amer. Soc. Artif. Intern. Organs **9**:108, 1963.

Henderson, L. W., Rodriguez, B., und Bluemle, L. W., Jr.: Factors influencing blood pH changes during extracorporeal dialysis in patients with chronic renal failure, Trans. Amer. Soc. Artif. Intern. Organs **12**:193, 1966.

Herbertson, M.: Intermittent haemodialysis: Nursing care and general management. Nurs. Mirror **122**:3, 1966.

Herms, W.: Extracorporeal dialysis in the treatment of poisoning, German Med. Monthly **12**:104, 1967.

Hickman, R. O., und Scribner, B. H.: Application of the pumpless hemodialysis system to infants and children, Trans. Amer. Soc. Artif. Intern. Organs **9**:309, 1962.

Hillenbrand, H. J., Hoeltzenbein, J., und Schmandt, W.: Zur Technik der extrakorporalen Hämodialyse, Chirurg **30**:200, 1959.

Hilton, D. D., Blainey, J. D., Dawson-Edwards, P., Dorricott, N. J., und Simpson, K. M.: Experience of home dialysis using disposable dialyzers, Proc. Europ. Dial. Transpl. Ass. **4**:35, 1967.

Hindberg, J., Nakamoto, S., und Kolff, W. J.: Anuria after operation for abdominal aortic aneurysm treated by hemodialysis with complete recovery, Surgery **50**:755, 1961.

Hodges, H. H., und Gilmour, M. T.: The continuing hazard of bromide intoxication, Amer. J. Med. **10**:459, 1951.

Hoeltzenbein, J.: Diskussionsbemerkung. Trans. Amer. Soc. Artif. Intern. Organs **12**:368. 1966.

Hoeltzenbein, J.: Clinical experience with the concentric coil kidney, Proc. Europ. Dial. Transpl. Ass. **4**:121, 1967.

Hoeltzenbein, J.: Der Femoralis-profunda Shunt. Deutsch. Med. Wschr. **92**:1305, 1967.

Hoeltzenbein, J.: A new diaposable coil system. Preliminary report. Europ. Dial. Trans. Ass. **3**:390, 1966.

Hoeltzenbein, J.: A new type of all-silicone rubber arteriovenous shunt, Proc. Europ. Dial. Transpl. Ass. **4**:39, 1967.

Höffler, D., Opitz, A., und Schaefer, K.: Die Effektivität der Hämodialyse mit der Travenolniere. Dtsch. Med. Wschr. **92**:199, 1967.

Holden, H. M., Skerry, V. M., und Quinlan, J. J.: Peritoneal dialysis, Canad. Nurse **62**:40, 1966.

Holiday, M. A.: Dialysis in pediatrics, including use of the artificial kidney, Pediatrics **22**:418, 1958.

Hollander, G., Sterling, J. A., und Doane, J. C.: A new type of artificial kidney: Technique, J. Urol. **69**:605, 1953.

Hollander, G., Sterling. J. A., und Doane, J. C.: A new type of artificial kidney: Treatment of acute and chronic uremia, J. Urol. **69**:753, 1953.

Holmes, J. H.: The changing role of the family physician in the treatment of patients with chronc renal failure, Maryland Med. J. **16**:75, 1967.

Homes, J. H., Crandall, J. L., Dwyer, W. C., und Short, W. F.: Renal failure (clinical)–the relation of salivary flow to the state of hydration in patients with uremia and renal failure, Trans. Amer. Soc. Artif. Intern. Organs **6**:152, 1960.

Holmes, J. H., und Nakamoto, S.: Removal of fluid from the patient during hemodialysis, Trans. Amer. Intern. Organs **5**:58, 1959.

Holmes, J. H., Nakamoto, S., und Sawyer, K. C., Jr.: Artificial kidney–changes in blood composition before and after dialysis with the Kolff twin coil kidney, Trans. Amer. Soc. Artif. Intern. Organs 4:16, 1958.

Holmes, J. H., und Ogden, D. A.: The role of hemodialysis in renal transplantation, Trans. Amer. Soc. Artif. Intern. Organs **10**:256, 1964.

Holmes, J. H., Stonington, O. G., van Schoonhoven, P., Richey, T. W., und Takeda, Y.: Experiences with the Kolff twin-coil artificial kidney, J. Urol. **80**:102, 1958.

Honey, G. E., und Jackson, R. C.: Artificial respiration and an artificial kidney for severe barbiturate poisoning, Brit. Med. J. **2**:1134, 1959.

Houck, C. R.: Effect of hydration and dehydration on hypertension in the chronic bilaterally nephrectomized dog, Amer. J. Physiol. **176**:183, 1954.

Hulet, W. H.: A procedure for peritoneal dialysis in the treatment of renal failure, Amer. J. Clin. Path. **25**:1253, 1955.

Hutchings, R. H., Hegstrom, R. M., und Scribner, B. H.: Glucose intolerance in patients on long-term intermittent dialysis, Ann. Intern. Med. **65**:275, 1966.

Hutchings, R. H., Hickman, R. O., und Scribner, B. H.: Chronic hemodialysis in a preadolescent, Pediatrics **37**:68, 1966.

Hyman, E. S.: Some observations on the organic acids in acute renal failure, Trans. Amer. Soc. Artif. Intern. Organs **5**:95, 1959.

Inada, T., Sawanishi, K., Kawamura, J., Miyake, Y., und Okabe, T.: Regional heparinization during hemodialysis with the artificial kidney, J. Jap. Soc. Artif. Organs Tissues **4**:63, 1967.

Indeglia, R. A., Dorman, F. D., Casteneda, A. R., Varco, R. L., und Bernstein, E. F.: Use of GBH-coated Tygon tubing for experimental prolonged perfusions without systemic heparinization, Trans. Amer. Soc. Artif. Intern. Organs **12**: 166, 1966.

Innes, B. J., und Ogilvy, W. L.: The arteriovenous bypass in chronic hemodialysis, Canad. J. Surg. **10**:240, 1967.

Inou, T, Koike, T., Akiyama, N., Mizumo, K., Ota, K., Takada, M., Nobori, M., Uchida, H., und Sasahara, K.: Application of artificial kidney to chronic renal failure (25 cases of indwelling permanent A-V cannula), J. Jap. Soc. Artif. Organs Tissues **4**:65, 1967.

Inou, T., Koike, T., Akiyama, N., Mizumo, K., Ota, K., Takada, M., Nobori, M., Uchida, H., und Sadahara, K.: Avoidance of bleeding complication during hemodialysis (regional heparinization), J. Jap. Soc. Artif. Organs Tissues **4**:64, 1967.

Inouye, W. Y., und Engelberg, J.: A simplified artificial dialyzer and ultrafilter, Surg. Forum **4**:438, 1953.

Irvine, R. O.: The artificial kidney, New Zeal, J. Physiother. **3**:21, 1962.

Irvine, R. O., und Montgomerie, J. Z.: The artificial kidney: Results after one year, New Zeal. Med. J. **61**:580, 1962.

Irvine, R. O., Montgomerie, J. Z., und Spence, M.: Assisted respiration, noradrenaline infusion and the artificial kidney for glutethimide (Doriden) poisoning, Med. J. Aust. **2**: 277, 1963.

Ishii, J., Takagaki, T., Kin, K., Konda, H., Tsukioka, T., Kuwazama, H., Yamasato, M., Karasama, H., und Kaneko, K.: Hypothermic hemodialysis, J. Jap. Soc. Artif. Organs Tissues **2**:44, 1965.

Ivanovich, P., Marr, T. A., Gothberg, L. A., Steury, R. E., und Drake, R. F.: A compact hydraulic proportioning system for hemodialysis, Trans. Amer. Soc. Artif. Intern. Organs 12 **12**:357, 1966.

Jackson, R. D.: Experiences with the Kolff twin-coil artificial kidney at the renal unit, Princess Mary's Royal Air Force Hospital, Halton, Proc. Roy. Soc. Med. **51**:1071, 1958.

Jacob, G. B., und Deane, N.: Repeated peritoneal dialysis by the catheter replacement method: Description of technique and a replaceable prosthesis for chronic access to the peritoneal cavity, Proc. Europ. Dial. Transpl. Ass. **4**:136, 1967.

Jacob, J. C., Gloor, P., Elwan, O. H., Dossetor, J. B., und Pateras, V.: Electroencephalographic changes in chronic renal failure, Neurology **15**:419, 1965.

Jaffe, R. H., und Laing, D. R.: Changes of the digestive tract in uremia, Arch. Intern. Med. **53**:851, 1934.

Jameson, R. M.: Measuring blood-flow in dialysis, Brit. Med. J. 2:176, 1968.

Javid, M., und Anderson, J.: The effect of urea on cerebrospinal fluid pressure in monkeys before and after bilateral nephrectomy, J. Lab. Clin. Med. 53: 484, 1959.

Jebsen, R. H., Tenckhoff, H., und Honet, J. C.: Natural history of uremic polyneuropathy and effects of dialysis, New Eng. J. Med. **277**:327, 1967.

Jeresaty, R. M., Amato, J. A., und Huszar, R. J.: Application of Seldinger's percutaneous method to peritoneal dialysis; experimental study, J.A.M.A. **197**:129, 1966.

Jirka, J., und Kotkova, E.: Peritoneal dialysis by iso-oncotic dextran solution in anaesthetized dogs: Intra-peritoneal fluid volume and protein concentration in the irrigation fluid, Proc. Europ. Dial. Transpl. Ass. **4**:141, 1967.

Joekes, A. M.: A review of hemodialysis in renal failure and some points in the diagnosis of acute renal failure, Proc. Roy. Soc. Med. **51**:1069, 1958.

Joekes, A. M.: The treatment of acute poisoning, Trans. Med. Soc. London **83**:18, 1967.

Johnson, C., Graham, C. B., und Curtis, F. K.: Roentgenographic manifestations of chronic renal disease treated by periodic hemodialysis, Amer. J. Roentgen. **101**:915, 1967.

Johnson, K. E., und Potter, D. J.: Hemodialysis for chronic uremia in Arizona, past, present and future, Arizona Med. **24**:531, 1967.

Johnson, W. J., Wagoner, R. D., Hunt, J. C., Mueller, G. J., und Hallenbeck, G. A.: Longterm intermittent hemodialysis for chronic renal failure, Mayo Clin, Proc. **41**:73, 1966.

Johnson, W. J., Zabransky, R. J., Mueller, G. I., Wagoner, R. D., und Maher, F. T.: Sterilization of Seattle artificial kidney, Mayo Clin. Proc. **40**:462, 1965.

Jones, A. W., Dooley, J., und Murphy, J. R.: Treatment of choice in barbiturate poisoning: Pentylene-tetrazole (Metrazol) and supportive therapy, J.A.M.A. **143**:884, 1950.

Jones. P. O., Coldsmith, H. J., Wright, F. K., Roberts, C., und Watson, D. C.: Viral hepatitis; a staff hazard in dialysis units, Lancet **1**:835, 1967.

Jorgensen, H. E., und Wieth, J. O.: Dialyzable poisons: Haemodialysis in the treatment of acute poisoning, Lancet **1**:81, 1963.

Joske, R. A., McAlister, J. M., und Prankerd, T. A.: Isotope investigations of red cell production and destruction in chronic renal disease, Clin. Sci. **15**:511, 1956.

Jutzler, G. A., Keller, H. E., Klein, J., Carius, J., Floss, K., Dyckmans, J., Fursattel, L., und Leppla, W.: Physicochemical investigations in regeneration of the dialysing fluid, Excerpta Medica Int. Cong. Series **131**:265, 1966. (Replacement of Renal function

Proc. Third Conf. EDTA, Lyons, France, 1966).

Kallen, R. J.: A method for approximating the efficacy of peritoneal dialysis for uremia, Amer. J. Dis. Child. **111**:156, 1966.

Kallen, R. J., Zaltzman, S., Coe, F. L., und und Metcoff, J.: Hemodialysis in children: Technique, kinetic aspects related to varying body size, and application to salicylate intoxication, acute renal failure and some other disorders, Medicine **45**:1, 1966.

Karliner, J. S.: Propoxyphene hydrochloride poisoning: Report of a case treated with peritoneal dialysis, J.A.M.A. **199**:152, 1967.

Kasai, Y., Sasaki, E., Agishi, T., Danjo, Y., Okinaka, T., Okuno, T., Uemura, T., und Tanaka, N.: Studies on the use of an oral anti-coagulant warfarin, in permanent A-V shunt, J. Jap. Soc. Artif. Organs Tissues **3**:216, 1966.

Kaufmann, W., und Ilg, R.: Säure-Basenhaushalt bei Nierenerkrankungen, Deutsch. Med. Wschr. **93**:2520, 1968.

Kaye, M.: The anemia associated with renal disease, J. Lab. Clin. Med. **52**: 83, 1958.

Kaye, M., Mangel, R., und Neubauer, E.: Studies in calcium metabolism in patients on chronic haemodialysis, Proc. Europ. Dial. Transpl. Ass. **3**:17, 1966.

Kaye, M., McDade, D., Dufresne, L., Comty, C., Thompson, A., und Briggs, J.: Hemodialysis at home, Canad. Med. Ass. J. **99**:779, 1968.

Kaye, M., und Posen, G. A.: Adaptation of a Travenol kidney for chronic dialysis using a Kiil dialyzer and a sterila dialysate circuit, Trans. Amer. Soc. Artif. Intern. Organs **10**:172, 1964.

Keith, N. M., und Burchell, H. B.: Clinical intoxication with potassium; its occurence in severe renal insufficiency, Amer. J. Med. Sci. **217**:1, 1949.

Keitzer, W. A.: Treatment of acute uremia, J. Urol. **73**:921, 1955.

Keitzer, W. A., und Ford, M. L.: Treatment of acute uremia, Ohio Med. J. **51**:537, 1955.

Keitzer, W. A., Ford, M. L., und Miller, E. W.: Clinical experience with the Skeggs-Leonards artificial kidney, J. Urol. **72**:629, 1954.

Kelemen, W. A., und Kolff, W. J.: Artificial kidney statistics–evalution of results of dialyses with the help of McBee punch cards, Trans. Amer. Soc. Artif. Intern. Organs **4**:56, 1959.

Kelemen, W. A., und Kolff, W. J.: An evaluation of the management of acute renal failure with dialysis, Arch. Intern. Med. **102**:871, 1958.

Kelemen, W. A., und Kolff, W. J., Evaluation of dialysis in treatment of chronic renal failure–study of 28 cases treated in one year, Arch. Intern. Med. **106**:608, 1960.

Kelemen, W. A., und Kolff, W. J.: Survey of dialyses for acute renal failure at Cleveland Clinic Hospital in 1958, Cleveland Clin. Quart. **26**: 227, 1959.

Kelemen, W. A., und Kolff, W. J.: Use of an artificial kidney in the very young, the very old and the very sick, J.A.M.A. **171**:530, 1959.

Kelley, R. A., und Hill, L. D.: Acute renal insufficiency and the role of potassium with treatment by intestinal lavage, J. Urol. **66**:645, 1951.

Kendall, A. G., Lowenstein, L., und Morgan, R. O.: The hemorrhagic diathesis in renal disease, Canad. Med. Ass. J. **85**:405, 1961.

Kennedy, A. C., Gray, M. J., Dinwoodie, A., und Linton, A. L.: Artificial kidney–Removal of urea, creatinine, uric acid, and inorganic phosphate by a rotating drum artificial kidney, Lancet **2**:996, 1961.

Kennedy, A. C., Linton, A. L., und Eaton, J. C.: Urea levels in cerebrospinal fluid after hemodialysis, Lancet **1**:410, 1962.

Kennedy, A. C., Linton, A. L., Luke, R. G., und Renfrew, S.: Electroencephalographic changes during hemodialsis, Lancet **1**:408, 1963.

Kennedy, A. C., Linton, A. L., Renfrew, S., Luke, R. G., und Dinwoodie, A.: The pathogenesis and prevention of cerebral dysfunction during dialysis, Lancet **1**:790, 1964.

Kennedy, A. C., Luke, R. G., und Briggs, J. D.: Peritoneal dialysis in renal failure, Lancet **1**:1330, 1967.

Keon, W. J., Mangel, R., und Kaye, M.: Three year's experience with bypass cannulae for chronic hemodialysis, Canad. Med. Ass. J. **96**:524, 1967.

Kerr, D. N.: Planning for the future in the United Kingdom, Proc. Europ. Dial. Transpl. Ass. **3**:153, 1966.

Kerr, D. N.: Regular haemodialysis, Proc. Roy. Soc. Med. **60**:1195, 1967.

Kerr, D. N., und Osselton, J. W.: The EEG as a monitor of cerebral disturbance during fast and slow haemodialysis of patients in chronic failure, Electroenceph. Clin. Neurophysiol. **23**:488, 1967.

Kessel, M., Bennhold, I., und Froese, P.: Activity of a new fibrinolytic enzyme in local thrombolysis in Scribner's shunt, Klin. Wschr. **46**:1259, 1968.

Kessel, M., Kuchenbuch, A., und Tourkantonis, A.: Heparin concentration in regional heparinization during hemodialysis, Proc. Europ. Dial. Transpl. Ass. **2**:253, 1965.

Kessler, B. J., Leibler, J. B., Abrahams, J. I., und Sass, M.: Reduction of hypercalcemia by circulating blood through a cation exchange resin, Proc. Soc. Exp. Biol. Med. **84**:508, 1953.

Khastagir, B., Erben, J., Shimizu, A., Rose, F., Nose, Y., van Dura, D., und Kolff, W. J.: The four-coil artificial kidney for home dialysis, Trans. Amer. Soc. Artif. Intern. Organs **13**:14, 1967.

Kidd, E. E.: Bacterial contamination of dialyzing fluid of artificial kidney, Brit. Med. J. **1**:880, 1964.

Kiil, F.: Development of a parallel-flow artificial kidney in plastics, Acta Chir. Scand. **253**:142, 1960.

Kiil, F., und Glover, J. F.: Parallel flow plastic hemodialyzer as a membrane oxygenator, Trans. Amer. Soc. Artif. Intern. Organs **8**:43, 1962.

Kiley, J. E.: Electroencephalographic evaluation of uremia, Arch. Intern. Med. **116**:67, 1965.

Kiley, J. E., Barenberg, R. I., und Conklin, W. H.: Artificial kidney– dialysance of tritiated water with the twin-coil artificial kidney, Trans. Amer. Soc. Artif. Intern. Organs **4**:26, 1958.

Kiley, J. E., Barenberg, R. I., und Conklin, W. H.: Dialysance of tritiated water with the twin-coil artificial kidney, Trans. Amer. Soc. Artif. Intern. Organs **4**:26, 1958.

Kiley, J. E., Pender, J. C., Welch, H. F., und Welch, C. S.: Ammonia intoxication treated by hemodialysis, New Eng. J. Med. **259**:1156, 1958.

Kiley, J. E., Welch, H. F., Pender, J. C., und Welch, C. S.: Removal of blood ammonia by hemodialysis, Proc. Soc. Exp. Biol. Med. **91**:489, 1956.

Kimoto, S., Inou, T., und Ishii, J.: The artificial kidney using a dog's lung, Trans. Amer. Soc. Artif. Intern. Organs **5**:15, 1959.

Kincaid-Smith, P., Saker, B. M., und Fairley, K. F.: Anticoagulants in "irreversible" acute renal failure, Lancet **2**: 1360, 1968.

Kissack, A. S., Jr., Gliedman, M. L., und Karlson, E. E.: Studies with ion exchange resins, Trans. Amer. Soc. Artif.

Intern. Organs 8:219, 1962.
Kjellstrand, C. M., Lindergard, B., und Boijsen, E.: Treatment of clotted Quinton-Scribner arteriovenous shunts by streptokinase (Kabikinase). Results evaluated by angiographic and resistance studies, Proc. Europ. Dial. Transpl. Ass. 4:61, 1967.
Klendshoj, N. C., Burke, W. J., Anthone, R.: und Anthone, S.: Chlorate poisoning, J.A.M.A. 180:1133, 1962.
Klingler, M.: EEG observations in uremia, Electroenceph. Clin. Neurophysiol. 6:519, 1954.
Klinkmann, H., Rohmann, H., Teichmann, G., und Muller, T.: Influence of an arteriovenous forearm fistula on the circulation of patients with chronic uraemia, Proc. Europ. Dial. Transpl. Ass. 4:50, 1967.
Kloss, J. L., und Boeckman, C. R.: Methylsalicylate poisoning: Case report and discussion of treatment by peritoneal dialysis, Ohio Med. J. 63: 1064, 1967.
Knight, G. J.: Kinetic studies with a trimethoprim/sulphonamide combination; in 5th International Congress of Chemetherapy, Proceedings Voll/1 Antibacterial Chemotherapy p275 Ed. K. H. Spitzy H. Haschek Wien 1967.
Knight, R. K., Trounce, J. R., und Cameron, J. S.: Suicidal chlorate poisoning treated with peritoneal dialysis, Brit. Med. J. 3:601, 1967.
Knowles, E. J.: Peritoneal dialysis at six months; a nursing care study, Nurs. Times 63:1655, 1967.
Kohn, R. M., und Kiley, J. E.: Electrocardiographic changes during hemodialysis with oberservations on contribution of electrolyte disturbances to digitalis toxcity, Ann. Intern. Med. 39: 38, 1953.
Kolff, W. J.: Artificial kidney, J. Mount Sinai Hospital N. Y. 14:71, 1947.
Kolff, W. J.: Artificial kidney—treatment of acute and chronic uremia, Cleveland Clin. Quart. 17:216, 1950.
Kolff, W. J.: Dialysis in treatment of uremia; artificial kidney and peritoneal lavage, Arch. Intern. Med. 94: 142, 1954.
Kolff, W. J.: Acute renal failure: Causes and treatment, Med. Clin. N. Amer. 39:1041 1955.
Kolff, W. J.: Experience in treatment of surgical patients having anuria and uremia, Surg. Gynec. Obstet. 101:563, 1955.
Kolff, W. J.: The artificial kidney; past present and future, Circulation 15:285, 1957.
Kolff, W. J.: The artificial kidney, Amer. Pract. 13:219, 1962.
Kolff, W. J.: First clinical experience with the artificial kidney, Ann. Intern. Med. 62:608, 1965.
Kolff, W. J.: Introduction of a simple artificial kidney in the United States: Result of international cooperation, Cleveland Clin. Quart. 34:151, 1967.
Kolff, W. J.: Die künstliche Niere (the artificial kidney), Med. Prisma 1:1, 1968.
Kolff, W. J., und Berk, H. T. J.: Artificial kidney, dialyzer with great area, Geneesk. Gids 5:21, 1943.
Kolff, W. J., und Berk, H. T. J.: The artificial kidney: A dialyzer with a great area, Acta Med. Scand. 117:121, 1944.
Kolff, W. J., und Higgins, C. C.: Dialysis in the treatment of uremia; artificial kidney and peritoneal lavage, Trans. Amer. Assoc. Genito-Urin. Surgeons, p. 110, 1953.
Kolff, W. J., und Higgins, C. C.: Dialysis in the treatment of uremia; artificial kidney, J. Urol. 72:1094, 1954.
Kolff, W. J., und Leonards, J. R.: Reduction of otherwise intractable edeme by dialysis or filtration, Cleveland Clin. Quart. 21:61, 1954.

Kolff, W. J., und Nakamoto, S.: Progress in dialysis, Proc. III. Int. Cong. Nephrol. 3:274,s1966.

Kolff, W. J., Nakamoto, S., und Humphrey, D. C.: Recovery of anuria after suffocation in nitrogen-treatment with the artificial kidney, Ohio Med. J. **55**:1230, 1959.

Kolff, W. J., Nakamoto, S., und Scudder, J. P.: Experiences with long-term intermittent dialyses, Trans. Amer. Soc. Artif. Intern. Organs **8**:292, 1962.

Kolff, W. J., und Page, I. H.: Influence of protein and other factors on postnephrectomy hypertension in rats sustained with an improved method of peritoneal lavage, Amer. J. Physiol. **178**:69, 1954.

Kolff, W. J., und Watschinger, B.: Further development of a coil kidney; disposable artificial kidney, J. Lab. Clin. Med. **47**:969, 1956.

Kolff, W. J., Watschinger, E., und Vetres, V.: Results in patients treated with the coil kidney (disposable dialyzing unit), J.A.M.A. **161**:1433, 1956.

Kolobow, T., und Dedrick, R. L.: Dialysate capacity augmentation at ultralow flow rates with activated carbon slurry, Trans. Amer. Soc. Artif. Intern. Organs **12**:1, 1966.

Kolobow, T., Moskowitz, G. W., und Bowman, R. L.: A new dynamic disposable artificial kidney, Trans. Amer. Soc. Artif. Intern. Organs **10**: 116, 1964.

Kon, T., Weber, D. C., Mrva, G. L., und Nose, Y.: A double layer support substructure for artificial kidneys, Proc. 21st ACEMB **10**:28.7, 1968.

Kon, T., Weber, D. C., Mrava, G. L., und Nose, Y.: Improvement of the Kolff quadcoil artificial kidney with a double-screen coil, Cleveland Clin. Quart. **35**:229, 1968.

Kon, T., Williams, C., Venaleck, J. T., Nakamoto, S., Weber, D. C., Wildevuur, C. R., and Nosé, Y.: Experimental effect of negative pressure on ultrafiltration in hemodialysis, Cleveland Clin. Quart. **35**:115, 1968.

Konotey-Ahulu, F. I., Baillod, R., und Comty, C. M.: Effect of periodic dialysis on the peripheral neuropathy of end-stage renal failure, Brit. Med. J. **5472**:1212, 1965.

Kopp, K. F., Grossman, D. F., und Frey, J.: The care and maintenance of the Scribner Teflon-silastic shunt: Experience how to prevent infection, Proc. Europ. Dial. Transpl. Ass. **4**: 373, 1967.

Kopp, K. F., Grossmann, D. F., und Frey, J.: The coil kidney in recirculation and in single pass: Comparative efficiency studies, Proc. Europ. Transpl. Ass. **4**:405, 1967.

Koralnik, O., Laperrouza, C., Pitton, J., Hoerni, M., und Baltink, J.: Transperitoneal passage of colimycine, Proc. Europ. Dial. Transpl. Ass. **2**:332, 1965.

Krebs, R., und Flynn, M.: Treatment of hepatic coma with exchange transfusion and peritoneal dialysis, J.A.M.A. **199**: 430, 1967.

Kretchmar, L. H., Greene, W. M., Waterhouse, C. W., und Parry, W. L.: Repeated hemodialysis in chronic uremia, J.A.M.A. **184**:1030, 1963.

Krohn, A. G., Ogden, D. A., und Holmes, J. H.: Renal function in 29 healthy adults before and after nephrectomy, J.A.M.A. **196**:322, 1966.

Kuchinskii, I. N.: Indications and contraindications for hemodialysis, Urol. Nefrol. (Moskva) **30**:60, 1965.

Kuhlback, B.: Indications for the use of hemodialysis and peritoneal dialysis, Europa Med. (Paris) **4**:204, 1965.

Kuhn, W., Majer, H., Heusser, H., und Ruffinen, B. Z.: Künstliche Niere mit Kapillarsystem für den Stoffaustausch, Experienta **13**:469, 1957.

Kulatilake, A. E.: The artificial kidney in acute renal failure following surgery, Proc. Roy. Soc. Med. **59**:42, 1966.
Kulatilake, A. E.: The Teflon-silastic arteriovenous shunt, Proc. Europ. Dial. Transpl. Ass. **4**:369, 1967.
Kunin, C. M.: Nephrotoxocity of antibiotics, J.A.M.A. **202**:204, 1967.
Kunin, C. M., und Atuk, N.: Excretion of cephaloridine and cephalothin in patients with renal impairment, New Eng. J. Med. **274**:654, 1966.
Kunin, C. M., und Finland, M.: Persistence of antibiotics in blood of patients with acute renal failure: Penicillin, streptomycin, erythromycin and kanamycin, J. Clin. Invest. **38**:1509, 1959.
Kunin, C. M., und Finland, M.: Restrictions imposed on antibiotic theraphy by renal failure, Arch. Intern. Med. **104**:204, 1959.
Kunin, C. M., Glazko, A. J., und Finland, M.: Persistence of antibiotics in blood of patients with acute renal failure: Chloramphenicol and its metabolic products in the blood of patients with severe renal disease or hepatic cirrhosis, J. Clin. Invest. **38**: 1498, 1959.
Kunin, C. M., und Rees, S.: Persistence of antibiotics in the blood of patients with acute tubular necrosis and uremia, J. Clin. Invest. **37**:908, 1958.
Kunin, C. M., Rees, S. B., Merrill, J. P., und Finland, M.: Persistence of antibiotics in blood of patients with acute renal failure: Tetracyline and chlortetracyline, J. Clin. Invest. **38**:1487, 1959.
Kupfer, S.: The place of dialysis procedures in clinical management, Amer. J. Med. **22**:511, 1957.
Kupfer, S., und Goyo, R.: A new, easily inserted catheter for intermittent peritoneal dialysis, J.A.M.A. **200**:595, 1967.
Kupfer, S., und Rosenak, S.: A new parallel tube continuous hemodialyzer, Trans. Amer. Soc. Artif. Intern. Organs **5**:2, 1959.
Kupfer, S„ und Rosenak, S.: A new parallel tube continuous hemodialyzer, J. Lab. Clin. Med. **54**:746, 1959.
Kurkus, J., und Falda, Z.: Efficiency of a modified coil-type artificial kidney, Pol. Med. J. **6**:37, 1967.
Kusserow, B. K., Machanic, B., Collins, F. M., Jr., und Clapp, J. F.: Changes observed in blood corpuscles after prolonged perfusions with two types of blood pumps, Trans. Amer. Soc. Artif. Intern. Organs **11**:122, 1965.
Kyle, L. H., Jeghers, H., Walsh, W. P., Doolan, P. D., Wishinsky, H., und Pallotta, A.: The application of hemodialysis to the treatment of barbutirate poisoning, J. Clin. Invest. **32**: 364, 1953.
Kylstra, J. A.: Lavage of the lung, Trans. Amer. Soc. Artif. Intern. Organs **5**: 23, 1959.
Kylstra, J. A.: Lavage of one lobe of one lung of untrained, unanesthetized anuric dogs, Trans. Amer. Soc. Artif. Intern. Organs **6**:22, 1960.
Kylstra, J. A., Moulopoulos, S. D., Franklin, M., und Kolff, W. J.: Artificial kidney–a hemodialyzer-ultrafilter derived from an oxygenator, Trans. Amer. Soc. Artif. Intern. Organs **7**: 22, 1961.
Lampe, W. T., II.: Hypoglycemia due to acetohexamide: Treatment by peritoneal dialysis, Arch. Intern. Med. **120**: 239, 1967.
Lande, A. J., Dos, S. J., Carlson, R. G., Perchau, R. A., Lange, R. P., Sonstegrad, L. J., und Lillehei, C. W.: A new membrane oxygenator-dialyzer, Surg. Clin. N. Amer. **47**:1461, 1967.
Lane, J. A., und Riggle, J. W.: Dialysis, Chem. Eng. Prog. Symp. Series **55**: 127, 1958.

Lange, H., und Grossmann, H. H.: Metastatische Verkalkungen während Peritonealdialyse im Terminalstadium einer chronischen Glomerulonephritis, Deutsch. Med. Wschr. **92**:296, 1967.

Lange, K., und Treser, G.: Automatic continuous high flow peritoneal dialysis, Trans. Amer. Soc. Artif. Intern. Organs **13**:164, 1967.

Lansing, A. M.: Arteriovenous shunts for chronic hemodialysis, Surg. Gynec. Obstet. **125**:775, 1967.

Lash, R. F., Burdette, J. A., und Ozdil, T.: Accidental profound hypothermia and barbiturate intoxication: A report of rapid "core" rewarming by peritoneal dialysis, J.A.M.A. **201**:269, 1967.

Lasher, J. D., und Lasher, R. L.: A new artificial kidney monitor for use with the Travenol twin coil dialyzer, Amer. J. Med. Sci. **253**:461, 1967.

Lasker, N., Harvey, A., und Baker, H.: Vitamin levels in hemodialysis and intermittent peritoneal dialysis, Trans. Amer. Soc. Artif. Intern. Organs **9**: 51, 1963.

Lasker, N., McCauley, B., und Passarotti, C.: Chronic peritoneal dialysis, Trans. Amer. Soc. Artif. Intern. Organs **12**: 94, 1966.

Lasker, N., Shalhoub, R., Habibe, O., und Passarotti, C.: The management of end-stage kidney disease with intermittent peritoneal dialysis, Ann. Int. Med. **62**:1147, 1965.

Lavik, P. S., Leonards, J. R., Buckaloo, G. W., Heisler, C., und Friedell, H. L.: Ineffectiveness of in vivo dialysis in prolonged life of X-irradiated dogs, Proc. Soc. Exp. Biol. Med. **83**:618, 1953.

Lawrence, W., Jr., Vanamee, P., Poppell, J. W., und Randall, H. T.: Effectiveness of treatment of severe ammonia toxicity, Surg. Gynec. Obstet. **109**: 139, 1959.

Lawson, L. J., Crawford, N., Edwards, P. D., und Blainey, J. D.: Platelet destruction and serotonin release during haemodialysis, Proc. Europ. Dial. Transpl. Ass. **2**:63, 1965.

Lawton, R. L., und Lardner, E. D.: Cardiac arrest treated by manual systole and artificial kidney, J. Iowa Med. Soc. **49**:760, 1959.

Lawton, R. L., und Laughlin, L. L.: The treatment of acute renal insufficiency with special references to the artificial kidney, J. Iowa Med. Soc. **50**:367, 1960.

Lea, L.: Barbiturate overdose treated by peritoneal dialysis, Nurs. Mirror **122**:5, 1966.

Lee, C. C., Anderson, R. C., und Chen, K. K.: Vancomycin, a new antibiotic: V. Distribution, excretion, and renal clearance, Ann. Rev. Med. 8:82, 1957; Welch, H., und Marti-Ibanez, F., editors: Proc. 4th Annual Smyp. Antibiotics, N.Y., Med. Encyclopedia, 1957. p. 82.

Lee, H. A., und Ames, A. C.: Haemodialysis in severe barbiturate poisoning, Brit. Med. J. **1**:1217, 1965.

Lee, H. A., Hill, L. F., Hewitt, V., Ralston, A. J., und Berlyne, G. M.: Lacticacidaemia in peritoneal dialysis, Proc. Europ. Dial. Transpl. Ass. **4**:150, 1967.

Lee, H. A.: Evaluation of peritoneal dialysis and haemodialysis in pediatrics, Israel J. Med. Sci. **3**:28, 1967.

Legrain, M., und Merrill, J. P.: Short-term continuous transperitoneal dialysis; a simplified technique, New. Eng. J. Med. **248**:125, 1953.

Leininger, R. I., Epstein, M. M., Falb, R. D., und Grode, G. A.: Preparation of nonthrombogenic plastic surfaces, Trans. Amer. Soc. Artif. Intern. Organs **12**:151, 1966.

Leith, A. B.: Typical case history of patient treated by haemodialysis, Nurs. Mirror **122**:5, 1966.

Lemmon, W. M., Hirose, T., O'Connor, R. A., und Bailey, C. P.: Congestive heart failure–relif by renal dialysis, J.A.M.A. **174**:2124, 1960.

Leonard, E. F.: Large-scale hemodialysis: Engineering and economic considerations, Trans. Amer. Soc. Artif. Intern. Organs **11**:25, 1965.

Leonard, E. F.. und Bluemle, L. W., Jr.: Artificial kidney–factors influencing permeability in extracorporeal hemodialysis, Trans. Amer. Soc. Artif. Intern. Organs **4**:4, 1958.

Leonard, E. F., und Bluemle, L. W., Jr.: Engineering in medicine: Design of an artificial kidney, Trans. Amer. Acad. Sci. **21**:585, 1959.

Leonard, E. F., und Bluemle, L. W., Jr.: Evaluation of dialysis membranes, Trans. Amer. Soc. Artif. Intern. Organs 7:182, 1962.

Leonard, E. F., und Bluemle, L. W., Jr.: The permeability concept as applied to dialysis, Trans. Amer. Soc. Artif. Intern. Organs **6**:33, 1960.

Leonard, E. F., Koffsky, R. M., Casterline, J. F., und Cascone, R. F.: A new tidal-flow dialyzer: In vivo, in vitro, and mathematical assessment, Trans. Amer. Soc. Artif. Intern. Organs **13**: 208, 1967.

Leonard, J. H.: Hemodialyzer with low blood requirement and improved flow characteristics, J. Appl. Physiol. **21**:321, 1966.

Leonards, J. R.: Use of artificial kidney for purpose other than treatment of uremia, Trans. Amer. Soc. Artif. I Intern. Organs **1**:46, 1955.

Leonards, J. R., und Heisler, C. R.: Artificial kidney; maintenance of life in bilaterally nephrectomized dogs and its relation to malignant hypertension, Amer. J. Physiol. **167**:553, 1951.

Leonards, J. R., Landau, B. R., und Barry, F. M.: Hemodialysis-induced hypoglycemia in the dog, Trans. Amer. Soc. Artif. Intern. Organs 7:78, 1961.

Leonards, J. R., und Skeggs, L. T., Jr., Kahn, J. R.: Removal of fluid from normal and edematous dogs by means of ultrafiltration, Fed. Proc. **10**:214, 1951.

Leopold, A.: Psychological problems in hemodialysis, R.N. **31**:42, 1968.

Lepeschkin, E., und Surewicz, B.: The electrocardiographic pattern of hypokalemia with and without hypocalcemia, Circulation **8**:801, 1953.

Le Quesne, D. M.: The employment of dialysis in general hospitals and in artificial kidney units, Med. J. Aust. **1**:262, 1967.

Letsou, A. P.: Restricted diet converted to party fare for dialysis patients, Hospitals **42**:86, 1968.

Levin, D. M., und Cade, R.: Metabolic effects of dietary protein in chronic renal failure, Ann. Intern. Med. **63**: 642, 1965.

Levin, W. C., Gregory, L., Jr., Tsai, H., und Gregory, R.: Effects of azotemia on marrow activity, J. Lab. Clin. Med. **36**:954, 1950.

Levinsky, N. G.: Management of emergencies: Acute renal failure, New Eng. J. Med. **274**:1016, 1966.

Levy, R. I.: Overwhelming salicylate intoxication in an adult: Acid-base changes during recovery with hemodialysis, Arch. Intern. Med. **119**:399, 1967.

Lewis, E., und Magill. J. W.: The nutritional aspects of uremia, Amer. J. Clin. Nutr. **21**:349, 1968.

Lewis, F. J., Reiser, M. P., Egdahl. R. H., und Chung, K. T.: Therapeutic effectiveness of the artificial kindney, Arch. Surg. **65**:589, 1952.

Lewis, H. Y., und Reten, J. W.: A new technique of bypass cannulation for intermittent hemodialysis, Trans.

Amer. Soc. Artif. Intern. Organs **9**: 62, 1963.
Lewis, J. H., Zucker, M. B., und Ferguson, J. H.: Bleeding tendency in uremia, Blood **11**:1073, 1956.
Lewis, L. A., Page, I. H., und Kolff, W. J.: Serum lipoprotein and cholesterol changes in nephrectomized dogs maintained by peritoneal dialysis, Amer. J. Physiol. **195**:161, 1958.
Lieber, C. S., und Lefevre, A.: Ammonia as a source of gastric hypoacidity in patients with uremia, J. Clin. Invest. **38**:1271, 1959.
Lim, R. K., und Necheles, H.: Demonstration of a gastric secretory excitant in circulating blood by vividialysis, Proc. Soc. Exp. Biol. Med. **24**:197, 1927.
Linder, W. R., und Bottiglieri, N. G.: Prolonged intermittent peritoneal dialysis in chronic renal disease, Arch. Intern. Med. **113**:840, 1964.
Lindqvist, B., Michaelsson, G., und Nystrom, K.: Subacute glomerulonephitis—a contradiction to intermittent haemodialysis? Nord. Med. **78**:901, 1967.
Lindqvist, B., und Oden, B. O.: Ileostomy in chronic renal failure, Acta Med. Scan Scand. **182**:207, 1967.
Lindholm, D. D., Antibiotic persistence during renal failure and dialysis, Amer. Heart J. **73**:841, 1967.
Lindholm, D. D., Burnell, J. M., und Murray, J. S.: Experience in the treatment of chronic uremia in an outpatient community hemodialysis center, Trans. Amer. Soc. Artif. Intern. Organs **9**:3, 1963.
Lindholm, D. D., und Murray, J. S.: Persistence of vancomycin in the blood during renal failure and its treatment of hemodialysis, New Eng. J. Med. **274**:1047, 1966.
Lindholm, D. D., und Murray, J. S.: A simplified method of regional heparinization during hemodialysis according to a predetermined dosage formula, Trans. Amer. Soc. Artif. Intern. Organs **10**:92, 1964.
Lindholm, T.: Experiences with chronic hemodialysis in the lung, Njurklinik, 1960–1965, Nord. Med. **75**:506, 1966.
Lindholm, T.: Pleural dialysis in a case of acute renal failure, Acta Med. Scand. **165**:239, 1959.
Lindholm, T.: Various technical procedures in dialysis, Nord. Med. **75**:502, 1966.
Linn, B. S., Ballisteros, E., und Canaday, W. R., Jr.: Plug-in kidneys for dialysis of uremic dogs, Amer. J. Surg. **111**: 498, 1966.
Linton, A. L.: Treatment of glutethimide intoxication, Scot. Med. J. **11**:295, 1966.
Linton, A. L., Luke, R. G., Briggs, J. D., und Kennedy, A. C.: Haemodialysis in the treatment of severe barbiturate intoxication, Proc. Europ. Dial. Transpl. Ass. **4**:293, 1967.
Liotta, D., Hall, C. W., und Villanueva, A.: A permanent autologous lining for implantable blood pumps: A pseudoendocardium, Cardiov. Res. Cent. Bull. **2**:69, 1966.
Lipps, B. J., Stewart, R. D., Perkins, H. A., Holmes, G. W., McLain, E. A., Rolfs, M. R., und Oja, P. D.: The hollow fiber artificial kidney, Trans. Amer. Soc. Artif. Intern. Organs **13**:200, 1967.
Lloyd-Davies, R. W.: Dialysis: Haemodialysis, Nurs. Times **64**:627, 1968.
Lloyd-Davies, R. W., und Ross, S. G.: Dialysis: Peritoneal dialysis, Nurs. Times **64**:587, 1968.
Lodi, R., und Lusvarghi, E.: Preparation and post-operative care of the recipient of a renal transplant with particular reference to the role of hemodialysis with the artificial kidney, Minerva Med. **58**:2119, 1967.
Loge, J. P., Lange, R. D., und Moore, C. V.: Characterization of the anemia

associated with chronic renal insufficiency, Amer. J. Med. **24**:4, 1958.
Longmore, D. B.: A double-membrane portable artificial kidney, Lancet **1**: 1048, 1965.
Longmore, D. B.: The improved artificial kidney, Lancet **1**:16, 1963.
Longmore, D. B., und Parsons, F. M.: Automatic production of dialysing fluid, Brit. Med. J. **2**:985, 1966.
Longsworth, L. G.: Temperature dependence of diffusion in aqueous solutions, J. Phys. Chem. **58**:770, 1954.
Love, G. R.: Vividiffusion with intestinal membranes, Med. Rec. **98**:649, 1920.
Lowsley, O. S., und Kirwin, T. J.: Artificial kidney; preliminary report, J. Urol. **65**:163, 1951.
Lubash, G. D., Cohen, B. D., Braveman, W. S., Rubin, A. L., und Luckey, E. H.: Electrocardiographic changes during hemodialysis with the artificial kidney: The treatment of digitalis intoxication, Circulation **19**:552, 1959.
Lubash, G. D., Cohen, B. D., Braveman, W. S., Rubin, A. L., und Luckey, E. H.: Metabolic alterations during hemodialysis with the disposable coil artificial kidney, Amer. J. Med. **26**:845, 1959.
Lubash, G. D., Stenzel, K. H., und Rubin, A. L.: Methodology for study of nitrogenous compounds in hemodialysis, Trans. Amer. Soc. Intern. Organs **10**:337, 1964.
Lubash, G. D., Stenzel, K. H., und Rubin, A. L.: Nirtogenous compounds in hemodialyzate, Circulation **30**:848, 1964.
Lukemeyer, G. T., und Sopher, H. A.: The artificial kidney, J. Indiana Med. Ass. **49**:647, 1956.
Lund, H. G., und Hughes, R. K.: Peritoneal dialysis before cardiac surgery, Ann. Thorac. Surg. **4**:470, 1967.
Lunderquist, A.: On the artificial kidney: The efficacy of the dialyzer-ultrafilter intended for human use; including a preliminary report on the treatment of oedemic patients by means of ultrafiltration, Acta Med. Scand. **143**:307, 1952.
Lyle, W. H.: Chronic dialysis and copper poisoning, New Eng. J. Med. **276**: 1209, 1967.
Lyman, D. J.: Investigation of synthetic membranes for hemodialysis, Trans. Amer. Soc. Artif. Intern. Organs **9**:92, 1963.
Lyman, D. J.: New membranes for the dialysis of blood, Proc. Europ. Dial. Transpl. Ass. **4**:98, 1967.
Lyman, D. J.: New synthetic membranes for the dialysis of blood, Trans. Amer. Soc. Artif. Intern. Organs **10**:17, 1964.
Lyman, D. J.: New synthetic membranes for extracorporeal hemodialysis, Ann. New York Acad. Sci. **146**:113, 1968.
Lyman, D. J., Loo, B. H., und Crawford, R. W.: New synthetic membranes for dialysis: A copolyether-ester membrane system, Biochem. **3**:985, 1964.
Lyman, D. J., Loo, B. H., und Muir, W. M.: New synthetic membranes for the dialysis of blood: The concept of liquid partition of biological molecules by means of membranes, Trans. Amer. Soc. Artif. Intern. Organs **11**: 91, 1965.
Lyman, D. J., Muir, W. M., und Lee, I. J.: The effect of chemical structure and surface properties of polymers on the coagulation of blood: Surface free energy effects, Trans. Amer. Soc. Artif. Intern. Organs **11**:301, 1965.
Macey, R. I. und Wolff, A. V.: Kinetics of ultrafiltration hemodialysis, Bull. Math. Miophys. **22**:217, 1960.
Maclaurin, C.: Developments in the use of the artificial kidney and renal

transplantation, New Zeal, Nurs. J. **61**:14, 1968.
Maclean, M. M., Creighton, H., und Berman, L. B.: Hemodialysis and the artificial kidney, Amer. J. Nurs. **58**: 1672, 1958.
MacNeill, A. E., Doyle, J. E., Anthone, R., und Anthone, S.: Technic with parallel flow, straight tube blood dialyzer, New York J. Med. **59**:4137, 1959.
MacNeill, A. E., Doyle, J. E., Witebsky, E., und Swanson, P. R.: Unusual hemolytic transfusion reaction with renal failure treated by hemodialysis J.A.M.A. **161**:1633, 1956.
Maddock, R. K., Jr., und Bloomer, H. A.: Mephrobamate overdosage: Evaluation of its severity and methods of treatment, J.A.M.A. **201**:999, 1967.
Maeda, T., Kurokawa, K., und Nihei, H.: Development of artificial dialysis and its problems–with special reference to chronic dialysis, Naika **20**:611, 1967.
Magnusson, G., und Lundgren, G.: Dialysis treatment in combination with renal transplantation, Nord. Med. **75**:505, 1966.
Maher, F. T., und Broadbent, J. C.: Extracorporeal hemodialysis in the management of acute renal failure, J.A.M.A. **166**:608, 1958.
Maher, F. T., Broadbent, J. C., Callahan, J. A., und Dougherty, G. W.: Hypotension during hemodialysis; its prevention using human serum albumin, Proc. Staff. Meet. Mayo Clin. **33**:641, 1958.
Maher, F. T., Young, J. V., Watkins, L. C., und Bollman, J. L.: Laboratory experiences with the Skeggs-Leonards artificial kidney, Proc. Staff Meet. Mayo Clin. **31**:350, 1956.
Maher, J. F., Freeman, R. B., Schmitt, G., und Schreiner, G. E.: Adherence of metals to cellophane membranes and removal by whole blood: A mechanism of solute transport during hemodialysis, Trans. Amer. Soc. Artif. Intern. Organs **11**:104, 1965.
Maher, J. F., Freeman, R. B., und Schreiner, G. E.: Hemodialysis for chronic renal failure: Biochemical and clinical aspects, Ann. Intern. Med. **62**:535, 1965.
Maher, J. F., Freeman, R. B., Setter, J. G., Rubin, M., und Schreiner, G. E.: Dialysance studies of varied solutes and biochemical changes during hemodialysis, Trans. Amer. Soc. Artif. Intern. Organs **10**:332, 1964.
Maher, J. F., LaPierre, L., Schreiner, G. E., Geiger, M., und Westervelt, F. B., Jr.: Regional heparinization for hemodialysis: Technic and clinical experiences, New Eng. J. Med. **268**:451, 1963.
Maher, J. F., und Schreiner, G. E.: Acute glutethimide intoxication: Experience with hemodialysis, Trans. Amer. Soc. Artif Intern. Organs **7**:11, 1961.
Maher, J. F., und Schreiner, G. E.: The dialysis of poisons and drugs, Trans. Amer. Soc. Artif. Intern. Organs **13**: 369, 1967.
Maher, J. F., und Schreiner, G. E.: Editorial review: The clinical dialysis of poisons, Trans. Amer. Soc. Artif. Intern. Organs **9**:385, 1963.
Maher, J. F., und Schreiner, G. E.: Editorial review: The clinical dialysis of poisons, Trans. Amer. Soc. Artif. Intern. Organs **11**:349, 1965.
Maher, J. F., und Schreiner, G. E.: Medical progress: Hazards and complications of dialysis, New Eng. J. Med. **273**·370, 1965.
Maher, J. F., Schreiner, G. E., und Marc-Aurele, J.: Methodologic problems associated with in vitro measurements of dialysance, Trans. Amer. Soc. Artif. Intern. Organs **5**:120, 1959.
Maher, J. F., Schreiner, G. E., und Waters, T. J.: Successful intermittent hemo-

dialysis: Longest reported maintenance of life in true oliguria (181 days), Trans. Trans. Amer. Soc. Artif. Intern. Organs **6**:123, 1960.

Maher, J. F., Schreiner, G. E., und Westervelt, F. B., Jr.: Acute glutethimide intoxication: Clinical experience (twenty-two patients) compared to acute barbuturate intoxication (sixty-three patients), Amer. J. Med. **33**:70, 1962.

Mahon, H. I.: Hollow fibres as membranes for reverse osmosis. Desalination Res. Conf., National Acad. Sci., National Res. Council Publication **942**:345, 1962.

Mailloux, L. U., Swartz, C. D., Onesti, G., Heidner, C., Ramirez, O., und Brest, A. N.: Peritoneal dialysis for refractory congestive heart failure, J.A.M.A. **199**:873, 1967.

Malette, W. G., McPhaul, J. J., Bledsoe, F., McIntosh, D. A., und Koegle, E.: A clinically successful for repeated peritoneal dialysis, Trans. Amer. Soc. Artif. Intern. Organs **10**:396, 1964.

Malinow, M. R., und Korzon, W.: An experimental method for obtaining an ultrafiltrate of the blood, J. Lab. Clin. Med. **32**:461, 1947.

Mallick, N. P., und Berylne, G. M.: Arterial calcification after vitamin D therapy in hyperphosphatemic renal failure, Lancet **2**:1316, 1968.

Mallick, N. P., Coles, C. A., Rees, J. K., und Agosti, J.: An automatic peritoneal dialysis system, Proc. Europ. Dial. Transpl. Ass. **4**:412, 1967.

Mallick, N. P., Coles, G. A., Rees, J. K., und Agosti, J.: An automatic peritoneal dialysis system, Lancet **1**: 1303, 1967.

Mancuso, M., Aureggi, A., und De Maria, A.: The dialytic preparation for renal transplantation, Minerva Med. **58**:2116, 1967.

Marin, O. S., und Tyler, H. R.: Hereditary interstitial nephritis associated with polyneuropathy, Neurology **11**:999, 1961.

Markham, T. N., Dodson, V. N., und Eckberg, D. L.: Peritoneal dialysis in quinine sulfate intoxication, J.A.M.A. **202**:1102, 1967.

Markle, R. A., Falb, R. D., und Leninger, R. I.: Development of improved membranes for artificial kidney dialysis, Trans. Amer. Soc. Artif. Intern. Organs **10**:22, 1964.

Markovitz, M.: An artificial glomerulus, Arizona Med. **25**:35, 1968.

Marr, T. A., Burnell, J. M., und Scribner, B. H., with Koreski, W. R.: Gastrodialysis in the treatment of acute renal failure, J. Clin. Invest. **39**:653, 1960.

Marshall, V., und Yoffa, D.: The diagnosis and management of renal failure in surgical patients, Aust. New Zeal. J. Surg. **35**:20, 1965.

Martin, A. M., Clunie, R. W., Tonkin, R. W., und Robson, J. S.: The aetiology and management of shunt injections in patients on intermittent haemodialysis, Proc. Europ. Dial. Transpl. Ass. **4**:67, 1967.

Martin, D. C.: A simple, temporary arteriovenous shunt for hemodialysis, J. Urol. **97**:1099, 1967.

Martinez, F., Miller, J.: Development and evaluation of a high efficiency disposable, primeless, self-containes coil dialyzer JAAMI Abstracts 5 (1971) 131.

Martino, F. P., Kelemen, W. A., und Kolff, W. J.: Postdialytic changes in serum osmolarity and in blood urea of 23 patients, Cleveland Clin. Quart. **26**:113, 1959.

Massey, C. I., Wilkinson, R., Bryne, P., Elliott, R. W., und Kerr, D. N.: Cannulation for regular hemodialysis, Proc.

Europ. Dial. Transpl. Ass. **2**:291, 1965.

Massry, S. G., Coburn, J. W., und Kleeman, C. R.: Bone mineral metabolism and osteodystrophy in uremia, Amer. J. Clin. Nurt. **21**:457, 1968.

Matalon, R., Nidus, B. D., und Eisinger, R. P.: Pseudoarrhythmias during hemodialysis, New Eng. J. Med. **278**:1439, 1968.

Mateer, F. M., und Danowski, T. S.: Changes in undetermined acid following electrolyte depletion by vividialysis, Fed. Proc. **13**:96, 1954.

Mateer, F. M., Greenman, L., und Danowski, T. S.: Hemodialysis of the uremic child, Amer. J. Dis. Child. **89**:645, 1955.

Matter, B. J., Donat, P. E., Brill, M. L., und Ginn, H. E., Jr.: Tranylcypromine sulfate poisoning: Successful treatment by hemodialysis, Arch. Intern. Med. **116**:18, 1965.

Matter, B. J., Donat, P. E., Hummer, L. M., Jobe, C. L., Hick, D. L., Everett, E. D., Colmore, J. P., und Ginn, H. E., Jr.: Treatment of acute bromide intoxication with hemodialysis, Southern Med. J. **57**:1104, 1964.

Maxwell, M. H., Rockney, R. E., Kleeman, C. R., und Twiss, M. R.: Peritoneal dialysis: Technique and application, J.A.M.A. **170**:917, 1959.

McBay, A. J., und Katsas, G. G.: Glutethimide poisoning: Report of four fatal cases, New Eng. J. Med. **257**:97, 1957.

McClendon, J. F.: Experiments with a artificial glomerulus, a reminiscence, J. Albert Einstein Med. Cen. **7**:46, 1959.

McCracken, B. H., Pearl, M. A., und Carvaljal, E.: Dietary protein and renal failure, New Eng. J. Med. **72**:1050, 1965.

McCurdy, D. K., und Bluemle, L. W., Jr.: The current status of hemodialysis, Med. Clin. N. Amer. **47**:1043, 1963.

McDonald, D. F., Greene, W. M., Kretchmar, L., und O'Brien, G.: Experiences with acute glutethimide (Doriden) intoxication. Superiority of extracorporeal dialysis over peritoneal dialysis, Invest. Urol. **1**:127, 1963.

McDonald, H. P., Jr.: An automatic peritoneal dialysis machine: Preliminary report, Trans. Amer. Soc. Artif. Intern. Organs **11**:83, 1965.

McDonald, H. P., Jr.: Automatic peritoneal dialysis, Proc. Europ. Dial. Transpl. Ass. **2**:118, 1965.

McDonald, H. P., Jr.: A peritoneal dialysis trocar, J. Urol. **89**:946, 1963.

McDonald, H. P., Jr., Friedman, E. A., Waterhouse, K., und Thomson, G. E.: One thousand dialyses in a 15-bed hemodialysis unit, Proc. Europ. Dial. Transpl. Ass. **3**:111, 1966.

McDonald, H. P., Jr., Hessert, R. T., Thomson. G. E., Waterhouse, R. K., und Friedman, E. A.: Design, equipment and function of a fifteen bed hemodialysis unit, Trans. Amer. Soc. Artif. Intern. Organs **12**:370, 1966.

McDonald, H. P., Jr., und Merrill, J. P.: A disposable parallel flow unit for the MacNeill Collins artificial kidney; description and evaluation, Trans. Amer. Soc. Artif. Intern. Organs **6**:7, 1960.

McIntosh, H. D., Berry, J. N., Thompson, H. K., Jr., und Peschel, E.: Double lumen catheter for use with an artificial kidney, J.A.M.A. **169**:835, 1959.

McLaughlin, J. H., Jr.: A cation-exchange artificial kidney, Trans. Amer. Soc. Artif. Intern. Organs **5**:8, 1959.

McLeod, L. E., Mandin, H., und Davidman, M.: Intermittent hemodialysis in terminal chronic renal failure, Canad. Med. Ass. J. **94**:318, 1966.

McQueen, E. G.: Management of drug poisoning, New Zeal, Med. J. **66**:137, 1967.
Mechelse, K.: EEG in dialysis, Electroenceph. Clin. Neurophysiol. **24**:96, 1968.
Mehbod, H.: Treatment of lead intoxication: Combined use of peritoneal dialysis and edetate calcium disodium, J.A.M.A. **201**:972, 1967.
Meidrum, A. W., Wolfram, J. G., und Rubini, M. E.: The impact of chronic hemodialysis upon the socio-economics of a veteran patient group, J. Chron. Dis. **21**:37, 1968.
Mendel'son, M. M., und Melikain, A. M.: Use of artificial kidney in uremia due to poisoning by iso-amyl alcohol, Sovet Med. **28**:116, 1965.
Mendelssohn, S., Swartz, C. D., Yudis, M., Onesti, G., Ramirez, O., und Brest, A. N.: High glucose concentration dialysate in chronic hemodialysis, Trans. Amer. Soc. Artif. Intern. Organs **13**:249, 1967.
Menno, A. D., Zizzi, J., Hodson, J., und McMahon, J.: An evaluation of the radial arterio-venous fistula as a substitute for the Quinton shunt in chronic hemodialysis, Trans. Amer. Soc. Artif. Intern. Organs **13**:62, 1967.
Menzies, I. C., und Stewart, W. K.: Psychiatric observations on patients receiving dialysis treatment, Brit. Med. J. **1**:544, 1968.
Meroney, W. H., und Herndon, R. F.: The management of acute renal insufficiency, J.A.M.A. **155**:877, 1954.
Meroney, W. H., und Smith, R. B.: Requirement for reduction in antibiotics doses during oliguria, U.S. Armed Forces Med. J. **9**:370, 1958.
Merrill, E. W., Salzman, E. W., Lipps, B. J., Jr., Gilliland, E. R., Austen, W. G., und Joinson, J.: Antithrombogenic cellulose membranes for blood dialysis, Trans. Amer. Soc. Artif. Intern. Organs **12**:139, 1966.
Merrill, J. P.: The artificial kidney, J. Med. Ass. Georgia **41**:533, 1952.
Merrill, J. P.: Clinical applications of an artificial kidney, Bull. New Eng. Med. Cen. **11**:111, 1949.
Merrill, J. P.: The Heremiah Metzger lecture: What can we do for the patient with renal failure?, Trans. Amer. Clin. Climat. Ass. **78**:173, 1967.
Merrill, J. P.: Management of chronic renal failure, Amer. J. Med. **36**:763, 1954.
Merrill, J. P.: Medical progress: The artificial kidney, New Eng. J. Med. **246**:17, 1952.
Merrill, J. P.: Present role of artificial kidney in chronic renal disease, Arch. Intern. Med. **93**:61, 1954.
Merrill, J. P.: Should your hospital have a hemodialysis unit?, Hosp. Pract. **3**:23, 1968.
Merrill, J. P.: The treatment of chronic uremia by periodic peritoneal dialysis through an inlying conduit, Proc. Int. Cong. Nephrol. Excepta. Med., Int. Cong. Ser. **78**:177, 1964.
Merrill, J. P.: The use of the artificial kidney in the treatment of glomerulonephritis, J. Chron. Dis. **5**:138, 1957.
Merrill. J. P.: The use of the artificial kidney in the treatment of uremia, Bull. New York, Acad. Med. **28**:523, 1952.
Merrill, J. P., Goodale, W. T., und Swan, R. C.: Observations on pressor responses occurring during dialysis with artificial kidney, J. Clin. Invest. **30**:660, 1951.
Merrill, J. P., Levine, H. D., Somerville, W., und Smith, S.: Clinical recognition and treatment of acute potassium intoxication, Ann. Intern. Med. **33**: 797, 1950.
Merrill, J. P., Sabbaga, E., Henderson, L., Welzant, W., and Crane, C.: The use

of an inlying plastic conduit for chronic peritoneal irrigation, Trans. Amer. Soc. Artif. Intern. Organs **8**:252, 1962.
Merrill, J. P., Schupak, E., Cameron, E., und Hampers, C. L.: Hemodialysis in the home, J.A.M.A. **190**:468, 1964.
Merrill, J. P., Smith, S., Ill, Callahan, E. J., III, and Thorn, G. W.: The use of an artificial kidney; clinical experience, J. Clin. Invest. **29**:425, 1950.
Merrill, J. P., und Weller, J. M.: Treatment of bormism with the artificial kidney, Ann. Intern. Med. **37**:186, 1952.
Meyer, R., Straffon, R. A., Rees, S. B., Guild, W. R., und Merrill, J. P.: A laboratory and clinical evaluation of the Kolff coil kidney, J. Lab. Clin. Med. **51**:715, 1958.
Michaels, A.: Operating parameters and performance criteria for hemodialyzers and other membrane-separation devices, Trans. Amer. Soc. Artif. Intern. Organs **12**:387, 1966.
Michielsen, P.: A single pass system with recirculation for the twin coil kidney, Proc. Europ. Dial. Transpl. Ass. **2**:267, 1965.
Michielsen, P., Verberckmoes, R., und Gruber, R.: A compact dialyzer permitting the use of twin coil units in open circuit, J. Urol. Nephrol. **72**:332, 1966.
Miller, J. H., Gipstein, R., Margules, R., Schwartz, M., und Rubini, M. E.: Automated peritoneal dialysis: Analysis of several methods of peritoneal dialysis, Trans. Amer. Soc. Artif. Intern. Organs **12**:98, 1966.
Miller, J. H., Maxwell, M., Rickney, R. E., Adams, D., und Cheyney, H.: Optimization of certain parameters in hemodialysis, Trans. Amer. Soc. Artif. Intern. Organs **6**:68, 1960.
Miller, J. H., Singleton, M., Schroth, P., und Rubini, M. E.: Considerations of ultrafiltration control during haemodialysis, Proc. Europ. Dial. Transpl. Ass. **4**:416, 1967.
Minami, T., Chino, I., Hosobe, H., Miki, N., Ogata, K., Sato, E., Kobayashi, C., Hoshino, I., Kudo, K., Kagami, K., und Inoue, T.: Electrodialysis removal of the radioactive substances in the blood, J. Jap. Soc. Artif. Organs Tissues **2**:47, 1965.
Minami, T., Chino, I., Hosobe, H., Miki, N., Ogata, K., Sato, E., Kobayashi, C., Kudo, K., Oishi, Y., und Kira, M.: The Jikei electric dialyzer E-type, J. Jap. Soc. Artif. Organs Tissues **4**:63, 1967.
Minami, T., Chino, I., Miki, N., Ogata, K., Sato, E., Kobayashi, C., Kudo, K., Sato, M., und Inoue, T.: The experimental studies on electrodialysis of the radioactive substances in the blood, J. Jap. Soc. Artif. Organs Tissues **3**:218, 1966.
Minami, T., und Miki, N.: The practice of the artificial kidney, Naika **20**:665, 1967.
Mion, C. M., und Boen, S. T.: Analysis of factors responsible for the formation of adhesions during chronic peritoneal dialysis, Amer. J. Med. Sci. **250**:675, 1965.
Mion, C. M., Hegstrom, R. M., Boen, S. T., und Scribner, B. H.: Substitution of sodium acetate for sodium bicarbonate in the bath fluid for hemodialysis, Trans. Amer. Soc. Artif. Intern. Organs **10**:110, 1964.
Miron, Y., und Leonard, E. F.: Measurement and effect of geometrical imperfections on artificial kidney performance, Trans. Amer. Soc. Artif. Intern. Organs **10**:26, 1964.
Mirouze, J., Mion, C., und Jullien, C.: Place de la dialyse péritoneale dans le traitement de l'insuffisance rénale chronique évoluée, Proc. Europ. Dial. Transpl. Ass. **4**:156, 1967.

Mise, J., und Baba, T.: Case of severe uremia treated with peritoneal perfusion, Saishin Igaku **22**:120, 1967.
Mizuno, K., Koike, T., Takada, M., und Nakajima, K.: Artificial kidney for chronic renal failure with special reference to a case of long survival achieved by artificial dialysis throught a permanent shunt, J. Jap. Soc. Artif. Organs Tissues **3**:216, 1966.
Moey, G. M.: Acute renal failure, Berita Jururawat **7**:69, 1967.
Monsallier, J. F., Pocidalo, J. J., und Vachon, F.: The treatment of acute barbiturate poisoning, Presse Méd. **75**:2031, 1967.
Moore, M., Alexander, L., und Ipsen, J., Jr.: Deaths from poisonings, Massachusetts 1938–1948, New Eng. J. Med. **246**:46, 1952.
Moore, R. J., Lehman, T. H., und Hodges, C. V.: Treatment of acute hyperkalemia utilizing extracorporeal perfusion of blood through cation exchange resin columns, Surg. Gynec. Obstet. **112**:67, 1961.
Moral problems of artificial and transplanted organs, Ann. Intern. Med. **61**:355, 1964.
Morales, P., Gordon, S. G., Pinck, B. D., und Hotchkiss, R. S.: The role of the artificial kidney in the treatment of uremia, Surg. Clin. N. Amer. **34**:423, 1954.
Moriarty, M. V., und Parsons, F. M.: Intermittent peritoneal dialysis, Brit. J. Urol. **38**:623, 1966.
Morrell, M. T., und Parsons, F. M.: Regulation of acid-base composition by dialysis, Proc. Europ. Dial. Transpl. Ass. **4**:421, 1967.
Mosimann, P., und Pauli, H. G.: Die urämische Perikarditis, Klin. Wschr. **44**:738, 1966.
Moss, W., Martin, D. S., und Wieting, P.: Certain functional aspects of the MacNeill-Collins dialyzer, Trans. Amer. Soc. Artif. Intern. Organs **7**: 14, 1961.
Mossberg, S. M., Thayer, W. R., Jr., und Spiro, H. M.: Azotemia and gastric acidity: The effect of intravenous urea on gastric acid and gastric ammonium production in man, J. Lab. Clin. Med. **61**:469, 1963.
Mouton, D. E., Cohen, R. J., und Barrett, O., Jr.: Meprobamate poisoning: Successful treatment with peritoneal dialysis, Amer. J. Med. Sci. **253**:706, 1967.
Mowbray, J. F.: Peritoneal dialysis for pre and post-operative management in a cadaveric transplantation program, Trans. Amer. Soc. Artif. Intern. Organs **13**:46, 1967.
Moyer, J. H., Heider, C., Pevey, K., und Ford, R. V.: The effect of treatment on the vascular deterioration associated with hypertension, with particular emphasis on renal function, Amer. Amer. J. Med. **24**:177, 1958.
Mrava, G. L., Weber, D. C., Kon, T., Wildevuur, C. R., und Nosé, Y.: The envelope kidney–a disposable Kiil, Proc. 21st ACEMB **28**:1, 1968.
Muirhead, E. C., und Reid, A. F.: A resin artificial kidney, J. Lab. Clin. Med. **33**:841, 1948.
Muirhead, E. C., Vanatta, J., und Grollman, A.: Acute renal insufficiency Arch. Intern. Med. **83**:528, 1949.
Muldoon, J. F., und Leonard, E. F.: Measurement of dialyzing solution film permeability under idealized conditions, Trans. Amer. Soc. Artif. Intern. Organs **6**:44, 1960.
Murisasco, A., und Poinso, R.: The effects of repeated hemodialysis on the arterial pressure in chronic nephritis in the terminal stage of its development, Marseille Med. **103**:109, 1966.
Murphy, W. P., Jr., Swan, R. C., Jr., Walter, C. W., Weller, J. M., und Merrill, J. P.: Use of an artificial

kidney; current procedures in clinical hemodialysis, J. Lab. Clin. Med. **40**: 436, 1952.
Murray, G.: Development of an artificial kidney: Experimental and clinical experience, Arch. Surg. **55**:505, 1947.
Murray, G., Delorme, E., und Thomas, N.: Artificial kidney, J.A.M.A. **137**:1596, 1948 .
Murray, G., Delorme, E., und Thomas, N.: Artificial kidney, Brit. Med. J. 2:887, 1949.
Murray, J. S., Hegstrom, R. M., Pendras, J. P., Burnell, J. M., und Sribner, B. H.: Continuous flow hemodialysis and bypass cannulas in the management of acute renal failure, Trans. Amer. Soc. Artif. Intern. Organs 7:94, 1961.
Murray, J. S., Pendras, J. P., Lindholm, D. D., und Erickson, R. V.: Twenty-five months' experience in the treatment of chronik uremia at an outpatient community hemodialysis center, Trans. Amer. Soc. Artif. Intern. Organs **10**:191, 1964.
Murray, J. S., Tu, W. H., Albers, J. B., Burnell, J. M., und Scribner, B. H.: A community hemodialysis center for the treatment of chronic uremia, Trans. Amer. Soc. Artif. Intern. Ogans **8**:315, 1962.
Nabarro, J. D.: Selection of patients for haemodialysis. Who best to make the choice?, Brit. Med. J. **1**:622, 1967.
Naber, K., Maroske, D., Bichler, K.-H., Thau Thaut, Th.: Der Einfluß von Chlormethiazol auf die Nierenfunktion. Arzneim.-Forsch. (Drug. Res.) 21:16 1612, 1971.
Naets, J. P.: The role of the kidney in erythropoisis, J. Clin. Invest. **39**:102, 1960.
Naets, J. P., und Heuse, A. F.: Effects of bleeding in nephrectomized dogs, J. Lab. Clin. Med. **58**:946, 1961.
Naets, J. P., und Heuse, A. F.: Measurement of erythropoietic stimulating factor in anemic patients with or without renal disease, J. Lab. Clin. Med. **60**:365, 1962.
Nahas, G. G., Giroux, J. J., Gjessing, J., Verosky, M., und Mark, L. C.: The use of THAM in peritoneal dialysis, Trans. Amer. Soc. Artif. Intern. Organs **10**:345, 1964.
Nakajima, K., und Sakamoto, Y.: Practical method and problems encountered in 10 cases of terminal chronic uremia treated by a long-term hemodialysis program. Naika **20**:655, 1967.
Nakamoto, S., Brandon, J. M., Franklin, M., Rosenbaum, J., und Kolff, W. J.: Experience with A-V shunt cannulas for repeated dialyses, Trans. Amer. Soc. Artif. Intern. Organs 7:57, 1961.
Nakamoto, S., Britton, R. C., und Kolff, W. J.: Ultrafiltration of ascites, Trans. Amer. Soc. Artif. Intern Organs **6**:15, 1960.
Nakamoto, S., Dunea, G., Kolff, W. J., und McCormack, L. J.: Treatment of oliguric glomerulonephritis with dialysis and steroids, Ann. Intern. Med. **63**:359, 1965.
Nakamoto, S., Erben, J., und Kolff, W. J.: „Make-it-yourself" artificial kidney for at home dialysis, Proc. Europ. Dial. Transpl. Ass. **4**:392, 1967.
Nakamoto, S., und Holmes, J. H.: Experiences in regional heparinization, Trans. Amer. Soc. Artif. Intern. Organs **4**:36, 1958.
Nakamoto, S., und Kolff, W. J.: The artificial kidney for acute glutethimide (Doriden) and barbiturate poisoning, Cleveland Clin. Quart. **27**:58, 1960.
Nakamoto, S., und Kolff, W. J.: Chronic uremia due to polycystic renal disease

treated with the artificial kidney, Arch. Intern. Med. **101**:921, 1958.
Nakamoto, S., und Kolff, W. J.: Hemorrhagic diathesis in uremia and the avoidance of bleeding problems during dialysis, Ann. New York Acad. Sci. **115**:348, 1964.
Nakamoto, S., und Kolff, W. J.: The uric acid anuria of leukemia treated by dialysis, Ohio Med. J. **59**:1012, 1963.
Nathan, D. G., Schupak, E., Stahlman, F., Jr., und Merrill, J. P.: Erythropoiesis in anephric man, J. Clin. Invest. **43**:2158, 1964.
Nathan, E.: Severe hydrops foetalis treated with peritoneal dialysis and positive-pressure ventilation, Lancet **1**:1393, 1968.
Nayman, J.: An ateriovenous shunt for use in acute renal failure, Trans. Amer. Soc. Artif. Intern. Organs **10**: 127, 1964.
Nayman, J., und Dudley, H. A.: Improving the efficiency dialysate flow rates, Med. Biol. Engin. **4**:402, 1966.
Nealon, T. F., Jr., und Ching, N.: An extracorporeal divice to lower blood ammonia levels in hepatic coma, Trans. Amer. Soc. Artif. Intern. Organs **8**: 226, 1962.
Necheles, H.: Method of vividialysis, Chinese J. Physiol. **1**:69, 1927.
Necheles, H.: Über Dialysieren des strömenden Blutes am Lebenden, Klin. Wschr. **2**:1257, 1923.
Nemeth, A., Pinter, I., und Gal, G.: Simple artificial kidney, Z. Urol. **49**:535, 1956.
Nesbitt, L.: Nursing the patient on long-term hemodialysis, Canad. Nurs. **63**: 40, 1967.
Nikitina, O. P., Kozlov, I. M., und Gorbovitskii, E. B.: The use of artificial kidney in the treatment of patients with extensive burns, Khirurgiia (Moskva) **41**:95, 1965.
Nishi, I., und Hattori, T.: Case of uremia successfully treated with peritoneal dialysis, Naika **19**:151, 1967.
Nishihara, T., Rubin, A. L., und Stanzel, K. H.: Biologically derived collagen membranes, Trans. Amer. Soc. Artif. Intern. Organs **13**:243, 1967.
Nora, J. J., Trygstad, C. W., und Mangos, J. A.: Peritoneal dialysis in the treatment of intractable congestive heart failure of infancy and childhood, J. Pediat. **68**:693, 1966.
Norris, A. S.: Pesoonality factors in the performance of dialysis patients, J. Iowa Med. Soc. **58**:671, 1968.
Norton, C. E.: Chronic hemodialysis as a medical and social experiment, Ann. Intern. Med. **66**:1267, 1967.
Nosé, Y.: Portable artificial kidneys: Ph. D. (Daigakuin Hakase) thesis, Postgraduate Medical School, University of Hokkadio, Sapporo, Japan, 1962.
Nosé, Y.: A portable set of small artificial kidneys, J. Jap. Med. Instruments **31**:40, 1961.
Nosé, Y., Kon, T., und Mikami, J.: Development of portable artificial kidney, Sogoigaku **19**:52, 1962.
Nosé, Y., Mikami, J., Kasai, Y., Agishi, T., Danjo, Y., Bamba, T., Okinaka, T., und Hashimotot, I.: Clinical experiences of the portable artificial kidney set, J. Jap. Surg. Soc. **64**:897, 1962.
O'Brien, T. F., Baxter, C. R., und Teschan, P. E.: Prophylactic daily hemodialysis Trans. Amer. Soc. Artif. Intern. Organs **5**:77, 1959.
Odel, H. M.: Introduction: Symposium on the artificial kidney, Proc. Staff Meet. Mayo Clin. **31**:347, 1956.
Ogden, D. A., und Holmes, J. H.: Changes in total and ultrafilterable plasma calcium and magnesium hemodialysis, Trans. Amer. Soc. Artif. Intern. Organs **12**:200, 1966.

Ogg, C. S., Toseland, P. A., und Cameron, J. S.: Pulmonary tuberculosis in patient on intermittent haemodialysis, Brit. Med. J. 2:283, 1968.
Okuno, T., Sasaki, E., Agishi, T., Danjo, Y., Okinaka, T., Uemura, T., Tanaka, N., und Kasai, Y.: Improvement of the dialysis-efficiency of artificial kidney kidney with partial recirculation, J. Jap. Soc. Artif. Organs Tissues 3:217, 1966.
Olsen, N. S., und Bassett, J. W.: Blood levels of urea nitrogen, phenol, guanidine and creatinine in uremia, Amer. J. Med. **10**:52, 1951.
O'Neill, M.: Peritoneal dialysis, Nurs. Clin. N. Amer., June, 1966.
Ory, E. M., Williams, T. W., Jr., Camp, F. A., Regester, R. F., und Morgen, R. O.: Kanamycin in the treatment of patients with diminished kidney function, Ann. New York Acad. Sci. **132**:922, 1966.
Pacifice, A. D., Lasker, N., Frank, M. J., und Levinson, G. E.: Cardiovascular function in peritoneal dialysis, Trans. Amer. Soc. Artif. Intern. Ogans **11**: 86, 1965.
Palmer, R. A., Newell, J. E., und Gray, E. J.: Treatment of chronic renal failure by prolonged peritoneal dialy sis, New Eng. J. Med. **274**:248, 1966.
Palmer, R. A., Price, J. D., English, E. T., und Thomas, N.: Clinical trials with Kolff twin coil artificial kidney, Canad. Med. Ass. J. 77:850, 1957.
Palmer, R. A., und Rutherford, P. S.: Kidney substitutes in uremia: Use of Kolff's dialyzer in two cases, Canad. Med. Ass. J. **60**:261, 1949.
Papadimitriou, M., Gingell, J. C., und Chisholm, G. D.: Hypercalcemia from calcium ion-exchange resin in patients on regular hemodialysis, Lancet **2**: 948, 1968.
Papadopol, S., und Proca, E.: Electrocardiogram and electrolytes in acute renal insufficiency before and after hemodialysis, Med. Intern. (Bucur) **17**:1325, 1965.
Pappenheimer, A. M., und Wilens, S. L.: Enlargement of the parathyroid glands in renal disease, Amer. J. Pathol. **11**: 73, 1935.
Pappius, H. M., Oh, J. H., und Dossetor, J. B.: The effects of rapid hemodialysis on brain tissues and cerebrospinal fluid of dogs, Canad. J. Physiol. Pharmacol. **45**:129, 1967.
Parsons, F. M.: The artificial kidney, Irish J. Med. Sci. **400**:184, 1959.
Parsons, F. M.: Selection of patients for haemodialysis: A true doctor's dilemma, Brit. Med. J. **1**:623, 1967.
Parsons, F. M., Hobson, S. M., Blagg, C. R., und McCracken, B. H.: Optimum time for dialysis in acute reversible renal failure: Description and value of an improved dialyzer with large surface area, Lancet **1**:129, 1961.
Parsons, F. M., und McCracken, B. H.: The artificial kidney, Brit. J. Urol. **29**:424, 1957.
Parsons, F. M., und McCracken, B. H.: The artificial kidney, Brit. Med. J. **1**:740, 1959.
Parsons, F. M., und McCracken, B. H.: The artificial kidney in the treatment of acute renal failure, J. Obst. Gynaec. Comm. **65**:631, 1958.
Parsons, F. M., und McCracken, B. H.: The use and function of the artificial kidney, Brit. J. Urol. **30**:463, 1958.
Patel, R., und Vertes, V.: Heparinisation during haemodialysis, New Zeal. Med. J. **66**:471, 1967.
Patel, R., Vertes, V., Bloomfield, D., und Levy, M.: Improvements in use of the twin-coil kidney for chronic dialysis in a large center, Trans. Amer. Soc. Artif. Intern. Organs **13**:5, 1967.
Pateras, V. R., Dosseter, J. B., Gault, M. H., Helle, S. J., Tagushi, Y., und MacKinnon, K. J.: The role of intestinal

perfusion in the management of chronic uremia, Trans. Amer. Soc. Artif. Intern. Organs **10**:292, 1964.
Pauli, H. G., Buttikofer, E., und Vorburger, C.: Clinical experience with peritoneal dialysis, Helv. Med. Acta **33**:51, 1966.
Pavone-Macaluso, M.: Coma epatico e rene artificiale, Minerva Chir. **13**: 1531, 1958.
Pavone-Macaluso, M.: Il rene artificiale, Arch, Siliciano Med. Chir. **2**:1, 1961.
Pavone-Macaluso, M.: Il rene artificiale in urologia (the artificial kidney in urology), Urologia **28**:1, 1961.
Pavone-Macaluso, M.: Recenti sviluppi del rene artificiale: La parabiosi dialitica, Atti. Accad. Sci. Med. Palermo **3**:157, 1959.
Pavone-Macaluso, M., Alexander, R. W., Geering, R. B., und Galletti, P. M.: Parabiotic dialysis, Trans. Amer. Soc. Artif. Intern. Ogans **10**:285, 1964.
Pavone-Macaluso, M., und Anello. A.: A new method of treating renal failure by the extrarenal route, using a mammalian donor, Lancet **2**:704, 1959.
Peabody, A. M., und Martz, B. L.: A method for continuous flow, single-pass peritoneal dialysis: Preliminary communication, J. Chron. Dis. **20**:163, 1967.
Pearson, M. R., Rastogi, S. P., Frost, T. H., Ashcroft, R., Hodgson, J., Taylor, A. R., Ward, M. K., Patel, R. D., und Kerr, D. N.: Coil dialyzers for regular haemodialysis, Proc. Europ. Dial. Transpl. Ass. **4**:386, 1967.
Pender, J. C., Beebe, R. T., Garrett, J. J. und Kiley, J. E.: Emergency treatment of barbiturate intoxication with hemodialyisis, Ann. Intern. Med. **46**: 997, 1957.
Pendras, J. P., Cole, J. J., Tu, W. H., und Scribner, B. H.: Improved technique of continuous flow hemodialysis, Trans. Amer. Soc. Artif. Intern. Organs **7**:27, 1961.
Pendras, J. P., und Erickson, R. V.: Clinical experience with sixteen patients on chronic hemodialysis, Trans. Amer. Soc. Artif. Intern. Organs **11**:238, 1965.
Pendras, J. P., Erickson, R. V.: Hemodialysis: A successful therapy for chronic uremia, Ann. Intern. Med. **64**:293, 1966.
Pendras, J P., Smith, F. R., und Field, D. C.: One year's experience with an Archimedes screw central dialysate production system, Trans. Amer. Soc. Artif. Intern. Organs **13**:10, 1967.
Pendras, J. P., und Smith, M. P.: The silastic-teflon arteriovenous cannula, Trans. Amer. Soc. Artif. Intern. Organs **12**:222, 1966.
Percy, J. S., Ashcroft, R., und Kerr, D. N., Flynn, T. und Bowden, C. H.: The chronacoil, Pvoc. Europ. Dial. Transpl. Ass., 2, 339, 1965.
Percy, J. S., Ashcroft, T., Elliott, R. W., und Kerr, D. N.: Subacute glomerulonephritis–a possible contra-indication to intermittent hemodialysis, Proc. Europ. Dial. Transpl. Ass. **2**:326, 1965.
Pericival, A., und Cohen. S. L.: The treatment of peritoneal infections in patients on peritoneal dialysis, Postgrad. Med. **43**:160, 1967.
Perkins, H. A., Osborn, J. J., Hurt, R., und Gerbode, F.: Neutralization of heparin in vivo with protamine; a simple method of estimating the required dose, J. Lab. Clin. Med. **48**: 223, 1956.
Perry, A. W.; Treatment of clotting in arterial hemodialysis cannulae with CA-7, a fibrinolytic enzyme from Aspergillus oryzae, Canad. Med. Ass. J. **98**:762, 1968.
Peterson, H., und Swanson, A. G.: Acute encephalopathy occuring during

hemodialysis, Arch. Intern. Med. **113**:877, 1964.
Phillios, H. T.: Hemodialysis center, New Eng. J. Med. **276**:1208, 1967.
Piazza, A., Chaname, W., und Gauti, D.: Double lumen percutaneous cannula for dialysis with the artificial kidney, Trans. Amer. Soc. Artif. Intern. Organs **10**:136, 1964.
Pierce, J. M.: On the removal of body water by the artificial kidney, J. Urol. **80**:170, 1958.
Pollard, T. L., Barnett, B. M., Eschbach, J. W., und Scribner, B. H.: A technique for storage and multiple re-use of the Kiil dialyzer and blood tubing, Trans. Amer. Soc. Artif. Intern. Organs **13**: 24, 1967.
Pompilian, V., Tiegerman, T., und Curelaru, I.: Effectiveness and indications of peritoneal dialysis, Med. Intern. (Bucur.) **17**:865, 1965.
Pompilian, V , Tiegerman, T., und Grimberg, L.: Current technic of peritoneal dialysis, Med. Intern. (Bucur.) **17**:1345, 1965.
Popper, K., Merson, R. L., und Camirand, W. M.: Desalination by osmosis–reverse osmosis couple, Science **159**: 1364, 1968.
Posen, G. A., und Kaye, M.: Magnesium metabolism in patients on chronic haemodialysis, Proc. Europ. Dial. Transpl. Ass. **4**:224, 1967.
Potter, D. J.: Death as a result of hyperglycemia without ketosis– complication of hemodialysis, Ann. Intern. Med. **64**:399, 1966.
Precht, K., Strangefeld, D., und Thielsch, E.: Hämodialysis bei Dinitro-ortho-cresol-Vergiftung, Deutsch. Gesundh. **21**: 781, 1966.
Proudfoot, A. T., und MacDonald, R. H.: Infectious-mononucleosis-like syndrome following haemodialysis for carbon tetrachloride poisoning, Postgrad. Med. **44**:249, 1968.
Quellhorst, E., Willms, B., und Scheler, F.: Eine verbesserte Technik der Peritonaldialyse, Med. Welt **26**:1431, 1966.
Quinton, W. E., Dillard, D. H., Cole, J. J., und Scribner, B. H.: Eight month's experience with silastic-teflon bypass cannulas, Trans. Amer. Soc. Artif. Intern. Organs **8**:236, 1962.
Quinton, W. E., Dillard, D. H., Cole, J. J., und Scribner, B. H.: Possible improvements in the technique of long-term cannulation of blood vessels, Trans. Amer. Soc. Artif. Intern. Organs **7**: 60, 1961.
Quinton, W., Dillard, D., und Scribner, B. H.: Cannulation of blood vessels for prolonged hemodialysis, Trans. Amer. Soc. Artif. Intern. Organs **6**:104, 1960.
Rackham, J. C.: The artificial kidney, Canad. Nurs. **55**:716, 1959.
Rae, A. I., Barnett, B. M., Davidson, R. C., und Blagg, C. R.: Haemodialysis in the home; a progress report, Proc. Europ. Dial. Transpl. Ass. **4**: 28, 1967.
Rae, A. I., und Hopper, J., Jr.: Removal of refractory oedema fluid by peritoneal dialysis, Brit. J. Urol. **40**:336, 1968.
Ragde, H., Nakamoto, S., und Kolff, W. J.: Simultaneous hemodialysis with twin coil artificial kidney, J.A.M.A. **176**:668, 1961.
Rall, J. E., und Odel, H. M.: Congenital polycystic disease of the kidney. Review of the literature an data on 207 cases, Amer. J. Med. Sci. **218**: 399, 1949.
Rambach, W. A., Kurtides, E., Alt, H. L., und del Greco, F.: Azotemic anemia and the effect of hemodialysis, Trans. Amer. Soc. Artif. Intern. Organs **9**: 57, 1963.
Ramirez, O., Swartz, C., Onesti, G., Mailloux, L., und Brest, A. N.: The winged in line shunt, Trans. Amer.

Soc. Artif. Intern. Organs 2:220, 1966. 1966.
Randall, R. E., Jr., Cohen, D. M., Spray, C. C., und Rossmeis, E. C.: Hypermagnesimia in renal failure: Etiology and toxic manifestations, Ann. Intern. Med. **61**:73, 1964.
Randall, R. E., Jr., Singh, R., Laster, J., Belle, C., und Setter, J. G.: Increased intracranial pressure from unsustained levels of plasma mannitol during hemodialysis, J. Lab. Clin. Med. **70**:129, 1967.
Rasmussen. B. L.: Hypertermic peritoneal dialysis in the treatment of acute experimental hemorrhagic pancreatitis, Amer. J. Surg. **113**:716, 1967.
Ratan, J. W., und Lewis, H. Y.: Repeated dialysis of indigent patients for chronic renal failure, Ann. Intern. Med. **64**: 284, 1966.
Rath, C. E., Mailliard, J. A., und Schreiner, G. E.: Bleeding tendency in uremia, New Eng. J. Med. **257**:808, 1957.
Ravindranath, C., Chugh, K. S., und Wahi, P. L.: Electrocardiographic changes during peritoneal dialysis and haemodialysis, J. Indiana Med. Ass. **50**:187, 1968.
Reed, C. E., Driggs, F. M., und Foote, C. C.: Acute barbiturate intoxication: A study of 300 cases based on a physiologic system of classification of the severity of the intoxication, Ann. Intern. Med. **37**:290, 1952.
Rees, H. A., Goldberg, A., Cochrane, A. L., Williams, M. J., und Donald, K. W.: Renal haemodialysis in porphyria, Lancet **1**:919, 1967.
Reid, H. A., Goldsmith, H. J., und Wright, F. K.: Peritoneal dialysis in acute renal failure following malaria, Lancet **2**:436, 1967.
Reid, H. A., Goldsmith, J., und Wright, F. K.: Peritoneal dialysis in malaria, Lancet **1**:52, 1968.
Renal dialysis unit, Nurs. Times, **64**: 82, 1968.
Renal dialysis unit, Nurs. Times, **64**:387, 1968.
Renkin, E. M.: The relation between dialysance, membrane area, permeability, and blood flow in the artificial kidney, Trans. Amer. Soc. Artif. Intern. Organs 2:102, 1956.
Rennie, I. D., und Cameron, J. S.: Peritoneal dialysis for traumatic renal failure in a three-week old infant, Guy Hsop. Rep. **115**:449, 1966.
Reus, W. F., und Heetderks, D.: Use of double catheter in extracorporeal dialysis, J. Mich. Med. Soc. **61**:971, 1962.
Ribot, S.: Periodic dialysis in a community hospital, J. Med. Soc. New Jersey **64**:567, 1967.
Rickles, R. N., und Friedlander, H. Z.: Equipment for membrane separations, Chem. Eng. **73**:217, 1966.
Riga, C.: Technical-organizational and economic aspects of hospital departments for heart surgery and extrarenal dialysis, Minerva Med. **58**:2065, 1967.
Rigg, G. A., und Bercu, B. A.: Hypoglycemia—a complication of hemodialysis, New Eng. J. Med. **277**:1139, 1967.
Rigg, G. A. und Bercu, B. A.: Problems in chronic hemodialysis, Univ. Mich. Med. Cen. **34**:88, 1968.
Riis, P., und Stougaard, J.: The peripheral blood leukocytes in chronic renal insufficiency, Danish Med. Bull. **6**:85, 1959.
Ripstein, C. B., MacLean, J. T., DeLeeuw, N. K., und Miller, G. G.: Clinical experi ences with artificial kidney, Surgery **26**:229, 1949.
Robb, W. C., und Holmes, J. H.: Associaton of EKG changes during hemodialysis with electrolyte abnormalities in patients with renal failure, Trans.

Amer. Soc. Artif. Intern. Organs **6**:143, 143, 1960.

Rockwell, J. W.: Nursing care of the patient with a kidney transplant, Queensland Nurs. J. **9**:32, 1967.

Roodsvoets, A. P., van Neerbos, B. R., Hooghwinkel, G. J., Hulsmans, H. A., und Beukers, H.: Hyperlipaemia in patients on regular dialysis treatment, Proc. Europ. Dial. Transpl. Ass. **4**:257, 1967.

Rose, F., Mahoney, S., und Kolff, W. J.: Nylon sleeves to protect dialysis tubing, J.A.M.A. **204**:406, 1968.

Rosen, H., Meroney, W. H., und Levenson, S. M.: Plasma amino acids in patients with renal failure; effects of extracorporeal hemodialysis, Clin. Sci. **17**:653, 1958.

Rosen, S. M., O'Connor, K., und Shaldon, S.: Haemodialysis disequilibrium, Brit. Med. J. **2**:672, 1964.

Rosenbaum, J. L., und Mandanas, R.: Treatment of phenobarbital intoxication in dogs with an anion-recirculation peritoneal dialysis technique, Trans. Amer. Soc. Artif. Intern. Organs **13**: 183, 1967.

Rosenbaum, J. L., Nakamoto, S., und Kolff, W. J.: The artificial kidney in chronic renal failure, Postgrad. Med. **36**:585, 1962.

Rosenak, S. S., und Saltzman, A.: A new dialyzer for use as an artificial kidney, Proc. Soc. Exp. Biol. Med. **76**:471, 1951.

Rosland, G. A.: Hemodialysis in acute barbiturate poisoning, T. Norsk. Laegeforen. **87**:20, 1967.

Rotellar, E., Chacon, J. C., und Gutierrez, J. A.: Periodic dialysis at home, at work, on trips: A completely autonomous and portable system, Proc. Europ. Dial. Transpl. Ass. **4**:124, 1967.

Roth, H. W., Mach, R. S., und Muööer, A. F.: Station d'hemodialyse intermittente pour quatre épurations simultanées, avec surveillance automatisée, Proc. Europ. Dial. Transpl. Ass. **4**:355, 1967.

Rubin, A. L., Lubash, G. D., Cohen, B. D., Brailovsky, D., Braveman, W. S., und Luckey, E. H.: Electrocardiographic changes during hemodialysis with the artificial kidney, Circulation **18**:227, 1958.

Rubini, M. E., Sokol, A., Coburn, J. W., Miller, J. H., Kopple, J., Gordon, S., und Mark, H.: Some steady-state considerations of nitrogen and acid in patients undergoing chronic dialysis, Proc. Europ. Dial. Transpl. Ass. **4**:231, 1967.

Rubini, M., Sokol, A., Gaynor, S., Coburn, J., McCray, J., und Gordon, S.: Some preliminary experience with chronic peritoneal dialysis, Clin. Res. **12**:72, 1964.

Rubini, M. E., Wolfram, J. G., und Sokol, A.: An analysis of a veterans administration dialysis unit, Trans. Amer. Soc. Artif. Intern. Organs **12**:376, 1966.

Rundles, R. W.: Allopurinol in gouty nephropathy and renal dialysis, Ann. Rheum. Dis. **25**:496.

Sachs, C. E., und Funck-Brentano, J. L.: Stretching of the dialysis membrane: A new device for the improvement of artificial kidneys for the treatment of chronic nephritis: Preliminary report, Trans. Amer. Soc. Artif. Intern. Organs **9**:79, 1963.

Saito, R.: Peritoneal irrigation in the treatment of barbital intoxication: An experimental study, Jap. J. Urol. **57**:65, 1966.

Sakaeva, M. F., und Urazaev, R. M.: Artificial kidney in hemorrhagic fever with the renal syndrome, Klin. Med. (Moskva) **43**:33, 1965.

Salisbury, P. F.: Dialysis capsule for permanent implantation into a body cavity, Trans. Amer. Soc. Artif. Intern. Organs **4**:223, 1958.

Salisbury, P. F.: Indications for artificial kidney treatment, Trans. Amer. Soc. Artif. Intern. Organs **1**:43, 1955.
Salisbury, P. F.: Timely versus delayed use of the artificial kidney, Arch. Intern. Med. **101**:690, 1958.
Salisbury,P. F.: Use of the artificial kidney; its place in the treatment of acute renal failure, Calif. Med. **89**:187, 1958.
Salisbury, P. F., Briggs, J. N., Hamel, N. C., Cross, C. E., und Rieben, P. A.: Pulmonary lavage: The use of lungs in situ as an "artificial kidney", Trans. Amer. Soc. Artif. Intern. Organs **5**:32, 1959.
Salisbury, P. F., Cross, C. A., und Rieben, P. A.: Heterologus lung: Its use as an ultrafilter in animals and humans, Trans. Amer. Soc. Artif. Intern. Organs **7**:41, 1961.
Salisbury, R. E.: Behavior resposes of a nine-year old child on chronic dialysis, J. Amer. Acad. Child. Psychiat. **7**:282, 1968.
Sanchez-Sicilia, L., Barber, N. D., Mulinari, A. S., und Kolff, W. J.: Automatic device for peritoneal lavage in chronic renal failure, Ohio Med. J. **60**:839, 1964.
Sanchez-Sicilia, L., Seto, D. S., Nakamotot, S., und Kolff, W. J.: Acute mercurial intoxication treated by hemodialysis, Ann. Intern. Med. **59**: 692, 1963.
Sand. P., Linvingston, G., und Wright, R.: Psychological assessment of candidates for a hemodialysis program, Ann. Intern. Med. **64**:602, 1966.
Sandler, J. L., Cohn, H. E., Clark, J. E., Weiss, A. J., und Nealon, T. F., Jr.: An ion exchange resin kidney for use on human patients, Trans. Amer. Soc. Artif. Intern. Organs **7**:3, 1961.
Sarles, H. E., Artz, C. P., Smith, G. H., Hargest, T. S., und Remmers, A. G., Jr.: Observations concerning th use of lymph for extra-corporeal dialysis, Trans. Amer. Soc. Artif. Intern. Organs **11**:165, 1965.
Sarles, H. E., Smith, G. H., Jr., Fish, J. C., Artz, C. P., Hargest, T. S., und Remmers, A. R., Jr.: Further observations concerning the use of lymph for extracorporeal dialysis, Trans. Amer. Soc. Artif. Intern. Organs **12**: 33, 1966.
Sarre, H., und Heinze, V.: Therapie des akuten Nierenversagens, Dtsch. Med. Wschr. **92**:1570, 1967.
Sartorius, H.: Our experience with the disposable coil kidney, Trans. Amer. Soc. Artif. Intern. Organs **3**:74, 1957.
Savino, F. M.: Dialyzer chamber with capillary system for artificial kidney, J. Urol. **83**:867, 1960.
Scalettar, R., Rubini, M. E., und Meroney, W. H.: Gastrointestinal hemorrhage in uremia; report of two cases of massive hemorrhage resulting from causes other than uremic entercolitis, New Eng. J. Med. **257**:211, 1957.
Schechter, D. C., Nealon, T. F., Jr., und Gibbon, J. H., Jr.: An ion exchange resin artificial kideny, Surg. Forum **9**:110, 1958,
Scheler, F., Quellhorst, E., und Wigger, W.: Peritonealdialyse bei akuter und chronischer Niereninsuffizienz, Med. Klin. **61**:644, 1966.
Schoerb, P. R.: Enterodialysis–an approach to the problem of renal substitution, Surg. Forum **7**:58, 1956.
Schloerb, P. R.: Gastrodialysis with a semipermeable membrane balloon; application to renal failure and other metabolic derangements, Surg. Forum **9**:114, 1958.
Schloerb, P. R.: The management of uremia by perfusion of an isolated jejunal segment: With observations of the dynamics of water and electrolyte exchange in the human jejunum, J. Clin. Invest. **37**:1818, 1958.

Schloerb, P. R.: Peritoneal dialysis and newer methods of intestinal perfusion in in renal failure, Arch. Intern. Med. **102**:914, 1958.

Schreiner, G. E.: The treatment of acute renal insufficiency, Med. Ann. D. C. 22:531, 1953.

Schreiner, G. E.: The role of hemodialysis (artificial kidney) in acute poisoning, Arch. Intern. Med. **102**:896, 1958.

Schreiner, G. E.: The artificial kidney, Heart Bull. **8**:42, 1959.

Schreiner, G. E., und Berman, L. B.: Dialysance of bromide from the blood and spinal fluids, Clin. Res. Proc. **5**:233,1957.

Schreiner, G. E., und Berman, L. B.: Dialysance and pressure-flow relationships in the disposable twin coil artificial kidney, Trans. Amer. Soc. Artif. Intern. Organs **3**:12, 1957.

Schreiner, G., Berman, L. B., Kovach, R., und Bloomer, H. A.: Acute glutethimide (Doriden) and hemodialysis, Arch. Intern. Med. **101**:899, 1958.

Schreiner, G. E., und Maher, J. F.: The dialysis of poisons, Bull. Acad. Med. New Jersey **6**:310, 1960.

Schreiner, G. E., und Maher, J. F.: Hemodialysis for chronic renal failure: Medical, moral and ethical, and socioeconomic problems, Ann. Intern. Med. **62**:551, 1965.

Schreiner, G. E., Maher, J. F., Freeman, R. B., und O'Connell, J. M.: Problems of hemodialysis, Proc. III. Int. Cong. Nephrol. **3**:316, 1967.

Schreiner, G. E., Maher, J. F., und Marc-Aurele, J.: The dialysance of exogenous poisons and some common metabolites in the twin coil artificial kidney, J. Clin. Invest. **38**:1040, 1959.

Schreiner, G. E., Maher, J. F., Marc-Aurele, J., Knowlan, D., und Alvo. M.: Ethylene glycol: Two indications for hemodialysis, Trans. Amer. Soc. Artif. Intern. Organs **5**:81, 1959.

Schreiner, G. E., Rath, C. E., David, A., Geiger, M., Donovan, W., Talamas, A., und Berman, L. B.: Use of globulin-complement free blood in the hemodialysis of oliguric patients with acute or subacute glomerulonephritis, Trans. Amer. Soc. Artif. Intern. Organs **4**: 47, 1958.

Schröter, R. M., Strangfeld, D., und Heinrich, H. G. et al.: Blutgerinnungsveränderungen bei Urämikern, Deutsch. Gesundh.-W. **20**:1730, 1965.

Schumacher, R. R., Ridolfo, A. S., und Martz, B. L.: Periodic peritoneal dialysis for chronic renal failure, Ann. Intern. Med. **60**:296, 1964.

Schupak, E., und Merrill, J. P.; Experience with long-term intermittent hemodialysis, Ann. Intern. Med. **62**:509, 1965.

Schupak, E., Sullivan, J. F., und Lee, D. Y.: Chronic hemodialysis in "unselected" patients, Ann. Intern. Med. **67**:708, 1967.

Schupak, E., Urichek, P., und Merrill, J. P.: The long-term maintenance of a bilaterally nephrectomized man by periodic hemodialysis, Trans. Amer. Soc. Artif. Intern. Organs **9**:29, 1963.

Schwartz, F. C., Kallmeyer, J., Dunea, G., und Kark, R. M.: Prevention of infection during peritoneal dialysis, J.A.M.A. **199**:79, 1967.

Schwartz, F. D., Davis, T. E., und Sherman, J. L., Jr.: Peritoneal dialysis: An appraisal of its value in acute renal failure, Med. Ann. D. C. **35**:181, 1966.

Schwartz, W. B., und Kassirer, J. P.: Medical management of chronic renal failure, Amer. J. Med. **44**:786, 1968.

Schwarz, F.: Über die Anwendung der künstlichen Niere bei Kindern, Dtsch. Gesundh.-W. **21**:1303, 1966.

Schwarz, F.: Behandlung schwerer Vergiftungen Deutsch Zbl. Krankenpfl. **11**:58, 1967.

Schwid, S. A., und Vidt, D. G.: Peritoneal dialysis–mechanical innovations, Cleveland Clin. Quart. **35**:85, 1968.

Scribner, B. H.: Haemodialysis in the treatment of chronic uraemia, Brit. J. Urol. **38**:607, 1966.

Scribner, B. H.: Role of the artificial kidney in management of acute renal failure, Northwest Med. **58**:555, 1959.

Scribner, B. H., Buri, R., Caner, J. E., Hegstrom, R., und Burnell, J. M.: The treatment of chronic uremia by means of intermittent hemodialysis: A preliminary report, Trans. Amer. Soc. Artif. Intern. Organs **6**:114, 1960.

Scribner, B. H., Caner, J. E., Buri, R., und Quinton, W.: The technique of continuous dialysis, Trans. Amer. Soc. Artif. Intern. Organs **6**:88, 1960.

Scribner, B. H., Fergus, E. B., Boen, S. T., und Thomas, E. D.: Some therapeutic approaches to chronic renal insufficiency, Ann. Rev. Med. **16**: 285, 1965.

Scribner, B. H., Korenski, W. R., Marr, T. A., und Burnell, J. M.: Gastrodialysis in the treatment of acute renal failure, Trans. Amer. Soc. Artif. Intern. Organs **4**:32, 1958.

Scribner, B. H., Magid, G. J., und Burnell, J. M.: Prophylactic hemodialysis in the management of acute renal failure, Clin. Res. **8**:136, 1960.

Seedat, Y. K.: Effect of potassium on blood glucose and plasma insulin levels in patients undergoing peritoneal dialysis and hemodialysis, Lancet **2**:1166, 1968.

Seligson, D., Bluemle, L. W., Jr., Webster, G. D., Jr., und Senesky, D.: Organic acids in body fluids of the uremic patient, J. Clin. Invest. **38**:1042, 1959.

Setter, J. G., Freeman, R. B., und Maher, J. F.: Factors influencing the dialysis of barbiturates, Trans. Amer. Soc. Artif. Intern. Organs **10**:340, 1964.

Setter, J. G., Maher, J. F., und Schreiner, G. E.: Barbiturate intoxication: Evaluation of therapy including dialysis in a large series selectively referred because of severity, Arch. Intern. Med. **117**:224, 1966.

Setter, J. G., Singh, R., Brackett, N. C., Jr., und Randall, R. E., Jr.: Studies on the dialysis of methanol, Trans. Amer. Soc. Artif. Intern. Organs **13**: 178, 1967.

Sevitt, L. H., und Wrong, O. M.: Hypercalcemia from calcium resin in patients with chronic renal failure, Lancet **2**:950, 1968.

Shackman, R.: Selection of patients for haemodialysis: Surgeon's point of view, Brit. Med. J. **1**:623, 1967.

Shackman, R., und Milne, M. D.: The use of the artificial kidney, Brit. J. Urol. **29**:434, 1957.

Shaldon, S.: Long-term dialysis as a substitue for kidney function, Sci. Basis Med. Ann. Rev. **29**:201, 1966.

Shaldon, S.: Chronic haemodialysis, Physiotherapy **54**:14, 1968.

Shaldon, S.: Home-maintenance haemodialysis, Nurs. Mirror **126**:19, 1968.

Shaldon, S.: Independence in maintenance haemodialysis, Lancet **1**:520, 1968.

Shaldon, S., und Baillod, R. A.: Peritioneal dialysis, Nurs. Mirror **122**:1, 1966.

Shaldon, S., Chiandussi, L., und Higgs, D.: Hemodialysis by percutaneous catheterization of femoral artery and vein with regional heparinization, Lancet Lancet **2**:857, 1961.

Shaldon, S., und Glenny, A. P.: Device for single-handed opening and closing

of an arm shunt in independent haemodialysis, Lancet **1**:26, 1968.
Shaldon, S., und McKay, S.: Use of internal A/V fistula in home hemodialysis, Brit. Med. J. **4**:671, 1968.
Shaldon, S., und Oakley, J. J.: Experience with regular haemodialysis in the home, Brit. J. Urol. **38**:616, 1966.
Shaldon, S., und Oakley, J. J.: An independent specialist home haemodialysis training and support unit, Proc. Europ. Dial. Transpl. Ass. **4**:24, 1967.
Shaldon, S., Rae, A. I., Rosen, S. M., Silva, H., und Oakley, S. R.: Refrigerated femoral venous-venous hemodialysis with coil preservation for rehabilitation of terminal uremic patients, Brit. Med. J. **1**:1716, 1963.
Shaldon, S., Ramlingum, C., und Baillod, R. A.: Automated dialysate supply and monitoring unit for home hemodialysis, Proc. Europ. Dial. Transpl. Ass. 2:280, 1965.
Shaldon, S., Silva, H., Pomeroy, J., Rae, A. I., und Rosen, S. M.: Percutaneous femoral venous catheterization and reusable dialyzer in the treatment of acute renal failure, Trans. Amer. Soc. Artif. Intern. Organs **10**:133, 1964.
Shaldon, S., Silva, H., und Rosen, S. M.: Technique of refrigerated coil preservation hemodialysis with femoral venous catheterization, Brit. J. Med. 2:411, 1964.
Shambaugh, P. W., Hampers, C. L., Bailey, G. L., Snyder, D., und Merrill, J. P.: Hemodialysis in the home–emotional impact on the spouse, Trans. Amer. Soc. Artif. Intern. Organs **13**: 41, 1967.
Shannon, I. L., und Freeman, R. M.: Effects of probenecid and haemodialysis on human parotid fluid uric acid, Arch. Oral. Biol. **12**:291, 1967.
Sharpstone, P., und Goldby, F. S.: Peritoneal dialysis with in-line sterilization of dialysate by filtration, Brit. Med. J. **4**:728, 1967.
Shaw, A. B., Bazzard, F. J., Booth, E. M., Nilwarangkur, S., und Berylne, G. M.: The treatment of chronic renal failure by a modified Giovannetti diet, Quart. J. Med. **34**:237, 1965.
Shea, E. J., Bogdon, D. F., Freeman, R. B., und Schreiner, G. E.: Hemodialysis for chronic renal failure: Psychological considerations, Ann. Intern. Med. **62**: 558, 1965.
Sherris, J. C., Cole, J. J., und Scribner, B. H.: Bacteriology of continuous flow hemodialysis, Trans. Amer. Soc. Artif. Intern. Organs **7**:37, 1961.
Shibagaki, M., und Kolff, W. J.: In vitro and clinical studies of fluid removal with the Kiil dialyzer and subatmospheric-pressure dialysate circuit, Cleveland Clin. Quart. **32**:157, 1963.
Shils, M. E.: Renal disease and metabolic effects of tetracycline, Ann. Intern. Med. **58**:389, 1963.
Shimizu, A. G., Kaye, M., und Innes, B. J.: Chronic hemodialysis for terminal renal failure, Canad. Med.s Ass. J. **94**:311, 1966.
Shimizu, A. G., Nakamoto, S., und Kolff, W. J.: Guide for treating patients by chronic dialyses with the twin-coil artificial kidney, Cleveland Clin. Quart. **34**:225, 1967.
Shinaberger, J. H., Peice, E. C., Il, Eidex, M. A., und Martinez, F. J.: Further development and clinical evaluation of the Klung dialyzer, Trans. Amer. Soc. Artif. Intern. Organs **12**:363, 1966.
Shinaberger, J. H., Shear, L., und Barry, K. G.: Increasing efficiency of peritoneal-extracorporeal recirculation dialysis, Trans. Amer. Soc. Artif. Intern. Organs **11**:76, 1965.
Shinaberger, J. H., Shear, L., Clayton, L. E., Barry, K. G., Knowlton, M., und Goldbaum, L. R.: Dialysis for intoxi-

cation with lipid soluble drugs: Enhancement of glutethimide extraction with lipid dialysate, Trans. Amer. Soc. Artif. Intern. Organs **11**:173, 1965.

Shumway, N. E.: Pleural dialysis in the uremic dog, J. Urol. **81**:567, 1959.

Siebert, H. G.: Acid-base disturbance during intermittent haemodialysès, Proc. Europ. Dial. Transpl. Ass. **4**: 211, 1967.

Siebert, H. G., und Heller, A.: Ein neues Gerät zur Peritonealdialyse, Med. Welt **14**:863, 1967.

Sieberth, H. G., Heller, A., und Rath, D.: A new machine for peritoneal dialysis, Proc. Europ. Dial. Transpl. Ass. **4**: 408, 1967.

Sieberth, H. G., und Pilverer, G.: A method for permanent desinfection of the skin around the exit point of the Scribner shunt, Proc. Europ. Dial. Transpl. Ass. 2:289, 1965.

Simkin, E. P., und Wright, F. K.: Perforating injuries of the bowel complicating peritoneal catheter insertion, Lancet **1**:64, 1968.

Simon, N. M., Blondeel, N. J., und Del Greco, F.: A new technique for simultaneous dialysis of two patients with the twin coil kidney, Trans. Amer. Soc. Artif. Intern. Organs **10**:183, 1964.

Simpson, K. M., Blainey, J. D., Dawson-Edwards, P., Hilton, D. D., Williams, B. T., Sutherland, A. C., und Antrill, K. I.: A single-patient haemodialysis-monitoring and dialysate-proportionating machine, Lancet **1**:1247, 1967.

Simpson, K. M., Robson, M. D., Blainey, J. D., und Dawson-Edwards, P.: Chronic hemodialysis with twin minicoil kidney, Proc. Euro. Dial. Transpl. Ass. 2:271, 1965.

Simpson, K. M., West, G. R., Blainey, J. D., Dawson-Edwards, P., und Hilton, D. D.: A hydrodynamic test cell for the investigation of dialyzer design, Proc. Europ. Dial. Transpl. Ass. **4**:107, 1967.

Simpson, W. T.: Hazards of peritoneal dialysis, Brit. Med. J. **1**:628, 1967.

Sitprija, V., und Holmes, J. H.: Preliminary observations on the change in intracranial pressure and intraocular pressure during hemodialysis, Trans. Amer. Soc. Artif. Intern. Organs **8**:300, 1962.

Sitprija, V., Nakamoto, S., und Kolff, W. J.: Hemodialysis in obstructive disease as a preliminary to urologic diagnosis, J. Urol. **89**:149, 1963.

Skeggs, L. T., Jr., Kahn, J. R., und Shumway, N. P.: Isolation of hypertension from circulating blood of normal dogs with experimental renal hypertension by dialysis in artificial kidney, Circulation **3**:384, 1951.

Skeggs, L. T., Jr., und Leonards, J. R.: Studies of an artificial kidney: Preliminary results with a new type of continuous dialyzer, Science **108**: 212, 1948.

Skeggs, L. T., Jr., Leonards, J. R., und Heisler, C. R.: Artificial kidney: Construction and operation of improved continuous dialyzer, Proc. Soc. Exp. Biol. Med. **72**:539, 1949.

Skeggs, L. T., Jr., Leonards, J. R., und Kahn, J. R.: Removal of fluid from normal and edematous dogs by continuous ultrafiltration of blood, Lab. Invest. **1**:488, 1952.

Slowinski, E. J.: Acute renal insufficiency in obstetrics; special reference to treatment with the artificial kidney, Obstet. Gynec. 7:2, 1956.

Smith, A. H.: The effect of cellophane area and thickness on urea claerence using a haemodialyzer, Clin. Sci. **28**:191, 1965.

Smith, A. L., Berkowitz, H. D., und Bluemle, L. W., Jr.: Electrodialysis of blood: Evaluation of a high capacity unit, Trans. Amer. Soc. Artif. Intern. Organs **10**:273, 1964.

Smith, L. H., Jr., Post, R. S., Teschan, P. E., Abernathy, R. S., Davis, J. H., Gray, D. M., Howard, J. M., Johnson, K. E., Klopp, E., Mundy, R. L., O'Meara, M. P., und Rush, B. F., Jr.: Post-traumatic renal insufficiency in military casualties: Management, use of artificial kidney, prognosis, Amer. J. Med. **18**:187, 1955.

Smith, M. J.: Andrenal stress during haemodialysis, Proc. Europ. Dial. Transpl. Ass. **2**:300, 1965.

Smith, P. D., Gara, A. H., und Kolff, W. J.: Reversed coil artificial kidney: Development of a prototype, Cleveland Clin. Quart. **31**:235, 1964.

Smith, R. D., Simon, N. M., und del Greco, F.: Intermittent dialysis in chronic uremia, Arch. Intern. Med. **114**:610, 1964.

Smith, W. A., Jr.: Dialysis therapy: A comparison of techniques, Hospitals **40**:80, 1966.

Smith, W. G., Bergen, W., und Gordon, J. F.: The use of the artificial kidney in the community hospital, Ohio Med. J. **59**:1202, 1963.

Smith, W. W.: Use of the Shaldon percutaneous catheter for hemodialysis, Ohio Med. J. **63**:1462, 1967.

Smith, W. W., Bergen, W., und Gordon, J. F.: The need for an artificial kidney in the general hospital, Med. Times **94**:329, 1966.

Smith, W. W., und Vicent, D. J.: Delayed clinical response to hemodialysis in a patient with uremia, J.A.M.A. **196**:186, 1966.

Sneddon, I. B.: Dermatitis in an intermittent haemodialysis unit, Brit. Med. J. **1**:183, 1968.

Snyder, D., und Merrill, J. P.: Sauna baths with the treatment of chronic renal failure, Trans. Amer. Soc. Artif. Intern. Organs **12**:188, 1966.

Sodi, A., Rizzo, M., und Durval, A.: Considerations on the use of extracorporeal hemodialysis in the treatment of barbiturate poisoning, Minerva Med. **58**:2093, 1967.

Sokol, A., Gral, T., Edelbaum, D. N., Rosen, V., und Rubini, M. E.: Correlation of autopsy findings and clinical experience in chronically dialyzed patients, Trans. Amer. Soc. Artif. Intern. Organs **13**:51, 1967.

Sokol, A., Gral, T., und Rubini, M. E.: Some medical problems of chronic hemodialysis, Calif. Med. **107**:236, 1967.

Someren, T., Geering, R. B., Kern, G., Martinez, F. J., und Galletti, P. M.: A simple no-prime, pumpless artificial kidney: A preliminary report, Trans. Amer. Soc. Artif. Intern. Organs **9**:73, 1963.

Sonda, L. P.: Treatment of Doriden intoxication by hemodialysis, J. Mich. Med. Soc. **61**:960, 1962.

Sparks, R. E., Blaney, T. L., und Lindan, O.: Adsorption of nitrogenous waste metabolites from artificial kidney dialyzing fluid, Chem. Engr. Prog. Symp. Series **62**:2, 1966.

Spaulding, W. B.: Subacute constrictive uremic pericarditis, Arch. Intern. Med. **119**:644, 1967.

Stanbury, S. W.: Bone disease in uremia, Amer. J. Med. **44**:714, 1968.

Stanbury, S. W., und Lumb, G. A.: Metabolic studies of renal osteodystrophy: Calcium, phosphorus and nitrogen metabolism in rickets, osteomalacia and hyperparathyroidism complicating chronic uremia and in osteomalacia of the adult Fanconi syndrome, Medicine **41**:1, 1962.

Stanbury, S. W., Lumb, G. A., und Nicholson, W. F.: Elective subtotal

parathyroidectomy for renal hyperparathroidism, Lancet **1**:793, 1960.
Stein, M. F., Jr.: Venipuncture hemodialysis, New Eng. J. Med. **278**:340, 1968.
Steinbeck, A.: The artificial prolongation of life, Aust. Nurs. J. **64**:300, 1966.
Steinmetz, P. R., und Kiley, J. E.: Hyperkalemia in renal failure, J.A.M.A. **175**: 689, 1961.
Sterling, J. A., und Doane, J. C.: A new type of artificial kidney, Urol. Cutan Rev. **53**:385, 1949.
Sterling, J. A., Weiss, L. B., Schneeberg, A., A., und Bernard, W.: A new type of artificial kidney (preliminary report), Clin. Proc. Jewish Hosp. Phila. **1**:128, 1948.
Stewart, J. H., und Castaldi, P. A.: Uraemic bleeding: A reversible platelet defect corrected by dialysis, Quart. J. Med. **36**:409, 1967.
Stewart, R. D., Baretta, E. D., Cerny, J. C., und Mahon, H. I.: An artificial kidney made from capillary fibers, Invest. Urol. **3**:614, 1966.
Stewart, R. D., Cerny, J. C., und Mahon, H. I.: The capillary "kidney": A preliminary report, U. Mich. Med. Cen. J. **30**:116, 1964.
Stewart, W. K., Anderson, D. C., und Wilson, M. I.: Hazard of peritoneal dialysis: Contaminated fluid, Brit. Med. J. **1**:606, 1967.
Stewart, W. K., Fleming, L. W., Anderson, D. C., Lehnman, J. A., und Jamieson, D. G.: Changes in plasma electrolytes and nerve-conduction velocities during chronic haemodialysis without magnesium, Proc. Europ. Dial. Transpl. Ass. **4**:285, 1967.
Stragier, A., und van Ypersele de Strihou, C.: Une nouvelle méthode de rinçage du rein de Kiil après dialyse, Proc. Europ. Dial. Transpl. Ass. **4**:377, 1967.
Strauch, M., Walzer, P., Henning, G. E., Roettger, G., und Christ, H.: Factors influencing protein loss during peritoneal dialysis, Trans. Amer. Soc. Artif. Intern. Organs **13**:172, 1967.
Strauss, M. B., und Raisz, L. G.: Treatment of acute renal shutdown, Arch. Intern. Med. **95**:846, 1955.
Streicher, E., und Spang, K.: Hämo- and Peritonealdialyse bei akuter Niereninsuffizienz und schweren Vergifgungen, Dtsch. Med. Wschr. **92**:1619, 1967.
Sugerman, D. L., Hulet, W. H., und Samara, B. J.: Treatment of uremic syndrome with the Giordano-Giovannetti diet, J. Florida Med. Ass. **55**: 535, 1968.
Sugioka, K.: Intra-arterial cannula, Bull. Dow Corn. **3**:3, 1961.
Sunshine, I., und Leonards, J. R.: Use of artificial kidney for removal of barbiturates in dogs, Proc. Soc. Exp. Biol. Med. **86**:638, 1954.
Susa, S.: Hemodialysis, Vojnosanit. Pregl. **23**:469, 1966.
Swales, J. D.: Sodium uptake in peritoneal dialysis, Brit. Med. J. **3**:345, 1967.
Sweeney, M. J., und Galletti, P. M.: A practical point of reference for evaluation of mass transfer capacity of hemodialyzers, Trans. Amer. Soc. Artif. Intern. Organs **10**:3, 1964.
Sweeney, M. J.: Modification of Wolf's relative dialysance concept, Trans. Amer. Soc. Artif. Intern. Organs **12**:39, 1966.
Swendseid, M. E.: Approaches to the study of amino acid requirements in uremia, Amer. J. Clin. Nutr. **21**:382, 1968.
Swinney, J.: Regular dialysis treatment in Europe and the British Isles, Brit. J. Urol. **38**:609, 1966.
Szegedy, L.: The influence of hemodialysis treatment on the injuries of the central nervous system in uremia: A clinicopathologic study, Acta Neurol. Scand. **42**:105, 1966.

Takabe, T., Takagaki, T., und Baba, M.: The double tube type dialyzing apparatus, J. Jap. Soc. Artif. Organs Tissues **4**:62, 1967.

Takasugi, N., Uemura, T., Goto, Y., Okuno, T., Agishi, T., Danjo, Y., Nosé, Y., und Kasai, Y.: Automatic decelerator and automatic balancer for hemodialysis, J. Jap. Soc. Artif. Organs Tissues **2**:43, 1965.

Talbott, J. H., und Terplan, K. L.: The kidney in gout, Medicine **39**:405, 1960.

Tarail, R.: Relations of abnormalities in concentration of serum potassium to electrocardiographic disturbances, Amer. J. Med. **5**:828, 1948.

Tchetchik, M., Nakamoto, S., und Kolff, W. J.: Reuse of twin-coil disposable artificial kidneys with their priming blood, J.A.M.A. **196**:451, 1966.

Tenckhoff, H., und Boen, S. T.: Long-term peritoneal dialysis in the home, the first one and one-half years, Proc. Europ. Dial. Transpl. Ass. **2**:104, 1965.

Tenckhoff, H., Boen, S. T., Jebsen, R. H., und Spiegler, J. H.: Polyneuropathy in chronic renal insufficiency, J.A.M.A. **192**:1121, 1965.

Tenckhoff, H., Boen, S. T., und Shilipetar, G.: Preparation of peritoneal dialysis fluid in the hospital laboratory, Hosp. Pharm. **2**:7, 1967.

Tenckhoff, H., Jebsen, R. H., und Honet, J. C.: The effect of long-term dialysis treatment on the course of uremic neuropathy, Trans. Amer. Soc. Artif. Intern. Organs **13**:58, 1967.

Tenckhoff, H., A. Schechter: A bacteriologically safe peritoneal access device,

Transact Amer. Soc. Artif. Intern. Org. 14 (1968) 181.

Tenckhoff, H., Shilipetar, G., und Boen, S. T.: One year's experience with home peritoneal dialysis, Trans. Amer. Soc. Artif. Intern. Organs **11**:11, 1965.

Tenckhoff, H., Ward, G., und Boen, S. T.: The influence of dialysate volume and flow rate on peritoneal clearance, Proc. Europ. Dial. Transpl. Ass. **2**:113, 1965.

Terekhov, N. T.: Combined treatment of acute renal failure, Klin. Khir. (Kiev) **7**:1, 1966.

Terekhov, N. T., und Litvinenko, A. F.: Hemolysis in the treatment of acute renal failure with the nephrotoxic substances, Vrach. Delo **5**:78, 1965.

Teschan, P. E.: Hemodialysis in military casualties, Trans. Amer. Soc. Artif. Intern. Organs **1**:52, 1955.

Teschan, P. E.: Peritoneal dialysis and hemodialysis, Mod. Treatm. **1**:100, 1964.

Teschan, P. E., Baxter, C. R., O'Brien, T. F., Freyhof, J. N., und Hall, W. H.: Comparative evaluation of MacNeill-Collins, twincoil and rotating drum dialyzers, ultrafiltration, chronic vessel cannulation and regional heparinization, with special reference to prophylactic hemodialysis, Trans. Amer. Soc. Artif. Intern. Organs **6**:76, 1960.

Teschan, P. E., Baxter, C. R., O'Brien, T. F., Freyhof, J. N., und Hall, W. H.: Prophylactic hemodialysis in the treatment of acute renal failure, Ann. Intern. Med. **53**:992, 1960.

Teschan, P. E., und McDowell, M. E.: The artificial kidney, U. S. Armed Forces Med. J. **3**:391, 1952.

Teschan, P. E., Post, R. S., Smith, L. H., Jr., Abernathy, R. S., Davis, J. H., Gray, D. M., Howard, J. M., Johnson, K. E., Klopp, E., Mundy, R. L., O'Meara, M. P., und Rush, B. F., Jr.: Post-traumatic renal insufficiency in military casualties: Clinical characteristics, Amer. J. Med. **18**:712, 1955.

Tew, J.: Liquid glucose in the dietary management of renal failure and other disease states, Nutrition **20**: 159, 1966.

Thalhimer, W.: Experimental exchange transfusions for reducing azotemia: Use of artificial kidney for this purpose, Proc. Soc. Exp. Biol. Med. **37**:641, 1938.

Thalhimer, W., Solandt, D. Y., und Best, C. H.: Experimental exchange transfusion using purified heparin, Lancet 2:554, 1938.

Thaysen, J. H.: The needs for treatment of terminal renal failure, Proc. Europ. Dial. Transpl. Ass. **3**:138, 1966.

Tholen, H., Fröhlich, T., Huber, F. und Massini, M.-A.: Frühzeitige Hämodialyse bei Vergiftungen mit Amanita phalloides. Dtsch. Med. Wschr. **90**, 1364, 1965.

Thomas, G. I.: Large-vessel applique AV shunt for hemodialysis, Am. J. Surg. **120**:244, 1970.

Thomas, G. I.: A large-vessel applique A-V shunt for hemodialysis, Trans. Amer. Soc. Artif. Intern. Org. **15**:288, 1969.

Thomsen, A. C., und Dalgard, O. Z.: Hemodialysis in acute acetylsalicylic acid poisoning, Amer. J. Med. **25**: 484, 1958.

Thompson, G. E., Waterhouse, K., McDonald, H. P., Jr., und Friedman, E. A.: Hemodialysis for chronic renal failure, Clinical observations, Arch. Intern. Med. **120**:153, 1967.

Thornberg, A.: On the artificial kidney: On the efficacy in vitro of the Alwall ultrafilterdialyzer intended for rabbits, Acta Med. Scand. **151**:263, 1955.

Thurnherr, N., Thölen, H., und Duckert, F.: Quantitative heparin determination and periodic extracorporeal dialysis, Helv. Med. Acta **33**:334, 1967.

Tichner, J. B., und Enselberg, C. D.: Suicidal dilantin (sodium di-phenyl hydrantoin) poinsoning: Case report, New Eng. J. Med. **245**:723, 1951.

Tillim, S. J.: Bromide intoxication and quantitative determination in serum, Amer. J. Psychiat. **114**:232, 1957.

Tisher, C. C., Barnett, B. M. S., Finch, C. A., und Scribner, B. H.: D.T.P.A. in the treatment of haemosiderosis in patients on chronic hemodialysis, Proc. Europ. Dial. Transpl. Ass. **3**:43, 1966.

Tomasek, R., und Serf, B.: Percutaneous insertion of 2 catheters into the femoral vein during the application of artificial kidney, Sborn. Lek. **67**:353, 1965.

Tombalakian, A. S.: Phenomenological coefficients for volume flow across an ion-exchange membrane, J. Phys. Chem. 72:1566, 1968.

Ton That, H., Meriel, P., Escat, J., Conte, j., Gouzi, J. L., Lazorthes, F., und Suc, J. M.: Fistule artério-veineuse, rein à plaques, flaçon d'aspiration et pompe d'injections dans la réalisation de l'hémodialyse périodique, Proc. Europ. Dial. Transpl. Ass. **4**:78, 1967.

Ton That, H., Monnier, J., Bourse, R., Meriel, P., Conte, J., und Soc, J. M.: Effects de l'hémodialyse sur le taux plasmatique d'un dérive de la Cephalosporine C chez l'insuffisant renal, Proc. Europ. Dial. Transpl. Ass. ? ? ? 125, 1967.

Toukantonis, A.: Heparin concentration during hemodialysis with heparinisation by automatic infusion pump, Proc. Europ. Dial. Transpl. Ass. **2**: 257, 1965.

Toussaint, C., Cremer, M., Heuse, A., Vereerstraeten, P., van Geertruyden, J., Cuykens, J. J., und Vernoiry, A.: L'hypertension artérielle maligne incontrolable, indication à la nephrectomie bilaterale dans le mal de Bright au stade ultime, Proc. Europ. Dial. Transpl. Ass. **3**:65, 1966.

Traeger, J., Belleville, J., Muller, J. M., Cordonnier, D., Moskovtchenko, J. F., Laurent, G., und Thouverez, J. P.: Etude des fonctions plaquettaires avant et après hémodialyse au cours de l'insuffisance renale chronique, Proc. Europ. Dial. Transpl. Ass. **4**:269, 1967.

Traeger, J., und Laurent, D.: Continuous distribution of dialysate for the artificial kidney, Proc. Europ. Dial. Transpl. Ass. **2**:302, 1965.

Traeger, J., Revillard, J. P., und Fries, D.: un aspect des rapports hémodialyse-transplantation: A propos de la constitution d'un groupe de receuvrs atteints d'insuffisance renale chronique en vue de transplantation à partie de rein de cadavre, en respectant les compatibilities leucocytaires: Elements d'une étude statistique, Proc. Europ. Dial. Transpl. Ass. **4**:171, 1967.

Trompeo, M. A., und Bosio, U.: Therapy of the transfusion accident: Preparation for application of the artificial kidney: Minerva Anest. **31**:524, 1965.

Tsaltas, T. T.: Comparison of various methods of dialysis: Subjective experiences and laboratory data, Trans. Amer. Soc. Artif. Intern. Organs. **13**:29, 1967.

Tsaltas, T. T., und Friedman. E. A.: Plasma lipid studies of uremic patients during hemodialysis, Amer. J. Clin. Nutr. **21**:430, 1968.

Tsuchidate, M., Takahashi, S., Ohashi, H., Wagai, T., Hayashi, S., und Ouchi, T.: Artificial kidney by ultrasound-influence of ultrasound on permeability of semipermeable membrane and animal experiments, J. Jap. Soc. Artif. Organs Tissues **3**:214, 1966.

Tu, W. H.: Hemodialysis, J. Kansas Med. Soc. **62**:470, 1961.

Tu, W. H.: A study of hemodynamics of the twin coil artificial kidney: The relationship of perfusion rate and blood volume within the coil, Trans. Amer. Soc. Artif. Intern. Organs **6**:2, 1960.

Tu, W. H.: Bair, G. A., und Schloerb, P. R.: Removal of excess potassium by hemodialysis, Amer. J. Physiol. **199**: 671, 1960.

Tu, W. H., und Kolff, W. J.: Treatment of uremia by lavage through intestinal loops in dogs, J. Appl. Physiol. **9**:116, 1956.

Tu, W. H., und Schloerb, P. R.: The artificial kidney, J. Kansas Med. Soc. **60**: 137, 1959.

Tucker, D. A., Weller, J. M., und Merrill, J. P.: Post-dialysis acid-base balance of patients with chronic uremia, Amer. J. Med. Sci. **236**:567, 1958.

Twardowski, Z.: On the advantages and possibility of constructing a capillary artificial kidney, Acta Med. Pol. **5**: 303, 1964.

Twiss, E. E.: Rubberplate parallel flow dialyzer (Twiss-Somers), Proc. Europ. Dial. Transpl. Ass. **2**:344, 1965.

Twiss, E. E., und Kolff, W. J.: Treatment of uremia by perfusion of an isolated intestinal loop, J.A.M.A. **146**: 1019, 1951.

Twiss, E. E., und Poulssen, M. M. P.: Dialysis system incorporating the use of activated charcoal, Proc. Europ. D Dial. Transpl. Ass. **3**:262, 1966.

Tyler, H. R.: Neurological complications of dialysis, transplantation, and other forms of treatment in chronic uremia, Neurology **15**:1081, 1965.

Ueda, Y., Kawaguchi, Y., und Sakurai, I.: Diagnosis and therapy of acute renal failure, Rev. Child. Pediat. **37**: 606, 1966.

Unger, A. M., und Becker, E. L.: The artificial kidney; the clinical use of hemodialysis, Virginia Med. Monthly **84**:66, 1957.

Uno, F.: Small dialyzer for disposable coil, J. Jap. Soc. Artif. Organs. Tissues 2:41, 1965.

Urban, B. J., McDonald, H. P., Jr., and Steen, S. N.: Axillary block and dialysis, J.A.M.A. **199**:889, 1967.

Vadot, L.: The study of dialysis in series by calculation and the use of a hydraulic analogy, Trans. Amer. Soc. Artif. Intern. Organs **10**:11, 1964.

Vadot, L., und Marion, P.: Simplification of extra-corporeal circulation by a combined pump-heat exchanger-dialyzer arrengement, Trans. Amer. Soc. Artif. Intern. Organs **10**:121, 1964.

Valek, A.: Experience with 1,000 dialyses in patients with acute renal failure, Proc. Europ. Dial. Transpl. Ass. **2**:313, 1965.

Valek, A.: Ten years of "artificial kidney" activity at the II Internal Clinic in Prague, Cas. Lek. Cesk. **106**:1178, 1967. 1967.

Van Amstel, W. J.: The prevention of cerebral complications during dialysis treatment of patients with renal insufficiency, Folia Med. Neerl. **10**:95, 1967.

Vanatta, J., Muirhead, E. E., und Grollman, A.: Imporvements of the artificial kidney, an experimental study of the application to dogs deprived of renal function, Amer. J. Physiol. **156**:443, 1949.

Van den Bossche, M., und Kolff, W. J.: Possible removal of edemic fluid by dialysis with hypertonic glucose solution, Geneesk. Gids **26**:284, 1948.

Van der Hyde, H. C., und Morse, W.: Modification of the technic of vividiffusion methods of Abel, J. Lab. Clin. Med. **6**:520, 1921.

Van Gemert, A. G. M., Kylstra, J. A., van Nouhuys, F., und Otter, G.: Technique of lavage of the lung in dogs, Acta Physiol. Pharm. Neerl. **5**:445, 1957.

Van Hoff, J. P., und Wijdeveld, P. G.: Emptying the Kiil kidney, Lancet **1**:51, 1968.

Vantelon, J., Perrin, D., Zingraff, J. L., und Funck-Brentano, J. L.: Calcifications keratoconjunctivales en cours des traitments par hémodialyse périodique, Proc. Europ. Dial. Transpl. Ass. **3**:24, 1966.

Vantelon, J., Mery, J. P., Zingraff, J., und Funck-Brentano, J. L.: Cinq ans d'expérience de l'hémodialyse périodique dans un centre de transplantation renale, Proc. Europ. Dial. Transpl. Ass. **4**:167, 1967.

Vantelon, J., Zingraff, J., und Funck-Brentano, J. L.: Hémodialyse périodique: Acquisitions techniques recentes, Proc. Europ. Dial. Transpl. Ass. **4**:383, 1967.

Verberckmoes, R.: Dosage de la fraction ultrafilterable du calcium par une méthode utilisant le rein artificial de type twin coil, Proc. Europ. Dial. Transpl. Ass. **3**:28, 1966.

Verberckmoes, R., Lacquet, A., Roelandt, J., Piessens, J., Gruwez, J., Ascoop, C., und Michielsen, P.: Haemodialysis with an internal arteriovenous fistula: One-year experience, Proc. Europ. Dial. Transpl. Ass. **4**:73.1967.

Verroust, P. J., Curtis, J. R., Wing, A. J., Eastwood, J. B., Storey, J., Edwards, M. S., und De Wardener, H. E.: Intermittent haemodialysis without routine blood transfusions, Proc. Europ. Dial. Transpl. Ass. **4**:10, 1967.

Versaci, A. A.: Hemodialysis: Indications and techniques in surgical patients, Surg. Clin. N. Amer. **48**:57, 1968.

Versaci, A. A., Nakamoto, S., und Kolff, W. J.: Comparison of the twin coil, single coil and small twin coil artificial kidneys in vivo, Trans. Amer. Soc. Artif. Intern. Organs **10**:186, 1964.

Versaci, A. A., Nakamoto, S., und Kolff, W. J.: Phenelzine intoxication: Report of a case treated by hemodialysis, Ohio Med. J. **60**:770, 1964.

Versaci, A. A., Olsen, K. J., McMain, P. B., Nakamoto, S., und Kolff, W. J.: Uremic polyneuropathy and motor nerve conduction velocities, Trans. Amer. Soc. Artif. Intern. Organs **10**: 328, 1964.

Vertes, V., Harris, A., und Lee, D. Y.: Treatment of chronic renal failure with periodic peritoneal lavage, J.A.M.A. **200**:97, 1967.

Viktor, A., Dets, L., und Iatsishin, K.: The capacity of the 1963 model "artificial kidney" (experimental research), Urol. Nefrol. (Moskva) **30**:24, 1965.

Vink, C. L. J., und Reynders, M. J.: A simple pumpless tricoil kidney, Proc. Europ. Dial. Transpl. Ass. 2:265, 1965.

Von Goldhahn, W. E., und Otto, P.: Extracorporale Hämodialyse von Barbituraten, Arzneimittelfoschung **13**:977, 1963.

Von Kaulla, K. N., Von Kaulla, E., Wasantapruck, S., Marchioro, T. L., und Starzl, T. E.: Blood coagulation in uremic patients before and after hemodialysis and transplantation of the kidney, Arch. Surg. **92**:184, 1966.

Von Planta, P., und Klingler, M.: Management of sleeping medicine poisoning with Daptazole and Megimide, Schweiz. Med. Wschr. **86**:691, 1956.

Vukusic, A., Lazcano, F., und Allende, J.: Experience with 37 cases of extracorporeal dialysis, Rev. Med. Chile **93**:321, 1965.
Vukusic, A., Lazcano, F., und Allende, J.: Experience with 37 cases of extracorporeal dialysis, Rev. Med. Chile **93**:321, 1965.
Wacker, W., unf Merrill, P. J.: Uremic pericarditis in acute and chronic renal failure, J.A.M.A. **156**:764, 1954.

Walker, C. M. H., Wershing, J. M., Simons, S. L., Holmes, J. H., und Sitprija, V.: A technique for partial perfusion and hemodialysis in the newborn, Trans. Amer. Soc. Artif. Intern. Organs **9**:86, 1963.

Walls, J., und Kopp, H.: Blood flow in arteriovenous shunts: Observations and measurements, Brit. Med. J. **2**:806, 1968.

Walser, M., und Bodenios, L. J.: Urea metabolism in man, J. Clin. Invest. **38**:1617, 1959.

Walsh, A., Carmody, M., und O'Dwyer, W. F.: Dublin experience in maintenance dialysis with a comment on bilateral nephrectomy, Brit. J. Urol. **38**:621, 1966.

Watanabe, S., Ishii, T., Inou, T., Hori, M., und Atsumi, K.: Theoretical studies concerning quantitative analysis on the artificial internal organs, Trans. Amer. Soc. Artif. Intern. Organs **5**:113, 1959.

Watanuki, S., Hirabayashi, K., Higuchi, M., Miyuachi, Y., Taguchi, M., Fujii, T., Fujita, Y., und Honda, M.: Hemodialysis for hepato-renal syndrome, J. Jap. Soc. Artif. Organs Tissues **3**:51, 1965.

Watkins, F. L.: The patient who has peritoneal dialysis: Long-term considerations, Amer. J. Nurs. **66**:1572, 1966.

Watschinger, B., und Kolff, W. J.: Further development of the artificial kidney of Inouye and Engelberg, Trans. Amer. Soc. Artif. Intern. Organs **1**:37, 1955.

Watson, B. W., Morrison, A. P., Cattell, W. R., und Mackenzie, J. C.: A bedside monitor for use with central dialysate supply, Lancet 2:922, 1967.
Watten, R. H., Doolan, P. D., Hutchin, M. E., Canada, R. O., und Harper, H. A.: Acute renal insufficiency complicated by severe hypoxia; observations on the artificial kidney as a blood oxygenator, New. Eng. J. Med. **255**:505, 1956.
Weber, D. C., Mrava, G. L., Kon, T., und Nosé, Y.: The envelope artificial kidney; Phase I, membrane evaluation, Chem. Eng. Prog. Symp. Series **64**:73, 1968.
Weber, D. C., und Nosé, Y.: Experimental tests of a fiber-reinforced cellophane membrane for hemodialysis, Cleveland Clin. Quart. **35**:57, 1968.
Weber, W. J., Jr., und Morris, J. C.: Kinetics of adsorption on carbon from solution, Proc. Amer. Soc. Civil Engr. J. Sanit. Engr. Div. **89**:31, 1963.
Weinstein, A. B.: Dextran gel filtration of uremic blood: Preliminary report of a sephadex column artificial kidney, Trans. Amer. Soc. Artif. Intern. Organs **10**:265, 1964.
Weinstein, A. B., Wen, S. F., Shelp, W. D., und Pellett, J. R.: Dextran gel filtration of uremic thoracic duct lymph, Trans. Amer. Soc. Artif. Intern. Organs **12**:26, 1966.
Weiss, A. J.: Hematologic complications of renal disease, Med. Clin. N. Amer. **47**:1001, 1963.
Weller, J. M., Swan, R. C., und Merrill, J. P.: Changes in acid-base balance of uremic patients during hemodialysis, J. Clin. Invest. **32**:729, 1953.
Welt, L. G.: Dialysis and transplantation, New Eng. J. Med. **278**:622, 1968.
Welzant, W. R., Merrill, J. P., Crane, C., und Rabelo, A.: Use of the teflon arterial venous bypass, Trans. Amer. Soc. Artif. Intern. Organs **7**:125, 1961.
Wertheimer, M., Nielsen, K. D., und Stevens, L. E.: Clinical investigation of the dynamics of peritoneal dialysis, Amer. J. Surg. **113**:685, 1967.
Westervelt, F. B., Jr.: Abnormal carbohydrate metabolism in uremia, Amer. J. Clin. Nutr. **21**:423, 1968.
Westervelt, F. B., Jr.: Ethchlorvynol (Placidyl) intoxication: Experience with 5 patients, including treatment with hemodialysis, Ann. Intern. Med. **64**:1229, 1966.
Westervelt, F. B., Jr.: Tissue response to insulin in uremic subjects with glucose intolerance, Proc. III. Int. Cong. Nephrol. **3**:296, 1966.
Westervelt, F. B., Jr., Owen, J. A., Jr.: und Hornbaker, J. H., Jr.: Lactic acidosis: A case treated with THAM and hemodialysis, Virginia Med. Monthly **93**:251, 1966.
Westervelt, F. B., Jr., und Schreiner,s G. E.: The carbohydrate intolerance of uremic patients, Ann. Intern. Med. **57**:266, 1962.
Weston, R. E., und Roberts, M.: Clinical use of stylet catheter for peritoneal dialysis, Arch. Intern. Med. **115**:659, 1965.
Whelton, A., und Donadio, J.: Peritoneal dialysis of malaria, Lancet **2**:1148, 1967.
Whiffen, J. D., Dutton, R. C., und Young, W. P.: Heparin application to graphite coated intravascular prothese, Surgery **56**:8, 1964.
Whiffen, J. D., und Gott, V. L.: Effect of various surface active agents on heparin binding and clot formation on graphite surfaces, Proc. Soc. Exp. Biol. Med. **116**:134, 1964.
Whiffen, J. D., Young, W. P., und Gott, V. L.: Stability of the thrombus-resistant graphite-benzalkonium surface in an antiheparin environment, J. Thorac. Cardiov. Surg. **48**:317, 1964.

Whittembury, G., Fernandez, J., Ramirez, M., und Monze, C.: On the artificial kidney: Testing of the disposable Kolff coil kidney, Acta Physiol. Lat. Amer. **8**:117, 1958.

Wieth, J. O.: Hemodialysis in barbiturate poinsoning, Int. Anesth. Clin. **4**:359, 1966.

Wijdeveld, P. G.: Terminale nierinsufficientie in Zweden, Folia Med. Neerl. **11**:22, 1968.

Wiktor, Z.: Elimination of metabolites by the Soviet artificial kidney, model NIIE Ch AI 1963, Pol. Arch. Med. Wewnet. **35**:525, 1965.

Wilcox, C., Freeman, R. B., Maher, J. F., und Schreiner, G. E.: Comparison of physical properties and permeability of six cellulose membranes, Trans. Amer. Soc. Artif. Intern. Organs **12**: 44, 1966.

Williams, A. V., Jr., Howell, R. A., Jr., und Baroody, N. B.: A method of peritoneal lavage; Report of 3 cases, Southern Med. J. **47**:505, 1954.

Willis, G. C.: Clinical experiences with 120 cases of hepatic coma, Canad. Med. Ass. J. **82**:191, 1960.

Wilson, M. A.: Selection of patients for haemodialysis. Doctor's duty to his patient, Brit. Med. J. **1**:624, 1967.

Wilson, R. E., Berntsein, D. S., Murray, J. E., und Moore, F. D.: Effects of parathyroidectome and kidney transplantation of renal osteodystrophy, Amer. J. Surg. **110**:384, 1965.

Wing, A. J., Curtis, J. R., und De Wardener, H. E.: Reduction of clotting in Scribner shunts by long-term anticoagulation, Brit. Med. J. **3**:43, 1967.

Wing, A. J., Curtis, J. R., DeWardener, H. E., und Evans, D. B.: Two years' experience in intermittent hemodialysis, Proc. Europ. Dial. Transpl. Ass. **3**:102, 1966.

Wise, R. P.: Treatment of barbiturate poisoning, Brit. Med. J. Anaesth. **30**: 533, 1958.

Wolf, A. V.: The artificial kidney, Science **115**:193, 1952.

Wolf, A. V., Remp, D. G., Kiley, J. E., und Currie, G. D.: Artificial kidney function; kidnetics of hemodialysis, J. Clin. Invest. **30**;1062, 1951.

Wolf, A. V., Remp, D. G., Kiley, J. E., und Currie, G. D.: Kinetics of hemodialysis, Proc. Amer. Soc. Clin. Invest. **30**:683, 1951.

Wolin, L. H.: Arteriovenous shunts for prolonged intermittent hemodialysis: Technique, survival, and complications in 57 patients, J.A.M.A. **202**:99, 1967.

Woods, J. W., und Blythe, W. B.: Management of malignant hypertension complicated by renal insufficiency, New. Eng. J. Med. **277**:57, 1967.

Woods, K. R.: Plasma amino acids before and after extracorporeal hemodialysis in renal failure, Clin. Res. **8**:235, 1960.

Woods, K. R., Rubin, A. L., und Luckey, E. H.: Effect of dialysis with the artificial kidney on plasma amino acids in uremic patients, Trans. Amer. Soc. Artif. Intern. Organs **7**:83, 1961.

Wright, F. K.: Principles of haemodialysis, Nurs. Times **63**:5, 1967.

Wright, R. G., Sand, P., und Livingston, G.: Psychological stress during hemodialysis for chronic renal failure, Ann. Intern. Med. **64**:611, 1966.

Yamauchi, H., und Tu, W. H.: Brief recording: Bypass shunt: A useful adjunct to the twin-coil artificial kidney, New Eng. J. Med. **271**:618, 1964.

Yassin, A., Safwat, F., und Fatt-Hi, A.: Ear, nose, and throat manifestations in cases of renal failure treated by dialysis. Hemodialysis and peritoneal dialysis, Ann. Otol. **75**:192, 1966.

Yatzidis, H.: Research on extrarenal purification with the aid of activated charcoal, Nephron **1**:310, 1964.

Yoder, R. D.: A mathematical approach to hemodialysis, J. Appl. Physiol. **18**:141, 1963.

Yoffa, D. E., und Marshall, V. C.: Arterio-venous cannula for repeated haemodialysis, Med. J. Aust. **2**:648, 1966.

Yoshiyama, T., und Okii, Y.: Application of ion exchangeable membranes for artificial kidney, J. Jap. Soc. Artif. Organs Tissues **4**:62, 1967.

Young, G. A., und Parsons, F. M.: Amino nitrogen loss during haemodialysis, its dietary significance and replacement, Clin. Sci. **31**:299, 1966.

Young, J. V., und Daugherty, G. W.: Use of the artificial kidney in the production and study of experimental hypokalemia, Proc. Staff Meet. Mayo Clin. **31**:357, 1956.

Yu, P. N. G.: The electrocardiographic changes associated with hypercalcemia and hypocalcemia, Amer. J. Med. Sci. **224**: 413, 1952.

Yutuc, W., Ward, G., Shilipetar, G., und Tenckhoff, H.: Substitution of sorbitol for dextrose in peritoneal irrigation fluid: A preliminary report, Trans. Amer. Soc. Artif. Intern. Organs **13**: 168, 1967.

Zalis, E. G., Cohen, R. J., und Lundberg, G. D.: Use of peritoneal dialysis in experiemental amphetamine poisoning Proc. Soc. Exp. Biol. Med. **120**:278, 1965.

Zysno, E., Reichenmiller, H. E., und Durr, F.: EEG studies in uraemic patients during extracorporeal haemodialysis or intermittent peritoneal dialysis, Electroenceph. Clin. Neurophysiol. **23**:384, 1967.

Literatur über technische Probleme*

PB 176827 Evaluation of new membranes for hemodialysis, University of Pennsylvania.

PB 178973 Determine bindung characteristics of experimental ioplex membranes, Georgetown University Hospital.

PB 179172 and PB 176340 New synthetic membranes for the dialysis of blood, Stanford Research Institute.

PB 178510 The development of improved hemodialysis membranes, Battelle Memorial Institute.

PB 178427 Shunt development and improvement, State University of New York, Downstate Medical Center.

PB 176339 and PB 179665 Improved membrane systems for hemodialysis, Research Triangle Institute.

PB 176338 Development of a low-cost artificial kidney, Columbia University.

PB 176349 Research on hollow fiber dialyzer units, Dow Chemical.

PB 176337 Feasibility study on the use of ultrasonic energy to increase hemodialysis rates, IIT Research Institute.

PB 176350 and PB 179664 Behavioral and physiological correlates of experimentally produced uremic states in primates, Stanford Research Institute.

PB 178420 Fluid mechanics, mass transfer, and optimization studies of hemodialyzers, University of Washington.

PB 176341 Research leading toward a wearable artificial kidney: I. Highly permeable membranes. Il. Laser doppler flowmeter, Case Western Reserve University.

PB 176828 Cannula research projects, University of Washington.

PB 17648 Development of a bacteriologically safe peritoneal access device, University of Washington.

PB 176351 and PB 179663 Amino acids peptides and proteases in uremia of man, Stanford Research Institute.

PB 176352 Dialysis instrumentation research, Wadsworth Veterans Administration Hospital and the University of California at Los Angeles.

PB 179669 The development of standard test methods for hemodialysis membranes, National Bureau of Standards.

PB 178474 Optimized cellulose membranes for artificial kidney dialysis applications, IIT Research Institute.

PB 179217 Hemo-diafiltration: Evaluation of a new approach to the purification of uremic blood through simultaneous ultrafiltration and fluid reconstitution, University of Pennsylvania.

PB 179214 Toxic components in uremia, IIT Research Institute.

PB 178473 Improvements in cannulas for hemodialysis, Harris Research Laboratories.

PB 179216 Toxic factors in uremia, North Star Research and Development Institute.

PB 179215 Development of a new concept in membrane structure for application in hemodialysis, North Star Research and Development Institute.

* Aus: Artificial Kidney Program, National Institute of Arthritis and Metabolic Diseases. Available from Department A, Clearinghouse for Federal Scientific and Technical Information, Springfiled, Virginia 22151.

PB 179668 Research of materials and devices for artificial kidneys, Monsanto Research Corporation.
PB 179662 Research and development of improved hemodialysis membranes, Aerojet-General Corporation.
PB 179218 Medical registry and systems analysis for chronic intermittent dialysis, Research Triangle Institute.
PB 179667 Absorbents for the NIH chronic uremia program, The Marquardt Corporation.
PB 180435 Site preparation studies for a peritoneal dialysis access plug, Hamilton Standard Engineering.
PB 180436 Artificial kidney development program, Western Gear Corporation.
PB 176340 New synthetic membranes for the dialysis of blood, National Institutes of Health.
PB 178530 Transport of electrolytes through membrane system, Office of Saline Water.
PB 177078 Polyelectrolyte complexes as reverse osmosis and ion-selective membranes, Massachusetts Institute of Technology.
PB 177083 Fabrication and evaluation of new ultrathin reverse osmosis membranes, North Star Research and Development Institute.
N6811474 Effects of ethylene oxide-Freon 12 decontamination and dry heat sterilization procedures on polymeric products, Jet Propulsion Laboratory.

Gurland, H. J., J. Hoeltzenbein, K. M. Koch, K. Meins, E. Quellhorst: Umgekehrte Osmose-ein Verfahren zur Vollentsalzung des Wassers. Mitt. klin. Nephrologie 2, H. 1,2: 84, 1973.

Tersteegen, B.: Das Verfahren der umgekehrten Osmose und seine Verwendbarkeit zur Herstellung von Spüllösung für künstliche Nieren. Mitt. klin. Nephrologie 2, H. 1,2: 87, 1973.

Informationen über Dialysegeräte. Mitt. klin. Nephrologie 2, H. 1,2: 105, 1973.

Register

Abschluß der Dialyse 177f.
Acetat (Natrium-) 112f., 116
Aggregate (chem.) 17
Akkordeon-Niere 237
Aktivkohle 235
Albumin 11, 17
Alkohol 8
Alligatorklemmen 179
Allopurinol 214
Allwall-Niere
(s. a. Gambro-Niere) 236
Alphamethyl-Dopa 209
Aluminiumhydroxid 34, 261
Amicon-Membran 240
Aminosäuren 2, 17
Anämie 9, 212
Analgetica 8
Angina pectoris 208
Ångström (Å) 13
Anschluß (Dialysator an Patient) 166f.
Antibakterielle Medikamente 183, 254
Antibiotika 183, 254
Antihypertensiva 257
Antikonvulsiva 256
Antituberkulöse Medikamente 255
Arrhythmie (unter Dialyse) 209
Arteria radialis 144, 157
Asepsis 243
Äthylenoxidgas 249
Auskultation (des Shunts) 183
Ausscheidung
– tägliche 2
Austauscherharze (Ionen-) 260
Autoklavieren 247
Autoklavierbare Gegenstände 248
A-V-Shunt
– Anlage des 156f.
Azidose 7, 215
Azotämie 7

Bakterien 17, 117, 244
– toxine 244
Bakterienwachstum im Dialysebad 117
Barbiturate 8
Bicarbonat 41, 112f., 116
Bilirubin 17
Blasenfänger 36, 48, 52, 56, 65
Bloodport 71
Blut
– Normwerte 10
– Reinfusion 177
Blutdruck 5, 34
– abfall 5, 34
– anstieg 209
– extrakorporaler 136, 142
– „venöser“ 142
Blutgerinnung 212
Blutgerinnungstest 202
Bluthochdruck 5
Blutfluß
– Messung des 64
Blutleck-Detektor 134, 136, 141
Blutstrom
– pulsierender 109
Blutsystem
– Kontrolleinrichtungen 135
Blutung 227
Blutung, akute 210
Brescia u. Cimino – Shunt 189f.
Bubble-Catcher 87, 94, 136, 175, 178, 207

Calcium 11, 17, 32, 235
Calciumkonzentration im Dialysebad 214
Catgut 156
Celloidin 24
Cellulose 12
– schläuche 35
Chemotherapeutica 8
Chirurgie und Hämodialyse 218
Chlorid 11, 17, 120
Chloridtest 122
Cholesterin 11
Cimino (u. Brescia)-Shunt 189f.
Clearance 271
– Kreatinin- 32
– metabolite (MC) 22

Collodium 24
Cuenophan 234
Cuprophan 25, 234
Cytostatika 257

Dacron-Velour-Manschette 196
Dampfsterilisation 247
Darmperforation 227
Dauerdialyse 26
Dauerperitonealkatheter 231
Declotting 29, 185f.
Deionisationsanlage 260
Desinfektion 242f.
Desinfektionsmittel 252f.
Detergentien 253
Dextrose 17
Diät 9, 33f., 261
– phosphatarme 261
Diafiltration 238ff.
Dialung-Niere 98
Dialysance 271f.
Dialysat 12, 112
– bereitung 41, 112
– – kontinuierliche Mischung 125, 128
– – Tanksystem 125
– Chloridtest im 122
– Kontroll-Einrichtungen 133
– partielles Rezirkulationssystem (RSP-System) 128
– Rezirkulations-Single-pass-system (RSP-System) 128
– Rezirkulationssystem 126f.
– Single-pass-system 126
– Überwachungseinrichtung 133
– Umwälzzirkulation 127
– versorgung, einzel 124f.
– versorgung, zentral 36, 124f.
– zusammensetzung 112, 121
– zusammensetzung, Brechungsindex 122
Dialysatdruck 136, 139
Dialysatdurchfluß 126, 131f, 135
Dialysatherstellung 134
Dialysat-Konzentrat 113, 115
Dialysator 10, 12, 35, 236f.
– Dialung- 98
– Einmalplatten- 105
– Esmond-, (s. Dialungn.) 98
– Kiil- 26, 59f, 172
– Kiil-, Einzelteile 66
– Kiil-, Reinigung 93
– Kiil-, Sterilisation 84
– Kiil-, Zusammenbau des 66
– Klung- 104
– Lundia- 105
– Platten- 108f. 172
– Querstrom- 99
– nach Skeggs-Leonards 109
– Spulen- 25, 108f., 172
Dialysatoren
– Vergleiche von 108, 236f.
Dialysator
– Zubehör 35
Dialysatwasser 119
Dialyse 12
– Abschluß der 177f.
– Dauer- 26
– Effektivität 271f.
– erfolg 32
– Geräte 123, 278f.
– – Vergleich 291
– Heim- 26, 27
– komplikationen 206
– membran 12, 15, 20, 21, 106
– programm 27, 32
– schwester 29
– techniker 29
– technische Voraussetzungen 23
– Wesen der 15
– Zentrums- 27
– zubehör (Herstellung und Vertrieb) 275
Dialysebad 117
– Bakterienwachstum 117
Dialysebehandlung
– Notwendigkeit zur 1
Dialyseflüssigkeit 228
– Austreten von
– Zusammensetzung 229, 230
Diphenylhydantoin 211
Doppelspulenniere 35
Drosselklemme 56
Druck
– negativer 24
Druckgradient 21

Druckmonitor 53
Ductus thoracicus 238
Durchflußmesser 134
Dysäquilibriumsyndrom 32, 41, 211

Einmal-Plattenniere 105
Einmalspulenbehälter 45 f.
Eisen 11, 120
Eiweiß 216
Eiweiß
– Gesamt-, im Blut 11
Eiweißverlust 228
Elektolyte 17
Effektivität 22
Elektolytstörung 8
Enthärtungsanlage 120
Erbrechen 211
Erkrankungen
– Zweit-, komplizierende 30
Erythrozyten 10, 15
Erythrozytenkonzentrat 212
Esmondniere 98
Extrakorporaler Kreislauf 176
Extrazellulärflüssigkeit 17

Familie (des Patienten) 31
Fettsäuren 11
Fibrinogen 17
Fieber 210
Filterung 12
Filtration 2, 3
Finanzierung 31
Flüssigkeit
– extrazelluläre 17
Flüssigkeitszufuhr 34
Fluoride 120
Folsäure 34
Formaldehyd 84, 118
Formaldehydlösung 273
Formaldehydtest 89, 118
Formalin 84
Füllvolumen 37
Funk-Brentano 236

Gambro-Platte(n-Niere) 105
Gassterilisation 155 f., 249
Gefäßtips 147
Gegenstromprinzip
(Gegenstromdialysator) 133, 238
Gelenkkomplikationen 214
Gewicht
– spezifisches 10
– spezifisches im Urin 11
Globulin 11, 17
Glomerulonephritis
– akute, schwere 8
– chronische 8
Glomerulum 2, 3, 4
Glukose
– im Dialysat 118
Glukose
– im Urin 11
– nüchtern, im Blut 1
GOT 33

Hämatokrit 10, 212
Hämodialysator 10
Hämodialyse 6
– akute 8
– chronisch intermittierende 9
– Geschichte der 10, 24
– Indikationen zur 7, 8, 32
– Langzeit 8, 30
– membran 16
– Theorie der 10
Hämodialysatoren
– spulen 25
Hämodialyseprogramm 32
Hämodynamische Komplikationen 208
Hämoglobin 10, 17
Hämolyse 41, 57, 121, 135, 251
Hämolysetest
– Objektträgermethode 121
– Reagenzglasmethode 122
Härte 119
Halogene 8
hard-water-syndrom 118
Harnblasenperforation 227
Harnsäure 2, 11, 15, 17
Harnstoff 2, 3, 11, 15, 17
– konzentration im Blut 5, 32, 33
hartes Wasser 259
HD = Hämodialyse 6
Heimdialyse 26, 27

– Trainingsprogramm 28, 29
– Trainingszentrum 26
Henle'sche Schleife 2, 3
Heparin 25, 55
Heparinisierung 199, 194, 200ff.
– halbregionale 203
– kontinuierlich 56
– regionale 204
Heparinpumpe 63
Hepatitis 212, 215, 247
Herzbeuteltamponade 210
Herzmittel 258
Herzinsuffiziens 5
– dekompensierte 8
Hirudin 24
Höltzenbein-Niere 238
Hyperkaliämie 216, 261
Hypernatriämie 216
Hyperparathyreoidismus 213
Hypertension 208
Hypnotica 256
Hypokaliämie 216
Hyponatriämie 216
Hypotension 209
– posturale 34

Immunosuppressiva 257
Infektion (Shunt) 182
Infektion
– lokale 9
– systemische 9
Ionen 15, 17
Ionenaustauscher 260
Isosthenurie 5

Juckreiz 215

Kalium 11, 17, 33, 112, 118, 215
– im Dialysat 118, 215
– zufuhr 34, 235
Kaliumgehalt im Essen 261ff.
Kalzium 112, 118, 235
– im Dialysat 118
– im Serum 11, 17, 33
Kapillar-Niere 237f.
Katheterwechsel 232
Katheterentfernung 230
Kationenaustauscher 120
Kiil-Dialysator
– Einzelteile 66
– Modifikationen 236, 238
– Zusammenbau des 66
Kiil-Niere 26, 59f.
– Reinigung der 93
– Sterilisation der 84
Kippstativ (f. Dialysator) 64
Klung-Niere 104
Knochenkomplikationen 213
Kochsalz 2, 3
–zufuhr 34
Kochsalzmethode (Reinfusion) 178
Körperzellen 17
Kohlehydratstoffwechsel 216
Kolff u. Watschinger, Spule 26
Kollodium 24
Kompartiment 59, 62, 84, 99
Komplikationen 30
Kontamination 259
– bakterielle 49
Kontroll-Einrichtungen 133, 135
Konzentration 3, 13, 19
Konzentration(s)
– ausgleich 14
– gradient 13, 14, 18, 19
– unterschiede 14
Kopfschmerzen 211
Kreatinin 2, 3, 11, 15, 17
– Clearance 5
– endogenes 5
– Konzentration im Serum 5, 32, 33
Kreislauf
– extrakorporaler 176
Kreislaufschock 5
Kreuzriefenprofil 38, 238
Kunststoffgitter
– stützendes 35, 37
Kupfer 11
Latexgummi 471
Lebenserwartung 9
Lee-White-Blutgerinnungstest 202
Left standard shunt 148
Leitfähigkeit 121
Leitfähigkeitsmesser 134, 137
Leitungswasser-Probleme 121f.

Leukozyten 10, 15
Lösungen 20, 272
– Konzentration 272
– molale 272
– molare 272
– Verdünnung von 273
– wässrige 20
Lokalanästhesie (PD) 222
Lokalinfektionen
– Peritonealdialyse 227
Luftdetektor 135
Luftmethode (Reinfusion) 178
Lundia-Niere 105
Lungenödem 217
Lupus erythematodes 8

Magnesium 11, 17, 112
Manschette, aufblasbare 35 f., 42–45
Marcumar 213
Markschwammniere 8
Medikamente
– Dosierung von 254 f.
Membran
– Amicon XM 50 240
– Dialyse- 12
– poröse 12, 13
– Zellulose- 25
Membranfolien 234
Membranruptur 206
Membrantransport 273
Merbromin 179
Merfen 179
Mersilene 156
Metabolismus 12
Metabolische Azidose 215
Metalle 8
middle molecules
(s. a. Moleküle, mittelgroße) 240
Mikroenkapsulation 240
Milchsäure 41, 116
Moleküle 13, 15
– mittelgroße
(s. a. middle molecules) 234
Monitor
– Venendruck- 35, 53
Muskelkrämpfe 209
Natrium 11, 17, 33, 34, 112, 215
– Ausscheidung im Urin 5
Natriumacetat 112 f., 116
Natriumbicarbonat 41, 112 f., 116
Nebenschilddrüsen 118, 213
Neflex 234
Nekrose
– akute tubuläre 8
Nephrektomie, bilaterale 209
Nephron 1, 3
Nephrophan 234
Nervenleitgeschwindigkeit 214
Neuropathie 9, 32, 214
Niere
– künstliche 7
–– Effektivität 22
–– Geschichte der 24, 10
– Markschwamm 8
– polyzystische 8
Nierenerkrankung
– chronische 5, 7
Nierenfunktion 2
– Grad der Minderung 5
– normale 1, 4
– Überlastung der normalen – 8
– Unterfunktion, vorübergehend 8
– Versagen der – 6
Niereninsuffizienz
– behandelte 7
– postpartale 8
– terminale 9
– unbehandelte 7
Nierenversagen
– akutes 8
– chronisches 8
––, Terminalstadium 5, 8

Oedeme 7, 8
Oligurie 5
– postoperative 8
Osmo 37
Osmolalität
– im Blut 10
– im Urin 11
Osmose 20 f., 22
– umgekehrte 235, 260
Osteomalazie 213

Palpation (des Shunts) 183
Patienten
– urämische 18
Patientenauswahl 27, 30
Pericarditis 32, 210
PD = Peritonealadialyse 219
Peritonealdialyse 219ff.
– Abschluß 228
– chronische 233
– Effektivität 229
– Komplikationen 227
– katheter 219
– protokoll 231
– -Set 219
– Schmerzen bei –
Peritonitis 227
Permeabilität
– selektive 15
pH 10, 11
Phenazetin-Niere 8
Phosphat 11, 33, 34
– gehalt der Nahrung 265ff.
Phosphatase 11, 33
– alkalische 11, 33
Phosphatide 11
Plasmadialyse 238
Plattenniere 25
Polycarbonatplatte 103
Polypropylengitter 37, 38
Polypropylenplatten 59
Polyurie
– der chronischen Nierenerkrankung 5
Procain 156f.
Proportionierungspumpe 129f., 235
Protaminsulfat 199, 201f., 204
Proteine 15
Pruritus 9
Pumpe
– Drainage- 35, 39
– (Metall-)Finger- 109
– Heparin- 63
Pumpe(n)
– kopf 51
– Proportionierungs- 129f., 235
– Rezirkulations- 36
– Roller- 49f., 109
Pyelonephritis
– chronische 8
Pyrogene 117, 210
Pyrogene Reaktion 245

Querstromdialysator 99, 105
Quinton-Scribner-Shunt 144f.

Reabsorption 2, 3, 4
Redy-System 235
Regenerieren
(Ionenaustauscher) 260
Reinfusion 177f.
Retikulozyten 10
Retransfusion 57, 91, 177
Retroperitonealraum 1
Reverse (shunt) 149f.
Rezirkulationspumpe 35, 36, 39
Rezirkulations-Single-pass-system
(RSP-System) 128
Rezirkulationssystem 126f.
– partielles (RSP-System) 128
Right standard shunt 148
Rollerpumpe 49f.
RSP-System 128
Rücktransfusion 57, 91

Säure-Basen 3, 211, 215
Säurebasenhaushalt 215
Sammelrohr 2, 3, 4
Schlaflosigkeit 215
Schlauch
– verbindungen 47
Schlauchhalterung 37
Schlauchzange 151f.
Schlauchsystem 36, 47, 63
Schnellklemme 79
Sedativa 8
Sekretion 2, 3, 4, 12
SGOT 33
Shaldon-Katheter 197
Shunt 26, 144f.
– art 29, 148
– Arteriogramm 185
– arterio-venöser 26, 144f.
– Auskultation 183
– A-V- 26, 144
–– Anlage des 156f.

– Brescia u. Cimino, nach 189 f.
– declotting 29, 185 f.
– Desinfektionsmittel 179, 182
– Durchgängigkeit 183
– Durchtrittsstellen 169
– Freilegen 167
– Infektion 182
– material 29
– Palpation 183
– pflege 29, 181 f.
– Säuberung des 167
– Scribner-Quinton 26, 145
– Silastic- 26, 145
– Strömungsgeräusch 183
– Thomas- 196
– Venogramm 185
– Verstopfung 188
Shunt-Klemmen 165
Shunt-Halterung 164
Shuntteile, Sterilisation 102
Siebert und Werner,
Stabniere nach 236
Silikon-Kautschuk 146
– Platten 104
Single-bend-Shunt 150 f.
Single-coil 38
Single-pass-System 126, 128
Solute 20, 272
Solvens 20, 272
SP (Spule) 37
Spule(n) 25
– behälter 41
– Einmalbehälter 45 f.,
– Einmal- 26
– Kolff und Watschinger, nach 26
– Zwillings- 25
Spulenniere 25, 108 f., 172
Stabniere 236
Standard-Bicarbonat 33
Standard-Shunt 150
Sterilisation 84, 242
Stilett (für Peritonealdialyse) 219
Stoffwechsel 12
Stromausfall 207
SP (Spule) 37
Stoffwechselschlacken 1, 2, 12, 15
Symptome
– urämische 32
Syndrom
– Crush 8
– Dysäquilibrium- 32, 41, 211
– hard-water- 118
– hepatorenales 8

Teflon
– scheiben 105
– Silastic-Shunt 144 f.
– tips 149, 154
– -Verbindungsstücke 153, 170, 179
Tenckhoff-Katheter 233
Thermometer (Dialysat) 134, 139
Thomasshunt 196
Toxikämie 244, 247
Tranquilizer 257
Transfusion
– Zwischenfall 8
Transplantation (Niere) 7, 9, 209
Transplantat
– funktionierendes 9
– versagen 9
Travenol-System 39
Triglyceride 11
Troikar 219
Thrombozyten 10
Tubulus
– distaler 2, 3, 4
– proximaler 2, 3, 4
Twincoil 25, 35, 37
Tygon 38, 48

Überlebenszeit
– Dreimonate- 9
Überwachungseinrichtungen 133
Überwässerung 209
Ultrafiltration 20–24, 34, 41, 56, 209
Ultra-flo 37, 38
Ultraviolett 117
Umwälzzirkulationssystem 127
Urämiesymptome 32
Urin
– Ausscheidung 3
– Normalwerte 11
– spezifisches Gewicht 11

Vasculitis 8
Venen-Transplantate 195
Verbindungen
– chemische 17
Vergiftung 7
– akute 8
Verkalkungen
– metastatische 32
Verweil-Peritonealkatheter 233
Vesseltip (Teflontip) 147f.
Viren 17
Vitamine 34, 212
Vitamin D 213

Wasser
– deionisiertes 119, 260
– destilliertes 119
– Dialysat- 119
– enthärtungsanlage 120, 260
– entzug 20, 216
– härte 119, 259f.
– konzentration 20
– Leitungswasserprobleme 121f.
– moleküle 20
– weiches 260
Wasserbad 63
Wassergehalt in Nahrungsmitteln 263ff.
Wasserhaushalt 216
Wasserstrahlpumpe 133
Watschinger, Kolff und –,
Spule nach 26
Weichwasser 260

Zellophan 234
Zellulose 25
– schläuche 25
Zelluloseschlauch 12, 35
Zentral(tank)anlage 124f.
Zentrumsdialyse 27
Zirkonium 235
Zwillingsspule 25, 35
Zykluslänge 229
Zystenniere 8

Kolibri 360 GmbH
Ferdinand-Jühlke-Straße 7
99095 Erfurt, Deutschland
produktsicherheit@kolibri360.de